上海卫生健康政策研究年度报告（2023）

ANNUAL REPORT OF SHANGHAI HEALTH POLICY RESEARCH（2023）

 上 海 市 卫 生 健 康 委 员 会
上 海 市 医 药 卫 生 发 展 基 金 会 　组编
上 海 市 卫 生 和 健 康 发 展 研 究 中 心
（上海市医学科学技术情报研究所）

科 学 出 版 社

北 京

内 容 简 介

本书是《上海卫生健康政策研究年度报告》(简称"绿皮书")系列的第十二辑,该绿皮书由上海市卫生健康委员会、上海市医药卫生发展基金会、上海市卫生和健康发展研究中心(上海市医学科学技术情报研究所)联合组织编写,自 2012 年起每年出版一辑,定位于打造上海卫生健康政策信息发布的"制高点"、医改成效评价的"权威版"和卫生健康政策导向的"风向标"。结合上海市卫生健康委员会 2023 年度工作重点和卫生健康政策研究成果,本年度绿皮书共设置了战略规划、医疗服务体系建设、综合医改、基层卫生、医学科创与人才发展、公共卫生、医疗服务与监管、中医药发展、筹资与保障 9 章,以及《上海市医疗卫生服务年度报告(2023 年)》《2023 年度国家主要卫生健康政策文件一览表》和《2023 年度上海市主要卫生健康政策文件一览表》3 个附录,是 2023 年度上海卫生健康政策研究成果和重要数据文献的集中展示。

本书可为上海市及其他地区从事卫生健康管理与改革相关工作的各级领导同志提供有价值的参考信息,能够帮助基层卫生健康管理人员理解、把握卫生健康政策及其发展趋势,也可作为卫生健康政策研究人员的参阅读物。

图书在版编目(CIP)数据

上海卫生健康政策研究年度报告. 2023 / 上海市卫生健康委员会,上海市医药卫生发展基金会,上海市卫生和健康发展研究中心(上海市医学科学技术情报研究所)组编. —北京:科学出版社,2024.2
ISBN 978-7-03-077756-0

Ⅰ. ①上… Ⅱ. ①上… ②上… ③上… Ⅲ. ①卫生工作-方针政策-研究报告-上海-2023 Ⅳ. ①R-012

中国国家版本馆 CIP 数据核字(2024)第 004192 号

责任编辑:闵 捷 / 责任校对:谭宏宇
责任印制:黄晓鸣 / 封面设计:殷 靓

科学出版社 出版
北京东黄城根北街 16 号
邮政编码:100717
http://www.sciencep.com

南京展望文化发展有限公司排版
苏州市越洋印刷有限公司印刷
科学出版社发行 各地新华书店经销

*

2024 年 2 月第 一 版 开本:787×1092 1/16
2024 年 2 月第一次印刷 印张:39 1/4
字数:953 000
定价:400.00 元
(如有印装质量问题,我社负责调换)

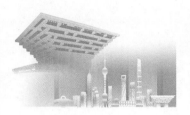

编委会名单

顾　　问：闻大翔　夏科家　付　晨　宁　光

主　　任：金春林

委　　员：（按姓氏笔画排序）

丁汉升　王　刚　王　彤　王　玲　王　俊　王　娟

王　惟　王庆华　艾晓金　田文华　刘　华　刘洪国

许明飞　孙　瑾　杨　超　吴　宏　吴文辉　吴立明

吴向泳　吴苏贵　应晓华　冷熙亮　沈　洁　张　帆

张　怡　张　敏　张玲毅　陈　文　陈　昕　陈　雯

陈　霆　罗　力　周师迅　周海旺　赵　蓉　顾原瑗

钱文卉　倪元峰　倪艳华　徐奕丽　徐崇勇　高解春

郭永瑾　黄　丽　黄　琛　梅灿华　葛燕萍　樊　华

编辑工作组

组　　长：金春林

副组长：丁汉升　陈　霆　许明飞

组　　员：（按姓氏笔画排序）

王　群　王　瑾　甘银艳　刘　玥　吴延梅　汪　丽

张　苹　张昀羿　张诗文　陈丑艳　陈贤胜　陈晓敏

周　娜　庞　玲　柯　林　信虹云　高梓天　韩春敏

廖　丹

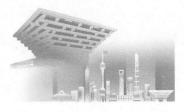

序

　　律回春渐，新元肇启。新年伊始，我们收获了新一期"绿皮书"——《上海卫生健康政策研究年度报告（2023）》。

　　今年，我们迎来了"绿皮书"编辑出版的第十二个年头。十二年来，"绿皮书"始终坚持上海卫生健康政策信息发布的"制高点"、医改成效评价的"权威版"和卫生健康政策导向的"风向标"的定位，不断凝练出版上海卫生健康事业发展和改革成果。经过十二年的发展，"绿皮书"整体质量不断提高，影响力不断增强，已成为卫生健康政策制定者、执行者的重要参考，形成了上海卫生健康政策研究的知名品牌。

　　2023年是全面贯彻党的二十大和十二届市委三次全会精神的开局之年，是"十四五"规划承上启下的关键一年，也是新一届政府各项工作的开局之年。这一年，我们推动规划实施蹄疾步稳，优化医疗服务体系驰而不息，强化基层能力不言道难，促进公立医院高质量发展笃毅前行，健全疫情防控从未止步……2023年的"绿皮书"，聚焦战略规划、体系建设、综合医改、基层卫生、医学科创与人才、公共卫生等重点领域，对上海过去一年卫生健康事业发展与改革进行了一系列的深度思考，为广大读者呈献了精彩纷呈的思想精品。

　　党的二十大吹响了全面建设社会主义现代化国家的进军号。站在新起点，迈向新征程，2024年，我们要全面贯彻党的二十大精神和习近平总书记考察上海的重要讲话精神，全面落实深入推进长三角一体化发展座谈会精神，更加自觉胸怀"国之大者"，更加自觉坚持"四个放在"，紧扣国家重大战略和上海加快建设"五个中心"，围绕上海建设全球视野的公共卫生安全之城、全龄友好的优质健康服务共享之城、国际领先的医学科技创新策源之城的愿景目标，深入思考研究，抓住关键矛盾，突出核心问题，在首创性改革和引领性开放方面推出更多更高质量的研究成果。

　　道阻且长，行则将至；行而不辍，未来可期。让我们深入学习贯彻习近平新时代中国特色社会主义思想，紧紧围绕"以中国式现代化全面推进中华民族伟大复兴"的奋斗目标,勤耕不辍,精业笃行,锐意进取,为奋力谱写卫生健康现代化建设新篇章集智献策。

2023 年 12 月

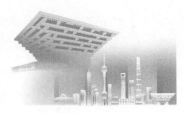

主编寄语

2024 年新春伊始，很高兴我们新一年的《上海卫生健康政策研究年度报告》（"绿皮书"）又同大家见面了。

自 2012 年初创至今，"绿皮书"已经走过整整十二年。作为上海卫生健康政策信息发布的"制高点"、医改成效评价的"权威版"和卫生健康政策导向的"风向标"，"绿皮书"见证和展示了上海卫生健康事业发展和改革十二年的历程。从开始编写至今，"绿皮书"得到了国家卫生健康委员会相关司局和兄弟省份卫生健康行政部门、研究机构、医院及企业的广泛认可和一致好评，为行政领导、医疗机构管理者和政策研究者提供了有益的参考。

2023 年"绿皮书"共设置九章，即战略规划、医疗服务体系建设、综合医改、基层卫生、医学科创与人才发展、公共卫生、医疗服务与监管、中医药发展、筹资与保障。此外，设置《上海市医疗卫生服务年度报告（2023 年）》《2023 年度国家主要卫生健康政策文件一览表》和《2023 年度上海市主要卫生健康政策文件一览表》三个附录。2023 年"绿皮书"是 2023 年度上海卫生健康政策研究成果和重要数据文献的集中展示。

战略规划具有指明方向、确定目标、统筹资源、统一思想、统筹协调等重要作用。2023 年是"十四五"规划承上启下的关键一年，这一年，上海市卫生健康委员会（以下简称"市卫生健康委"）会同市规划和自然资源局编制了《上海市卫生健康设施专项规划（2024—2035 年）》，为本市未来近十年的卫生健康设施规划、建设和管理指明了方向；同时，按照市政府要求，市卫生健康委组织开展了《上海市卫生健康发展"十四五"规划》中期评估工作，对卫生健康全行业实施规划情况进行全面评估。"绿皮书"第一章即聚焦卫生健康相关战略规划方面的重要议题。市卫生健康委主任闻大翔系统介绍了《上海市卫生健康设施专项规划（2024—2035 年）》的编制背景并对规划内容进行了权威解读；副主任付晨介绍了《上海市卫生健康发展"十四五"规划》中期评估的情况。此外，本章还关注健康上海行动、《上海市老龄事业发展"十四五"规划》《上海市健康老龄化行动方案（2022—2025

年)》的实施情况,总结经验,为未来发展提供切实可行的宝贵经验。

2023 年 3 月,中共中央办公厅、国务院办公厅印发《关于进一步完善医疗卫生服务体系的意见》,明确提出医疗卫生服务体系的发展目标为:到 2025 年,医疗卫生服务体系进一步健全,资源配置和服务均衡性逐步提高,重大疾病防控、救治和应急处置能力明显增强,中西医发展更加协调,有序就医和诊疗体系建设取得积极成效。到 2035 年,形成与基本实现社会主义现代化相适应,体系完整、分工明确、功能互补、连续协同、运行高效、富有韧性的整合型医疗卫生服务体系,医疗卫生服务公平性、可及性和优质服务供给能力明显增强,促进人民群众健康水平显著提升。《2023 年上海市卫生健康工作要点》也明确提出"完善高品质医疗服务体系"的工作目标,并提出了四个方面的工作任务。"绿皮书"第二章关注上海医疗服务体系建设进展情况。这一年,市卫生健康委会同市医疗保障局制定印发《关于在本市高水平公立医院开展国际医疗旅游试点的工作方案》,遴选 13 家市级医院开展试点工作,在厘清公立医院提供基本医疗和国际医疗服务边界的基础上,通过医疗、保险、旅游三种业态相互赋能,打造上海国际医疗特色品牌,培育适宜产品,探索国际医疗发展有效路径。本章文章中,市卫生健康委会付晨副主任系统全面提出了上海国际医疗发展的相关思考,对文件精神进行了权威解读。此外,上海如何建立"顶天、立地、强腰"的三级医疗服务体系,不断完善现有体制机制,如何进一步发展国际医疗,培育新的经济增长点,本章文章对以上议题也进行了深入的分析解读。

综合医改是"绿皮书"的传统章节,内容涉及卫生健康事业发展与改革的多个领域和方面的重点、热点议题。本章关注在医疗创新与转化方面,公立医疗机构科技成果作价入股方式转移转化策略;重点解读医保部门赋能社区卫生服务能力提升和多元支付机制助力创新药械发展两项医保重要政策;聚焦公立医院高质量发展这一医改重点议题;介绍医疗数字化、信息化及互联网医疗发展等新的发展趋势;关注医疗资源配置和服务的均衡性,研究医联体、城市医疗集团建设情况;总结卫生健康系统卫生健康文化体系建设、党建引领卫生安全韧性城市建设方面的探索和实践;梳理长三角医疗卫生领域行政规范性文件协作备案机制的建设情况。

2023 年,上海进一步强化社区卫生服务能力建设,出台提升社区卫生服务能力的实施方案及配套政策,推进做好社区卫生服务综合评价,推进第三批示范性社区康复中心建设,开展社区护理中心建设试点,推进安宁疗护服务发展,加强家庭病床服务,提升社区口腔诊疗服务能力等。第四章基层卫生对上海基层卫生的整体及重点领域的建设情况进行了系统详尽的介绍,展示成效,提出短板,探索完善及发展的策略和具体路径。上海市社区卫生服务综合评价工作已连续开展9年,每一年度的评价结果分析是本章的保留文章,文章从6个方面对上海市16个区和249所社区卫生服务中心的建设情况进行综合评价,分析全市社区卫生服务提升的总体效果。本章中关于上海市社区卫生服务供需双方满意度分析的文章,可为社区卫生服务改进提供具体参考;对上海市社区基本病种清单制定与开展情况的研究,尝试揭示社区卫生服务对不同疾病的关注程度和应对策略。基层医疗机构药学服务能力如何提升、家庭医生如何更好有效履约,本章文章也提出了深度思考。此外,本章还重点展示了目前功能社区基层服务现状,介绍了示范性康复中心、区域安宁疗护中心、社区卫生服务中心口腔诊室的发展现状,以及目前中老年人对安宁疗护的认知及态度。

医学科创与人才发展是"健康中国"和"健康上海"的重要内容,是卫生健康发展的重要驱动力。医学科创方面,第五章文章首先分析了高水平医院在推动医学科技创新方面的重要作用;分析了上海市38家三级医院、所有区级医院科研竞争力的发展及变化情况。人才发展方面,本章文章关注中医西医结合住院医师规范化培训方案建设情况及护理人员、基层公共卫生人员、海派中医流派基层人才的能力及培养状况。此外,本章还介绍了市卫生健康委直属单位组工干部队伍的建设情况。

2023年5月,上海市印发《上海市加强公共卫生体系建设三年行动计划(2023—2025年)》,明确要加快打造与具有世界影响力的社会主义现代化国际大都市功能定位相匹配的公共卫生体系。在第六章公共卫生首篇文章中,市疾病预防控制局张浩局长系统介绍了全市学校结核病防治综合监管机制建设状况,并提出促进综合监管机制创新的针对性、合理化建议。大型展会疫情风险防控管理的实践、医疗卫生应急演练规范化管理等方面的探索体现了上海作为现代化国际化大都市在城市卫生安全方面的探索和实力。关注新生儿遗传代谢性疾病筛查、脑卒中预防与救治方面的进展,聚焦特殊人群、重点人群及疾病的预防与救治,进一步细化健康管理。关注食品安全风险管理,重点关注含糖饮料方面的政策建设情况;研究卫生健康数据共享开放利用的分级分类管理体系。此外,本章内容还包括对小微企业职业健康帮扶、伤害综合检测体系、公共场所卫生信用监管机制、公共卫生监督技术服务机构消毒产品检验能力等方面的研究,最后介绍了金山区公共场所卫生许可"远程勘验"平台应用的现状与思考。

第七章医疗服务与监管,医疗服务方面首先聚焦上海市医疗卫生对口支援这一工作:重点关注上海在组团式公共卫生援建模式方面的探索,并对上海市医疗卫生对口支援工作进行了系统梳理;介绍上海市高血压用药在上下级医疗机构之间的衔接情况及危重孕产妇救治体系方面的思考。监管方面,介绍了在卫生信访服务、医疗领域"放管服"及医疗机构信用监管制度方面的探索和思考。此外,本章还梳理了国外在药品应急保障及创新药品管理方面的经验。

中医药传承创新发展是新时代中国特色社会主义事业的重要内容,第八章中医药发展主要聚焦中医药现代化、中西医结合、海派中医发展及中医药管理等方面的研究。推进中医药现代化是国家对中医药传承创新发展的部署要求,也是落实党的二十大报告提出的中国式现代化建设的任务和举措之一,本章文章对这一重要议题进行了系统研究,界定中医药现代化的概念与内涵,探索中医药现代化的策略与路径。中西医结合是我国特有的一种医学模式,本章相关文章对中西医结合学科的关键问题进行科学确认,并展开思考。此外,介绍了海派中医进社区的实施情况。总结在构建中药饮片溯源体系、中医临床数据标准体系方面的探索经验,为中医药管理提供有益参考。

卫生筹资与保障,在医疗卫生系统中占有举足轻重的地位。合理的筹资机制是卫生健康和医疗保障事业稳健可持续发展的基础。第九章卫生筹资与保障的首篇文章全面展示了上海市卫生总费用的变化情况。数据显示,2022年受新冠肺炎疫情影响,上海市卫生总费用增速较快,个人现金卫生支出大幅下降;社会卫生筹资占比最高,保障效率持续提升;但费用机构分配欠合理,基层医疗卫生、公共卫生机构占比偏低。文章建议应关注卫生筹资可持续性,加强监测预警;拓宽筹资渠道,完善多层次医疗保障体系;优化投入机制,加大对公共卫生机构的投入;做实分级诊疗,推进医疗服务体系高质量发展。除卫生总费用外,本章重点关注中医支付方式方面的改革实践,重点聚焦中医优势病种方面的研究,包括中医优势病种按疗效价值付费的制度设计与实践探索、中医药住院费用的变化情况,并介绍了全国中医支付方式的改革进展。此外,本章还介绍了我国健康保险市场发展现状,并提出发展策略。

一直以来,"绿皮书"的编写持续得到市卫生健康委领导、委规划发展处及相关业务处室的大力支持,市医疗保障局、市医药卫生发展基金会等相关部门、组织的领导,大学等研究机构相关专家的持续帮助。最后谨向支持和帮助"绿皮书"的领导、专家及热情分享成果的作者及"绿皮书"编辑工作组的同志表示感谢。由于编辑时间仓促,书中如有不当之处,敬请批评指正!

2023 年 12 月

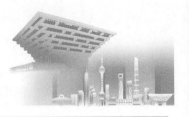

目录

序

主编寄语

第四章　基层卫生

第五章　医学科创与人才发展

第六章　公共卫生

第七章　医疗服务与监管

第八章　中医药发展

第九章　筹资与保障

附录

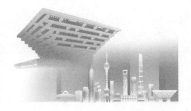

第一章

战略规划

2023年,上海市以健康中国战略为导向,深入实施健康上海行动,着力应对人口老龄化,为实现可持续健康发展做出积极努力。本章主要聚焦《上海市卫生健康设施专项规划（2024—2035年)》《上海市卫生健康发展"十四五"规划》、健康上海行动与上海市老龄事业发展进行分析和解读,共收录5篇文章,为满足上海市民高品质健康需求,加快建设整合型、智慧化、高品质的健康服务体系提供参考。《〈上海市卫生健康设施专项规划(2024—2035年)〉编制考虑及主要内容》解析《上海市卫生健康设施专项规划（2024—2035年)》编制立足国内外形势、遵循人民至上等原则与我市卫生健康体系发展思路,提出规划目标愿景、指标设定、保障措施;《〈上海市卫生健康发展"十四五"规划〉中期评估报告》展示主要指标进展情况与任务落实情况,深入剖析所遇新形势、新问题,提出《上海市卫生健康发展"十四五"规划》实施的思想举措;《〈健康上海行动（2019—2030年)〉落实成效与经验》客观评估健康上海行动监测指标,分析各项重点任务的落实成效与经验,指出存在的问题和面临的困难;《〈上海市老龄事业发展"十四五"规划〉实施现状及发展思路研究》针对现有老龄事业发展成效,全面剖析存在问题原因,为"十四五"发展提供思路;《〈上海市健康老龄化行动方案（2022—2025年)〉实施进展及发展策略研究》评价行动实施情况和进展成效,提出进一步推进行动实施的对策建议,助力健康老龄化。

《上海市卫生健康设施专项
规划（2024—2035年）》
编制考虑及主要内容

闻大翔　付　晨　陈　霆　吴凌放　徐一鸣

【导读】　2023年12月上海市人民政府批复同意《上海市卫生健康设施专项规划（2024—2035年）》，该规划是与《上海市城市总体规划（2017—2035年）》相衔接的市级专项规划之一，重点明确专业公共卫生机构、医疗机构和基层医疗卫生机构等承担卫生健康服务和保障职能的各类设施的发展规模、发展策略、空间布局、配置标准、发展重点等，是市域内卫生健康设施规划、建设和管理的基本依据，发挥对下层次设施规划编制、实施的指导作用。

新时期，上海开启卫生健康服务体系高质量发展和现代化建设新征程。为满足人民群众日益增长的高品质、多层次卫生健康服务需求，贯彻"大卫生、大健康"理念，打造与城市发展定位、人口特点、空间格局等相适应的卫生健康设施体系，根据中共中央办公厅、国务院办公厅印发的《关于进一步完善医疗卫生服务体系的意见》[1]和《上海市城市总体规划（2017－2035年）》[2]等文件精神，编制《上海市卫生健康设施专项规划（2024—2035年）》（以下简称《设施专项规划》），擘画全市卫生健康设施空间发展蓝图。

一、主要考虑

（一）面临的形势

党的二十大吹响了全面建设社会主义现代化国家的进军号，发出了以中国式现代化全面推进中华民族伟大复兴的动员令。站在新起点，奋进新征程，上海卫生健康事业发展机遇和挑战并存。十二届市委三次全会对深化高水平改革开放、推动高质量发展作出全面部署，城市功能定位再升级要求卫生健康工作全方位匹配城市发展定位，充分彰显中国特色社会主义特征，成为中国式现代化卫生健康高质量发展的典范。经济社会发展和人口结构变化迫切要求加快卫生健康供给侧结构性改革，完善卫生健康服务体系，优化卫生健康服务和保障政策。传统重大传染病和新发传染病传播

第一作者：闻大翔，男，上海市卫生健康委员会党组书记、主任。
作者单位：上海市卫生健康委员会（闻大翔、付晨、陈霆、吴凌放、徐一鸣）。

的风险交织,对作为超大型国际化大都市的上海而言,面临着多种传染病威胁并存、多种健康影响因素交织的复杂形势。新一轮科技革命和产业变革正在重塑经济增长的新动能,对生命健康科技制高点的竞争已经成为全球经济竞争的焦点,生命健康战略性新兴技术领域的大国竞争加剧,聚焦国家战略需求,面向未来产业发展,超前布局变革型新技术、新路径,加快形成卫生健康新质生产力刻不容缓。

面对新形势、新要求,上海卫生健康服务体系还有较大完善空间,医疗资源布局不平衡不充分问题依然存在,卫生健康设施布局、结构、品质和运行效能有待进一步优化。

(二) 遵循的原则

1. 坚持人民至上,注重公平可及

把保障人民健康放在优先发展的战略位置,进一步提升各级各类医疗资源能级,提高基本医疗卫生服务公平性和可及性。

2. 坚持资源下沉,推进系统连续

推动发展方式从以治病为中心向以人民健康为中心转变,以基层为重点,促进资源下沉。坚持预防为主,中西医并重,优化生命全周期、健康全过程服务,最大程度发挥设施资源效用。

3. 坚持追求卓越,聚焦医学创新

发挥市级医疗卫生机构临床研究主阵地作用,在战略必争、体系必备、发展必需领域前瞻性布局,提升医学科技创新策源能力。

4. 坚持平急结合,促进韧性发展

发挥医疗卫生系统对公共卫生事件处置的主力军作用,完善医防协同机制,提高应急处置和快速转换能力,提升城市韧性。

5. 坚持统筹布局,放大辐射效应

实行中心严格控制、周边有序发展战略,突出国家战略承载区和新城等重点枢纽区域资源能级提升,引领上海都市圈发展。

(三) 发展思路

1. 紧扣上海加快建成"具有世界影响力的社会主义国际大都市"要求,进一步校准新发展阶段各级医疗卫生机构功能定位和发展方向

市级医疗卫生机构瞄准国际一流,打造上海医疗卫生能力水平"高峰"。市级医院紧紧围绕"聚焦疑难杂症、聚焦前沿技术、聚焦科技创新"要求,以建成国际知名、特色鲜明的医学中心为目标,强化危重疑难病症诊疗、临床研究和医学科技创新能力。加强市级医院中头部医院培育,建设世界级高水平研究型医院,抢占国际医疗技术水平制高点,形成生物医药产业升级发展核心推动力。市级公共卫生机构瞄准全球公共卫生发展方向,提升疾病防控策略的研究制订和组织实施能力,保持领先优势。区级医疗卫生机构发挥区域医疗卫生体系"中枢"作用,做强对区域居民服务和对基层机构支持的功能。基层医疗卫生机构夯实基本医疗卫生服务"网底"功能,就近为居民提供公平可及、系统连续的卫生健康服务。

2. 强化上下联动、医防融合、中西医结合、平急结合,构建整合型卫生健康服务体系

加强上下级机构间的分工协作,健全转诊制度,推进分级诊疗、双向转诊。发挥区级统一归

口管理优势,逐步探索建立紧密型医疗联合体(以下简称"医联体")人财物统一管理机制。各市级医院结合特色专科优势,加强对紧密型医联体专科对口指导,收治医联体转诊的疑难杂症患者,聚焦疑难杂症诊治,促进医学科研发展。落实"预防为主"方针,完善医疗机构和基层医疗卫生机构公共卫生职能。促进中西医协同发展,建立以市级中医和中西医结合医院为龙头,其他中医医疗机构和其他医疗机构中医科室为骨干,社区卫生服务机构为基础,融预防保健、疾病治疗和康复于一体的中医药服务体系,提供覆盖全人群、全生命周期的中医药服务。强化卫生健康设施平急转换功能,增强突发公共卫生事件应对能力。

3. 加强重点人群服务设施配置,推动卫生健康设施多元构成,提升卫生健康设施空间品质,不断增强人民群众获得感和幸福感

扩容和提质并行,发展"一老一小"健康服务设施,加强康复、精神卫生等资源配置,加强区域性医疗中心康复科建设,支持除区域性医疗中心以外的其他区级综合医院向康复医院转型,合理增加社区卫生服务中心康复床位设置,推进国家精神疾病医学中心建设。推行医疗国际化战略,依托三级医院和高水平社会办医疗机构发展国际医疗服务,推进设施和服务标准与国际接轨,厘清国际医疗与基本医疗界面,健全准入和监管制度体系,培育国际医疗服务品牌。高标准建设卫生健康设施,推进设施功能整合,持续改善卫生健康设施空间环境。

4. 大力推进医学技术创新转化和数字信息技术运用创新,更好服务国家战略需求和高水平科技自立自强

打造转化医学国家重大科技基础设施(上海)、上海临床研究中心、上海国际医学科创中心、市重大传染病和生物安全研究院、市病毒研究院、市免疫治疗创新研究院和国家中医临床研究基地等一批创新研究平台,推进临床诊疗、临床研究、技术研发、成果转化一体化发展。深化医校合作、医企联合、医工结合,推进"产学研医"融合,实现前瞻性基础研究、引领性原创研究成果重大突破,打造战略性医学科技创新力量,加快构建卫生健康发展新质生产力。加快卫生健康设施数字化转型,进一步提升卫生健康体系整体效能。

5. 充分衔接上海市"中心辐射、两翼齐飞、新城发力、南北转型"空间格局,建设体现上海都市圈发展、涵盖国家战略承载功能区的卫生健康空间体系

按照国家关于超大特大城市转变发展方式的有关要求,中心城区(外环线以内区域)原则上政府举办的医疗卫生设施总量不再增加。同时,结合城市更新,对设施点位适当调整,促进基本医疗卫生服务设施布局的均衡性。按照把"五个新城"培育成为在长三角城市群中具有辐射带动能力的综合性节点城市的要求,进一步提升各级各类医疗资源能级,加强市级医院在新城和郊区的优势专科布局,引导特色鲜明的市级专科医院向新城布局,提升医疗服务吸引力和对长三角的辐射能力。

二、目标愿景与指标设定

(一) 目标愿景

立足人民需求、国家战略、城市发展和全球视野,到 2035 年,建成与基本实现社会主义现代化相适应,与上海城市目标定位相匹配,覆盖全人群、全生命周期,体系完整、布局合理、功能健

全、系统协调、运行高效、富有韧性的现代化卫生健康设施网络,打造具有全球视野的公共卫生安全之城、全龄友好的优质健康服务共享之城、国际领先的医学科技创新策源之城,成为全球健康城市典范。

1. 具有全球视野的公共卫生安全之城

加强公共卫生与应急医疗救治设施配置,打造统一高效、响应迅速、科学精准、联防联控、多元参与的公共卫生应急管理体系和平急结合的医疗救治体系,重大疫情和突发公共卫生事件的应对能力达到国际一流水准。

2. 全龄友好的优质健康服务共享之城

推进健康上海建设,进一步提升各级各类医疗资源服务能级,建成与城市目标定位相匹配、覆盖全人群的现代化卫生健康设施网络,实现人人享有全方位全生命周期健康服务,市民主要健康指标继续保持发达国家和地区水平。

3. 国际领先的医学科技创新策源之城

以构建卫生健康新质生产力为核心目标,以创新为核心驱动力,将卫生健康设施建设与医学科创布局有机结合,推动产学研医紧密对接,加速形成卫生健康新兴产业和未来产业优势,打造具有全球影响力的医学科技创新高地。

(二)指标设定

围绕"公共卫生安全之城"愿景,2035 年,各级疾病预防控制机构标准化建设达标率、二级以上综合医院设置感染性疾病科比例、社区卫生服务中心设置发热门诊(哨点诊室)比例均达到100%,院前急救平均反应时间缩短至 10 分钟以内。

围绕"优质健康服务共享之城"愿景,实施床位"总量控制,结构优化",2035 年,按照常住人口规模,全市每千人口床位数控制在 7.5 张,增加中医、护理、康复床位设置,每千人口中医床位数达到 0.78 张,每千人口康复床位数达到 0.44 张,每千常住老人护理床位数达到 7.5 张;优化设施布局,区域性医疗中心数量不少于 50 家,社区卫生服务设施 15 分钟步行可达覆盖率达到99%左右,新城市级医院(院区)数量达到 8 至 12 家。

围绕"医学科技创新策源之城"愿景,2035 年,全市医疗机构建成国家医学中心数量不少于12 个,全市医学科技创新平台数量不少于 8 个,在国家战略承载区内建设"产医融合"园区数量达到 3 个。

三、保障措施

(一)加强组织实施保障

建立横向协同和纵向落实工作机制。横向加强跨部门协作,强化后续卫生健康相关规划和下位规划贯彻《设施专项规划》情况的评估;落实重大项目规划选址、建设用地、立项审批和固定资产投资保障;根据经济社会发展和人口结构变化趋势,建立策略和指标的动态调整机制。纵向形成市、区合力,各区应依据《设施专项规划》编制区级详细规划中卫生健康设施内容,优化区域内卫生健康设施布局与配置。

（二）完善多元投入机制

加大公共卫生、基本医疗、医学科研和人才建设等政府投入力度，保障符合规划的公立医疗卫生机构的建设，对护理、康复、精神卫生等短缺的资源在投入上予以适当倾斜。除"十四五"已规划项目外，严格控制公立医院以一般治疗为主的新建项目。鼓励社会力量参与医疗卫生设施建设和慈善公益捐赠，形成投入主体多元化格局。

（三）加强人力资源保障

缩小城乡、区域、专业之间人才配置差距，加强基层卫生、公共卫生、全科、重症医学、传染病、中医、老年医学、儿科、康复、精神科等领域急需紧缺专业人才培养培训。实施医学高层次人才和中医药特色人才计划，完善医学领域战略科学家培养和激励机制，加大国际化、高水平、复合型临床研究创新人才和团队的培育、引进力度。加强新城医务人员工作、生活保障，吸引优秀医务人员到新城工作。

（四）深化三医联动改革

促进医疗、医保、医药改革联动，进一步推动"以治病为中心"向"以人民健康为中心"转变。强化考核"指挥棒"作用，按照医疗机构的不同定位，科学设定考核指标，将考核结果与干部任免、财政投入、医保支付、床位核定、编制核定等挂钩。强化核定床位管理，推进医疗、康复、护理床位分类管理，优化市级医院研究型床位和普通治疗床位结构比例。

（五）落实健康优先战略

把保障人民健康放在优先发展的战略位置，将健康融入所有政策和城市规划、建设、治理的各方面，完善与健康相关的公共设施体系、布局和标准。立足城市整体、城区、社区等不同空间尺度，开展健康城市设计与实践。

（六）建立社会参与机制

完善规划实施公众参与机制，建立重大项目规划咨询机制，发挥各领域专家和公众在规划实施中的作用。鼓励机关企事业单位、社会团体、其他社会组织及公众共同参与卫生健康设施建设和管理，营造良好的规划实施氛围。

--------- 参 考 文 献 ---------

［1］中共中央办公厅,国务院.中共中央办公厅　国务院办公厅印发《关于进一步完善医疗卫生服务体系的意见》.https://www.gov.cn/zhengce/2023-03/23/content_5748063.htm［2023－11－19］.

［2］上海市人民政府.上海市城市总体规划（2017－2035年）.https://www.shanghai.gov.cn/newshanghai/xxgkfj/2035001.pdf［2023－11－19］.

《上海市卫生健康发展"十四五"规划》中期评估报告

付 晨 陈 霆 杨 雪 韩春敏

【导读】 对标党的二十大和十二届市委三次全会对卫生健康发展提出的新目标新要求,围绕上海建设"五个中心"、强化"四大功能",全面评估《上海市卫生健康发展"十四五"规划》实施情况,深入剖析当前面临的新形势新问题,提出"十四五"后半期《上海市卫生健康发展"十四五"规划》实施的思路举措,全力推进《上海市卫生健康发展"十四五"规划》蓝图全面实现,不断提高人民群众健康福祉。

"十四五"以来,在上海市委、市政府的坚强领导下,按照国家卫生健康委员会(以下简称"国家卫生健康委")的统一部署,全市卫生健康系统全面落实《上海市卫生健康发展"十四五"规划》[1](以下简称《规划》),统筹推进疫情防控和卫生健康事业高质量发展,《规划》确定的各项主要指标和主要任务进展顺利,居民主要健康指标持续保持发达国家和地区水平[2]。

一、主要指标进展情况

《规划》提出 19 项指标,其中预期性指标 14 项、约束性指标 5 项(表 1)。其中,居民健康素养水平等 11 项指标已提前达到 2025 年目标;千人口医疗机构床位数等 4 项指标符合中期预期;人均健康预期寿命指标暂无数据更新;受疫情影响,人均预期寿命等 3 项指标进展缓慢。

表 1 《规划》各项指标中期完成情况汇总

序号	指 标 名 称	指标单位	指标性质	2025 年目标	2021 年	2022 年
1	婴儿死亡率	‰		≤5	2.3	2.26
2	5 岁以下儿童死亡率	‰	预期性	≤4	2.01	2.1
3	孕产妇死亡率	1/10 万		≤7	1.6	3.42

第一作者:付晨,男,上海市卫生健康委员会副主任。
作者单位:上海市卫生健康委员会(付晨、陈霆、杨雪、韩春敏)。

序号	指　标　名　称	指标单位	指标性质	2025 年目标	2021 年	2022 年
4	常见恶性肿瘤诊断时早期比例	%		≥37	40.55	41.72
5	居民健康素养水平	%	预期性	≥36	38.25	39.42
6	千人口全科医生数	人		0.45 左右	0.43	0.45
7	精神科执业（助理）医师数	人/10 万		4.8	4.59	4.8
8	平战结合医院储备床位数	张		≥8 000	8 000	8 000
9	二级以上精神专科医院开设儿童青少年心理门诊比例	%	约束性	80	100	100
10	参保职工医保政策范围内住院报销比例	%		稳定在80%左右	86.05	87.09
11	参保居民医保政策范围内住院报销比例	%		70%左右	75.5	75.03
12	千人口医疗机构床位数	张		7.5	6.77	6.98
13	千人口执业（助理）医师数	人	预期性	≥3.6	3.5	3.59
14	千人口注册护士数	人		≥4.7	4.37	4.49
15	院前急救平均反应时间	分钟	约束性	稳定在12 分钟以内	10 分 51 秒	12 分 40 秒
16	人均预期寿命	岁		84 岁左右	84.11	83.18
17	千人口献血率	‰		17.5	15.24	10.36
18	三级医院复诊患者中使用互联网诊疗的比例	%	预期性	≥10	5	6
19	人均健康预期寿命	岁		≥71	—	—

二、主要任务落实情况

（一）持续推进公共卫生体系现代化建设，不断提高公共卫生服务水平

上海市疾病预防控制局组建完成，上海市疾病预防控制中心（以下简称"市疾控中心"）新建项目有序推进，积极推进和申报国家区域公共卫生中心建设。加快推进区级疾病预防控制机构基础设施建设，预计各区在完成改扩建后人均建筑面积可达 80 平方米/人。完成第五轮公共卫生三年行动计划，启动实施第六轮公共卫生三年行动计划。建成慢性病风险综合监测和评估应用信息系统，2022 年，上海市常见恶性肿瘤诊断时早期比例已达 41.72%。上海市精神卫生中心成功创建国家精神疾病医学中心，市、区精神卫生中心已全面开设儿童青少年门诊。打造权威的健康教育与科普体系，居民健康素养水平指标实现十四年"连升"，达 39.42%。完成上海市职业健康管理服务平台一期和二期建设，推出职业健康"一件事"。加强食品监测和营养支持型社区建设。

（二）进一步健全公共卫生应急管理体系[3]，提高突发公共卫生事件应急处置能力

建成公共卫生突发事件应急处置信息系统1.0版，建成覆盖全市的传染病监测预警网络和传染病病原检测网络，建成首批16家医疗机构组成的传染病临床救治三级网络。全力打赢大上海保卫战，强化市级定点医院（院区）—区域定点医院—亚定点医院—方舱医院联动协同、中西医结合的分层救治体系，全市20多万名医务人员投身一线。建立动态调整机制和医用应急物资储备、医疗机构轮库使用机制。健全重大疫情医疗保障机制。加强紧急医学救援能力建设，形成"1+7+N"航空医疗救援网络模式，全市院前急救平均反应时间为12分40秒。

（三）发展整合型、智慧化、国际化医疗服务，建设高品质分级诊疗服务体系[4]

加强顶层设计，出台《上海市医疗机构设置规划（2021—2025年）》《上海市医疗卫生服务体系建设"十四五"规划》等，上海市人民政府批复《上海市卫生健康设施专项规划（2024—2035年）》等，打造各级各类优质医疗资源，促进均衡布局。提升市级医院能级，获批1个综合类国家医学中心和神经疾病等6个专科类国家医学中心。继续推进上海交通大学医学院附属瑞金医院、上海中医药大学附属龙华医院综合类和中医类国家医学中心申报和建设。启动实施高水平公立医院国际医疗旅游试点工作。杨浦区等6区入选国家城市医联体建设试点区，闵行区、青浦区探索开展紧密型医疗集团试点。着力提升社区服务能力，出台《进一步提升本市社区卫生服务能力的实施方案》[5]，聚焦"放权、赋能、提质、增效"，强化社区基本医疗、公共卫生、健康管理、康复护理四大功能，形成"1+25"工作方案体系。全市共规划新建、改扩建社区卫生服务中心（含分中心）56家，已开工建设30家。建成118家示范性社区康复中心、62家中医药特色示范社区卫生服务站（村卫生室）。全市社区卫生服务中心平均诊治病种已达101种，95%以上的社区卫生服务中心至少开展6类10种基本中医药适宜技术。各社区卫生服务中心平均配备药品585种；延伸处方药品540种。印发《本市医保进一步支持社区卫生服务能力提升的若干举措》，支持社区卫生服务能力有效提升。印发《关于加强新城医疗卫生资源规划配置的方案》，五个新城布局的市级三级甲等综合医院建设项目。全面完成"便捷就医服务"数字化转型1.0、2.0、3.0场景建设，构建全市就诊检查记录"一张网"。全市已有266家医疗机构取得"互联网诊疗服务方式"或"互联网医院冠名"许可。在全市率先上线医疗付费"一件事"等。

（四）坚持需求导向、综合施策，优化妇幼、儿童青少年、残疾人、低收入人群、老年人等重点人群健康服务

修订新生儿先天性心脏病筛查工作管理方案和技术方案，新生儿遗传代谢性疾病、听力、先天性心脏病筛查率均达99%以上。0~6岁儿童眼保健和视力检查覆盖率为99%以上。实施《上海市学前教育与托育服务条例》，出台《关于加强本市社区托育服务的指导意见》，近60%的幼儿园开设了托班。印发《关于加强新时代老龄工作的实施意见》，实施《上海市健康老龄化行动方案（2022—2025年）》。截至2022年底，建设631家老年友善医疗机构，重点机构建设率超过

90%;二级及以上综合医院开设老年医学科占比达到92.2%,约60%社区综合为老服务中心同址内建有社区卫生站或护理站。

(五)推进海派中医传承创新,打造中医药发展高地

着力提升中医服务能级,印发《上海市关于加强新时代中医药人才工作的若干举措》,新增国医大师等传承工作室86个。上海市获批建设国家中医药综合改革试验区,上海中医药大学附属龙华医院、上海中医药大学附属曙光医院、上海中医药大学附属岳阳中西医结合医院3家医院入选国家中医药传承创新中心建设单位。浦东新区成功创建国家中医药传承创新发展示范试点项目。上海市16个学科入选国家高水平中医药重点学科,位居各省市前列。强化中西医结合,依托9个国家区域中医(专科)诊疗中心牵头开展推进综合医院中西医协同引导项目建设,加强肿瘤等8个领域的中西医临床协作攻关。上海交通大学医学院附属瑞金医院、复旦大学附属妇产科医院、上海中医药大学附属岳阳中西医结合医院、复旦大学附属中山医院4家医院纳入国家中西医协同旗舰医院建设。

(六)坚持"数智"驱动、融合发展,打造上海医学科技创新路线图

打造一批国际一流的创新研究平台,推进上海市重大传染病和生物安全研究院、转化医学国家重大科技基础设施(上海)、上海市免疫治疗创新研究院、上海临床研究中心、上海国际医学科创中心、上海市病毒研究院等新型研究机构建设。全面推进临床研究和转化能力建设,研究制定《关于加强本市临床研究体系和能力建设助力生物医药产业发展的指导意见》。36家市级医院全面建成院级临床研究中心(CRU)并实现实体化运作,布局首批15家示范性研究型病房,加强15个重大专病队列数据库与生物样本全息库和30个特色专病数据库建设。积极推进成果转化,印发《上海市医疗卫生机构科技成果转化细则(试行)》。连续举办"春昇杯"医学创新人才大赛。

(七)服务国家和区域发展战略,全力推进长三角卫生健康协同发展

签署和落实长三角卫生健康一体化合作备忘录,共同成立公共卫生安全防控协同专题组,成立长三角代谢性疾病等专科专病联盟,以及院前急救联盟。建设长三角(上海)智慧互联网医院。建成长三角职业健康管理协作平台、化学中毒救治远程协作平台。印发《长三角区域卫生监督联动执法实施办法》。联合制定《协同推进长三角中医药一体化高质量发展行动方案》。推进长三角医保一体化建设,在全国率先推进异地就医门诊费用直接结算试点,覆盖长三角41个城市15 000余家医疗机构,实现三省一市药品目录统一。制定发布《临港新片区关于引进和培养医疗卫生人才的实施办法(试行)》《临港新片区促进医疗卫生服务高质量发展若干意见》,推进临港新片区卫生健康创新。持续加大"组团式"帮扶力度。

(八)推动健康服务业高质量发展,为经济转型升级注入新动能

加强健康服务业发展制度供给,将21项市级许可事项委托下放浦东新区实施,优先保障新增健康服务业项目土地供应。全力推进国家药品、器械审评检查长三角分中心建设,深入推进药品上市许可人制度、医疗器械注册人制度试点。印发自行研制体外诊断试剂试点实施方案,4家

市级医疗机构纳入试点范围。发布《上海市促进细胞治疗科技创新与产业发展行动方案(2022—2024年)》。出台《上海市进一步完善多元支付机制支持创新药械发展的若干措施》。适当扩大医疗服务项目、医用耗材医保支付范围。开发中医药健康旅游产品和中医药服务贸易,组织研发30余种相关产品、90项个性化药膳方。

(九)以深化公立医院高质量发展为抓手,深化医药卫生体制机制改革

落实党委领导下的院长负责制,全市公立医院均已制定党委会、院长办公会议事规则,实现党建进章程。推动公立医院高质量发展,印发《完善公立医院高质量发展试点支持政策清单》,确定市级试点医院10家和辅导类试点医院11家,区级试点医院10家和辅导类试点医院9家,高水平社区卫生服务中心20家。嘉定区成功创建"2023年中央财政支持公立医院改革与高质量发展示范项目"。全面完成《上海市深化医改重点行动计划(2020—2022年)》,做好各批次国家药品、医用耗材集采的组织实施,累计组织开展国家药品集采共8批333种药品,平均降价超50%。持续优化新项目审核流程,明确新项目在2年试行期内由医疗机构自主定价。印发《关于建立健全本市医疗服务价格动态调整机制的实施意见》。

(十)以人民健康为中心,健全多层次医疗保障制度体系

出台《关于本市贯彻落实医疗保障待遇清单制度的实施意见》。落实《健全上海市职工基本医疗保险门诊共济保障机制实施办法》,实现职工医保家庭共济使用。调整职工医保在职职工个人账户计入标准。出台《上海市政府办公厅印发〈关于本市健全重特大疾病医疗保险和救助制度的实施意见〉的通知》,调整门急诊医疗救助年度救助限额。优化个人和财政筹资结构。按疾病诊断相关分组(diagnosis-related group,DRG)付费和按病种分值(diagnosis-intervention packet,DIP)付费两项试点全面推进,目前已实现符合条件的27家三级医院DRG付费试点全覆盖,16个区符合条件的医院DIP付费试点全覆盖,提前完成国家三年行动计划医院、病种、基金三个全覆盖的任务。在全市22家中医医院对22个中医优势病种开展按疗效价值付费试点。

(十一)全面加强人才队伍建设,为卫生健康高质量发展提供智力支撑

推进"医学+X"复合拔尖创新人才培养,支持相关高校设置医工结合相关学科和专业。加强公共卫生与预防医学等学科建设,复旦大学、上海交通大学、同济大学、上海中医药大学4所高校均已设置公共卫生博士、硕士学位点。完善住院医师培养和继续教育体系,强化流行病学、传染病临床救治和风险警觉意识教育。深化卫生专业技术人才职称制度改革,出台《关于深化上海市卫生专业技术人员职称制度改革的实施意见》,落实《关于进一步优化本市卫生事业单位专业技术岗位设置管理的意见》,提高医院、社区卫生服务中心等专业技术人员中高级岗位结构比例。强化紧缺人才招录培养,定期组织部分区开展就业推介会。印发《关于本市公立医疗机构临床主治医师到基层医疗机构定期工作的实施意见》,进一步提高郊区和基层医疗服务能力。

(十二)推进法治化、标准化、智能化,逐步实现行业治理现代化

推进法治政府建设,依法稳妥办理行政复议、应诉和听证案件。完成《上海市发展中医条

例》修订，以及《上海市爱国卫生与健康促进条例》立法工作，加强规范性文件审查管理。深化"放管服"改革，加快推进"互联网+政务服务"，对市区两级434项权力事项情形、111项公共服务、349项"互联网+监管"子项实现清单化管理。持续实施优化"双随机、一公开"监管制度，开展智慧卫监信息化项目建设，推进"非接触式"监管。制订出台《医疗机构投诉处理规范》和《上海市涉疫医疗纠纷预防处理工作方案》，严厉打击各类违法违规行为。制定实施上海市关于医药领域腐败问题集中整治工作指导意见、工作方案和工作机制等。

三、面临的形势及问题与挑战

当前及未来一段时期，卫生健康发展面临的形势主要有五方面。一是党的二十大报告明确的卫生健康发展方向，是新时期、新征程上深入推进卫生健康高质量发展的行动指南和新的遵循，党的二十大报告从深化医药卫生体制改革、医疗卫生资源布局、公共卫生发展、优化人口发展战略四个方面明确了卫生健康战略部署。二是十二届市委三次全会对高水平改革开放和城市功能定位再升级提出新的要求，卫生健康发展必须全方位匹配上海加快建设具有世界影响力的社会主义现代化国际大都市要求。三是经济社会和人口高质量发展深刻改变健康服务需求和供给格局，人口深度老龄化改变城市疾病谱，癌症、心脑血管疾病及失能失智等年龄相关疾病日益成为家庭和社会的沉重负担，"少子化"要求加快构建生育友好型社会、促进人口长期均衡发展，这都对医疗卫生资源规划提出新的挑战。四是新一轮科技革命和产业变革正在重塑经济增长的新动能，对生命健康科技制高点的竞争已成为全球经济竞争的焦点之一，上海推进生物医药产业发展，加快形成卫生健康新质生产力已刻不容缓。五是上海作为超大型国际化城市，人口集聚、流动性强等特点会放大公共卫生安全风险，进而对城市公共卫生治理形成重大挑战。

同时，与世界先进水平相比，对照卫生健康现代化建设要求，上海市医疗卫生体系综合能力还有不少差距，体系完整、分工明确、功能互补、系统连续、富有韧性的医疗服务体系建设有待完善，基层医疗服务能力有待提升，匹配五大新城建设、南北转型、国家战略承载区建设的医疗资源配置与布局有待优化，公共卫生体系建设有待加强，中医药传承和创新能力有待进一步提升，高层次人才数量不足，高水平临床研究和成果转化能力亟须加强，对生物医药产业发展贡献度尚显不足，保障公立医院公益性发展方向、构建公立医院高质量发展新体系有待进一步推进，多元化健康服务培育有待进一步强化，市民对医疗卫生服务的获得感和满意度有待提高。

四、下一步工作思路举措

下一阶段，上海卫生健康将贯彻落实党的二十大精神，坚持高质量发展，推进现代化建设，既要顺应卫生健康发展的大趋势，也要基于国家战略和上海城市发展的需要，特别是要解决好上海卫生健康发展的短板问题。一是坚持人民至上，以基层为重点，以改革创新为动力，预防为主，中西医并重，推动以治病为中心向以人民健康为中心转变。二是坚持系统治理，把卫生健康作为城市治理的重要内容，将健康融入所有政策。三是坚持战略导向，更加注重服务国家战略，更加注重服务城市发展战略。四是坚持追求卓越,对标国际最高标准、最好水平,医学科技创新能力显著增强,推动卫生健康高质量发展。

（一）以加快推进国家区域公共卫生中心建设为抓手,持续推进疾病预防控制体系现代化建设

深入推进第六轮加强公共卫生体系建设三年行动计划。继续推进市疾控中心新建工程项目,深化巩固区级疾病预防控制机构达标建设成果。健全常态化防控与应急管理动态衔接、快速切换的平急转换机制。

（二）着力推进《进一步提升本市社区卫生服务能力的实施方案》落细落地,扩大系统连续的基本医疗服务供给

紧扣强化社区医疗卫生四大功能,加快推进区域内紧密型医联体建设。推广社区医疗服务基本病种清单。动态跟踪、持续优化社区卫生服务中心药品配备品种。深化家庭医生签约服务,提高签约服务质量。

（三）强化医学科技策源能力,完善临床研究体系,推动卫生事业和生物医药产业高质量发展

制定出台《关于加强本市临床体系和能力建设,助力生物医药产业发展的指导意见》。聚焦疑难杂症、聚焦前沿科技、聚焦科技创新,完善临床研究网络和支撑保障体系,不断提升医疗卫生机构临床研究能力,集中力量培育4~6家世界级高水平研究型医院。

（四）扎实推进重点人群健康服务,促进人口高质量发展

推动构建以社区筛查、临床机会性筛查和健康检查为主要手段的癌症筛查管理服务体系。持续深化社会心理服务体系建设。继续巩固核心指标,继续保持国内领先、国际先进水平。

（五）建设传承精华、守正创新的现代化中医药服务体系

打造2~3个高水平市级中医医院,推动国家中医药传承创新中心、国家中西医协同旗舰医院、国家疫病防治基地等重大项目建设,提升基层中医药服务能力,推动社区成为中医药服务主阵地。

（六）加快推进公立医院高质量发展,推动分级诊疗格局取得明显成效

全力推进公立医院高质量发展国家试点和上海市试点。完善以大数据为支撑的科学化、精细化管理模式,建立体现公立医院公益性、高质量发展的指标体系,优化公立医院运行模式,进一步提升卫生健康治理能力和治理水平。

（七）持续深化医疗卫生数字化转型,推动医疗卫生服务体系革命性重塑

制定数字化转型突破性政策措施,保障应用场景扎实推进。建设"1云、1网、1链、1认证"立

体式行业数字基座。聚焦全流程就医环节,持续打造新应用场景。

（八）深入推进《上海市爱国卫生与健康促进条例》实施,完善大健康治理格局

以落实健康上海行动为载体,进一步完善全面健康促进机制和区域健康促进网络,完善"部门联动、全民参与、社会共治"的大健康治理格局。

（九）加强卫生人力资源培育培养,进一步优化卫生人才队伍结构

提前谋划卫生人力资源储备和培养工作。加快培养和引进具有国际视野的医学科技领军人才、优秀学科带头人、管理型和复合型创新人才队伍。加快各类紧缺人才培养和储备。

（十）扩大高水平开放,以全球视野谋划和加强国际合作

深化国际医学科技创新合作,加强与国内外高水平研究机构和医疗机构等的交流合作。深入推进高水平公立医院开展国际医疗旅游试点,打造好上海国际医疗服务"软环境"和"硬基础"。

参 考 文 献

［1］上海市人民政府.上海市卫生健康发展"十四五"规划(沪府发〔2021〕10号).2021.
［2］上海市第十五届人民代表大会.上海市国民经济和社会发展第十四个五年规划和二〇三五年远景目标纲要.2021.
［3］中共上海市委 上海市人民政府.关于完善重大疫情防控体制机制健全公共卫生应急管理体系的若干意见.2020.
［4］中共中央办公厅 国务院办公厅.关于进一步完善医疗卫生服务体系的意见.2023.
［5］上海市人民政府办公厅.关于进一步提升本市社区卫生服务能力的实施方案(沪府办发〔2023〕7号).2023.

《健康上海行动（2019—2030年）》
落实成效与经验

王　彤　崔元起　乐之春　黄智勇　林　兰

【导读】　根据《健康中国行动监测评估实施方案》《健康上海行动组织实施和考核方案》等文件要求，结合《健康上海行动（2019—2030年）》已实施的实际情况，开展上海市级各区贯彻落实健康上海行动实施情况的综合评价工作。文章紧扣新形势、围绕新战略，客观评估健康上海行动监测指标，分析各项重点任务的落实成效与经验，指出存在的问题和面临的困难。

一、监测评估指标进展情况

2022年，上海市坚持以人民健康为中心的发展思想，贯彻新时代卫生与健康工作方针，以健康上海行动为抓手，践行"健康融入万策"理念，深入推进健康上海行动与爱国卫生运动相结合，积极克服新冠疫情这一重大突发公共卫生事件带来的严峻挑战，推进健康治理体系和治理能力现代化，健康上海建设取得显著成效。《健康中国行动监测评估实施方案》提出健康影响因素控制、重点人群健康促进、重大疾病防控、健康服务与保障、健康水平及健康产业6大领域，共64项核心指标；2022年健康中国行动监测评估指标在2021年的66项核心指标的基础上新增了2项指标，其中包括"农产品质量安全例行监测总体合格率（％）"和"全国公立医院医疗费用增长幅度"，删减了4项指标，其中包括"符合要求的中小学体育与健康课程开课率（％）""中小学生每天校内体育活动时间（小时）""学校眼保健操普及率（％）"和"每万人口全科医生数（人）"，最终形成64项核心指标。

2022年，上海市在6大领域、64项指标中，有13项指标均没有2022年指标目标值数据，因此文中按照51项指标来统计描述。其中47项指标已完成（以2022年目标值为准），4项指标尚未实现目标，完成度为92.2％；51项指标的平均完成率为93.4％，较好地完成了健康上海行动的目标要求（表1）。

第一作者：王彤，男，上海市卫生健康委员会健康促进处处长。
作者单位：上海市卫生健康委员会（王彤、崔元起、乐之春、黄智勇），上海社会科学院（林兰）。

表1　健康上海行动各领域监测评估指标完成度

领　　域	指标数量(项)	完成指标数量(项)	完成度(%)	指标平均完成率(%)
健康影响因素控制	16	15	93.8	97.7
重点人群健康促进	16	14	87.5	87.5
重大疾病防控	12	12	100.0	100.0
健康服务与保障	2	1	50.0	50.0
健康水平	5	5	100.0	100.0
健康产业	—	—	—	—

注：① 2021年新增的3项指标"严重精神障碍患者规范管理率""城乡居民医保政策范围内住院费用基金支付比例""地表水质量达到或好于Ⅲ类水体比例"分别计入"重点人群健康促进""健康服务与保障""健康影响因素控制"中。② "—"表示健康产业领域下的唯一指标没有目标值，所以未纳入统计描述。

（一）健康影响因素控制

上海市积极推进居民健康素养、健康科普、医疗卫生资源、城乡环境卫生等方面持续改善，推进各项工作落实和机制构建。2022年，上海市在"健康影响因素控制"领域的16项指标中，有15项指标已完成目标，仅"城市人均公园绿地面积（平方米）"1项指标未完成，2022年目标值要求14.36平方米，而2022年完成值为9平方米，"城市人均公园绿地面积（平方米）"指标完成度为62.7%，"健康影响因素控制"领域指标完成度为93.8%，16项指标的平均完成率为97.7%。

（二）重点人群健康促进

上海市围绕新生婴儿、妇女、儿童、中小学生、特殊行业劳动者、老年人等重点人群健康，积极加强产前、新生儿、适龄妇女疾病筛查，加强儿童健康管理，提升职业健康服务、老年人健康诊断覆盖率，推进卫生健康设施数量提升及结构优化。2022年，上海市在"重点人群健康促进"领域的16项指标中，有14项指标已完成目标，仅"儿童青少年总体近视率（%）"和"医养结合机构数量（家）"2项指标未完成，2022年2项指标目标分别要求力争每年降低0.5个百分点以上和持续增加，而2022年完成值分别为61%和326家，相比2021年完成值的60%和334家可以得出其2项指标均未实现目标。"重点人群健康促进"领域指标完成度为87.5%，14项指标的平均完成率为87.5%。

（三）重大疾病防控

上海市围绕心脑血管、癌症、慢性呼吸疾病、糖尿病、高血压、传染病疫情等重大疾病，加强疾病规范管理，严格责任落实，健全工作机制，持续降低重大疾病死亡率、发病率，提升疫苗接种率、患者规范管理率，有效控制疾病危害。2022年，上海市在"重大疾病防控"领域的12项指标中，全部达到2022年目标值，完成度为100%，达到预期目标。

（四）健康服务与保障

上海市围绕居民健康服务需求,提升医疗机构服务水平,增加个人卫生支出比重,提升基本医疗保险覆盖面,积极构建全民健康服务体系。2022 年,上海在"健康服务与保障"领域的 2 项指标中,有 1 项指标已完成目标,而"红十字应急救护培训人数(人)"该项指标未完成,其 2022 年目标值要求每年新增 200～300 万人,而 2021 年和 2022 年红十字应急救护培训人数分别为 534 542 和 117 422 人,2022 年减少了 417 120 人。"健康服务与保障"领域指标完成度为 50%,2 项指标的平均完成率为 50%。

（五）健康水平

上海市积极提升各类人群健康水平,着力提升人均预期寿命,降低婴儿、5 岁以下儿童及孕产妇死亡率,提升城乡居民体质。2022 年,在"健康水平"领域的 5 项指标中,全部达到 2022 年目标值,完成度为 100%,达到预期目标。

（六）健康产业

上海市把健康产业作为支柱产业,积极提升健康服务业水平,并拓展药品、医疗器械、保健用品、保健食品、健身产品制造等产业。由于"健康产业"指标中没有 2022 年目标值数据,因此不纳入统计描述。

二、存在的问题与困难瓶颈

（一）跨部门、跨行业、跨区域的协同问题

健康上海行动需要很多跨部门、跨行业、跨区域的尝试,资源如果不整合很难取得长期效益,单一部门无法落地执行。比如在心理健康促进方面,进社区、进学校、进企业等多部门合作和工作网络的构建需要更强有力的机制保障。在学校健康促进方面,学校卫生教师的工作职能还需要更好地与卫生部门协同。因为卫生专业技术知识更新快、处置标准更新快,学校卫生教师在这方面比较欠缺,需要专业人员定期予以指导和帮助。在健康服务业园区发展方面,医疗机构的审批权限在上海市卫生健康委员会(以下简称"市卫生健康委"),但产业管理部门归属上海市经济和信息化委员会(以下简称"市经济信息化委")、上海市科学技术委员会(以下简称"市科委")等,各个园区又多由各区属国有资产企业运营如枫林集团、新虹桥国际医学中心建设发展有限公司等,只有各职能部门和企业协同发力,才能更好地推进健康服务业发展。在传染病预警方面,应进一步加强信息共享机制。由于新冠疫情的影响,在流行病学调查方面疾病预防控制与公安等系统能有较好协作,但还需要更广泛、深入地形成合作机制。传染病预警具有多点触发、多渠道预警特点,教育部门、海关、药房检测数据等,对传染病的早期预警都产生巨大作用,在多元数据共享方面,应建立多层级检测预警系统,与海关系统、气象系统等相关部门的深入对接,是后期需要进一步考虑的问题。在长三角一体化合作方面,需要更好地发挥各地优势和积极性,而不是强调上海单方面的输出或是辐射。

（二）供需不匹配的问题

高品质医疗服务、老龄健康、心理健康、体育健身等领域的供需矛盾比较突出。在医疗服务领域，医疗服务需求随人均国内生产总值（gross domestic product，GDP）增长而增长，但医疗床位资源配置的增长，如卫生机构床位数、三级甲等医院床位数等，都难以与需求匹配。床位周转率的提高缓解了床位资源配置不足的问题，但是周转率过快又会导致很多新的问题。在卫生人力资源配置上，卫生技术人员、执业医师、护士的增长速度均远小于人均 GDP 增长速度。在老龄健康领域，根据第七次人口普查数据，60 岁及以上人口为 581.55 万人，占 23.4%，比 2010 年提高8.3 个百分点，其中，65 岁及以上人口为 404.9 万人，占 16.3%，比 2010 年提高 6.2 个百分点。上海突出的人口老龄化问题加速了疾病图谱更新。针对老年群体的健康服务和健康管理的要求更高，如何加强社区嵌入式养老服务，如何提供上门服务、移动服务等，上海还需要进一步探索，继续均衡布点，提供更加均等、高效的社区居家服务。在心理健康促进方面，全市 1+17 条心理援助热线资源分散、忙闲不均，接线员电话咨询质量存在差距，热线整体服务能力单薄，接线员只能在热线内部简单解答，无法提供更加多元化的线下拓展性服务，这种单一服务形式限制了功能发展和服务质量提升。基于互联网技术的网络心理咨询服务深度有待挖掘。疫情期间开通的线上心理测评和心理咨询等服务点击量巨大，但可持续发展不足，随着后疫情时期的需要，"互联网+"心理咨询服务需要在医防融合方面进一步拓展。在体育健身领域，市民对运动健身消费需求不断提升，且消费需求呈现出高品质和多元化的特征，公共体育服务的公益性和基本保障性已无法满足多样化需求。硬件方面，上海人均体育场地面积低于北京、江苏、浙江、广东等省市；服务方面，科学健身指导供给不足，一些市民缺乏科学的健身意识、知识和运动技能，健身素养有待提高。相关市场也在发育完善中，目前健身场所只有上海市商务委员会（以下简称"市商务委"）职能范围的"单用途预付费监管"，需要进一步加大监管力度，规范健身行业。

（三）发展不均衡的问题

从地域上看，部分郊区的居民健康素养仍处于较低水平。由于农村人口较多、老龄化程度较高、文化水平普遍较低，居民健康素养水平虽然近几年都在稳步提升，但和目前全市平均水平相比仍有一定差距。部分地区健康服务能力还需进一步提高，与中心城区比较，郊区的优质医疗资源、医疗机构服务能级还需进一步提升。社区卫生服务中心特色服务品牌还不强，科研能力、学科建设与市区差距较大，主动提升和创新突破的意识与能力有待进一步增强。

从卫生资源分布看，基层医疗服务质量和水平有待进一步提升。区域性医疗中心的优质医疗卫生资源的溢出效应仍需加强，有待进一步统筹发展、优化调整，支撑和带动区域医疗服务体系，形成均衡分布的区域医疗资源共享格局。基层医疗仍在艰难成长。上海的社区卫生综合改革一直走在全国前列，分级诊疗的效能在逐步显现。新冠救治倒逼基层医疗直面困难与挑战，加速了成长进程。基层医疗机构持续扩容增能，充分利用分级诊疗基础，缓解二、三级医院的救治压力。数据显示，社区卫生服务中心承接了全市超过 50% 的发热诊疗量。但当前依然需要解决医疗资源和硬件等方面薄弱问题，加快打造以区域性医疗中心为核心、社区卫生服务中心为基础的紧密型医联体。

（四）可持续性问题与基层执行遇到的困难

健康上海建设的可持续推进,最根本的问题在于人才方面。医务人员长期处于职业要求高、培养周期长、工作风险高、劳动强度大、临时任务多的工作状态,存在人员流动和人才短缺问题。在公共卫生服务和社区卫生服务领域,人才队伍建设有短板。社区公共卫生服务人员力量不足、调动频繁、流动性大,人员引进、队伍稳定、专业水平提升、职业上升通道等各方面都需要进一步优化。示范性社区康复中心建设过程中,社区康复医师和康复治疗师比较缺乏。同时,社区口腔医师流失严重,社区心理健康促进人员流动性也很大。在中医药服务领域,中医药人才队伍建设也相对滞后,存在不同程度的"老中青"断层现象。应重视中医药人才队伍建设及加强中医经典临床应用的培训。加大引进海派中医流派基地建立更多元化的师徒传承教育模式,须做好过程管理及绩效评估。在学校健康促进领域,卫生老师配置存在短板。后疫情时期卫生老师工作量更大,专业技术要求高,但同时又要面对无法解决编制或没有职称晋升通道等问题,人才流失严重。

三、成效与经验

（一）机制保障,在既有的框架和战略目标下不断提高效率

上海市爱国卫生运动委员会、健康促进委员会充分发挥平台作用,建成跨行业、多部门、分层级的健康上海行动推进机制,成立了专门的专家咨询委员会,组建 18 个专项行动组。同时把健康上海行动执行情况纳入各级党委和政府考核内容。完善的顶层设计为这个全局性、系统性行动方案的落地执行奠定了基础,16 个区已全部建立爱国卫生与健康促进技术指导机构,400 多家公立医疗机构不断强化健康教育与健康促进职能,加快从"以治病为中心"向"以健康为中心"转变。各个部门在实际推进过程中相互合作,充分磨合,不断提高效率。

（二）持续实施,循序渐进的"一小步"带来居民健康获得的"一大步"

健康上海行动在各个领域的推进都呈现出持续性的特点,上海市民健康素养水平"14 年连升",达 38.25%。工作的展开、目标的实现不是一蹴而就的,而是得益于日积月累的沉淀,每年的提升"一小步"带来居民健康获得的"一大步"。如全民健身设施的不断完善,打造"处处可健身"的环境氛围;老年友善医疗机构的分步建设;交通无障碍设施及母婴设施的持续优化;社区慢性病健康管理信息化的全覆盖应用;传染病防控系统建设的优化与完善;长期护理保险(以下简称"长护险")试点的逐步深化,等等。在几年来持续的推进中,各个领域的健康上海行动都取得了显著的成效。

（三）突破求新,在细节上不断调整,注重首创和试点

健康上海行动在扎实推进,不断总结上一阶段落地实施的反馈意见。比如,2022 年在对照《2021 年 12345 控烟投诉重点场所暗访报告》的基础上,对报告提及的娱乐场所和宾馆旅馆进行了核查,督促场所落实整改,把推进工作落到细处和实处。类似地,上海城市定制型商业补充医疗保险"沪惠保"自 2021 年首次推出,创下了全国惠民保首年参保人数之最的现象级保险,在此

基础上,2022 年"沪惠保"实现了"两增一扩",新增了 CAR‑T 治疗药品和 15 种海外特药保障,在原有国内 21 种特药保障的基础上,增补更替已纳入医疗保险药品目录的 7 种特药,并扩展药品至 25 种,进一步满足群众急需的高额药品保障。

　　每年健康上海行动的落实也都会面对新任务、新方案、新项目,其中不乏一些首创和试点。比如在浦东新区试点开展健康影响评估,探索城市环境与人群健康评估工作模式;出台《上海市浦东新区绿色金融发展若干规定》,是上海首次运用立法变通权在金融领域的有益尝试,为推动浦东新区绿色金融创新发展提供法治保障。再如,创新健康科普和健康教育,在全国率先将健康科普纳入卫生专业人员高级职称评价,在全国率先推出健康科普人才能力提升项目,在全国推出首个健康科普影响力指数排行榜,推出全国首档健康科普电视脱口秀节目《健康脱口秀》第二季,全网曝光量 12 亿人次。

附:

附表 1　健康上海行动监测评估指标目标值及完成情况

维度	序号	指　　标	2022 年目标值	2022 年完成值	完成度（%）
	1	居民健康素养水平（%）	≥22	39.42	100.0
	2	建立医疗机构和医务人员开展健康教育和健康促进的绩效考核机制	实现	实现	100.0
	3	建立并完善健康科普资源库	实现	实现	100.0
	4	构建健康科普知识发布和传播机制	实现	实现	100.0
	5	经常参加体育锻炼人数比例（%）	≥37	50.1	100.0
	6	人均体育场地面积（平方米）	1.9	2.51	100.0
	7	15 岁以上人群吸烟率（%）	<24.5	19.4	100.0
	8	无烟党政机关建成率（%）	基本实现（≥90）	100	100.0
健康影响因素控制	9	居民心理健康素养水平（%）	20	20	100.0
	10	精神科执业（助理）医师（名/10 万人）	3.3	4.81	100.0
	11	居民饮用水水质达标率（%）	明显改善	100	100.0
	12	农村自来水普及率（%）	85	99.99	100.0
	13	地表水质量达到或好于Ⅲ类水体比例（%）	—	97.5	—
	14	农村卫生厕所普及率（%）	75	100	100.0
	15	全国城市生活垃圾无害化处理率（%）	99.3	100	100.0
	16	城市人均公园绿地面积（平方米）	14.36	9	62.7
	17	地级及以上城市空气质量优良天数比率（%）	—	87.1	—
	18	居民环境与健康素养水平（%）	≥15	36.18	100.0

续 表

维度	序号	指 标	2022年目标值	2022年完成值	完成度(%)
重点人群健康促进	19	产前筛查率(%)	≥70	96.06	100.0
	20	新生儿遗传代谢性疾病筛查率(%)	≥98	99.16	100.0
	21	农村适龄妇女宫颈癌和乳腺癌筛查区县覆盖率(%)	≥80	100	100.0
	22	孕产妇系统管理率(%)	>90	94.97	100.0
	23	3岁以下儿童系统管理率(%)	>85	95.8	100.0
	24	7岁以下儿童健康管理率(%)	>85	99.32	100.0
	25	国家学生体质健康标准达标优良率(%)	≥50	57.24	100.0
	26	儿童青少年总体近视率(%)	力争每年降低0.5个百分点以上	61	未完成
	27	配备专职校医或保健人员的中小学校比例(%)	≥70	95.33	100.0
	28	配备专职心理健康教育教师的中小学校比例(%)	80	80	100.0
	29	接尘工龄不足5年的劳动者新发生肺病报告例数占年度报告总例数比例(%)	明显下降	7.7	100.0
	30	辖区职业健康检查和职业病诊断服务覆盖率(%)	≥80	100	100.0
	31	65岁以上老年人规范化健康管理覆盖率(%)	≥60	73	100.0
	32	医养结合机构数量(家)	持续增加	326	未完成
	33	二级以上公立综合性医院设老年医学科比例(%)	≥50	90	100.0
	34	三级中医医院设置康复科比例(%)	75	87.5	100.0
重大疾病防控	35	心脑血管疾病死亡率(1/10万)	≤209.7	179.48	100.0
	36	70岁及以下人群慢性呼吸系统疾病死亡率(1/10万)	≤9.0	2.28	100.0
	37	30~70岁人群因心脑血管疾病、癌症、慢性呼吸系统疾病和糖尿病导致的过早死亡率(%)	≤15.9	8.9	100.0
	38	高血压患者规范管理率(%)	≥60	79.51	100.0
	39	糖尿病患者规范管理率(%)	≥60	76.63	100.0
	40	乡镇卫生院、社区卫生服务中心提供中医非药物疗法的比例(%)	100	100	100.0
	41	村卫生室提供中医非药物疗法的比例(%)	70	80.1	100.0
	42	传染病疫情和突发共卫生事件报告责任落实	100	100	100.0
	43	健全疾控机构与城乡社区联动工作机制	—	实现	100.0
	44	甲乙类法定传染病报告发病率(1/10万)	<240	57.23	100.0
	45	有效控制和基本消除地方病危害(分)	100	100	100.0
	46	以乡(镇、街道)为单位适龄儿童免疫规划疫苗接种率(%)	>90	99.68	100.0

续　表

维度	序号	指　　标	2022年目标值	2022年完成值	完成度（%）
健康服务与保障	47	每千人口注册护士数（人）	—	4.49	—
	48	严重精神障碍患者规范管理率（%）	—	98.89	—
	49	每千常住人口执业（助理）医师数（人）	—	3.59	—
	50	每千人口公共卫生人员数（人）	—	0.50	—
	51	每千人口医疗卫生机构床位数（张）	—	7.01	—
	52	千人口献血率（‰）	—	10.36	—
	53	个人卫生支出占卫生总费用的比重（%）	27.5	13.91	100.0
	54	基本医疗保险覆盖率（%）	—	96	—
	55	城乡居民医保政策范围内住院费用基金支付比例（%）	—	75.37	—
	56	红十字应急救护培训人数（人）	每年新增200~300万人	117 422	未完成
健康水平	57	人均预期寿命（岁）	77.7	83.18	100.0
	58	婴儿死亡率（‰）	≤7.5	2.26	100.0
	59	5岁以下儿童死亡率（‰）	≤9.5	2.1	100.0
	60	孕产妇死亡率（1/10万）	≤18	3.42	100.0
	61	城乡居民达到《国民体质测定标准》合格以上的人数比例（%）	≥90.86	98.2	100.0
健康产业	62	健康服务业总规模（万亿元）	—	0.8	
2022年新增指标	63	农产品质量安全例行监测总体合格率（%）	—	—	—
	64	全国公立医院医疗费用增长幅度	—	—	—

注：表中"—"表示无数据。

《上海市老龄事业发展"十四五"规划》实施现状及发展思路研究[*]

葛燕萍　葛振兴　徐　园　高晶蓉　谢洪彬

宋　娟　殷　玥　宦丁蕾　彭　亮

【导读】　上海市卫生健康委(上海市老龄工作委员会办公室)牵头、上海市老龄工作委员会各委员单位和各区人民政府配合,共同开展了《上海市老龄事业发展"十四五"规划》中期评估。评估发现,《上海市老龄事业发展"十四五"规划》目标任务有序推进,老龄事业稳步发展;同时,老龄事业发展机遇和面临挑战并存,需进一步加强统筹,瞄准关键问题,切实推动规划落地见效。

上海市于2021年印发了《上海市老龄事业发展"十四五"规划》(沪府办发〔2021〕3号)(本文简称《规划》),明确了"十四五"时期上海老龄事业发展的目标指标、主要任务和重点项目,作为上海贯彻落实积极应对人口老龄化国家战略、推动实施《国家积极应对人口老龄化中长期规划》的系列政策文件之一,其制订发布具有重要意义。为全面评估《规划》推进情况,市卫生健康委(上海市老龄工作委员会办公室)牵头、上海市老龄工作委员会各委员单位和各区人民政府配合,共同开展了《规划》中期评估。结果表明,《规划》目标任务有序推进,老龄事业稳步发展。同时,由于上海老龄化程度不断加深和老龄领域政策红利释放等机遇挑战并存,需要找准"十四五"后半段老龄工作发力点,坚持立足"四个放在",始终胸怀"两个大局",聚焦服务国家战略,进一步深入推动落实《规划》各项目标任务,切实提升老年人获得感、幸福感、安全感。

一、《规划》推进落实情况

评估表明,《规划》总体推进顺利,截至2022年底,所有24项指标中,目前已达到2025年目标11项(占45.8%),稳步推进13项(占54.2%);同时,《规划》所制定的8方面146项主要任务以及7个重点项目也均稳步推进,取得明显成效。

第一作者:葛燕萍,女,上海市卫生健康委员会老龄健康处处长、二级巡视员。

作者单位:上海市卫生健康委员会(葛燕萍、葛振兴、徐园),上海市老龄事业发展促进中心(高晶蓉、谢洪彬、彭亮),上海市发展改革研究院(宋娟、殷玥、宦丁蕾)。

* 如无特殊说明,文中所列数据均截至2022年12月31日。

（一）老年社会保障体系逐步健全，保障力度不断强化，老年人生活水平稳定提高

1. 多层次养老保险体系不断完善

企业、机关事业退休人员养老金稳步提高，企业年金覆盖面和企业年金基金规模逐步扩大，税延养老保险、专属商业养老保险、个人养老金等第三支柱养老保险持续发展，存房养老、住房反向抵押养老保险等以房养老模式探索初见成效。

2. 医疗保障制度体系不断健全

基本医保、大病保险、医疗救助三重制度综合保障机制进一步优化。医疗保障水平逐年稳步提高，职工医保统筹基金最高支付限额提高至 59 万元，城乡居民大病医保报销比例达到 60%。医保个人账户资金购买商业保险业务有序开展，"沪惠保"、税优健康险等商业健康险创新发展。

3. 老年人社会福利水平和社会救助力度不断提高

2021 年至 2022 年，全市共发放老年综合津贴约 130.47 亿元，累计发放 3 213.34 万人次。城乡最低生活保障标准、特困供养人员救助标准较"十三五"期末分别增长 14.52%、14.55%。农村部分计划生育家庭奖励扶助金标准、独生子女伤残/死亡家庭的特别扶助金标准稳步提高。

4. 长护险制度体系不断优化

长护险评估、筹资、支付、服务等机制进一步完善。长护险评估标准迭代更新至 2.0 版，评估机构达 36 家，培养评估员 5 677 名。长护险服务供给能力逐步增强，定点护理服务机构达 1 241 家，护理员有 5.8 万人，享受服务的失能老人达 35.6 万人，受益人群不断扩大。

（二）养老服务体系加快完善，机构布局均衡优化，养老服务水平全方位提升

1. 养老服务设施供给不断扩容增效

养老机构达 729 家，护理型床位达到总床位数的 62%，累计建成认知障碍照护床位 9 438 张，开设家庭照护床位 2 000 余张。建成 428 家社区综合为老服务中心、217 家长者照护之家、825 家社区日间服务中心、1 608 个社区老年助餐场所。建成农村示范睦邻点 3 590 个。

2. 养老服务内涵不断充实

"15 分钟养老服务圈"加速构建，老年认知障碍友好社区覆盖 170 个街镇，养老顾问点达 6 895 个，"老伙伴计划""老吾老计划""时间银行"等项目持续实施，家庭养老支持措施不断强化。

3. 养老服务发展环境持续优化

"补供方""补需方"有机结合的财政补贴机制进一步完善。养老机构服务质量日常监测工作有序开展，2021 年、2022 年全市平均分分别为 81.9 分、83.2 分，总体处于"良好"水平。"以奖代补""养老机构意外责任险""社区为老服务机构责任险"等政策持续实施，多举措支持社会力量发展普惠养老成效明显。

（三）老年健康服务体系加快构建，健康生活日益普及，服务内涵不断深化

1. 健康生活方式日渐普及

部门分工协作、全社会共同参与的老年人健康教育体系逐步建立，各类广播电视节目广泛开

设,老年健康主题宣传和科普不断强化,体医融合的健康管理模式逐步形成,健康自我管理小组建设不断推进。全市 60~69 岁老年人健康素养水平达 29.11%,较"十三五"末提高了 3.19 个百分点,老年人群健康素养持续提升。

2. 健康服务设施网络逐步优化

制定出台健康老龄化、护理事业发展、社区卫生服务能力提升等相关政策文件。"3—2—1"三级老年医疗护理服务体系不断完善,上海市老年医学中心全面试运行,二级及以上综合医院开设老年医学科占比达到 92.2%。康复护理服务网络不断健全。社区卫生服务能力持续提升,建成 91 家示范性社区康复中心,建成首批 50 家中医药特色示范社区卫生服务站(村卫生室)。安宁疗护服务体系逐步建立,双向转诊、支付等工作机制不断完善。

3. 健康服务供给更加全面

老年人健康管理率达 73.3%,老年人群高血压患者规范管理率达 79.5%,老年人糖尿病及前期患者规范管理率达 76.6%。老年心理、口腔、营养、健康素养监测等健康专项行动持续推进。探索建立社区老年人认知筛查和干预工作流程,试点区 65 岁以上轻度认知障碍(mild cognitive impairment,MCI)风险人群服务管理率 32.8%。结核病、艾滋病等重点传染病防控措施严格落实,流感疫苗、肺炎疫苗接种力度不断加强。"互联网+"健康服务模式应用不断推广。

4. 医养结合模式服务能力稳步提高

养老机构与医疗机构同址(邻近)设置、协议合作进一步深化,近六成社区综合为老服务中心同址内建有社区卫生站或护理站,社区卫生服务中心与全市养老服务机构实现"愿签尽签"。家庭病床服务积极开展。家庭医生"1+1+1"签约服务持续推进,60 岁以上老年人签约人数达443.7 万,其中老年照护统一需求评估 2~6 级失能老年人签约率近九成。

(四) 老龄产业融合发展,老龄产品供给与需求加强对接,老年人高品质生活需求进一步满足

1. 老龄产业高质量供给加快推进

将促进老龄产业发展纳入新时代老龄工作、养老托育服务高质量发展等有关政策文件。支持新城引进或培育一批社会化养老机构和连锁品牌,提升新城养老服务供给水平和管理效率。发挥产业集聚优势,支持有条件的区开展康复辅助器具产业国家综合创新试点。

2. 老年产品市场需求不断释放

依托迎春消费季、五五购物节等活动积极宣传推荐老年用品,上海国际养老、辅具及康复医疗博览会、中国老年福祉产品创意创新创业大赛等产业对接平台持续发挥作用。康复辅具社区租赁全面推进,215 个街镇乡均开设康复辅具社区租赁点。

3. 老龄产业融合发展日益深化

加快发展养老照护、康复辅具等产业,支持养老服务与文化、旅游、餐饮、体育、家政、教育、养生、健康等行业融合发展。组织研发 30 余种中医药健康旅游产品,开发个性化药膳方 90 个。发挥国资国企资源整合和引领作用,组建上海康养集团。

（五）老龄事业劳动力供给体系不断完善，人才培养力度不断强化，老龄事业人力资源素质进一步提升

1. 老年教育体系不断完善

老年教育师资队伍建设不断加强，街镇社区（老年）学校优质校创建持续推进。老年大学"倍增计划"切实推进，新增 12 所老年大学。老年教育社会学习点新增近 70 个。推出全国首个中老年专属学习平台"金色学堂"频道，培育培优宅基课堂、田间教室、客堂间、茶馆课堂、金睦邻、学习坊等基层学习场所。

2. 老年人再就业环境持续优化

完善老年人工伤待遇制度，促进老年农民收入水平和灵活就业。结合美丽乡村示范村、乡村振兴示范村建设工作，为老年农民提供基础设施建设管护、社区睦邻服务、环境长效治理、乡村旅游等岗位，提高村民参与村级治理的主动性，解决了中老年农民就业与增收的问题。

3. 为老服务队伍建设不断强化

2021～2022 年开展养老护理员技能培训约 3.17 万人次，参加技能评价取得职业技能等级证书约 1.62 万人次。落实养老服务机构护理员入职补贴政策。推出养老机构急需人才落户政策。举办上海市养老护理行业职业技能大赛，开展"百佳养老护理员"评比表彰活动，养老护理员的职业荣誉感持续提升。高校、职业院校养老护理新专业不断增加，"1+X"证书制度试点工作持续开展。老年医学、康复、护理等急需紧缺人才培养持续加强。养老护理员信息管理系统成功发布。

（六）为老服务科技支撑不断强化，老龄领域科技创新加快推进，应用场景快速拓展

1. 重点领域技术创新有序推进

主动健康和老龄化科技应对、常见多发病防治研究、科技创新 2030——"脑科学与类脑研究"等科技重大项目和工程持续推进。人体机能增强技术的研发及应用加快推进。开展面向养老照护的人工智能算法、老人体征物联网设备、助力康复机器人等关键技术攻关，布局上海市智慧医疗服务机器人技术创新中心、上海市智能制造及机器人重点实验室等创新载体。

2. 智慧养老应用场景加速扩展

智慧健康养老产品及服务目录成功发布，89 家企业的 110 项产品及服务入选。"数字伙伴计划"项目建设有序开展，"智能伙伴行动""互助伙伴行动""为老服务一键通"等项目推进实施。上海银发大数据平台持续建设。"养老院+互联网医院"模式试点推进。"便捷就医服务"数字化转型持续深化，患者就医环节明显简化。

（七）老年友好型社会建设稳步推进，宜居城市软硬件齐提升，老年人获得感不断增强

1. 法治观念与法治意识逐步提高

"法律进社区""法律进乡村""银龄法宝"等活动广泛开展。法律援助范围持续扩大，共办理

老年人法律援助案件 1 711 件,为老年人提供法律咨询 4 万余人次。创新涉老矛盾纠纷调解机制,各级各类人民调解委员会共受理涉老纠纷 1.6 万余件,调解成功率 80%。

2. 家庭养老照护能力逐步提高

家庭照护能力培训有序开展,2022 年开展入户指导服务 1 920 户、入户服务超过 1.9 万次。将家庭照护者纳入养老护理员职业技能培训范围并享受相应培训补贴。以政府培训为基础、企业培训和实训基地培训为主体、院校培训为支撑的家政人才培训体系逐步建立,家政培训提升行动累计培训家政人员 14 余万人次。通过长者照护之家,为社区内有需要的老年人提供包括喘息服务在内的短期照护服务。

3. 老年宜居颐养环境建设全面开展

多层住宅加梯累计完工投入运行 4 397 台。机场、铁路、轨交、长途客运站、轮渡、超市卖场等场所对老年人的便利服务不断优化。建设老年友善医疗机构 631 家,重点机构建设率超过 90%。建成 72 个全国示范性老年友好型社区。实施"随行伙伴行动",首批 66 个政府网站、47 个政府移动端应用和 23 家企业应用已实现 100% 适老化和无障碍改造,进一步消除"数字鸿沟"。

4. 老年人精神文化生活日益丰富

"市—区—街镇—居村四级基础设施+多点位公共空间服务设施"相融合的公共文化设施网络进一步完善。公共文化设施不断优化,公共文化供给不断丰富,公共文化服务品质逐步提升。老年人体育赛事活动广泛开展,2021~2022 年,上海城市业余联赛有序开展,共举办赛事活动 1.2 万余场,吸引约 1 700 万人次参与。

5. 老年人参与社会发展程度更加深入

老年社会组织健康有序发展。"银龄行动"等老年志愿服务活动持续开展,选拔教育、卫生领域老年志愿者赴援助地开展志愿行动。团结组织广大"五老"(老干部、老战士、老专家、老教师、老模范),积极实施"沪航成长·五能计划",深入推进关爱服务体系和关爱服务能力建设,推动关心下一代工作高质量发展。

6. 老年人社会优待进一步加强

制定《关于加强社区事务受理服务中心为老服务工作举措的通知》,为老年人接收政府服务提供优先便利。优先优惠为老年人提供法律服务。修订《上海市敬老卡管理办法》,敬老卡申领及发放流程进一步优化。出台旅游惠老政策。优化公共事业线下缴费服务,方便老年人取现和缴费。

(八)长三角老龄事业高质量发展,一体化体制机制加快构建,为老服务协同发展深入推进

1. 长三角一体化体制机制不断创新

落实《长江三角洲区域公共服务便利共享规划》,积极推进养老服务在内的长三角公共服务便利共享。建立长三角卫生健康一体化合作备忘录。异地就医门诊费用直接结算试点实现长三角统筹区和医疗机构"两个全覆盖",涉及 41 个城市 1.5 万家医疗机构。异地医保在线支付、长护险延伸试点、区域药品联合集采、长三角信用就医、门诊慢特病异地就医结算等工作探索推进,实现三省一市药品目录统一,有效扩大上海高质量医药服务辐射范围。

2. 长三角为老服务协同发展深入推进

全市 16 个区与三省 35 个市(区、县)签约开展智慧养老产业协同、养老服务相关标准共享、养老服务经验交流等。先后发布三批《长三角生态绿色一体化发展示范区共建共享公共服务项目清单》。上海市辖区与三省试点市建立区(县)养老共建对接合作机制,建成上海(闵行)养老服务能力建设基地,面向长三角开展实景实训。定期发布异地养老机构名单,涉及近 40 个城市的 108 家养老机构,核定床位共计 4.7 万余张。长三角医疗服务均质发展不断推进。长三角老年教育共同体逐步形成。

二、存在的主要问题

"十四五"以来,上海老龄化程度持续加深,老年人美好生活需求日益增长,老龄事业发展面临新形势新要求,要准确把握《规划》实施中的关键问题,找准"十四五"后半段老龄事业发展的发力点。

(一) 从供给侧看

市场主体发展和要素供给还不充分。市场主体规模和能级不够,品牌化、连锁化养老服务机构数量和规模都比较有限,骨干养老企业和有影响力的养老服务品牌还需加大培育力度。

(二) 从制度环境看

促进产业发展的政策环境还需要不断优化。比如,对于市场主体开发建设养老社区(continuing care retirement community,CCRC)的土地政策、资金监管要求等尚不明确,影响企业投资意愿。

(三) 从总量结构看

养老服务供给总量增长与结构性矛盾并存,养老机构入住率有所下降,面向失能、失智老年人的护理型床位、认知障碍照护床位存在缺口,社区养老服务设施的布局均衡性有待优化,需要对资源布局做合理调整,完善资源和服务统筹机制。

(四) 从需求侧看

老年人美好生活需求和养老服务发展不平衡不充分之间存在矛盾,养老服务设施运营的专业性有待进一步提升,持续运营的财力保障机制有待完善。养老护理员招工难、留人难问题突出,养老护理员整体年龄偏大、专业化水平不高。养老服务行业监管、郊区农村养老服务水平等短板问题还需要聚焦突破。

(五) 从老年教育看

老年教育资源供给需进一步扩大。老年教育内涵建设需进一步增强。老年教育数字化转型需进一步提速。

（六）从精神文化看

老年旅游产品种类与服务品质需进一步提升，如适合老年人的一日游、半日游、短途游和康养游等产品需进一步开发。

（七）从消防安全看

独居、失能失智老年群体居家不安全用火用电行为导致的火灾事故多发。部分养老服务机构、老年护理机构等失能失智老人收治单元的安全疏散条件差，有待进一步改善。

三、"十四五"发展思路

建议进一步聚焦"促均衡、优结构、提品质、重协同"，全力促进老龄事业和老龄产业高质量发展，全面服务老年群体高品质生活。一是加大投入、优化管理，稳步提高养老保障水平。持续提高老年人养老保险待遇水平，继续促进多层次医疗保障体系建设，进一步深化长护险试点。二是促均衡、优结构、提品质，加快提升养老服务能级。推进基本养老服务体系建设，优化养老服务供给，提升养老照护服务专业能力，加快补齐农村养老服务短板，持续提升涉老场所消防安全水平。三是前后延伸健康服务链条，高水平推进健康上海建设。加强老年人健康服务，持续深化医养结合。四是优化老龄产业发展环境，持续提振银发经济。加强顶层设计，增加政策供给，优化营商环境。五是不断强化体制机制创新，全力提升老年人力资源素质。推动老年教育均衡优质发展，切实推进老有所为，高标准打造为老服务人员队伍。六是逐步加大科技赋能力度，促进科技与养老融合。强化关键技术攻关，深化场景挖掘和示范应用，有力推动智慧养老发展。七是持续优化老年宜居环境，加快建设老年友好型社会。优化推进适老化改造，持续提高公共文体服务品质。

《上海市健康老龄化行动方案(2022—2025 年)》实施进展及发展策略研究

蒋　昀　葛燕萍　张　茜　陈一凡　李秀秀　王　颖

【导读】　文章围绕《上海市健康老龄化行动方案(2022—2025 年)》主要指标和任务,从老年健康教育、老年预防保健、老年医疗护理体系、医养结合服务、老年中医健康服务、长期照护服务和老年友好环境建设 7 个方面,全面客观评价本市健康老龄化行动实施情况和进展成效,对照党的二十大提出的新时代新目标新要求,深入剖析"十四五"后半程所面临的形势和挑战,提出进一步推进行动实施的对策建议,持续推进行动目标和各项任务顺利完成,不断满足老年群体多层次健康养老服务需求。

为全面推进实施健康中国战略和积极应对人口老龄化国家战略,按照国家卫生健康委工作部署,根据《"十四五"健康老龄化规划》,市卫生健康委会同十八部门联合印发实施《上海市健康老龄化行动方案(2022—2025 年)》(沪卫老龄〔2022〕3 号),进一步完善上海超大型城市老年健康服务体系,有效提升老年健康服务质量和水平,促进实现健康老龄化。

一、上海市健康老龄化行动推进情况

(一)主要指标完成情况

7 项国家指标中,综合性医院、康复医院、护理院和基层医疗卫生机构中老年友善医疗卫生机构占比提前达到行动目标;5 项指标[老年人健康素养水平,二级及以上综合医院、中医院、中西医结合医院设立老年医学科的比例,三级中医医院设置康复(医学)科的比例,老年人健康管理率,老年人中医药健康管理率]进展符合中期预期;65~74 岁老年人失能发生率由于数据统计路径尚不明确,暂无法判断(根据老年照护统一需求评估数据分析,符合中期预期)。

7 项上海市特色指标中,长者运动健康之家新增数超出中期预期;5 项指标(家庭病床总建床数占常住人口比例,社区卫生服务中心社区康复中心街镇设置覆盖率,65 岁以上轻度认知障碍

第一作者:蒋昀,男,上海市卫生健康委员会老龄健康处副处长。
通讯作者:王颖,女,教授。
作者单位:上海市卫生健康委员会(蒋昀、葛燕萍),上海市老龄事业发展促进中心(张茜),复旦大学(陈一凡、李秀秀、王颖)。

(mild cognitive impairment, MCI)风险人群服务管理率,失能、高龄等特殊困难老年人家庭医生签约覆盖率,重度失能老人长期照护服务保障覆盖范围)进展符合中期预期;人均健康预期寿命待统计发布,暂无法判断。

《上海市健康老龄化行动(2022—2025年)》主要指标完成情况见表1。

表1 《上海市健康老龄化行动(2022—2025年)》主要指标完成情况

领域	序号	指标名称	单位	性质	2025年目标	2020年	2021年	2022年
健康水平	1	人均健康预期寿命	岁	预期性	≥71	—	—	—
	2	65~74岁老年人失能发生率	%	预期性	有所下降	—	—	—
	3	老年人健康素养水平	%	预期性	有所提高	25.92	27.09	29.11
服务能力	4	家庭病床总建床数占常住人口比例	‰	预期性	≥3	—	3	3
	5	社区卫生服务中心社区康复中心街镇设置覆盖率	%	约束性	100	5.74	25.51（示范46家）	42.97（示范91家）
	6	长者运动健康之家新增数	家	预期性	100	—	40	94
	7	二级及以上综合医院、中医医院、中西医结合医院设立老年医学科的比例	%	约束性	≥90	89	90.91	90.91
	8	三级中医医院设置康复(医学)科的比例	%	约束性	≥90	87.50	87.50	87.50
	9	综合性医院、康复医院、护理院和基层医疗卫生机构中老年友善医疗卫生机构占比	%	约束性	≥90	—	78.41	90.53
服务管理	10	老年人健康管理率	%	约束性	≥72	70	70.01	73.31
	11	老年人中医药健康管理率	%	预期性	≥75	71.82	69.99	76
	12	65岁以上轻度认知障碍(MCI)风险人群服务管理率	%	约束性	≥40	—	—	32.78
	13	失能、高龄等特殊困难老年人家庭医生签约覆盖率	%	约束性	≥90	失能：89 高龄：84	失能：91.80 高龄：87.49	失能：89 高龄：88.40
社会保障	14	重度失能老人长期照护服务保障覆盖范围	—	约束性	应保尽保	应保尽保	应保尽保	应保尽保

(二)主要任务进展情况

1. 强化老年健康教育,提升主动健康能力

(1)多元化老年健康教育服务供给格局日益完善。依托上海开放大学、老年教育机构、社区教育机构、养老服务机构、社区党群服务中心、基层医疗卫生机构、文化体育场馆以及"金色学

堂"等各类频道和广播电视健康栏目,扩大老年健康教育服务覆盖面。

(2) 主题宣传和健康科普不断强化。举办老年健康宣传周主题活动,开展"秋意渐浓话养生""我就是我——认知阿尔茨海默病"等健康文化主题活动,举办"九九重阳话养生""识别中风症状把握宝贵时间"等上海健康大讲堂。推进健康科普配送项目,及时向老年人及家人传播科学的健康知识。"健康上海12320""健康上海行动""沪小康(上海健康科普资源库)"微信公众号共推送普及健康生活方式相关科普内容超3 000余条,总阅读量达4 000余万人次。

(3) 老年人健康自我管理能力日益提升。持续推广市民健康自我管理小组,截至2022年底,全市累计创建健康自管小组4万余个,累计参与健康自我管理活动的居民人数达90.3万人,活跃人群以老年群体为主,约占80%。建设238家智慧健康驿站,覆盖全市所有街镇,年自检自测超过50万人次。

2. 聚焦重点健康问题,加强老年预防保健

(1) 加强老年人慢性病健康管理。依托社区慢病健康管理支持中心建设、健康管理标准化技术应用推广和全市慢性病健康管理系统,加快构建"以人为核心"的慢性病共病综合管理服务模式。截至2022年底,全市管理老年人群慢性病患者253.20万人,高血压患者规范管理率79.51%,糖尿病及前期规范管理率76.63%。针对高血压、糖尿病、脑卒中、大肠癌等多种慢性病已形成风险评估、筛查、随访管理、健康教育和干预等整合式的全程健康管理服务。

(2) 推进老年健康专项行动。深入开展老年心理关爱行动,已在59个社区(村居)对65岁及以上老年人开展心理健康评估、健康指导、必要干预和转诊等关爱工作。实施老年口腔健康促进行动,加强老年口腔健康服务能力建设,推进口腔疾病早诊早治,已完成4 000名社区老年人的口腔健康建档、综合干预管理。实施老年营养改善行动,加强市老年营养健康质控中心建设,创建首批27家养老服务机构健康食堂,启动老年肌少症社区筛查试点工作,首轮肌少症筛查试点单位共有11家。推进老年人视觉健康工作,老年人眼保健档案累计建档299万人,并按视力水平实行分档管理。推进退休和生活困难妇女妇科病、乳腺病"两病"筛查项目。实施更年期和老年期妇女骨骼健康管理项目,推进构建更老年期妇女骨健康全程管理模式。

(3) 做实国家基本公共卫生服务项目。老年人健康管理率达到73.31%,老年人中医药健康管理率达到76%,老年健康和医养结合服务率达到67.93%。

(4) 强化传染病防控。坚持以老年人为重点对象,持续推进新冠病毒疫苗接种。会同街镇、居(村)委全面落实老年人健康管理服务,加强医疗救治,全力以赴确保疫情防控平稳转段。关注养老机构、护理机构等老年人聚集的重点场所,坚持部门协同、分工协作,加强重点场所日常管理和防疫措施的落实。

(5) 推进体医养融合。推进社区体育设施建设,改善老年人健身环境,在全国首创长者运动健康之家,截至2022年底,全市累计建成长者运动健康之家94家。发挥老年体育协会等老年体育组织作用,广泛开展丰富多彩的老年体育赛事和健身活动,带领更多老年人参与健身。

(6) 加强残疾预防工作。制定实施《上海市残疾预防行动计划(2022—2025年)》,提升对残疾风险的综合防控能力。

3. 打造连续整合服务,完善老年医护体系

(1) 持续完善老年医疗护理服务体系。打造以社区卫生服务中心、护理院、护理站为托底,

老年医学专科和区域老年医疗中心为支撑,上海老年医学中心为引领的"3—2—1"三级老年医疗护理布局。2023年5月,上海老年医学中心启动试运行。目前二级及以上综合医院、中医医院、中西医结合医院设立老年医学科比例90.91%,护理院93家、护理站310家(基本覆盖各街镇)、医养结合机构326家。

(2)建设老年友善医疗机构。全市累计建成631家老年友善医疗机构,综合性医院、康复医院、护理院、社区卫生服务中心等重点类型机构建设率超过90%,提前完成国家《"十四五"健康老龄化规划》建设目标。

(3)加强康复医疗服务体系建设:全市开设康复医学科的医疗机构874家,全面建成启用示范性社区康复中心91家,配置智能康复机器人、移动天轨、数字OT为代表的先进康复设备,打造现代化的家门口康复平台。推进残疾人"康复之家"建设试点。

(4)推广安宁疗护服务。构建"社区为本,构建多主体、多样化、多层次的安宁疗护服务体系",全市可提供安宁疗护服务医疗机构261家,所有社区卫生服务中心均可提供住院或居家安宁疗护服务,患者及家属满意度始终维持在98%以上。

4. 深入推进医养结合,持续推动高质量发展

(1)推进社区医养结合能力提升行动。充分发挥社区医养结合平台功能,全市249家社区卫生服务中心、98家分中心、844个社区卫生服务站、1 142家村卫生室、238家智慧健康驿站形成服务网络,全方位为老年居民提供基本健康服务。家庭医生"1+1+1"签约服务已签约60岁及以上老年人443.7万人,其中老年照护统一需求评估2~6级的失能老年人签约率近九成,高龄老年人签约73.5万人。按照常住人口的3‰比例设置家庭病床,家庭病床数近8万张,每年服务近80万人次,九成服务对象为60岁及以上老年患者。

(2)持续优化服务功能。制定实施新一轮社区卫生服务机构功能建设指导标准,完善网络布局时优先考虑与养老机构、社区托养设施等公共服务平台同址或邻近设置,73.47%的社区综合为老服务中心内部整合设置有社区卫生服务站或与社区卫生服务机构毗邻。聚焦"三中心"(健康管理中心、康复中心、护理中心)建设,提升"全专结合、医防融合、医养结合、中西协同"服务能力,全面夯实"家门口"老年健康服务平台。

(3)持续提升养老机构医养结合服务能力。连续三年组织开展医养结合机构服务质量提升行动,不断提升养老机构医养结合服务能力。组织实施全国老年医学人才、医养结合人才等系列培训项目,为医养结合机构管理人员和卫生专业技术人员提供专业化培训。实现社区卫生服务中心与全市各养老机构、社区托养机构"愿签尽签",每周安排医务人员上门一次,服务清单内容涵盖七大类70项。

(4)探索创新医养结合服务模式。各区以国家首批医养结合示范创建为契机,积极探索试点,不断创新医养结合服务模式。市民政部门推进"养老院+互联网医院"试点工作,目前"养老院+互联网医院"模式的养老机构数达54家。推进为老服务"一键通"场景建设,实现一键救援、一键预约挂号、一键咨询、一键叫车等服务。

5. 加强长期照护服务,满足失能失智需求

(1)不断深化长护险试点。修订出台《上海市长期护理保险试点办法》《上海市老年照护统一需求评估及服务管理办法》。高效统筹疫情防控和长护险服务保障,提升精细化服务水平。持

续做好老年照护统一需求评估机构行业管理,形成市区两级"1+29"第三方评估机构体系、"市—区—评估机构"三级质控体系。加强评估员队伍建设,完善新上岗培训考试、每年度继续教育和三年一轮换证考试组成的评估员培训考试体系,截至2022年底,取得评估员资格证共1.55万人。加强长期护理服务供给,定点护理服务机构1 241家,其中养老机构754家,居家社区机构487家。2022年末,全市长护险服务失能老人35.6万人,其中居家上门照护29.6万人,养老机构照护约6.0万人。

(2) 加强认知障碍照护体系建设。持续推进老年认知障碍友好社区建设试点工作,截至2022年底,已覆盖170个街镇,占街镇总数的80%。养老机构认知症照护单元626个,床位数9 438张。依托第五轮公共卫生三年行动计划,试点开展老年认知障碍风险分级筛查与社区干预,漏斗式分层筛查率达65%,完成六万多例社区居民脑健康筛查和报告以及两千余名老人认知障碍精准干预和评估。

(3) 提升家庭照护能力。在12个区、64个街镇开展了"老吾老计划",采取多种方式为失能老年人家庭照护提供持续性支持服务。实施"老伙伴计划",4.3万名老年志愿者为21.3万高龄独居等老年人提供了3 774万人次的志愿服务。

6. 充分发挥中医力量,推进中医养老融合

实施《上海市进一步加快中医药传承创新发展三年行动计划(2021年—2023年)》《上海市基层中医药服务能力提升实施方案(2023—2025年)》,加强老年人中医药健康服务,发挥中医药在治未病、慢性病管理、疾病治疗、康复、安宁疗护等方面的独特作用。建成50家中医药特色示范社区卫生服务站点、村卫生室,重点聚焦老年人常见病、慢性病等,进一步下沉中医专家资源,打通家门口最后一公里中医药服务。建设中医药文化角,积极推进老年人健康自我管理小组,推动八段锦、太极拳等中医功法在老年人群中的普及推广,提高老年人中医药健康素养和健康水平。

7. 全面夯实四大支柱,强力支撑健康老龄化

(1) 产业支撑方面。制定实施《上海市人民政府办公厅关于促进本市养老产业加快发展的若干意见》,增加养老产品和服务供给。大力发展辅具用品产业,形成《上海市康复辅助器具社区租赁(试点)产品供应商及产品目录(2022版)》,全市215个街镇乡均开设康复辅具社区租赁点。依托2023年迎春消费季、第四届五五购物节期等活动积极进行老年用品宣传推荐。制定《上海市智慧健康养老产品及服务推广目录(2022年版)》,推动落实新一轮智慧健康养老产业发展行动计划。老龄产业对接平台逐步搭建,发挥上海国际养老、辅具及康复医疗博览会、中国老年福祉产品创意创新创业大赛等平台作用,促进服务和产品供需对接。

(2) 社区支撑方面。全市建设72个全国示范性老年友好型社区,建设102个市级老年友好型社区。推进居室环境适老化改造,"十四五"以来,已累计为全市逾1.3万户老年人提供适老化改造。推进困难重度残疾人家庭无障碍改造工作。实施"数字伙伴计划""智慧助老行动",帮助老年人等数字弱势群体跨越"数字鸿沟",提升老年人对健康信息的获取、识别和使用能力。

(3) 科技支撑方面。主动健康和老龄化科技应对、常见多发病防治研究和科技创新2030—"脑科学与类脑研究"等相关科技重大项目和工程持续推进。"十四五"以来,华山医院等单位申报"主动健康和老龄化科技应对"重点专项20余项。落实人工智能上海方案,开展面向养老照护

的人工智能算法、老人体征物联网设备、助力康复机器人等关键技术攻关。通过上海市"科技创新行动计划"生物医药科技支撑专项,持续支持高端康复辅具,尤其是医用可穿戴设备等产品的研发。通过"科技创新行动计划"医学创新研究专项,进一步提高老年疾病诊治能力和水平。加快推进新技术的创新应用,如探索智能疾病早筛,依托人工智能识别检测等关键技术,开展老年人认知症等疾病的早筛与早期干预,进一步减少医疗保障人力成本。

（4）人才支撑方面。高校、职业院校养老护理新专业不断增加。实施卫生健康紧缺人才培训项目,加大对老年医学、全科医师、康复科医师、临床药师、慢病健康管理等紧缺人才培训。加强养老护理员队伍建设,持续加大职业技能培训力度,建立统一的养老护理员职业技能评价体系,2021~2022 年,全市开展养老护理员技能培训约 3.17 万人次,参加技能评价取得职业技能等级证书约 1.62 万人次。

二、面临的形势和挑战

（一）"十四五"后半程面临的新形势新要求

1. 新时期推进健康老龄化面临新任务、新要求

2015 年,健康中国上升为国家战略。2020 年,积极应对人口老龄化上升为国家战略。2021 年,习近平总书记要求"把积极老龄观、健康老龄化理念融入经济社会发展全过程"。2022 年,党的二十大报告强调"人民健康是民族昌盛和国家强盛的重要标志。把保障人民健康放在优先发展的战略位置,完善人民健康促进政策"[1]。2023 年,提出"以人口高质量发展支撑中国式现代化"。党中央、国务院一系列重大决策部署,为下一步推进健康老龄化指明了方向,明确了新要求。

2. 落实国务院机构改革方案,本市老龄工作体制将进一步优化完善

2023 年 3 月,中共中央、国务院印发《党和国家机构改革方案》,将国家卫生健康委的组织拟订并协调落实应对人口老龄化政策措施、承担全国老龄工作委员会的具体工作等职责划入民政部。按照改革方案,市、区两级机构改革完成后,卫生健康部门将更加专注开展老年健康和医养结合工作,协同各部门各司其职、形成合力,共同促进实现健康老龄化行动的各项目标任务,为建设健康上海、打造国际老年友好城市做出贡献。

3. 科技创新和数字革命为健康老龄化带来新挑战

新一轮科技创新和信息技术发展正在重塑经济增长的新动能。现代医学与生物、信息、材料、工程等前沿技术交叉融合态势愈发明显,5G、人工智能、大数据、物联网等信息技术广泛应用。科技创新和数字革命深刻改变卫生健康服务和管理模式,主动顺应科技和产业变革大趋势,推进"互联网+"、人工智能等在老年健康服务中的应用,提升供给效率和水平,促进医疗卫生与为老服务多业态创新融合发展[2]。

（二）"十四五"后半程面临的主要问题和挑战

1. 老年群体健康服务需求持续增加

随着老年人口规模持续增加,老龄化程度持续加深,老年群体代际更替和收入水平提升,其

需求结构总体上呈现出由生存型向发展型、享受型转变,由物质保障型向服务型、精神文化转型。老年群体对健康养老需求更加强烈,对发展多层次、个性化、品质化、精准化的服务供给提出了更高要求[3]。

2. 老年群体主动健康意识有待加强

评估数据显示,截至 2022 年底,本市老年人健康素养水平达到 29.11%,尽管呈现逐年上升趋势,但与监测人群总体水平相比,相差 10 个百分点,老年群体主动健康意识、健康素养仍有待提升,自我健康管理水平仍有待提高[4]。

3. 整合型老年健康服务体系建设有待强化

老年健康教育、预防保健、疾病诊治、康复护理、长期照护、安宁疗护等"六大功能"的突出短板虽已补齐,但仍需持续加强建设,推动高质量发展。优质医疗资源扩容和均衡布局需进一步推进,社区卫生服务能力需进一步提升,养老机构医疗服务能力和支撑机制需进一步加强[5]。世界卫生组织在《2020—2030 年健康老龄化行动十年》中提出践行积极老龄观、提高社区老年服务能力、打造以人为本的综合护理保健服务、提供长期护理服务等四个行动领域有待持续推进[6]。

三、进一步推进行动实施的对策建议

(一) 以需求为导向,加强整合型老年健康服务体系建设

以满足老年人健康需求为导向,持续有力地加强老年健康服务体系建设,强调系统整合,突出健康优先、全程服务、优质高效、便捷连续,着眼于为老年人创造高品质健康生活,全面提升老年健康服务水平[7]。推动优质医疗资源扩容和均衡布局。充分发挥社区卫生服务在健康服务体系中的基础性作用,建设布局合理、设施完善、功能完备、服务优质的现代化社区卫生服务体系,不断提升社区卫生服务能力。创新医养结合模式,有效提升养老机构医疗服务能力。

(二) 倡导主动健康理念,提高老年人健康素养

鼓励个人和家庭积极参与,帮助老年群体树立"自己是健康第一责任人"理念,培养老年人主动健康的意识和能力,鼓励践行健康生活方式,不断提升老年人健康素养水平[8]。加强部门协同,密切配合、形成合力,广泛宣传促进健康老龄化的重要意义,加强健康科普,传播科学的健康知识,提升主动健康相关服务的可及性[9]。鼓励引导全社会广泛参与,共同构建老年友好型社会,实现共建共享。

(三) 完善保障措施,加快落实行动各项重点任务

进一步完善规划、土地、住房、财政、投资、融资、人才等支持政策。发挥政策协同作用,强化基本医疗保险、长护险、商业健康保险功能。加大财政投入力度,条件成熟时建立健康老龄化行动专项,推动行动重点任务实施。推动老年健康服务相关项目纳入各级政府为民办实事项目。促进实现健康老龄化行动方案的各项目标任务[10]。加强老年健康与养老、养生、文化、旅游、体育、教育等多业态深度融合发展,促进老龄健康产业可持续发展。

参 考 文 献

［1］习近平.高举中国特色社会主义伟大旗帜　为全面建设社会主义现代化国家而团结奋斗——在中国共产党第二十次全国代表大会上的报告(2022年10月16日).北京：人民出版社,2022.

［2］洪石陈,金琰斐,蒋杏茂,等."互联网+医疗"在整合型老年健康服务体系建设中的功能探讨.智慧健康,2020,6(36)：1－2.

［3］袁晶.积极应对人口老龄化背景下如何加快养老服务体系建设.中国社会工作,2022,(2)：29－31.

［4］胡湛,彭希哲,吴玉韶.积极应对人口老龄化的"中国方案".中国社会科学,2022,(9)：46－66,205.

［5］杜鹏.积极应对人口老龄化,推进中国式现代化.人口与发展,2022,28(6)：2－6.

［6］World Health Organization.　2020－2030 healthy aging action decade.　Geneva：WHO, 2021.

［7］杜鹏.积极应对人口老龄化的中国道路.人口研究,2022,46(6)：17－22.

［8］孙亮.新长寿时代与健康老龄化.人口与健康,2023,(1)：24－27.

［9］李萍.在实施积极应对人口老龄化国家战略中担当新作为.中国社会工作,2022,(35)：18.

［10］彭希哲,苏忠鑫.构建高质量发展的养老服务体系战略思考.人口与发展,2022,28(6)：17－24.

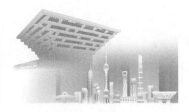

第二章

医疗服务体系建设

医疗服务体系优化行动被纳入《健康上海行动（2019—2030 年）》重大行动，建立健全现代医院管理制度，建设区域医疗中心、临床重点专科、医学协同创新集群、研究型医院等是具体要求内容。行动实施以来，医疗卫生服务体系建设在取得成绩的同时，也暴露出发展不平衡、不充分的问题。本章紧密围绕医疗服务体系建设进行探讨，共收录 4 篇文章。《实施高水平社会办医和高水平公立医院并重策略　推进国际医疗高质量发展——关于上海国际医疗发展的思考》立足国内政策与国际医疗旅游热势，梳理分析上海开展国际医疗旅游发展形势，提出发展策略和下一步工作思考；《推动上海市公立医院高质量发展的思考——着力构建"顶天、立地、强腰"三级医疗服务体系》展现上海市为推动公立医院高质量发展所做出的主要举措及建设发展成效，提供下阶段发展方向；《基于经济学视角的上海医疗服务体系发展探讨》深入分析医疗服务的经济学特征以及医疗资源增长存在的制约因素，提供资源有效投入的措施，推动医疗机构落实功能定位；《上海市国际医疗服务高质量发展思考与启示》分析 2019~2020 年上海市外籍住院患者就医现况，结合既往研究研判国际医疗服务需求变化趋势，为促进国际医疗服务高质量发展提供参考。

实施高水平社会办医和高水平公立医院并重策略 推进国际医疗高质量发展

——关于上海国际医疗发展的思考

付 晨 陈 霆 吴凌放 严晓南

【导读】 从全球范围看,近年来,国际医疗旅游迅速崛起,成为全球增长最快的新兴产业之一。从国内发展看,随着"健康中国"战略的推进,国际医疗旅游的政策不断完善。从上海城市发展看,上海建设具有世界影响力的现代化国际大都市,发展国际医疗旅游对提升城市软实力和国际竞争力具有重要意义。文章梳理分析上海开展国际医疗旅游发展形势,提出发展策略和下一步工作思考。

十二届上海市委三次全会对深化高水平改革开放、推动高质量发展作出全面部署,强调上海要进一步强化全球资源配置功能、科技创新策源功能、高端产业引领功能、开放枢纽门户功能。发展国际医疗,是卫生健康工作全方位匹配上海城市发展的重要战略选择,是高水平改革开放在卫生健康领域的具体体现,也是卫生健康系统亟需深化落实的重要任务。

一、上海国际医疗发展面临的形势

(一) 城市发展目标定位升级对国际医疗发展提出了更高的要求

党的二十大擘画了以中国式现代化全面推进中华民族伟大复兴的宏伟蓝图,首次将"健康中国"建设纳入国家总体发展目标,意味着卫生健康角色定位和承担任务的变化。新征程上,上海要勇当改革开放排头兵、创新发展先行者,加快建设具有世界影响力的社会主义现代化国际大都市。相应地,上海卫生健康事业发展定位要进一步提升,把扩大世界影响力能级作为重要目标,建设国际医学中心城市,以一流的医疗卫生服务品质和保障能力,彰显中国特色社会主义特征,成为中国式现代化卫生健康高质量发展的典范。国际医疗面向全球、服务跨境人群,不仅体现了一个地区医疗能力在国际的认可度,跨境患者对就医体验、临床疗效等方面的诉求,还将促进前沿医学技术创新和医疗水平提升。发展国际医疗服务,是打造城市宜居宜业环境,吸引国际企业

第一作者:付晨,男,上海市卫生健康委员会副主任。
作者单位:上海市卫生健康委员会(付晨、陈霆、吴凌放、严晓南)。

和国际人才,深化高水平改革开放的重要保障;是充分利用国内国际两个市场两种资源,扩大上海医疗品牌世界影响力,建设国际医学中心城市的应有之义;是医疗、保险、旅游三种业态相互赋能,推动社会和经济领域开放互促共进,实现高质量发展的重要举措。

(二)国际医疗旅游已成为全球发展最为迅速的产业之一

伴随着全球医疗资讯的透明化,国际医疗旅游呈快速发展态势,全球医疗旅游产业规模呈现年均2位数增速态势,达到万亿级美元规模。泰国、韩国、印度、新加坡、马来西亚、迪拜等亚洲其他国家和地区以及我国香港和台湾地区纷纷把医疗旅游业作重要产业予以扶持,国际医疗旅游成为就业人数增长最快、收入最稳定的行业。根据业内权威期刊2019年的数据,泰国年服务跨境医疗63万人、韩国40万人、我国台湾地区30万人、迪拜35万人、印度20万人、我国香港特别行政区5万人。这些国家和地区的经验显示,国际医疗旅游关联产业多、带动效应强。发展国际医疗旅游可促进医疗、旅游、保险等相关产业的融合,带动金融、保险、生物医药、住宿、餐饮、交通、娱乐、购物、会展等行业的发展,拉动经济增长,实现医疗和经济增长双赢的目标。

(三)上海国际医疗起步较早但仍需进一步发展

从20世纪80年代起,上海的复旦大学附属华山医院、复旦大学附属中山医院、上海交通大学医学院附属瑞金医院、华东医院、上海市第一人民医院等市级医院率先开展涉外医疗服务。此后,和睦家医院、百汇医院、嘉会国际医院等中外合资医院相继投入运行。2017年,上海新虹桥国际医学中心纳入国家健康旅游示范基地建设,被遴选为以高端医疗为特色的医疗旅游先行区[1]。2020年,上海开展社会办医国际医疗旅游试点,遴选了10家试点机构和10家种子机构[2],各试点机构在构建学科优势、创新服务模式、强化硬件建设、改善就医体验、加强品牌推广等方面积极探索,取得初步成效。

从数据统计分析看,目前上海医疗机构国际医疗服务的人群主要是在本地居住、就业的外籍人士和港澳台同胞,跨境医疗产业规模还尚未形成,国际医疗发展水平与同在亚洲的泰国、韩国、迪拜、新加坡和我国香港、台湾地区等差距明显。2018年至2022年,上海外籍和港澳台患者年均住院医疗服务9 830人次,占全市总住院医疗服务人次的0.045%,外籍和港澳台患者住院医疗费用占全市医疗机构住院医疗费用的0.33%;服务以公立医院为主体,近5年,上海外籍和港澳台出院患者中公立医院占71.4%、社会办医占28.6%;外籍和港澳台患者三、四级手术中公立医院占71.6%、社会办医占28.4%。经调研,国际商业医疗保险公司(国际医疗的主要支付方之一)普遍认为,外籍和港澳台人群认为本市公立医院的技术能力优于社会办医,而社会办医的服务优于公立医院。

二、上海国际医疗旅游发展策略

(一)总体考虑

贯彻落实十二届上海市委三次全会"深化高水平改革开放、推动高质量发展"要求,坚持目标导向、问题导向,把国际医疗作为多层次医疗服务的重要组成部分,采取高水平社会办医和高水平公立医院并重的发展策略。社会办医是国际医疗提供的重要力量,要鼓励和支持其发展。同时,高水平公立医院集聚全市最高水平医疗技术、具有国际影响力的临床专科和医学学科,有助于从供给端快速形成上海医疗品牌国际号召力。因此,当前阶段,采取社会办医和高水平公立医院两者互为补充的方式,共同拓展市场、树立品牌,在医疗服务领域扩大世界影响力。

(二)拓展国际医疗旅游试点

上海将国际医疗旅游试点范围从社会办医拓展至高水平公立医院,2023 年遴选了 13 家对国际医疗有认识、有发展基础、学科优势明显的市级医院作为试点单位[3]。拟通过试点,厘清公立医院提供基本医疗和国际医疗服务的边界,结合高水平公立医院学科优势,打造若干上海国际医疗旅游特色品牌,培育国际医疗旅游适宜产品,针对性地制定扶持和监管政策,探索国际医疗发展的有效路径,实现技术逻辑、市场逻辑、治理逻辑有机统一。

试点原则有四项。一是坚持公益性,把坚持公立医院公益性作为试点工作的基本前提。二是调动积极性,鼓励试点单位积极探索。三是提升开放性,对标国际一流。四是增强协同性,强化多部门协同。

两年试点期间,试点公立医院要落实五方面工作要求。一是设立单独的国际医疗部或院区,可在单独区域独立完成国际医疗的门诊、住院、常规检验检查等服务,健全医疗质量安全管理体系。二是规范国际医疗服务行为,建立健全国际医疗服务各项制度规范,开展国际医疗服务不得挤占基本医疗服务资源,建立健全与国际医疗服务模式和支付方式相适应的信息系统,对国际医疗服务实行专账核算。三是加强与国际商业保险机构的合作,至 2 年试点期满时,签订服务合作协议的商业医疗保险公司不少于 20 家,积极培育国际医疗旅游服务产品。四是鼓励使用创新药械,积极学习借鉴国际新技术,充分应用、展示高端技术和传统医学特色优势。五是加强国际医疗服务支持保障,在经费、人员、设施、设备等方面予以保障,优化服务设施环境,提升多语种服务能力和商业医疗保险结算便捷度。

(三)完善试点支持政策

各试点单位是当前推动上海国际医疗发展的核心力量,要通过试点支持政策,充分调动其积极性。在社会办医试点支持政策基础上,针对高水平公立医院试点出台了五方面政策:一是支持符合条件的试点机构在国际医疗部或院区开设健康体检和预防接种门诊;二是支持试点机构开展医疗新技术应用,在国际医疗部或院区开展互联网医疗和远程医疗服务;三是支持符合条件的试点机构在国际医疗部或院区优先配置乙类大型医用设备;四是支持试点机构可在不违反国家和本市价格、税收管理法律法规规定的前提下,通过与商业保险机构协议的方式对国际医疗服务探索优质优价;五是鼓励试点单位开展国际医疗旅游宣传推广。

三、下一步工作思考

(一)加强过程管理,确保试点成效

要求各试点医院结合医院实际和特点,按照"一院一方案",加强试点工作领导和组织实施。

建立工作制度,加强过程管理,强化与试点单位经常性沟通,持续开展试点推进情况跟踪和指导。及时开展试点工作阶段性总结,为全市面上推广积累经验。

(二)制定国际医疗相关管理规范和服务标准

总结试点经验,制定国际医疗管理规范和服务标准,作为全市面上医疗机构开展国际医疗服务资格认定标准和监管依据。加强国际医疗服务资格认定,强化服务行为监管,确保国际医疗服务有序规范提供。

(三)建立健全促进国际医疗发展的政策体系

加强卫生健康与医保、银保监、药监、文旅、商业等部门的协作,聚焦国际医疗服务主体(医疗机构)和服务对象(国际患者)诉求,出台推进措施。争取在创新药械和技术使用与国际接轨、国际医疗推动医学科技创新发展、与国际医疗相适应的绩效评价体系建立、信息平台建设等方面开展进一步探索,为国际医疗高质量发展营造良好政策环境。

(四)凝练品牌标识,加强国际医疗宣传推广

充分发挥上海高水平公立医院和高水平社会办医集聚、临床重点学科(专科)覆盖面广的优势,凝练国际医疗服务品牌标识。深入专科细分领域,培育一批具有竞争优势的专科社会办医品牌。加强上海医疗服务在国际上的宣传和推广,开发国际医疗旅游适宜产品。鼓励医疗机构积极参与国际标准制定,提升在国际医疗领域的话语权。

参 考 文 献

[1] 国家卫生计生委,国家发展改革委,财政部,等.关于开展健康旅游示范基地建设的通知(国卫规划函〔2017〕257号).2017.

[2] 上海市卫生健康委.关于发布上海市首批国际医疗旅游试点机构名单的通知(沪卫规划〔2020〕5号).2020.

[3] 上海市卫生健康委,上海市医疗保障局.关于印发《关于本市高水平公立医院开展国际医疗旅游试点的工作方案》的通知(沪卫规划〔2023〕6号).2023.

推动上海市公立医院高质量发展的思考
——着力构建"顶天、立地、强腰"三级医疗服务体系

吴　宏　冷熙亮　李　晨　吴冠华　闻大翔

【导读】"十四五"以来,市卫生健康委以习近平新时代中国特色社会主义思想为指引,贯彻落实国务院关于推动公立医院高质量发展的要求,探索本市公立医院高质量发展路径。通过政府主导、体系建设和分类试点等举措,本市在医疗服务内涵和品牌建设方面取得较大进展,逐步涌现出一批高质量、高水平的医疗项目和医学人才,着力构建"顶天、立地、强腰"三级医疗服务体系,积极推动上海市公立医院进一步高质量发展。

　　为推动公立医院高质量发展,更好满足人民日益增长的医疗卫生服务需求,2021 年 6 月发布的《国务院办公厅关于推动公立医院高质量发展的意见》(本文简称《意见》)明确了公立医院高质量发展的目标、方向和举措,体现了中国式现代化进程中的新要求,既是"十四五"时期公立医院高质量发展的顶层设计,也是推进中国式现代化进程在卫生健康领域的重要任务[1]。

　　"十四五"以来,在上海市委、市政府领导下,市卫生健康委以习近平新时代中国特色社会主义思想为指导,始终把保障人民健康放在优先发展的战略位置,贯彻"人民城市人民建,人民城市为人民"发展理念,按照国务院关于推动公立医院高质量发展的要求,落实国家卫生健康委工作部署要求,扎实推动上海市卫生健康事业各项工作发展和改革。

一、推动上海市公立医院高质量发展主要举措

(一) 坚持政府主导,打造公立医院高质量发展"上海方案"

　　上海市委、市政府高度重视医药卫生体制改革和公立医院高质量发展工作,由市政府主要领导担任市深化医药卫生体制改革领导小组组长以及支持国家医学中心建设领导小组组长,成员单位包括中共上海市委机构编制委员会办公室(以下简称"市委编办")、市卫生健康委、上海市发展和改革委员会(以下简称"市发展改革委")、上海市教育委员会(以下简称"市教委")、市科

第一作者:吴宏,男,上海市卫生健康委员会医政医管处处长。
通讯作者:闻大翔,男,上海市卫生健康委员会党组书记、主任。
作者单位:上海市卫生健康委员会(吴宏、冷熙亮、李晨、吴冠华、闻大翔)。
本文主要内容已发表于 2023 年 10 月 23 日《健康报》第 5 版。

委、市经济信息化委、上海市财政局（以下简称"市财政局"）、上海市医疗保障局（以下简称"市医保局"）等 20 余个部门，全力支持推进公立医院高质量发展工作，并将推进公立医院高质量发展作为本市深化医改重点任务，厘清权责、统筹推进。

2021 年 12 月，上海市政府印发《关于推进上海市公立医院高质量发展的实施方案》[2]，明确了构建优质高效的整合型医疗服务新体系、打造科创引领的产学研一体化发展新趋势、激发数智融合的公立医院现代化管理新效能、激活"三医联动"系统集成的外部治理新动力、建设健康和谐的公立医院发展新文化，以及坚持和加强党对公立医院的全面领导六大方面任务。2023 年，市卫生健康委印发《上海市推动公立医院高质量发展试点支持政策清单》（沪卫医改〔2023〕5 号），进一步提出科技创新、体系建设、动能提升和综合保障四个方面 24 条支持举措，旨在为打造公立医院高质量发展的"上海方案"服务，提高群众和广大医务人员的获得感和满意度。

（二）夯实主体责任，着力构建"顶天、立地、强腰"三级医疗服务体系

为构建科学、合理、高效的三级医疗服务体系，上海市夯实市级和区级办医主体责任，统筹各级财政补助资金加大投入力度，落实公立医院投入政策，根据服务需求和能力加强医疗资源配置，优化资源配置结构，重点支持区域性医疗中心和社区卫生服务机构能力建设，并预留适合功能定位的大型医用设备配置额度，支持自我管理非禁止类和限制类的医疗技术应用。

各级各类医疗机构明确自身发展定位，市级医院承担全市疑难危重症诊疗和专科医疗服务，承担人才培养和医疗技术创新工作，积极争创国家医学中心，打造具有国际影响力的研究型医院。区级医院立足辖区人民群众常见病、多发病等基本医疗服务需求，向下辐射社区卫生服务中心，向上与市级医疗机构紧密对接。社区卫生服务中心则努力强化优质可及的基本医疗服务、医防融合的公共卫生网底、以人为中心的健康管理服务和重点人群的康复护理服务四大功能[3]。

截至 2023 年 11 月，本市已成功创建儿科、口腔、神经、传染病、精神、骨科 6 个国家医学中心，36 家市级医院全面建成院级临床研究中心。同时，分布在本市 16 个行政区的 43 家区级医院按照区域性医疗中心标准，打造成老百姓家门口的好医院。

（三）鼓励分类试点，支持相关医院和区自主探索高质量发展创新机制

2021 年底，上海市政府和国家卫生健康委签订合作协议，将复旦大学附属中山医院、上海交通大学医学院附属瑞金医院两家医院设为国家公立医院高质量发展试点医院，力争将其打造为具有核心竞争力的科技创新策源地、高水平的临床诊疗中心、高层次的人才培训聚集地、高水平的现代化医院管理标杆，建成人性化、功能化、智能化、现代化医院，医疗服务水平达到国际一流。同时，上海遴选确定 10 家市级试点医院和 11 家辅导类试点医院、10 家区级试点医院和 9 家辅导类试点医院、20 家高水平社区卫生服务中心，启动本市公立医院高质量发展试点，指导各试点单位按照"一院一方案"要求，制定个性化、差别化试点方案[4]。

2023 年，上海市嘉定区获批国家卫生健康委、财政部公立医院改革与高质量发展示范项目，

中央财政投入 5 亿元予以支持,上海市级和区级财政分别按照 1:1 比例配套 5 亿元补助资金[5],支持嘉定区开展八大工程 20 个项目,全面推动辖区内公立医院高质量发展,并细化制定具体实施方案。市、区两级政府建立联合推进机制,加强统筹协调和跨部门分工协作,建立项目资金管理、绩效跟踪评价等相关制度,健全项目组织领导架构和实施机制,加快推进项目实施。

二、上海市公立医院建设发展成效

(一) 三级医疗服务体系逐步完善

上海市医疗资源的建设投入持续加大,全市医疗资源总量有序发展,基本医疗服务体系更加完善,总体满足人民群众基本医疗服务需求。截至 2022 年末,全市共有各级各类医疗卫生机构 6 421 家,其中:三级医疗机构 55 家,二级医疗机构 95 家,社区卫生服务中心(站)1 191 家,村卫生室 1 142 家,门诊部、诊所、卫生所、医务室、护理站等 3 394 家。全市开放床位 17.36 万张,每千人口医疗机构床位 7.01 张,每千人口执业(助理)医师数为 3.59 人,每千人口注册护士数为 4.39 人,近五年医疗资源主要指标年均增长率为 2.00%~4.25%(表 1)。

表 1　近 5 年上海市医疗资源总量情况

	2018 年	2019 年	2020 年	2021 年	2022 年	年均增长率(%)
医疗机构	5 298	5 610	5 905	6 317	6 421	4.24
三级医疗机构(家)	50	50	57	56	55	2.00
二级医疗机构(家)	108	106	98	96	95	-2.41
社区卫生服务中心(站)(家)	1 038	1 066	1 114	1 159	1 191	2.95
实有床位(万张)	14.72	15.46	16.15	16.85	17.36	3.59
每千人口床位(张)	6.07	6.37	6.65	6.77	7.01	3.10
卫生人员(万人)	25.14	25.91	27.60	29.33	30.08	3.93
卫生技术人员(万人)	20.65	21.33	22.64	23.96	24.62	3.85
每千人口执业(助理)医师数(人)	3.09	3.2	3.39	3.5	3.59	3.24
每千人口注册护士数(人)	3.86	4.00	4.24	4.37	4.39	2.75

数据来源:2018~2022 年上海市卫生健康统计数据。

(二) 全市医疗资源布局更加均衡

近年来,随着全市城乡重大医疗机构建设项目相继落地,"十三五"期间,在实现各区至少拥有 1 家三级综合医院基础上,在郊区继续增加布局了相关三级专科医院。2021 年,为落实市委、市政府战略决策部署,支持五个新城高水平规划建设,市卫生健康委印发《关于加强新城医疗卫生资源规划配置的方案》,将在每个新城至少新建或改扩建一家三级甲等综合医院,进一步满足新城人民高品质医疗卫生服务需求。

(三)临床专科建设力度持续加大

在国家卫生健康委、财政部和市财政局的大力支持下,上海市强化临床重点专科建设,着力提升公立医院临床诊疗能力和疑难重症诊治水平,解决老百姓看病就医问题。"十三五"期间,本市 86 个项目参与国家临床重点专科建设项目,中央财政补助 3.5 亿元;158 个项目参与上海市临床重点专科建设,市级财政补助 12.1 亿元。市级医院牵头成立 28 个临床专科联盟,立足专科专病质量管理、临床研究、新技术规范应用等,持续推动临床专科能力提升。

三、上海市公立医院高质量发展方向思考

在取得阶段性进展和成效的同时,本市公立医院高质量发展工作仍存在一些亟待解决的问题,包括卫生健康服务体系整合协同不足、大型医疗机构虹吸效应仍然存在,"三医联动"需进一步深化、医疗费用受多重因素影响增长较快,公立医院临床研究体系建设尚处于起步阶段,医学科技创新对城市核心竞争力提升的支撑作用尚不明显等。下一步,本市将从以下几个方面继续推动公立医院发展。

(一)深化国家和本市公立医院高质量发展改革试点

指导复旦大学附属中山医院、上海交通大学医学院附属瑞金医院两家医院深化国家试点工作,落实各项任务;指导嘉定区对照项目总体实施方案明确的目标任务,强化重点领域和关键环节改革突破,全力打造区域公立医院高质量发展"嘉定样板"。

(二)加快构建全市整合型连续型医疗服务体系

进一步明确各级各类医疗机构功能定位,将常见病、多发病诊疗重心下沉到基层医疗机构,强化社区卫生服务中心基本医疗服务功能,提升临床诊疗能力。同时,积极推进康复、护理服务体系建设,以及"便捷就医服务"3.0 应用场景建设,为人民群众提供优质、便捷的医疗服务[5]。

(三)全面提升临床研究能力助力生物医药产业发展

鼓励市级医院聚焦疑难杂症和前沿科技,瞄准先导产业,充分发挥本市医学资源和医学人才优势,推进临床研究体系和能力建设,助力生物医药产业高质量发展,建成若干具有国内创新引领作用的临床研究平台。

························· 参 考 文 献 ·························

[1] 国务院办公厅.国务院办公厅关于推动公立医院高质量发展的意见(国办发〔2021〕18 号).2021.

[2] 上海市人民政府办公厅.关于推进上海市公立医院高质量发展的实施方案(沪府办发〔2021〕31

号）. 2021.

［3］上海市人民政府办公厅. 上海市人民政府办公厅关于印发《进一步提升本市社区卫生服务能力的实施方案》的通知（沪府办发〔2023〕7号）. 2023.

［4］上海市深化医改领导小组办公室. 关于开展上海市公立医院高质量发展试点工作的通知（沪卫医改〔2022〕11号）. 2022.

［5］闻大翔. 以主题教育为指引 推进公立医院高质量发展. 中国卫生, 2023,（6）：24-25.

基于经济学视角的上海医疗服务体系发展探讨

吴凌放　陈　霆

【导读】　经济学的核心是研究如何合理配置稀缺资源达到效益最大化。医疗资源增长受到医生资源有限、医保盘子有限、患者数量有限"三个有限"制约，当前已经超越了通过资源总量增长快速改善健康结果的阶段，需注重优化资源投入结构，提升投入效率。明晰医疗服务体系中不同层级机构功能定位，将有利于引导资源的有效投入。常见病诊疗下沉基层卫生服务机构将极大程度节约医疗费用，保障整个体系更可持续地发展，区域性医疗中心要为常见病下沉基层做好支撑。市级医院，尤其是头部医院，承担着我国医药产业弯道超车、形成新质生产力的重要使命，要以超常规投入实现超常规发展。优化资源投入结构在政策设计上应采取行政手段与经济调节并举方式，一方面按照机构的不同定位科学设定考核指标，合理调整机构和床位设置；另一方面做足科研投入增量，完善价格和医保支付政策，使市级医院聚焦于疑难重症诊疗，将常见病诊疗"下放"社区。同时，要为社会办医发展留出空间，发挥社会办医对个性化、高品质医疗服务的积极作用。

中共中央办公厅、国务院办公厅印发《关于进一步完善医疗卫生服务体系的意见》，提出了建设"体系完整、分工明确、功能互补、连续协同、运行高效、富有韧性的整合型医疗卫生服务体系"的要求。运用经济学理论和分析方法，有助于理解医疗服务体系中不同层级机构的功能定位，为投入、运行、考核、补偿等相关政策完善提供理论依据。

一、医疗服务的经济学特征

经济学是关于资源配置、人的理性选择、经济运行机制和规律的理论体系，核心是研究如何合理配置稀缺资源达到效益最大化。从经济学视角，任何资源都可能成为稀缺资源，关键在于合理配置和有效利用，医疗资源也不例外。

经济学者所共识的医疗领域有别于其他领域的两个重要特征：一是公益性，意味着政府有

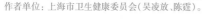
第一作者：吴凌放，女，上海市卫生健康委员会规划发展处二级调研员。
作者单位：上海市卫生健康委员会（吴凌放、陈霆）。

责任让基本医疗服务更多更公平地惠及人民群众;二是信息不对称,源于医疗的极强专业性,医疗机构和医生拥有主导性的专业信息优势,患者的医疗选择很大程度上取决于医生的建议[1]。医疗领域信息不对称的特点,一方面引发"供给引导需求",医疗供给的增加有可能带来需求的不合理增长;另一方面,患者由于自身无法准确判断医疗方案和技术的优劣,倾向于到高等级医院就医,这是因为对患者而言高等级医院意味着具有经过权威认证的更高的技术水平。

二、医疗资源增长存在较多制约因素

(一)近年医疗机构和床位资源增长较快

全国范围看,医疗机构和床位近年呈上升趋势,2010～2021年,医疗机构数年均增长0.87%(表1),其中医院数年均增长5.21%,床位数年均增长6.38%;千人口床位数从3.58张升至6.70张[2]。上海医疗机构和床位同样呈上升趋势,2010～2021年,医疗机构数年均增长6.08%,其中医院数年均增长3.18%;床位年均增长4.38%;千人口床位数从4.57张升至6.77张[3-4]。随着医疗资源的增加,一方面是合理需求得到满足,群众"看病难"问题得到一定程度缓解,另一方面,按照"供给引导需求"理论,不排除由于供给增加带来不合理需求的释放(全国和上海出院病人总费用增长情况也印证了这一点)。

表1　2010～2021年全国与上海医疗机构与床位变动情况

		2010 年	2021 年	2010～2021 年年均增速(%)
医疗机构(家)	全国	92.26 万	101.44 万	0.87
	上海	3 182	6 088	6.08
其中:医院(家)	全国	2.09 万	3.66 万	5.21
	上海	306	432	3.18
床位数(万张)	全国	478.68	945.01	6.38
	上海	10.51	16.85	4.38
千人口床位数(张)	全国	3.58	6.70	5.86
	上海	4.57	6.77	3.64

(二)机构、床位增长受到"三个有限"的制约

一是医生资源有限。医生的培养周期长,受制于就业总量和就业结构比例,不可能短期内大幅增长(图1)。二是医保盘子有限。基本医保按照职工工资的一定比例设定缴费基数,医保基金总量与职工工资水平挂钩,近年上海社平工资水平增长较快(图2)[5],医保基金充裕,较大程度化解了医疗费用支付增量。三是患者数量有限。短期看,"两周患病率"指标是稳定的。长期看,即使随着科技进步和经济发展,是否需就医的判定标准发生变化,患者人数也不可能无限增长。

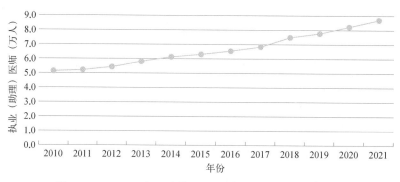

图 1　2010~2021 年上海执业（助理）医师数量变化趋势图

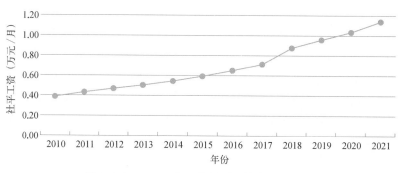

图 2　2010~2021 年上海社平工资变化趋势图

（三）从健康产出角度资源增长的边际效用递减

"人均期望寿命"是衡量健康产出的较常用的指标。也有学者提出使用"人均健康寿命"衡量健康产出，然而，全球范围并没有统一的"人均健康寿命"统计标准，此外，健康寿命与期望寿命有正相关性，考虑以上因素，把"人均期望寿命"作为健康产出的衡量指标更具代表性和可行性。近年来，随着卫生费用占 GDP 比重的不断提高，以及人民健康水平的提升，医疗资源投入的边际健康产出呈下降趋势，这是必然的客观规律，同时也提示我们，当前已经超越了通过资源总量增长快速改善健康结果的阶段，需要更加关注优化资源投入结构，提升投入效率（图 3，图 4）。

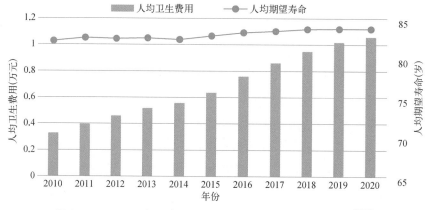

图 3　2010~2020 年上海人均卫生费用与人口预期寿命变化[6-7]

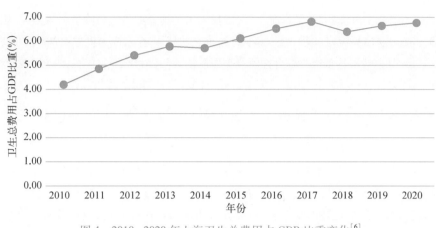

图 4　2010~2020 年上海卫生总费用占 GDP 比重变化[6]

三、明晰不同层级机构功能定位，引导资源有效投入

在资源总量有限的前提下，通过完善投入结构，可进一步提高资源投入效用（包括存量和增量）。而明晰各层级机构的功能定位，将有助于确定在不同层级医疗机构间的投入结构。

（一）常见病诊疗下沉基层卫生服务机构（"立地"），将极大程度节省医疗费用，使体系发展更可持续

与二、三级医院为重资产不同，基层卫生服务机构是轻资产，运营成本低。在具备同等诊疗能力的情况下，一个地区基层卫生服务在总医疗服务量的占比越多，意味着整个医疗服务体系的运转越经济。世界卫生组织提出，80% 左右的健康问题可以在社区解决。社区卫生机构应定位于常见病诊疗，要能够解决好居民的常见健康问题，做到"立地"。

当前，上海社区卫生服务机构服务能力距离承接居民常见病诊疗还有差距，因此，需加大资源投入，包括高质量的医生、必要的设施设备、医保费用增量投入，以促进社区诊疗服务能力提高，吸引患者首诊下沉。

（二）市级医院临床科研助力医药产业发展（"顶天"），是我国医药产业实现弯道超车，形成新质生产力的重要一环

应站在"国之大者"的高度，审视市级医院的发展。当前，生命科学已成为前沿科学研究最为活跃的领域之一，生命健康更是新一轮科技革命与大国竞争的焦点。我国医药产业发展的当务之急是短时间内摆脱进口依赖，必须以超常规发展提升自主创新能力。市级医院的使命不仅在于承担疑难重症的诊疗，发挥"压舱石"作用，还在于作为医药产业发展的核心一环，是医学科技的孵化器和成果产出的关键抓手。市级医院要面向世界科技前沿、面向经济主战场、面向国家重大需求、面向人民生命健康，引领高质量医学创新，这就是"顶天"。

超常规发展必须要有超常规投入。上海目前有 36 家市级医院，在资源（泛指病例、财政投入、

高水平人才等所有相关资源)有限的情况下,资源投入的平均分配方式将降低投入效果,因此,建议对市级医院实施分层发展策略:第一层,集中力量重点扶持4~6家成为世界级高水平研究型医院(头部医院);第二层,对不具备成为综合性研究型医院能力的,结合学科优势,重点发展专科领域科研和成果转化能力,成为专科类应用型研究型医院。同步建立与分层发展策略相适应的投入机制。

(三)区级医疗机构("强腰")作为"立地"的延伸,为常见病就医下沉提供支撑

"强腰"要求区级医疗机构发挥相应作用。在基层卫生服务能力不足的情况下,区级医院要为社区卫生服务机构提供人员、技术支撑,并加强与社区的双向转诊,同时要及时将疑难重症上转至上级医院。区级医院发展也要分层,一部分成为区域性医疗中心,另一部分冗余资源,要向康复机构、护理机构转型。同时,建设由区域性医疗中心牵头,所在区域内社区卫生服务中心参加的紧密型医联体,发挥区级财政、编制和人事任命统一归口的优势,逐步加强紧密型医联体内医疗机构人、财、物的统一调配。

市级医院可以从三方面开展与紧密型医联体的合作。一是加强优势专科下沉,建立对口关系,加强对医联体内医疗机构专科的指导;二是接收医联体转诊的疑难重症病人;三是在以上两项合作基础上加强临床研究。本市部分市级医院承担了跨省市对口帮扶建设,开展了跨省市联合体组建,应以此为契机,同步建立医学科研创新网络,加强全国范围病例的积累。

四、行政手段和经济调节并举,推动医疗机构落实功能定位

医疗服务体系发展的整体引导方向是促进常见病诊治下沉基层,市级医院"聚焦疑难杂症、聚焦前沿技术、聚焦科技创新"。对医学科研投入,市级医院要做增量;对常见病诊疗资源投入,社区要做增量,市级医院要做相应减量。只做增量的机构,机构经济运行压力不大;对于既有增量又有减量的机构,要在改革的同时,充分考虑其经济运行的平稳性,确保改革达到预期效果。因此,政策设计上,应采取行政手段和经济调节相结合方式。

(一)发挥行政手段调控作用

一是加强考核指标的"指挥棒"作用。按照机构的不同定位,科学设定指标。例如,对市级医院,加大病例难度系数的考核,对其中的头部医院还要重点加大科研产出和成果转化能力的考核;对紧密型医联体,可加强转诊率和居民就医依从性的考核。要将考核结果与院长任免、财政投入、医保支付、床位核定、编制核定等挂钩。

二是合理调整机构和床位设置。完善已有医疗机构的功能布局,控制市级医院新增机构建设和床位。加强床位结构调整,从开放床位逐步向核定床位管理转化;优化市级医院研究型床位和普通治疗床位结构比例;开展医疗、康复、护理床位分类管理,采取不同的支付和考核政策。

三是集中力量加强研究型医院建设。考虑依托头部医院加强科研创新平台和大型人群研究队列、样本库建设。鼓励创新药械和创新技术在研究型医院先行先试。鼓励头部医院与当地政府、医药企业合作,牵头建设医学科技创新园区,为园区发展提供相应政策支持。

（二）发挥经济政策调节作用

2022年，上海三甲医院收入构成中，门诊收入占34.37%，住院收入占46.41%。按照上海市卫生健康统计中心研制发布的《上海市病种组合目录（试行）》的分组权重，将住院病例入组后划分为五类，即超高分值组、高分值组、中分值组、低分值组、超低分值组。如果将超低分值和低分值区间的住院病例视为常见病和多发病，不应成为三甲医院收治的病例，那么目前此类病例费用占住院总收入的18%、占医院总收入的8.35%。通过类似逻辑推算，目前常见病和多发病病例门诊费用占三甲医院总收入的13.37%。如果常见病下沉，三甲医院平均会增加21.72%的收入缺口。当然，更精确的推算需进一步建立模型，但2022年的数据已经能够说明，常见病费用的剔除，会对市级医院的运行带来很大影响。经济政策调节，可考虑着眼于两个方面：

一是做足科研投入增量。目前，科研项目和成果转化收入占市级医院的收入比重很低，市级医院基本都在用医疗收入补科研投入。上海要成为国际医学中心城市，需超常规地加大对头部医院投入，不仅要给政策，还要给资金。建立健全"揭榜挂帅"制度，持续加大重点攻关项目投入。同时，为研究型医院积极争取国家级项目和投入提供支持。

二是完善价格和医保支付政策。要提高疑难重症收费水平，基本医保已基本实现全民覆盖，由此增加的收费，应主要由医保支付。通过价格和医保支付政策调整，提升市级医院疑难重症诊疗的性价比，使市级医院更加愿意聚焦于疑难重症诊疗，更加愿意主动地将常见病诊疗"下放"社区。

（三）发挥社会办医补充作用

建设以公立医疗卫生机构为主体，社会办医为补充的医疗服务体系。鼓励社会资本参与医疗卫生事业发展。为社会办医发展留出空间，深化"放管服"改革，发挥社会办医对个性化、高品质医疗服务的积极作用。鼓励公立医疗机构与社会办医合作，发展高水平、国际化、特色化社会办医。

参 考 文 献

［1］吴凌放.医生人力资源的需求、配置与激励.上海：上海社会科学院出版社,2018.

［2］国家卫生健康委员会.2022中国卫生健康统计年鉴.北京：中国协和医科大学出版社,2022.

［3］上海市卫生健康委员会.2021年上海市卫生健康统计数据.https://wsjkw.sh.gov.cn/tjsj2/20220704/a540b90305ae4c54bf870b3804c6f84c.html［2023－11－30］.

［4］上海市卫生健康委员会.2010年上海市卫生数据.https://wsjkw.sh.gov.cn/tjsj2/20180815/001256773.html［2023－11－30］.

［5］上海市人力资源和社会保障局.关于2020年本市全口径城镇单位就业人员平均工资的通知（沪人社综［2021］193号）.2021.

［6］上海市统计局,国家统计局上海调查总队.2022上海统计年鉴.北京：中国统计出版社.

［7］上海市卫生健康委员会.2022年上海市老年人口和老龄事业监测统计信息.https://wsjkw.sh.gov.cn/tjsj2/20230412/899c76cbff2e4c93997b03593ccb946e.html［2023－11－30］.

上海市国际医疗服务高质量
发展思考与启示

周　璞　李　薇　徐崇勇　许明飞　陈　雯　邵祯谊　顾静文

【导读】　国际医疗服务是上海建设卓越全球城市的重要保障,亦是医疗层面彰显上海国际影响力的组成部分。新形势下如何把握国际医疗服务高质量发展方向,助力上海国际医疗服务品牌走向世界,值得思考与探索。文章通过回顾性比较分析 2019~2020 年上海市医疗机构外籍住院患者出院人次、年龄构成、病种分类、手术分级、疾病转归、机构分布等特点,结合既往研究发现上海市外籍住院患者出院人次稳步增长,老龄康复养老需求上升,病种和手术构成有所变化,医疗服务仍以高水平公立医院为主体且呈现重症化趋势,社会办医住院人次和手术量上升。文章提出新时代国际医疗服务的高质量发展应当构建国内大循环为主体、国内国际"双循环"新发展格局,关注患者需求,优化资源配置。

　　2017 年党的十九大提出"我国经济已由高速增长阶段转向高质量发展阶段",高质量发展是一种以质量和效益为价值取向的新型发展理念,优质高效是其基本要求[1]。2018 年 8 月,国家卫生健康委员会印发《关于坚持以人民健康为中心推动医疗服务高质量发展的意见》(国卫医发〔2018〕29 号),这是卫生健康领域首次提出高质量发展[2]。2021 年上海市人民政府印发《关于推进上海市公立医院高质量发展的实施方案》提出"为提升患者就医体验,鼓励创新医疗服务模式,支持三级医院开展国际医疗服务"[3]。

　　新时代的国际医疗服务是具有国际化要求和特征的高品质医疗,服务的目标人群包括境内外籍人士、有国际医疗服务需求的国内人士、海外华人华侨,以及以医疗旅游为目的入境的外籍人士。服务的宗旨即为患者提供最佳的就医体验和健康保障。其内核包含服务对象国际化、医疗水平国际化、质量标准国际化、管理模式国际化、服务设施国际化、支付方式国际化六大方面。服务内容主要包括疾病诊疗、健康管理、预防接种、跨文化医护服务、跨境医疗转运,同时涉及国际医疗机构运营与管理、国际商业健康保险支付、医疗旅游等多个领域[4]。国际医疗服务是上海

基金项目:上海市卫生健康委员会 2021 年卫生政策研究课题"具有国际竞争力的医疗特色服务项目调查研究(复旦系统)"(课题编号:2021HP28)。
第一作者:周璞,女,主治医师。
通讯作者:顾静文,女,主任医师。
作者单位:复旦大学附属华山医院国际医疗中心(周璞、李薇、顾静文),上海市卫生健康委员会(徐崇勇),上海市卫生和健康发展研究中心(上海市医学科学技术情报研究所)(许明飞),上海市卫生健康统计中心(陈雯、邵祯谊)。
本文已发表于《中国卫生资源》杂志第 25 卷第 6 期。

建设卓越全球城市的重要保障,亦是医疗层面彰显上海国际影响力的组成部分。新形势下如何把握国际医疗服务高质量发展方向,助力上海国际医疗服务品牌走向世界,值得思考与探索。

一、资料与方法

(一)资料来源和方法

外籍患者是国际医疗服务的重要目标人群,其住院患者信息较为完整且有代表性,能一定程度体现国际医疗服务的发展形势。本文通过对 2019 年 1 月 1 日至 2020 年 12 月 31 日上海市卫生健康统计中心可调取的上海市外籍住院患者的就医信息数据共 10 968 例,对年龄构成、病种分类、手术分级、疾病转归、机构分布等进行分析,结合既往研究,初步研判国际医疗服务需求变化趋势,并以此为切入点进一步提出对国际医疗服务新时期高质量发展的思考与启示。

研究中疾病分类参照《国际疾病分类》(第 10 次修订本)(*International Classification of Diseases*,ICD-10)编码共分为 21 类病种,手术操作分级参照《国际疾病分类:手术与操作》(第 9 版临床修订本)(*International Classification of Diseases Clinical Modification of the 9th Revision of Operations and Procedures*,ICD-9-CM-3)手术编码,依据风险程度和操作难易,由低到高分为 4 个等级。疾病转归分为好转、治愈、未愈、死亡、其他五大类。医疗机构按服务性质分为疾病诊疗和康复养老两大类,按机构性质划分为依托三级甲等医院国际医疗中心或特需、社会办医疗机构和其他三大类。

(二)统计学分析

用 Excel 2017 建立数据库,用 SPSS 20.0 软件进行统计学分析。对 2019~2020 年上海市外籍住院患者现况进行描述性分析,计数资料以百分比描述,正态分布的计量资料以均数±标准差描述,非正态分布的计量资料以中位数(分布范围)描述。

二、结果

(一)2019~2020 年外籍住院患者基本情况比较

2019~2020 年上海市外籍住院患者出院人次分别为 5 375 例次和 5 593 例次,增长率为 4.06%。男女比例大致相等,男性在 2019 年和 2020 年分别占 49.4% 和 50.9%。2020 年住院患者平均年龄为(44.8±22.7)岁,高于 2019 年的(42.7±22.2)岁。2020 年大于 65 岁和大于 80 岁的住院患者出院人次为 945 人次(占 16.9%)和 464 人次(占 8.3%),高于 2019 年的 828 人次(占 15.4%)和 253 人次(占 4.7%),增长率分别为 14.1% 和 83.4%。平均住院天数在 2019 年和 2020 年分别为(6.64±0.45)天和(6.38±0.28)天。

(二)2019~2020 年外籍住院患者病种构成和排名情况

按 ICD-10 编码将病种分为 21 大类,2019 年和 2020 年构成比顺位排名前 10 位病种情况见表 1。妊娠、分娩和产褥期疾病 2019 年和 2020 年均顺位排名第 1,呼吸系统疾病 2020 年相较 2019 年排名顺位从第 2 下降至第 5。

表1　2019~2020年上海市外籍住院患者前10位病种排名和构成情况

排序	2019年		2020年	
	病　种	构成比(%)	病　种	构成比(%)
1	妊娠、分娩和产褥期	13.69	妊娠、分娩和产褥期	13.20
2	呼吸系统疾病	12.87	循环系统疾病	13.03
3	循环系统疾病	11.29	影响健康状态和与保健机构接触的因素	11.53
4	影响健康状态和与保健机构接触的因素	10.46	消化系统疾病	10.50
5	消化系统疾病	10.36	呼吸系统疾病	9.46
6	损伤、中毒和外因的某些其他后果	6.68	肿瘤	7.81
7	肿瘤	6.68	损伤、中毒和外因的某些其他后果	7.08
8	泌尿生殖系统疾病	6.25	泌尿生殖系统疾病	6.44
9	肌肉骨骼系统和结缔组织疾病	4.61	肌肉骨骼系统和结缔组织疾病	5.17
10	症状、体征和临床与实验室异常所见,不可归类在他处者	3.33	症状、体征和临床与实验室异常所见,不可归类在他处者	3.38

（三）2019~2020年外籍住院患者手术和疾病转归情况比较

2019~2020年外籍住院患者手术分级和疾病转归情况见表2。

表2　2019~2020年上海市外籍住院患者手术分级、疾病转归情况比较

项　目	2019年		2020年		增长率(%)
	数　量	占比(%)	数　量	占比(%)	
手术量(例)	2 694	50.10	2 748	49.10	2.00
三/四级手术量(例)	550	20.41	711	25.87	29.27
好转治愈人次(人次)	4 816	89.60	4 905	87.70	1.85

（四）2019~2020年不同类别医疗机构就诊情况比较

2019~2020年上海市不同服务类别医疗机构外籍住院患者出院人次和占比情况见表3。

表3　2019~2020年不同服务类别医疗机构外籍住院患者出院人次和占比情况

项　目	2019年		2020年		增长率(%)
	人　次	占比(%)	人　次	占比(%)	
疾病诊疗	5 357	99.67	5 351	95.67	−0.11
康复养老	18	0.33	242	4.33	1 244.44

2019～2020年上海市不同性质医疗机构外籍住院患者出院人次和手术情况见表4。

表4 2019～2020年上海市不同性质医疗机构外籍住院患者出院人次和手术情况

项　　目	机构性质	2019年		2020年		增长率(%)
		数　量	占比(%)	数　量	占比(%)	
不同性质医疗机构出院人次(人次)	依托三级甲等医院	2 934	54.59	2 684	47.99	-8.52
	社会办医疗机构	856	15.93	1 346	24.07	57.24
	其他	1 585	29.49	1 563	27.95	-1.39
不同性质医疗机构手术量(例)	依托三级甲等医院	1 343	49.87	1 269	46.18	-5.51
	社会办医疗机构	474	17.60	664	24.16	40.08
	其他	877	32.57	815	29.66	-7.07
不同性质医疗机构三、四级手术量(例)	依托三级甲等医院	262	47.64	379	53.31	44.66
	社会办医疗机构	112	20.36	136	19.13	21.43
	其他	176	32.00	196	27.57	11.36

三、讨论与分析

(一)长期发展趋势向好

本研究发现2020年上海外籍患者出院人次较2019年增长率为4.06%,与2019年高达26.62%的增长率相比有所下降。分析国际医疗服务未来态势,2020年上海市因新型冠状病毒(以下简称"新冠")感染疫情防控外籍入境人数较2019年下降约88.0%,伴随疫情结束入境人数将逐步恢复,跨境医疗需求也将稳步增长;同时上海国际化城市定位、良好的工作居住氛围将吸引更多外籍人士选择长期留沪,这部分人群的医疗需求仍有上升空间;另外随着社会经济发展,人民群众对优质医疗服务需求日益增长,商业健康保险在国际医疗支付体系中应用场景更为广泛,综上预判国际医疗服务长期发展趋势向好。

(二)老龄康养需求上升

研究发现,2020年上海外籍住院患者平均年龄相较2019年有所上升,其中大于65岁及80岁的老龄和高龄患者占比增加,相对应总体人群从康复养老服务性质的医疗机构出院人次和占比也较前有所上升。究其原因,主要是2020年境外部分地区因新冠感染病例数激增造成医疗资源挤兑和可及性下降,治疗等待时间显著延长,促使有疾病诊疗迫切需求的老年海外华人选择归国就医。此外,伴随中国医疗服务水平的提高,归国养老也已成为诸多老龄华人的选择,既能享受好的生活质量,亦能满足"落叶归根"的情感需求。

（三）病种、手术构成变化

既往研究结合本文分析发现[5]，2016～2020 年外籍住院患者妊娠、分娩和产褥期疾病始终排第 1 位，呼吸系统疾病、循环系统疾病、消化系统疾病、影响健康状态和与保健机构接触的因素病种虽排名次序有所变化但始终保持前 2～5 位，以上 5 个病种占出院人次数的 50.0% 以上，是影响外籍患者就医的主要病种。分析具体病种，呼吸系统疾病 2020 年相较 2019 年和 2016～2018 年排名顺位降至第 5[6]，考虑佩戴口罩、勤洗手、保持社交距离等新冠疫情防控措施，对所有呼吸道疾病传播都能起到有效预防作用，同期多项研究也发现疫情防控期间急诊、住院患者呼吸系统疾病构成比显著下降[7-8]；循环系统疾病顺位排名由 2016～2018 年的第 4 位升至 2020 年第 2 位，原因首先考虑心脑血管疾病全球患病率和死亡率呈逐年上升趋势，其次疫情期间医疗机构优先收治心肌梗死或高危卒中等危重患者；肿瘤疾病顺位排名由 2016～2018 年第 8 升至 2020 年第 6 位，分析原因得益于国内外科术式突破、新药引进和研发、临床实践规范等，2020 年我国恶性肿瘤疾病 5 年生存率已提升至 40.5%[9]，一些知名医疗机构肿瘤患者总体 5 年生存率高达 71.3%，部分肿瘤如乳腺癌、肾癌等 5 年生存率高达 93.6%、77.1%[10]，达到甚至赶超先进发达国家水平，肿瘤诊疗的"中国方案""中国标准"受到国际广泛认可，吸引外籍肿瘤患者在华接受治疗。对比分析 2019 年和 2020 年外籍住院患者手术情况，近半数住院患者接受手术，但 2020 年三、四级手术操作量和占比均高于 2019 年，考虑可能由于疫情防控，轻症患者到院就诊意愿下降、医疗机构优先收治危重需紧急手术患者，同时也体现了国际医疗服务机构开展高难度手术能力的提升。综上所述，影响外籍患者住院的优势病种较为稳定，但疾病、手术难度的构成发生了一定变化，其原因涉及医疗技术更新、人群行为改变、疫情防控要求和医院功能定位转化等多个方面。

（四）不同机构升降有别

本研究发现 2019 和 2020 年上海市外籍住院患者出院人次，手术总量，三、四级手术量都以公立三甲医院为主，虽然 2020 年公立三甲医院的外籍住院患者出院人次和手术量占比出现下降，但三、四级手术量占比不降反升。分析原因新冠流行期间公立医院将主要医疗资源投入疫情防控和救治，同时为避免人群聚集率先开展互联网线上医疗辅助医疗资源精确分配，间接使得非必要住院人数下降，但高水平公立医院在国际医疗服务危重疑难疾病诊治中拥有不可替代优势。研究同时发现，2020 年社会办医疗机构外籍住院患者出院人次和手术量都出现明显上升，可能与公立医院面临的防控和救治压力增加，使外籍轻症患者转而去社会办医疗机构有关，也说明社会办医疗机构在这几年的政策引导和自身努力下，医疗水平和服务能力有所提高而吸引了更多的外籍患者。

四、思考与启示

（一）构建"双循环"新发展格局推动国际医疗服务高质量发展

党的二十大明确提出以高水平开放构建以国内大循环为主体、国内国际双循环相互促进的新发展格局[11]，国际医疗服务作为健康相关的跨境医疗服务，本研究预判其未来发展形势向好，需将"双循环"新格局融入其中。从需求侧分析,国际医疗服务的内循环是现有的存量市场,包括现住境内的外籍人士和有国际医疗服务需求的国内患者。外循环是增量人口,指可吸引入境接受医疗旅游、跨境医疗的境外患者,包括海外华人华侨、东盟、日韩、"一带一路"国家和地区的境外人士等。从供给侧分析,国际医疗服务当重视内涵建设,避免粗放式的规模扩张,提倡效率和优化资源配置,加强服务质量、医疗技术、人才培养等核心要素打造。以内循环为主体,立足满足人民群众多层次、多样化健康需求的宗旨,充分挖掘我国现存国际医疗服务市场潜力,通过内循环促进国际医疗服务竞争力提升,进而加强国际医疗品牌在境外患者中的影响力,最终形成供给、需求侧"双循环"联动的国际医疗服务高质量发展。

(二)以需求为导向促进国际医疗服务高质量发展

研究提示国际医疗服务患者人群呈现老龄化趋势,病种手术构成分布也在逐年变化。疾病分布规律是患者需求的体现,关注优势病种并形成合理的资源投入和模式创新,可有效引导国际医疗服务高质量发展。首先基于患者人群老龄化趋势,国际医疗服务应重视老龄人群多层次、多样化的健康需求,积极开展如疾病诊治、慢性病管理、康复疗养、长者照护和安宁疗护等注重老年患者生理和心理特点的健康服务。妊娠、分娩和产褥期疾病多年来位列病种排名第1,随社会发展,女性群体对高品质生育的需求日益上升,围绕孕产领域的围产保健、待产、分娩、产后康复等一体化优质医疗健康服务可成为国际医疗的重要发展方向。呼吸、循环、消化系统疾病多年来位于外籍住院患者病种排名前列,此类疾病涵盖多数全科综合诊疗常见慢性疾病,影响健康状态和与保健机构接触的因素多为健康体格检查人群,国际医疗可立足优势病种整合资源,推广"全科+专科"统筹协作及"体格检查+治疗+慢性病管理"等创新医疗服务模式。肿瘤疾病方面,不仅外籍患者病种排名上升,我国恶性肿瘤发病人数也是逐年增加并成为第一大死因;肿瘤疾病涉及多学科领域、新药和技术进展迅速且治疗周期长,患者在疾病各阶段因对生存质量要求不同会出现差异化的医疗需求,针对肿瘤疾病的特点,国际医疗可开展"多学科联合会诊"囊括肿瘤早筛诊断、手术、放射、化学、免疫和靶向治疗、舒缓和支持疗法等,采取"精准诊疗+个体化管理"的服务模式。

(三)优化资源配置助力国际医疗服务高质量发展

本研究结果显示,在收治外籍患者病例数与总手术和三、四级手术量及其占比上高水平公立医院具有绝对优势,是提供国际医疗服务的主体单位。而近10年社会办医疗机构在政策支持下获得了更多发展机遇和空间,这与本文社会办医疗机构外籍患者出院人次和手术量呈上升趋势的现况相匹配。现阶段国际医疗服务资源主要分布在依托公立三级甲等医院国际医疗中心或特需和独立营运社会办医疗机构[4],对资源进行合理布局形成有效协同,将激发与释放市场潜力,助力国际医疗服务高质量发展。高水平公立医院集聚专家人才、技术设备、声誉口碑等优质资源,也承担医疗体系、模式、技术创新的引领示范作用,以满足人民群众多层次、多样化医疗健康服务需求。现阶段随着区域医疗服务能力提升,基本医疗投入下沉基层,公立三甲医院面临着提质增效的要求,国际医疗服务支付方式以不占用医疗保险基金的商业保险和自费为主,满足了患者对医疗服务的更高需求,其盈利又可作为对基本医疗的补充,从医疗体系建设和经济发展来看具有积极意义。社会办医疗机构虽然机构规模、技术人才、品牌影响力方面弱于高水平公立医院,但在就医环境、服务理念、商业保险支付方面具有国际化优势,随着上海定位建设亚洲医学中心城市,一些国际知名医疗品牌相继引入上海,与本土民营医疗机构开展联合办医或技术支持,在一定程度上填补了社会办医医疗机构技术和品牌的短板。

高水平公立医院在优先开展基本医疗前提下有序进行院内资源配置,依托大型医院学科专业集群优势和区域服务能力,专注开展高新医疗技术、急危重症和疑难罕见病的国际医疗服务,发挥示范效应。社会办医疗机构在立足自身医疗水平发展的同时,可发挥国际化优势,开展全科综合、特色专科、康复养老、舒缓治疗等医疗服务,找准定位形成差异化发展。在政府有效监管下适当"松绑"政策限制,建立公立医院与社会办医疗机构的多层次合作关系,试点专家及其他医疗资源共享,优化流程及分配机制。

五、总结与展望

本文通过对 2019~2020 年上海市外籍住院患者就医数据分析,结合既往研究初步研判了国际医疗服务需求的变化趋势,虽然研究对象只是国际医疗服务的部分目标人群,但仍在一定程度上为国际医疗服务高质量发展提供了佐证。新时代背景下国际医疗服务在满足人民多层次健康需求、提高医疗机构现代化水平、促进健康产业发展、彰显中国医疗品牌国际影响力等诸多方面发挥重要作用,如能抓住机遇勇于挑战,必将交出高质量发展的精彩答卷。

------------------------------ 参 考 文 献 ------------------------------

［1］ 宋岩.习近平:决胜全面建成小康社会 夺取新时代中国特色社会主义伟大胜利——在中国共产党第十九次全国代表大会上的报告. https://www. gov. cn/zhuanti/2017-10/27/content_5234876. htm［2022－10－27］.

［2］ 国家卫生健康委员会,国家中医药管理局.关于坚持以人民健康为中心推动医疗服务高质量发展的意见(国卫医发〔2018〕29 号). 2018.

［3］ 上海市人民政府办公厅.上海市人民政府办公厅印发《关于推进上海市公立医院高质量发展的实施方案》的通知(沪府办发〔2021〕31 号). 2021.

［4］ 顾静文,卢燕雯.关于提升上海国际医疗服务能力的建议.中国卫生资源,2015,18(4):260－262.

［5］ 上海市统计局. 2020 年 12 月国际旅游入境人数. https://tjj. sh. gov. cn/ydsj56/20210119/cd25e4cdd34b49469cf6882b7c8d0521. html［2021－01－24］.

［6］ 周璞,李薇,徐崇勇,等.非公立医疗机构助力入境医疗旅游发展:基于对上海市外籍住院患者的分析.中国卫生资源,2020,23(6):614－618.

［7］ 张凤连,王鹏飞,谭云科.新冠疫情下急诊患者就诊情况的回顾性分析.岭南急诊医学杂志,2020,25(4):323－325.

［8］ 李晨,卢斌,王镜媛,等.新型冠状病毒肺炎疫情下急诊就诊患者特点及急诊预检分诊流程改进分析.中国急救医学,2020,40(4):281－285.

［9］ 中华人民共和国国家卫生健康委员会. 国家卫生健康委员会 2018 年 6 月 8 日例行新闻发布会文字实录. http://www. nhc. gov. cn/wjw/xwdt/201806/d5a307f70cb84538847e18af2de1f715. shtml［2018 - 06 - 08］.

［10］ 钟轩. 71. 3%! 30 万住院肿瘤患者 5 年总生存率国际一流. https://mp. weixin. qq. com/s/YAGLCRIN33GPn3DVewTVmQ［2022 - 05 - 27］.

［11］ 中华人民共和国中央人民政府. 习近平: 高举中国特色社会主义伟大旗帜　为全面建设社会主义现代化国家而团结奋斗——在中国共产党第二十次全国代表大会上的报告. https://www. gov. cn/xinwen/2022-10/25/content_5721685. htm［2022 - 10 - 25］.

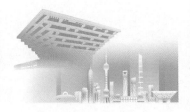

第三章

综合医改

2023 年是"十四五"规划承上启下的关键一年，新一轮医改以来，我国已建成覆盖全民的基本医疗保障网。接下来，上海要结合新形势、新要求，进一步推进医疗保障高质量发展。本章围绕科技成果转化、医疗卫生政策、数字化医疗、医联体建设、公立医院高质量发展等方面，全方位体现上海在医改中的最新成果，共收录 13 篇文章。在科技成果转化方面，提出建立公立医疗机构科技成果作价入股政策建议。在医疗卫生政策方面，提出上海医保赋能基层的 15 条举措，助力上海市社区卫生服务能力有效提升；梳理上海市多元支付机制支持创新药械发展的探索与实践；探讨构建长三角医疗卫生领域行政规范性文件协作备案机制。在数字化医疗方面，对上海市医疗数字化转型场景进行梳理与整体架构设计；分析上海市社会办医信息化水平的影响因素；探讨"互联网+"上门医疗服务中的风险和应对措施。在医联体建设方面，从上海市医联体建设现状出发，探究推进紧密型城市医疗集团建设的策略；以"中山—吴淞—社区"医联体为例，探索加强医联体建设的思路。在公立医院高质量发展方面，回顾我国优质医疗资源赋能基层卫生发展相关政策，提出赋能思路与举措；总结推进公立医院高质量发展"三个转向"的策略与经验，为推进公立医院高质量发展提供参考。此外，进一步探讨建设上海市卫生健康系统卫生健康文化体系；探索构建"四位一体"的卫生安全韧性城市体系。

公立医疗机构科技成果作价入股方式转移转化问题研究

徐崇勇　张天晔　邹　豪　刘　萍　易康祺

【导读】　科技成果转化是新一轮国家科技竞争的核心环节。当前,上海市正在加快推进具有全球影响力的科技创新中心建设,强化科技创新策源功能,聚力生物医药产业发展,为公立医疗机构科技成果转化提供了良好的政策环境。公立医疗机构科技成果转化具有一定特殊性。文章分析了公立医疗机构科技成果作价入股方式转移转化面临的主要挑战和问题,并借鉴国内部分地区和公立医疗机构的发展模式和经验,提出建立公立医疗机构科技成果作价入股政策建议,为进一步推进上海市公立医疗机构科技成果转化提供政策支持。

当今全球科技发展的主要特征是"科学"向"技术"转化不断加速,通过科技成果转化,实现科学到技术、技术到经济的飞跃,从而支撑经济社会的高质量发展。根据国家《促进科技成果转化法》规定,科技成果转化方式主要包括6种方式,即自行投资实施转化、向他人转让科技成果、许可他人使用科技成果、以科技成果作为合作条件与他人共同实施转化、以该科技成果作价投资折算股份或者出资比例及其他协商确定的方式。常见的科技成果转化方式为转让、许可、作价入股3种形式。其中,作价入股是产研合作紧密度最高、黏合度最强的方式,通过科技成果所有者和投资人共建经营实体,合力实现科技成果转化,并共享转化预期利益。在医疗科技成果作价入股实践中,公立医疗机构及其人员以科技成果作价入股主要有3种形式,即公立医疗机构和医生分别持有目标公司股权、公立医疗机构持有目标公司股权及医生持有目标公司股权[1]。科技成果转化成功后,成果所有者以作价入股方式持有股权,能够实现利益最大化,因此作价入股方式越来越受到成果所有者的关注。

一、面临的挑战

据《中国科技成果转化2022年度报告(高等院校与科研院所篇)》公布的数据,科技成果转化最多的方式是转让(15 207项,占65.2%),其次为许可(7 577项,占32.5%),作价入股最少,共

第一作者:徐崇勇,男,上海市卫生健康委员会办公室主任。

作者单位:上海市卫生健康委员会(徐崇勇、张天晔、邹豪、易康祺),上海市卫生和健康发展研究中心(上海市医学科学技术情报研究所)(刘萍)。

549 项,仅占 2.3%。与高校、科研院所相比,公立医疗机构科技成果转化更加特殊和复杂。在实际运行中,公立医疗机构科技成果作价入股面临的困难和挑战也更多[2],主要表现为 5 个方面。

(一)存在科技成果归属争议

公立医疗机构科技成果作价入股后,科技人员若为合作公司继续提供技术支持并获取报酬,可能发生科技成果归属的争议。主要是科技人员的后续研究成果源自其在公立医疗机构的职务行为,具有公立医疗机构科技成果属性,在合作公司与公立医疗机构之间可能存在科技成果归属争议。

(二)存在科研人员利益驱动弊端

科技成果作价入股后,合作公司仍可能委托科技成果所有人开展后续临床研究,科技人员可能会出于成果转化的驱动,不能保持科学公正的态度,研究过程中容易受到个人利益干扰,从而对受试者利益产生一定影响。转化产品上市后,科技人员出于进一步扩大成果应用等目的,可能会影响与该产品相关的临床决策和诊疗行为。

(三)存在潜在的经营和廉政风险

与经营性国资不同,公立医疗机构是非营利性事业单位。公立医疗机构直接从事科技成果股权投资业务,容易偏离公立医疗机构发展定位,并带来经营风险。同时,公立医疗机构和科研团队既是科技成果作价入股公司的股权持有者,也是科技成果转化产品的使用者,当公立医疗机构的采购者身份与受益者身份重叠时,其采购决策可能会受到干扰,在实际操作中容易形成关联交易的隐性风险[3],有利益输送之嫌。

(四)存在转移转化队伍能力不足

科技成果作价入股涉及医疗专业技术、资产管理、财务管理、知识产权管理等多领域专业知识,需要懂技术、懂市场、懂法律的团队来实施。目前,公立医疗机构内普遍缺乏专业的科技成果转化人员,许多公立医疗机构以科研管理部门来承担相应职能,难以承担科技成果作价入股过程中的尽职调查、资产议价、股权结构商议,以及入股后的投资企业运营、市场开拓、监管等工作。

(五)存在成果价值确认技术难点

科技成果转化的核心问题是如何以合理的市场价值将科技成果的所有权或使用权转换成相应的股权,并确认各转让主体享有合理的权益比例。虽然有关政策已规定科技成果转化时可免于资产评估,但实践过程中,公立医疗机构由于缺乏市场谈判的经验和能力,更倾向于以评估价值作为作价或议价的依据。但以市场法或成本法进行资产评估时,由于科技成果转化产品的创新性,采用现有案例等修正而得到的市场价值不一定能科学反映其真实潜在价值。同时,由于公立医疗机构科研研发项目复杂,往往多项目并行,设备使用、能源计量无法区分,事后确认成本计价也存在现实困难。

二、主要经验借鉴

目前,我国高校院所科技成果作价入股经过多年摸索,已形成先奖后投、先投后奖、先投缓奖、先投后奖并划转、先转后奖再投、转投并进等操作路径。虽然公立医疗机构科技成果作价入股探索明显滞后于高校院所,但亦积累了一些经验[4-5]。

(一)四川大学华西医院构建较为成熟的作价入股体系

2018 年,四川大学华西医院制定了《四川大学华西医院科技成果转移转化九条激励政策(试行)》,即业内人士通称的"华西九条",明确规定"允许成果完成人与医院事先协议约定职务科技成果的权属或股权比例,成果完成人可在申请专利或专利技术成果作价投资前与医院以协议的方式事先约定科技成果的权属或股权比例,并允许成果完成人以个人名义占有股份"。该规定明确了以职务科技成果为基础的专利权归属问题,原本依附于职务科技成果的专利权不再只能归公立医院享有,双方不仅可以就其转化的权益进行约定,还可约定由医生本人享有。同时,四川大学华西医院还制定了《四川大学华西医院科技成果作价投资标准化管理流程》,作价投资主要由成果转化部门负责,经过多层内部审批后方可办理转移转化手续,形成了一套较为成熟的作价投资体系。四川大学华西医院目前还有 3 家对外投资企业,在科技成果转化交易中作为医院资产管理公司参与持股并管理相应股权。

(二)首都医科大学附属北京天坛医院开展北京科技成果转化试点

由于公立医院缺乏资产经营公司,也缺乏运营人才,公立医疗机构科技成果转化的国有部分股份没有持股平台,导致科技成果无法实现作价入股。按照北京市政府的部署,首都医科大学附属北京天坛医院积极参加医学科技成果转化试点。主要经验包括以下几点,一是设立首都汇智医疗科技成果转化研究院,作为公立医疗机构自主知识产权转移转化作价入股的载体,承担资产管理、项目投资等职能;二是拓宽创新转化资金来源,接受首都医疗科技成果转化公益基金会捐赠资金,用于支持转化意愿强烈、权属边界清晰、研究基础扎实、市场前景明朗的研究项目。

(三)上海交通大学附属瑞金医院夯实作价入股专业人才队伍

上海交通大学附属瑞金医院积极探索一条适宜公立医疗机构、符合长三角医学产业链特色、协同社会转化资源的成果转化发展新路径。其在专业人才队伍建设方面的主要做法是在学科规划和大设施管理处下设知识产权和成果转化办公室,从而组建了一支能够提供医企、医地合作服务,具有知识产权运营、股权投资、孵化器建设经验的专业人才队伍,推动医疗科技成果作价入股。2023 年 10 月 17 日,"瑞金医院——天士力医药集团小核酸药物作价入股项目"成为上海医疗科技成果作价入股的首批案例。

(四)北京积水潭医院完善科技成果评估框架

医学科技成果作价入股具有操作流程复杂、转化周期较长和收益不确定性等特点,北京积水潭医院在推进医学科技成果作价入股试点时,针对医学科技创新成果转化特点和医院自身实际,通过对价值较高的项目在技术情况、承接对象情况和赋权条件等方面进行全面调研和评估,通过多方专家论证后,制定了一套医院成果项目评估流程,确定医学科技成果转化的处置方式和路径。

三、政策建议

(一)构建持股平台,设立经营风险隔离层

建议借鉴北京科技成果转化试点经验,采用企业法人主体作为公立医疗机构的代理人,在市级层面构建公立医疗机构科技成果转化持股平台,与投资方共同举办转化项目,形成经营风险隔离层,并在具备条件的市级医院开展试点。

(二)完善制度和管理,降低廉政风险

为避免医院方、团队既是科技成果完成者,又是科技成果转化产品的使用者所隐含的关联交易风险,应完善管理制度,加强"事前—事中—事后"全流程管理。建议在推进公立医疗机构科技成果转化作价入股时,组建利益冲突管理委员会,加强利益冲突管理,完善利益冲突的申报、审查和公开等管理程序。同时,建立完善公立医疗机构知识产权管理和兼职管理等相关制度,早期识别利益冲突,尽量降低利益冲突造成的不良影响。

(三)加强专业队伍建设,提升转移转化能力

对于有条件的公立医疗机构,应建设一支专业专职的技术转移转化服务队伍。要以科技成果评价、供需对接等与临床密切关联的环节为重点,加快专业人才队伍建设,强化技术转移人才岗位保障,在核定的专业技术岗位比例内提高科技成果转化的高级专业技术岗位比例。对于非临床关联服务环节,如知识产权运营、合规风控、技术投融资、交易谈判、项目孵化等专业技术服务,可以委托第三方服务机构实施。

(四)加强技术转化评估,规范科技成果成本和所有权认定

建议在科技成果作价入股转化时,要针对医学创新项目转化特点和医院自身实际,制定有效的科技成果转化评估框架,对转化项目进行评估。在成本认定方面,医院可制定相关的科技成果成本计量操作办法,规范新增科技成果成本计量程序。在所有权认定方面,要探索赋予医务人员职务科技成果所有权或长期使用权试点,可以与科技成果完成人实行事前约定所有权占比,激发医学科技创新动力,形成正向反馈。

参 考 文 献

［1］李媔,王佳,张宁.医疗机构科技成果作价投资模式探讨.中国医院,2023,27(3):83-85.
［2］吴寿仁.高校院所科技成果转化方式比较及其选择——基于高校院所科技成果转化 2018—2022

年度报告数据的分析.科技中国,2023,(8):53-59.

[3] 张敏,支闻沁,程蕾蕾.关于医院职务发明专利采用股权作价形式交易合理性的探讨.中华医学科研管理杂志,2020,33(4):269-272.

[4] 李晶慧.作价入股推进医院科技成果转化的探讨.中国卫生资源,2023,26(1):76-79.

[5] 李文君,葛章志.赋权共有后职务科技成果作价投资典型风险研究.中国高校科技,2023,(9):76-82.

关于上海医保部门赋能社区卫生
服务能力提升的实践探索

郑贤文　董　晟　沈　怡

【导读】　建立和完善分级诊疗制度,是深化医药卫生体制改革的重要任务,也是新形势下更好维护人民群众健康的重要途径。社区卫生服务作为基本医疗和公共卫生服务体系的网底,为居民提供综合、连续、协同的基本医疗服务。但伴随城市老龄化步伐加快,社会环境、疾病谱等因素不断变化,居民对社区卫生服务的需求不断增长,对基层医疗机构临床诊疗和健康管理能力提出了更高要求。根据市委、市政府重点工作安排,市医保局围绕全面提升本市社区卫生服务能力的要求,进一步深化医保的政策制度在促进分级诊疗中的作用机制,提出上海医保赋能基层15条举措,充分支持社区卫生在城市健康服务体系中的基础性作用,助力本市社区卫生服务能力实现有效提升。

一、研究背景

习近平总书记在全国卫生与健康大会上明确提出,分级诊疗制度是五项基层医疗卫生制度之首。建立和完善分级诊疗制度,是深化医药卫生体制改革的重要任务,也是新形势下更好维护人民群众健康的重要途径。上海社区卫生服务工作起步较早,在市委、市政府的持续重视下,充分发挥基本医疗和公共卫生服务的网底功能,为居民提供综合、连续、协同的基本医疗服务,分级诊疗秩序得到不断演进。

但与此同时,伴随城市老龄化步伐加快,社会环境、疾病谱等因素不断变化,居民对社区卫生服务的需求不断增长,对基层医疗机构临床诊疗和健康管理能力提出了更高要求。根据市委、市政府重点工作安排,市医保局党组书记、局长夏科家牵头开展"医保助力社区卫生服务能力提升"调研课题,进一步深化医保的政策制度在社区卫生服务能力提升中的作用机制,充分支持社区卫生在城市健康服务体系中的基础性作用,推动基层医疗机构提高防病治病和健康管理能力。

第一作者:郑贤文,男,上海市医疗保障局医药服务管理处四级主任科员。

通讯作者:沈怡,女,上海市医疗保障局医药服务管理处副处长。

作者单位:上海市医疗保障局(郑贤文、董晟、沈怡)。

本文已发表于《上海医疗保险》2023年第4期。

二、调研过程

(一) 研究方法和思路

研究方法主要采取专家访谈、数据挖掘和实地调研等形式,组建跨部门课题调研组,注重发挥三医联动工作优势。调研坚持以习近平新时代中国特色社会主义思想为指导,全面贯彻落实党的二十大精神,紧紧围绕市政府办公厅印发《进一步提升本市社区卫生服务能力的实施方案》工作部署,聚焦待遇、准入、价格、支付、分配等医保政策工具,探究医保对于社区医疗服务能力提升的影响机制,总结典型经验和短板不足,梳理比对国内外成熟经验,进而提出支持社区卫生服务能力提升的可行性措施,确保其具有科学性、实用性和可操作性,为下一步制度设计提供参考。

(二) 调查研究过程

1. 坚持问题导向

课题调研组坚持以问题导向指引调研方向,结合前期梳理排查本市医保不合理限制、基层医疗服务价格调整建议征询、大走访大排查等预调研情况,科学制定调研方案,合理规划走访安排,梳理现有医保政策制度,找准制约基层医疗高质量发展的梗节难题,确定课题攻关的一系列重点难点,确保带着问题、瞄准问题、直奔问题开展调研。

2. 坚持理论引领

课题调研组把习近平总书记关于基层卫生健康和医疗保障工作的重要精神作为学习重点,组织集中学习和专题研讨,沉下心读原著、学原文、悟原理,努力从党的创新理论中找方向、找思路、找办法。5月10日,夏科家局长进行主题教育授课,就医保助力社区卫生服务能力提升调研课题进行重点指导,为课题的切入点和落脚点提供重要思考启发。7月3日,夏科家局长、曹俊山副局长再次组织召开专题会议,要求拿出更多医保惠民的实事举措,进一步提升群众基层就医的获得感、幸福感和满意感。

3. 坚持眼睛向下

为落实调查研究工作部署,夏科家局长率课题调研组成员,先后赴浦东新区潍坊街道社区卫生服务中心、黄浦区半淞园街道社区卫生服务中心、徐汇区斜土街道社区卫生服务中心等单位开展走访调研。此外,课题调研组还分赴长宁区虹桥街道社区卫生服务中心、黄浦区打浦桥街道社区卫生服务中心、闵行区古美社区卫生服务中心等17家单位进行调研。在走访过程中,基层代表集思广益,提出增加社区用药保障范围、提升社区适宜技术专项收费标准、医保总额预算向社区倾斜、加强基层医保业务培训等意见建议。夏科家局长进行"现场办公",直面问题、直击矛盾,对基层提出的意见建议照单全收,要求课题调研组认真梳理研究,拿出切实可行的改进方案。

4. 坚持系统联动

市医保局积极发挥三医联动工作优势,有效提升课题研究和政策转化效能。在联组学习和联手调研方面,市医保局分别先后联动浦东新区、黄浦区、闵行区、长宁区、杨浦区5个区的区卫生健康委、医保局等部门开展"解剖麻雀"式调研,对具有代表性的社区卫生服务中心进行多方会诊,听取基层家庭医生有关基层医疗高质量发展的意见建议,进一步确定课题攻关和政策优化的重点难点;在联动整改方面,市医保局与市卫生健康委、上海药品监督管理局(简称市药监局)等部门进行多轮沟通商研,分别就完善家庭医生绩效考核机制、明确 CT 等医技检查费用分摊问题、谋划基层特色医疗服务项目价格调整、推进医保电子处方流转等议题达成政策共识,进一步支持基层医疗机构服务能力建设;在联推发展方面,在课题调研组初步形成支持举措文件之后,采取线下走访和线上交流相结合的形式,分别向 16 个区的区医保局进行新一轮的意见征求,对相应支持举措作出进一步完善细化。

三、调研情况分析

(一)本市基层医疗服务基本情况

从整体上看,本市社区卫生服务网络健全,社区医务人员实现专业化配备,家庭医生签约服务覆盖稳步扩大,基层医疗服务能够较为有效地保障常见病、多发病门急诊需求。

1. 在机构数量方面

本市社区卫生服务网络健全,已基本将全市近 250 家本市社区卫生服务中心全部纳入医保定点,形成"横向到边,纵向到底"的基层定点医疗机构布局。基本实现市民 15 分钟内到达医疗服务点[1]。

2. 在就诊人次方面

上海市社区卫生机构(含村卫生室)年门诊量保持在 8 235 万人次左右。实际开放床位 14 563 张,在此基础上每年开设家庭病床超过 8 万张,提供上门诊疗服务约 80 万人次[2]。

3. 在签约服务覆盖方面

至 2022 年底,全市累计签约 921 万人,签约服务覆盖率 37%,其中重点人群达 78%,65 岁及以上老年人签约覆盖近 90%。签约居民社区就诊率 53%[3]。

4. 在医保结算费用方面

根据 2021 年度上海市医疗保障统计年报数据,上海市 2021 年度医疗机构医保结算总费用中,一、二、三级医疗机构在门急诊费用方面占比分别为 31%、30%、39%,在住院费用方面占比分别为 11%、43%、46%[4]。数据说明一级医疗机构聚焦于社区常见病、多发病的诊疗服务和健康管理,在门诊服务能力方面稳步实现纵向同质化发展,但在住院手术承接能力方面还有进一步提升的空间。

(二)面临的问题和不足

课题调研组根据基层的意见反馈汇总,梳理出目前制约基层医疗机构高质量发展的因素,主要存在如下 4 个方面。

1. 参保患者就医下沉动力不足

据统计,全市社区门诊量维持在常住居民门急诊总量三成左右。患者就医下沉社区动力不足的原因,除医保报销比例外,还与在社区是否能实现充足用药保障、得到资深专家看病问诊、方便专家号源预约等因素有关。

2. 社区医疗服务供给不够充分

社区医疗服务供给能力仍存在一定提升空间。社区卫生服务中心在适宜技术、药品配备、专家下沉、检查检验等方面的限制，影响了诊疗救治、康复护理、健康管理等功能发挥。

3. 院际资源互联互通存在堵点

目前，本市不少社区卫生服务中心已配备并开展了 CT 等检查检验服务，但院际间费用分摊问题仍未得到有效明确，可能会影响上级医疗机构协助社区出具诊断报告的积极性。同时，医保信息数据与居民电子健康档案信息尚未有机融合，影响了社区卫生服务中心对居民的全方位健康管理能力。

4. 家庭医生激励与管理机制均有待加强

自 2018 年家庭医生制度实施以来，签约服务费标准一直未作调整，政策激励效用边际递减。同时，在工作中还发现存在签约信息不实、服务不到位的现象，说明家庭医生签约服务有效管理有待加强。

四、调研成果转化

（一）"医保赋能基层 15 条"重点内容介绍

为贯彻落实市委、市政府工作部署，进一步发挥医保政策在促进分级诊疗中的积极作用，市医保局于 2023 年国庆前夕，会同市卫生健康委、市中医药管理局联合发布《本市医保进一步支持社区卫生服务能力提升的若干举措》，聚焦制约基层医疗高质量发展的根节难题，按照"强基层、重功能、守健康、惠民生"的原则，针对性出台医保赋能基层 15 条措施，推动本市基层医疗机构提高防病治病和健康管理能力，为老百姓提供优质可及的基层医疗服务。15 条措施主要体现在如下 5 个方面。

1. 增强参保患者就医下沉动力

重点是通过医保的差异化待遇杠杆，引导患者优先在基层就诊。在社区门诊报销方面，进一步落实国家和本市职工医保门诊共济保障改革的相关要求，适度提高基层医疗机构的门急诊报销比例，并降低门急诊起付标准。7 月 1 日起，在职职工社区门急诊报销比例提高到 80%，部分退休人员提高到 85% 以上，有力提升群众赴基层就医的整体待遇；在基层用药报销方面，进一步提高基层用药实际报销水平。出台社区用药参照甲类支付政策，对基层机构使用目录内的乙类药品支付调整为甲类支付。据统计，涉及 1 970 个具体品种，该措施实施后每年至少为参保患者减负近 2 亿元；在药品供应配备方面，为进一步提升群众用药的可及性，将全市 1 634 家定点药店纳入门诊统筹管理。对患者需要但社区尚未配备的药品，可由社区医生开具电子处方，患者凭电子处方到定点药店就近购买，享受与社区一致的报销比例；在就近大病治疗方面，扩大医保门诊大病定点资质。随着腹透等适宜技术在社区推广，考虑将相应大病定点资质放宽至社区，方便居民就近进行大病治疗。

2. 优化社区适宜技术价格管理

重点是通过价格的引导作用，鼓励社区创新医疗技术和服务方式，从而提升社区医疗服务供给水平。调整社区项目收费标准方面,在医疗服务价格项目动态调整时,优先向促进分级诊疗、体现基层医疗特色的医疗服务项目予以倾斜。此外,为积极应对人口老龄化趋势,支持社区按技术规范提供适宜的老年医疗、安宁疗护服务。

3. 推动院际信息资源互联互通

重点是支持费用分割与信息赋能机制,增强双向转诊的积极性和实效性。在支持院际医技诊疗服务协作方面,针对本市不少社区卫生服务中心已配备并开展 CT 服务的现状,通过明确费用分割机制,支持检查费用由医疗机构间协议分配,进而实现"拍片在基层、读片在上级",这既有助于患者更方便得到高质量的医技诊疗服务,也有利于减少基层医疗机构的运营成本;在提升医保信息赋能水平方面,依托家庭医生智能监控"三级平台",家庭医生团队可在签约居民授权基础上,依法合规调阅相关医保数据信息及健康档案信息,提升全生命周期健康管理水平。

4. 提升家庭医生签约服务质量

重点是从家庭医生的积极性与能动性入手,推动家庭医生签约服务高质量发展。在完善家庭医生绩效激励方面,市医保局将会同市财政局、市卫生健康委,在增加签约服务内容、提高服务质量的基础上,逐步提高家庭医生签约服务费标准,激发社区卫生服务中心和家庭医生团队开展签约服务的积极性;在强化家庭医生签约服务考核方面,市医保局积极配合市卫生健康委,优化签约服务绩效考核指标体系,将考核评价结果与医保支付挂钩,引导社区卫生服务中心和家庭医生团队做实、做细签约服务。

5. 合理加大医保支付倾斜力度

重点是通过医保支付的引导作用,提升基层医疗机构精细化运营能力。在总额预算支持方面,重点考虑就诊下沉、慢病管理等因素,医保总额预算继续向基层倾斜,保障社区卫生服务中心公益性运行。会同相关部门完善"结余留用、合理超支分担"激励约束机制;在支付模式创新方面,探索建立符合社区特点的安宁疗护、康复护理等按床日付费的基层支付模式;在支持医联体建设方面,探索紧密型城市医疗集团及医联体内按人头付费、打包付费等试点工作,促进医联体内部资源整合。

(二) 下一步工作考虑

下一步,市医保局将细化相关配套政策,及时做好政策解读、培训指导和督促落实,推动各项措施平稳推进、落地见效,并继续持续关注市民需求,不断完善各类医保惠民便民举措,着力引导群众基层就医,切实提升社区卫生服务能力,促进本市分级诊疗秩序形成。

参 考 文 献

[1] 上海市卫生健康发展研究中心.上海市分级诊疗体系及激励机制研究.2023.

[2] 上海市卫生健康委员会.关于上海社区卫生服务能力发展状况的研究报告.2023.

[3] 上海创奇健康研究院.上海市家庭医生签约服务质量提升策略研究(研究进展报告).2023.

[4] 上海市医疗保障局.2021 年度上海市医疗保障统计年报.2022.

上海市完善多元支付机制支持创新药械发展的探索与实践

张昀玚　陈丑艳

【导读】　为协同推进医药服务供给侧改革,鼓励生物医药企业创新,推进上海市打造具有全球影响力的生物医药产业创新高地,2023 年 7 月,上海市医疗保障局会同相关部门出台了《上海市进一步完善多元支付机制支持创新药械发展的若干措施》(以下简称《若干措施》),对完善多元支付机制支持创新药械发展的策略和路径做了新探索。文章梳理回顾了《若干措施》出台的背景和考虑、主要内容及上海支持创新药械发展的探索和实践。

党的十八大以来,全民医疗保障制度改革持续推进,在破解看病难、看病贵问题上取得了突破性进展。但近年来,一些群众反映疗效好但价格昂贵的创新药械"买不到""用不起",部分医药企业也抱怨国家药品集中带量采购和国家药品目录准入谈判等改革举措,压缩了企业利润空间,影响了企业前端的创新投入。医疗保障改革如何在减轻群众就医负担的同时,更好促进医药产业高质量发展。上海市医疗保障部门在遵守国家要求前提下,立足地方实际,开拓创新,对完善多元支付机制支持创新药械发展做了积极探索和实践。

一、出台《若干措施》的背景和考虑

为协同推进医药服务供给侧改革,鼓励生物医药企业创新,推进上海市打造具有全球影响力的生物医药产业创新高地,2023 年 7 月,市医保局会同市经济信息化委、市科委、市卫生健康委、上海市地方金融监督管理局、国家金融监督管理总局上海监管局、上海市大数据中心等部门出台了《上海市进一步完善多元支付机制支持创新药械发展的若干措施》,提出 9 个方面 28 条措施。牵头出台 28 条措施,总体是期望通过推进建立完善"基本医疗保险+商业保险"的多元支付机制,支持创新药械发展,最终实现市民就医负担减轻、医疗技术水平提升、医药产业和保险业高质量创新发展的多赢目标。

一是从健全多层次医疗保障体系,更好减轻市民医药费用负担的角度出发,既要做好"保基

第一作者:张昀玚,男,上海市医疗保障局办公室副主任。

作者单位:上海市医疗保障局(张昀玚、陈丑艳)。

本"，又要促进"多层次"。党的二十大报告提出"促进多层次医疗保障有序衔接""积极发展商业医疗保险"，所谓"多层次"，就是包括基本医疗保险、补充医疗保险、商业健康保险和医疗救助等方面，共同对市民医疗费用形成有效的保障。一方面，坚持尽力而为、量力而行，在"保基本"的范畴内，不断提升市民的医疗保障质量。得益于上海市经济社会平稳快速发展，上海市基本医疗保险基金结余充足，为市民基本医疗需求提供了坚实基础。要在确保基金安全可持续运行的前提下，将更多优质的医药产品和服务纳入基本医疗保险支付范围，不断提升医疗保险基金的使用效率，更好减轻市民医疗费用负担。另一方面，坚持多元互补、有序衔接，满足市民多层次、多样化的保障需求。虽然上海商业健康保险在过去几年保持较高的增长率，但总体规模仍然较小，仍有较大的发展空间。出台28条举措，期望通过支持商业健康保险发展，对市民医疗费用负担形成更有效的保障，促进上海多层次医疗保障体系建设，提升市民的获得感、幸福感和安全感。

二是从促进创新医药产品和技术的推广使用，提升市民健康水平、促进产业发展的角度出发，既要做到"促健康"，又要更好"助发展"。生物医药产业是上海市重点发展的三大先导产业之一，是上海市强化"四大功能"建设的重要组成部分。上海市生物医药产业聚集、医疗水平在全国领先。出台28条举措，期望能够充分运用好上海市的优势，促进优质医药产品和医疗技术的推广使用，在促进市民的健康同时支持医药产业的发展。一方面，始终坚持支持产业创新，必须以"患者受益"为前提。《若干措施》提出加强"医保、医疗、医药"联动协同，推动将更多优质的创新药械纳入基本医疗保险和商业健康保险支付范围，提升创新药械的可及性和可负担性，推动将更多前沿的、疗效好的创新药械投入临床使用，促进医疗技术水平提升，最终使患者受益，促进健康水平提升。另一方面，通过完善多元支付机制，给产业明确预期，形成共同支持创新的良好氛围。《若干措施》整合提升了医疗保险支持产业创新的做法，同时提出了若干支持健康商业保险发展的措施，推动保险公司开发更多适宜产品覆盖更多创新药械。这些措施，将促进形成对创新药械由基本医疗保险和商业健康保险共担的多元支付机制，引导企业良好的发展预期，助力上海市打造生物医药产业创新高地。同时，上海市商业健康保险的高质量发展，将吸引更多资本和资源进入保险行业，也将促进上海市保险金融业发展，助力上海市金融中心建设。

二、《若干措施》的主要内容

《若干措施》提出9个方面28条措施，其中16条涉及促进商业健康保险规范发展，12条整合提升基本医疗保险支持创新的有关做法，对创新药械形成"基本医疗保险＋商业保险"的多元支付机制。

一是在多方合作加强商业健康保险产品供给方面，提出2条措施，重点包括推动商业健康保险产品目录与基本医疗保险药品目录有机衔接，支持将创新性强、疗效确切、临床急需的创新药械纳入商业健康保险支付范围等。

二是在数据赋能支持商业健康保险产品开发方面，提出2条措施，重点包括搭建大数据实验室，推进信息共享，支持符合条件的商业保险公司在合规、安全基础上依法利用大数据开展测算，科学精准定价等。

三是在优化商业健康保险理赔、提升服务满意度方面，提出2条措施，重点包括在确保数据安全和保护个人隐私前提下,推进使用医疗保险电子诊疗数据应用于商业保险产品理赔过程的"快赔""直赔""主动赔",推进高端医疗险直接结算等。

四是在加大购买商业健康保险政策支持力度方面,提出 5 条措施,重点包括鼓励企业用足用好税优政策,鼓励商业保险公司开发税优保险产品,在"随申办—保险码"建设医疗保险个人账户结余资金购买产品专区,拓展药品责任险至临床使用环节,研究探索建立商业健康保险支持创新药械产品保费补贴政策等。

五是在建立基本医疗保险与商业健康保险行业监管合作机制方面,提出 2 条措施,重点包括利用基本医疗保险数据和监管手段支持商业保险机构降低赔付风险,推动发展健康保险产品的再保险业务等。

六是在做优做强"沪惠保"品牌方面,提出 3 条措施,重点包括加大推广力度,鼓励市民购买,优化保障责任和免赔额设置,优先推荐上海市生物医药"新优药械"产品纳入"沪惠保"特药目录,提升各环节全流程效率等。

七是在完善创新药械价格形成机制方面,提出 4 条措施,重点包括积极争取国家有关部门更多扶持,优化新增医疗服务项目试行期内医疗机构自主定价机制,完善新医疗技术收费备案措施等。

八是在加快创新药械临床应用方面,提出 4 条措施,重点包括开通创新药挂网"绿色通道",重申取消医院不合理限制,加大对创新药械医疗保险支付和挂网支持等。

九是在加大创新药械医疗保险支付支持方面,提出 4 条措施,重点包括支持创新药参与国家药品目录谈判,在支付方式改革方面对创新药械予以倾斜,加快电子处方流转平台应用,促进国家谈判创新药快速落地等。

三、上海医疗保障部门支持产业创新的探索和实践

近年来上海医疗保障部门,一方面,以患者受益为前提,在确保基金安全可持续的基础上,切实提升创新药械可及性和可负担性,努力降低医药费用负担。另一方面,积极回应企业关心关切,加强政策支持,优化服务流程,促进创新药械进入市场、推广应用,助力产业高质量创新发展。

(一)加快新项目和新器械准入

一是对首次临床应用的新技术,准予收费立项后,其他医院只需备案即可进行收费,执行以来已累计公布 106 项新项目,备案 4 174 项次。二是对纳入国家或上海市创新医疗器械特别审查程序及纳入上海市生物医药"新优药械"目录的可另收费医疗器械注册上市产品,企业可直接申请调整目录。三是简化可单独收费医疗器械医疗保险编码经办流程,审批时间由原来 90 个工作日缩短至 15 天,所需材料由 6 件减至 2 件,全部网上提交,实行不见面审批。四是对新增医疗服务项目价格,实行试行期内由医疗机构自主定价。执行以来已累计上报拟新增价格项目五批次134 项,公布试行期新增医疗服务价格项目三批次 40 项。

(二)加快创新药械和技术及时纳保

一是常态化开展"医保—医企"面对面活动,对医药企业开展国家医保谈判准入政策辅导,

支持创新药参与国家谈判、及时纳入医疗保险药品目录。近3年国家目录新增药品中有95个为上海企业引进、研发或生产,占比31%,居各省市前列。二是稳步扩大医疗服务项目和医疗器械(耗材)医疗保险支付范围,累计将"人工智能辅助治疗技术"等76个新增医疗服务项目纳入医疗保险支付范围。

(三)加快创新药械及时入院应用

在挂网采购方面,在"上海阳光医药采购平台"上开通创新药绿色挂网通道,督促医院在医疗保险药品目录发布后1个月内,将创新药纳入医院用药目录,确保患者配得到、用得上;在医疗保险支付方面,对谈判纳入国家医疗保险药品目录的创新药前3年实行单列预算,不纳入当年医院医疗保险总额预算,第4年按前3年最高一年使用情况纳入总额预算测算基数。对新进医疗保险药品目录的创新药械,不需要医院或企业申报,直接纳入支付改革新技术激励范围(包括除外支付和调整支付标准等),促进创新药械临床应用。在落地渠道方面,及时将符合条件的药店纳入"双通道"(即定点医疗机构和定点零售药店两个通道)管理,加快处方流转平台建设,促进国谈创新药落地。2023年7月1日起,又开放药店门诊统筹服务,符合条件的创新药可在全市所有定点药店销售,进一步促进创新药落地,也为市民购药提供了方便。

(四)促进创新药械多元支付机制形成

积极发挥基本医疗保险的撬动作用,重点是利用好个人账户结余资金购买商业健康保险的政策通道,会同相关部门推出多款个人账户专属产品。在确保隐私保护和数据安全的前提下,加强数据赋能应用,利用脱敏后的全量医疗保险费用数据进行统计,协助保险公司开展产品设计和定价精算。同时,通过上海市大数据中心实现数据共享,为商业保险产品参保人在参保、理赔等各环节提供便利。尤其是2021年开始,指导保险行业推出城市定制型商业补充医疗保险"沪惠保",重点聚焦高额自费医疗费用保障,允许带病体、老年人等投保,2023年"沪惠保"将特药种类增至36种,其中26种为上海注册、持有、研发和生产。

《若干措施》出台受到业界广泛关注和好评,有望进一步激发企业创新能力。短期而言,可使企业更专注投入研发创新,实现产业创新发展从研发投入到产出回报的良性循环。中长期而言,可推进创新产品在临床实现更广泛的应用,助力创新产品不断优化迭代,提升企业自主创新能力,进而推出更多满足临床需求的创新产品,加快上海市打造世界级生物医药产业集群。

上海医疗数字化转型进展
评估与策略设计

何恬睿　崔文彬　李星颐　冯雨萱　于广军

【导读】　项目在医疗数字化的转型浪潮下,围绕本市"便捷就医服务"数字化转型建设工作,开展"便捷就医服务"数字化转型 2.0 工作现状评估,对于七大应用场景、三项创新亮点的推进情况,以及实施后的阶段性进展和成效进行了分析评估,并针对性提出了医疗数字化转型工作现存问题及挑战。项目对本市医疗数字化转型场景进行了梳理与整体架构设计,分析了上海市医疗卫生数字化转型的建设现状、重点目标、主要痛点与关键需求,在上海市"便利就医服务"数字化转型 1.0 及 2.0 的建设之上,进一步延伸了应用范围及目标群体,从智慧服务、智慧临床、智慧管理、智慧监管 4 个维度,构架了面向患者、医务工作人员、医院管理人员及医疗监管人员四类利益相关方的 53 项数字化转型智慧场景。

数字化的迅猛发展正逐渐超越单纯的技术层面,重塑人类社会的经济结构、生活方式与文化形态,越来越成为推动社会发展的核心驱动力。医疗数字化的转型浪潮下,美国[1]、英国[2]、德国[3]等分别提出了数字健康行动计划。我国自 2017 年党的十九大报告明确提出建设数字中国以来,一系列相关政策密集出台[4-5],砥砺前行中取得累累硕果。2017~2022 年,我国大数据产业规模快速增长,从 4 700 亿元增长至 1.57 万亿元[6],数据产量位居世界第二[7],数据资源价值得到加快释放。

一、上海医疗数字化转型评估与策略设计开展背景

2021 年 6 月,由上海数字化办公室牵头,上海市卫生健康委员会同上海市经济信息化委员会、市医保局、申康医院发展中心、上海市大数据中心等单位组建工作专班,在解决群众医疗健康难题上精准发力,聚焦应用场景、机制创新与瓶颈突破开展专题调研,先后颁布《上海市"便捷就医服务"数字化转型工作方案》(沪卫信息〔2021〕5 号)[8]与《上海市"便捷就医服务"数字化转型2.0 工作方案》(沪卫信息〔2022〕3 号)[9]。"便捷就医服务"数字化转型先后开展了十四项应用

第一作者:何恬睿,女,博士研究生。

通讯作者:于广军,男,上海交通大学中国医院发展研究院医疗信息研究所所长、香港中文大学(深圳)医学院院长。

作者单位:上海交通大学(何恬睿、李星颐、冯雨萱、于广军),上海申康医院发展中心(崔文彬)。

场景、三项创新亮点和五方面举措建设,着眼"整体性转变、全方位赋能、革命性重塑",深化上海市"便捷就医服务"数字化转型与数字医学创新发展新局面。方案部署以来,各项工作推进与场景建设均已取得积极进展。

二、"便捷就医服务"数字化转型 2.0 工作现状评估

上海市"便捷就医服务"数字化转型 1.0 建设工作取得了积极成效。在此基础上,2022 年 2 月,上海市卫生健康委等八部门联合制定了《上海市"便捷就医服务"数字化转型 2.0 工作方案》(沪卫信息〔2022〕3 号),文件以数字化转型 1.0 成效为新起点,选取包括上海交通大学医学院附属瑞金医院、复旦大学附属中山医院、上海交通大学医学院附属仁济医院、复旦大学附属华山医院等 19 家试点单位,形成包含七大应用场景、三项创新亮点和五方面举措的方案框架。2022 年 10 月 31 日,全市各级各类医疗机构数字化转型 2.0 场景既定目标全部实现。其中,"基于区块链技术的中药代煎配送"作为全国范围卫生行业最大单体的应用纳入了国家区块链应用试点场景,相关经验被国家卫生健康委交流材料吸收,并向各省市推广[10]。课题组通过多机构数据收集及知情人访谈,对于七大应用场景、三项创新亮点的推进情况,以及实施后的阶段性进展和成效进行了整合梳理。

1. 场景一:门诊智能分诊导诊

全市所有市级医院和所有 16 个区的 386 家区属有关医疗机构均已完成智能分诊导诊系统建设工作,并正常运行。其中,上海市第十人民医院创新性采用品管圈工具,进一步采取针对性措施,精准推送患者就诊序号与就诊时间信息;增设签到功能,合理安排预约、现场挂号和返诊患者的就诊秩序。

2. 场景二:智能院内导航

全市所有市级医院和 357 家区属有关医疗机构均已完成智能院内导航系统建设工作,并正常运行。

3. 场景三:智能识别通行

全市所有市级医院和 360 家区属有关医疗机构均已完成智能识别通行系统建设工作,并正常运行。

4. 场景四:医疗收费电子票据

2022 年,本市公立医疗机构已实施医疗收费电子票据改革 239 家,累计开具 1.63 亿张电子票据,涉及金额总计 670.93 亿元。作为医疗付费一件事工作的延伸,上海交通大学医学院附属瑞金医院于 9 月完成移动端数字人民币支付功能的开发和上线;11 月完成数字人民币门急诊间结算上线,成为全市首家全面上线数字人民币结算的医院。

5. 场景五:智能诊后管理

全市所有市级医院和 360 家区属有关医疗机构均已完成智能诊后管理系统建设工作、并正常运行。上海市第一人民医院打造了基于互联网底座的腹透、肺结节、肿瘤多学科治疗模式(multi-disciplinary team,MDT)等慢病随访管理平台,形成覆盖诊前、诊中、诊后、居家的线上线下一体化服务模式。上海市儿童医院构建了互联网云随访系统,为日间手术、呼吸哮喘等患者提供诊后随访、健康宣教等服务;探索智能居家雾化服务模式,实现了儿童哮喘智能化全程管理。

6. 场景六：基于区块链技术的中药代煎配送

截至 2023 年 2 月底,本场景的市中药云平台已覆盖全市 32 家市级医院、347 家区属医疗机构,并对接 27 家代煎配送企业、14 家溯源饮片生产和经营企业,总计上传代煎配送处方 337 万余张,随申办查询访问 6.7 万余人次,总体运行平稳,反响良好。

7. 场景七：便民一键呼救

便民一键呼救系统已完成 100% 的功能开发,患者可以通过微信小程序或随申办实现一键呼救功能。

除上述七大应用场景以外,各市级公立医院及试点机构积极推进建设智能入院登记、智慧云客服、智能数字床旁、临床研究专病库、一键停车预约五个拓展特色应用场景。上海市儿童医院优化升级了两院区院内智能导航系统,同时对接"上海停车",提供一站式停车预约服务;完成了自助入院系统建设并在泸定路院区全面应用,自助出院系统已在部分科室试运行。上海交通大学医学院附属瑞金医院在十一大数字化转型场景之外,推出了针对危重、疑难及有实际困难患者的智能优先就诊,实现优先就诊加号渠道,以及联动导航系统的智能规划全程陪诊两大特色场景。

青浦区数字健康城区建设,打造了包括"智慧健康驿站""无墙医院""分级诊疗""区域联动""新品牌医疗高地",以及长三角"数字干线"的数字健康城区便捷就医六大新场景,创立了可复制的智能高效、线上线下一体化的医疗健康服务新模式。瑞金医院着力打造以新一代信息技术为支撑,以数据为驱动,以全生命周期健康管理为主线,以临床创新为引领的智慧型、研究型的"未来医院"。上海市第一人民医院"未来医院"建设旨在加快打造服务理念和互联网思维的融合场景、疗愈环境和智慧服务功能的融合场景、常态化疫情防控下的后勤管理场景、"全域、全病、全程"的全健康管理场景等一系列应用场景。

三、医疗数字化转型工作现存问题及挑战

医疗数字化转型工作还存在 4 个方面问题:一是数字化转型工作顶层设计还有待加强;二是数字化建设缺乏统一标准,数据共融不足;三是数字技术与医疗卫生领域尚未实现深度融合;四是医疗数字化转型相应保障机制尚不完善。

四、医疗数字化转型场景梳理与整体架构设计

基于前期深度访谈反馈,以及学术文献、政策文件、学术会议资料及新闻传媒报道检索结果,梳理了上海市医疗卫生数字化转型的建设现状、重点目标、主要痛点与关键需求,在上海市"便利就医服务"数字化转型 1.0 及 2.0 的建设之上,进一步延伸了应用范围及目标群体,从智慧服务、智慧临床、智慧管理、智慧监管 4 个维度,构架了面向患者、医务工作人员、医院管理人员及医疗监管人员四类利益相关方的 53 项数字化转型智慧场景。

(一)智慧服务场景：打造面向患者的全生命周期数字健康管理

在充分了解了患者对于医疗领域数字化工作的评价和需求。在国家卫生健康委《医院智慧

服务分级评估标准体系(试行)》(国卫办医函〔2019〕236号)[11]、《改善就医感受提升患者体验主题活动方案(2023—2025年)》(国卫医政发〔2023〕11号)[12]等政策的指导下,基于"便捷就医服务"数字化转型1.0及2.0的场景设置和工作基础,课题组提出了17项智慧服务场景,进一步强化了患者就医的"诊前—诊中—诊后"全流程的数字化支撑,不仅使患者在医疗过程中获得更加流畅、高效和舒适的体验,也为医疗机构的数字化转型和整体性转变带来了积极影响(表1)。

表1　智慧服务场景:打造面向患者的全生命周期数字健康管理

智慧服务场景	场 景 内 容	重点场景(首批推荐)
场景一	预就诊,带着报告看医生	是
场景二	预住院,边检查边等床位	是
场景三	AR智能导诊,沉浸式导航体验	是
场景四	一站式入出院服务中心,加速流程办理	是
场景五	多元化满意度调查,构建和谐医患关系	是
场景六	智慧用药服务,患者用药更安心	是
场景七	智能云客服,7×24小时不间断服务	是
场景八	"先诊疗后付费",付费流程优化,加快商保结算流程	是
场景九	互联网+护理服务,打通护理服务"最后一公里"	是
场景十	健康档案一键查,全面监测健康情况	是
场景十一	个性化便利服务,线上提前预约	否
场景十二	床位管理中心,全院一张床	否
场景十三	基于GPT的智能报告解读	否
场景十四	家庭医生服务更贴心	否
场景十五	精准健康科普教育,提升宣教质量	否
场景十六	优质医疗资源区域共享,远程医疗服务全覆盖	否
场景十七	院前院内无缝对接,应急救治服务更高效	否

其中,10个重点场景被推荐作为未来数字化转型的焦点,并建议首批投入建设,明确了下一阶段的发展方向及工作路径。

(二)智慧临床场景:开发面向医务工作人员的全流程辅助系统

在调研过程中,医务工作人员普遍反映,目前临床侧的数字化场景部署尚未形成全流程闭环,特别是以电子病历系统为核心的医疗信息系统亟待优化。针对这一问题,课题组基于国家卫生健康委《关于印发进一步改善护理服务行动计划(2023—2025年)的通知》(国卫医政发

〔2023〕16号)$^{[13]}$、《关于开展全面提升医疗质量行动(2023—2025年)的通知》(国卫医政发〔2023〕12号)$^{[14]}$、《电子病历系统应用水平分级评价管理办法(试行)》(国卫办医函〔2018〕1079号)$^{[15]}$等政策文件要求,提出了14项智慧临床场景(表2),旨在全面推进临床数字化转型、优化医疗信息系统的应用,提升医疗质量和医护人员的工作效率。

表2　智慧临床场景:开发面向医务工作人员的全流程辅助系统

智慧临床场景	场景内容	重点场景(首批推荐)
场景一	多学科协作,完善诊疗资源配置	是
场景二	患者360度视图,一屏展示诊疗全貌	是
场景三	医嘱闭环管理,实时监测反馈	是
场景四	临床辅助决策支持,推荐最佳临床方案	是
场景五	危急值管理,自动预警追踪	是
场景六	医学影像临床共享,各类检查实时调阅	是
场景七	日间手术管理,全程闭环管理	否
场景八	患者智能评估,智能风险评价及预测	否
场景九	医疗文书电子签名,确保医疗效率与安全	否
场景十	结构化医疗记录,自动化书写及核查	否
场景十一	结构化检查报告,提升医疗效率及报告质量	否
场景十二	手术麻醉一体化管理,全程电子化记录	否
场景十三	临床输血闭环管理,全流程闭环追溯	否
场景十四	临床科研一体化平台,保障科研效率及标准化水平	否

其中,6个重点场景被推荐作为未来数字化转型的焦点,并建议首批投入建设,明确了下一阶段的发展方向及工作路径。

(三)智慧管理场景:建设面向医院管理人员的整合式智慧运营中心

医院智慧管理是"三位一体"智慧医院建设的重要组成部分。为指导各地、各医院加强智慧医院建设的顶层设计,充分利用智慧管理工具,提升医院管理精细化、智能化水平,国家卫生健康委先后发布了《医院智慧管理分级评估标准体系(试行)》(国卫办医函〔2021〕86号)$^{[16]}$、《公立医院高质量发展促进行动(2021—2025年)》(国卫医发〔2021〕27号)$^{[17]}$等文件,对于医院管理体系的全面预算管理、绩效评价、决策分析、人力资源管理等多方面提出了更高的智慧化要求。结合前期调研结果,课题组提出了9项智慧管理场景(表3),旨在将数字化技术融入具象化医院管理实践,使之成为提升医院现代化管理水平的有效工具。

表 3　智慧管理场景：建设面向医院管理人员的整合式智慧运营中心

智慧管理场景	场 景 内 容	重点场景（首批推荐）
场景一	智慧人力资源管理，实现员工职业生涯全周期管理	是
场景二	财务运营管理一站式平台，推进全面预算管理机制	是
场景三	"一院多区"一体化管理，建设共享医院运营管理平台	是
场景四	院内一网通办，行政业务线上自助办理	是
场景五	医疗安全及质量控制管理，构建不良事件闭环管理体	是
场景六	绩效考核分配系统化，优化绩效方案和决策支持	否
场景七	智能仓储与自动化物流，保障物资稳定可持续	否
场景八	医疗设备全周期智能管理，提高使用效率和成本效益	否
场景九	科研项目全流程闭环管理，搭建综合性协同专项平台	否

其中，5 个重点场景被推荐作为未来数字化转型的焦点，并建议首批投入建设，明确了下一阶段的发展方向及工作路径。

（四）智慧监管场景：建立面向医疗监管人员的双向互动机制

医疗监管体系是医疗卫生领域的重要组成部分，随着互联网、云计算、大数据的不断发展，以及互联网医疗的规模不断扩大和医疗卫生相关机构的增长，近年来智慧医疗监管职能逐渐得到一定推进。然而，医疗监管方向的数字化建设总体仍然较弱，欠缺明确详细的指导方针与评价体系。结合前期调研结果，依据《关于加强公立医院运营管理的指导意见》（国卫财务发〔2020〕27号）[18]、《全面提升医疗质量行动计划（2023—2025 年）》（国卫医政发〔2023〕12 号）、《医保数据"两结合三赋能"工作方案》[19]、《关于印发医疗机构检查检验结果互认管理办法的通知》（国卫医发〔2022〕6 号）[20]等文件，课题组初步提出 10 项智慧监管场景（表 4），旨在通过数字化技术打通医疗卫生机构与监管部门的信息壁垒，提升卫生监管领域整体智慧化水平，以信息化手段辅助医疗监管领域双向互动。

表 4　智慧监管场景：建立面向医疗监管人员的双向互动机制

智慧监管场景	场 景 内 容	重点场景（首批推荐）
场景一	公立医院医疗质量监管，质控数据双向流动	是
场景二	公立医院绩效考核监测，建立市级统一监测平台	是
场景三	公立医院运营管理监测，数据驱动精细化管理	是
场景四	公立医院重点医疗资源监测，提升协同调配能力	是
场景五	检验检查互联互通互认监测，促进持续性评价改进	是

智慧监管场景	场　景　内　容	重点场景（首批推荐）
场景六	互联网+医疗服务监管,推进互联网医疗不断优化	否
场景七	危急重症救治监测,快速高效应急响应数字化	否
场景八	传染病监测系统,多关口自动化监测	否
场景九	医保费用智能监管,建立事前—事中—事后监管机制	否
场景十	数字化慢性病患病监测,促进慢病精准有效防控	否

其中,5个重点场景被推荐作为未来数字化转型的焦点,并建议首批投入建设,明确了下一阶段的发展方向及工作路径。

五、医疗数字化转型未来场景部署及策略建议

进入"十四五"卫生健康事业高质量发展新阶段,上海市医疗数字化转型的未来场景构架能够促使医疗机构重新审视业务流程,探索建立更加有效的统筹协调机制,需要医疗卫生机构及政策制定部门在基础建设、数据质量、伦理法规、组织架构及数字教育等多方面提供支持。

(一) 完善数字基础建设,强化创新数字技术应用

采取长期规划,以数字化场景构架为指导,有针对性地加大基建投入。通过智能化系统,实现医疗机构数据的采集、监测和智能分析,支持患者个性化健康管理、临床决策支持、医院资源管理、质控与风险管理、科研创新等多个领域。

(二) 提升数据质量,促进数据共融

制定并广泛推广统一的数据采集和录入标准。将人工智能和自然语言识别等数字技术纳入数据质量管理流程,建立智能化内涵质控规则引擎,形成监管闭环;通过可视化的列表和辅助工具,提升数据质控的操作性,实现更高效的数据管理。在数据利用和管理的过程中,借助信息技术进行自动化清洗、标准化和后结构化处理,整合多源异构数据,识别和处理缺失、重复和偏差数据。

(三) 完善相关法律法规,维护数据隐私及安全

充分发挥管理机制和人员的作用,加强组织建设和监督管理,从内部降低数据泄露和不当使用的风险。应用区块链技术,建立去中心化的电子健康数据安全访问机制,赋予用户对个人健康数据的控制权。通过医疗数据脱敏技术和分级分层访问机制,保障患者隐私数据,充分挖掘医疗数据,为医学领域的研究和创新提供助力。

(四) 优化组织架构,提升数字化素养

建立灵活、协作、创新的组织架构,医疗卫生机构可考虑设立业务与信息技术融合性岗位、部

门及团队,形成医院业务与信息技术一体化的紧密型模式;成立数字化转型 MDT 小组,跨部门协作机制可以在涉及多个领域合作的信息任务中,迅速调动所需资源,高效完成相关工作,确保协同效应的实现。提升员工数字素养,医疗机构可积极招聘具备数字技术及医疗业务背景的跨学科人才,构建多样性的团队。设立数字化素养奖励机制和数字素养评估机制。

参 考 文 献

[1] United States. Food and drug administration, digital health innovation action plan. 2017.

[2] National Health Service. Digital maturity self-assessment model. 2016.

[3] German Federal Government. Die hightech-strategies 2025. 2018.

[4] 中华人民共和国国务院.国务院关于印发"十四五"数字经济发展规划的通知.2021.

[5] 中华人民共和国国务院.数字中国建设整体布局规划.2023.

[6] 中国政府网.2022 年我国大数据产业规模达 1.57 万亿元同比增长 18%.2023.

[7] 国家互联网信息办公室.数字中国发展报告.2021.

[8] 上海市卫生健康委员会.关于印发《上海市"便捷就医服务"数字化转型工作方案》的通知.2021.

[9] 上海市卫生健康委员会.关于印发上海市"便捷就医服务"数字化转型 2.0 工作方案的通知. 2022.

[10] 中新网上海.2021 年上海卫生健康工作"成绩单".2022.

[11] 国家卫生健康委员会办公厅.国家卫生健康委办公厅关于印发医院智慧服务分级评估标准体系 (试行)的通知.2019.

[12] 国家卫生健康委员会.关于开展改善就医感受提升患者体验主题活动的通知.2023.

[13] 国家卫生健康委员会.关于印发进一步改善护理服务行动计划(2023—2025 年)的通知.2023.

[14] 国家卫生健康委员会.关于开展全面提升医疗质量行动(2023—2025 年)的通知.2023.

[15] 国家卫生健康委员会办公厅.关于印发电子病历系统应用水平分级评价管理办法(试行)及评价标准(试行)的通知.2018.

[16] 国家卫生健康委员会办公厅.国家卫生健康委办公厅关于印发医院智慧管理分级评估标准体系 (试行)的通知.2021.

[17] 国家卫生健康委员会.关于印发公立医院高质量发展促进行动(2021—2025 年)的通知.2021.

[18] 国家卫生健康委员会.关于加强公立医院运营管理的指导意见.2020.

[19] 国家医疗保障局.医保数据"两结合三赋能"工作方案.2023.

[20] 国家卫生健康委员会.关于印发医疗机构检查检验结果互认管理办法的通知.2022.

上海市建设紧密型城市医疗集团的瓶颈及对策研究

钱梦岑　冷熙亮　蒋小华　王贤吉　张金铭

【导读】　2023 年 1 月,国家启动紧密型城市医疗集团建设试点工作。对标国家政策要求,文章深入调研上海市闵行区、嘉定区、青浦区、浦东新区等区医疗集团建设情况,通过定性定量相结合的分析方法,系统梳理了当前紧密型城市医疗集团建设存在的问题与瓶颈。文章首先厘清紧密型城市医疗集团的内涵为服务模式与运行机制的一体化,发现医疗服务体系存在"虹吸效应",侧重资源协同与业务协同,在责权协同与机制协同方面的相关实践较少,且部分已有措施的实际效果远低于预期。上海市紧密型城市医疗集团建设的主要瓶颈包括市区两级跨层和财政拨付方式带来的激励不相容、医疗资源与业务协同不充分和多部门协同联动缺位等。对此,文章借鉴先试先行地区的经验,提出优化策略建议,为下一步深化推进紧密型城市医疗集团建设和公立医院高质量发展提供决策参考。

2023 年 1 月,国家卫生健康委等六部委联合发文《关于开展紧密型城市医疗集团建设试点工作的通知》(国卫医政函〔2023〕27 号),指出"需要以一体化管理为基础,以完善配套政策为重点,形成紧密型医疗集团新模式",并着重强调"人财物的统一调配和经济利益的一体化"(以下简称《试点通知》)。同年 6 月,上海市闵行区、青浦区入选全国 81 个紧密型城市医疗集团试点地区名单(国卫医政函〔2023〕119 号)。

本文从上海市医联体建设的现状出发,结合上海市人民群众对全生命周期卫生服务的需求和体制机制特点,运用定量分析、文献综述、多元主体深度访谈、现场调研等方法,探究贯彻落实国家《试点通知》要求的因地制宜策略选择和政策建议。

一、《试点通知》中紧密型医疗集团的内涵

(一)紧密型城市医疗集团的体系框架

2017 年国务院办公厅印发《关于推进医疗联合体建设和发展的指导意见》(国办发〔2017〕

基金项目:上海市卫生健康委员会政策研究课题"上海市紧密型医联体建设制约的瓶颈与深化改革策略研究"(课题编号:2023HP05)。

第一作者:钱梦岑,女,副教授,硕士生导师。

通讯作者:付晨,男,上海市卫生健康委员会副主任。

作者单位:复旦大学(钱梦岑、张金铭),上海市卫生健康委员会(冷熙亮、蒋小华、王贤吉)。

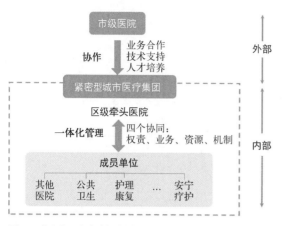

图 1 《试点通知》建议紧密型城市医疗集团的体系框架

32 号），明确在城市组建医疗集团。此后，城市医联体的内涵经多次调整：一是管理模式从松散型（强调技术协作和资源共享）转变为紧密型（强调管理一体化和服务连续性）；二是成员机构的类型逐步拓宽，从公立医院和社区卫生服务中心，进一步覆盖社会办医、公共卫生、康复护理、安宁疗护和疾病防控等机构；三是明确外部协作与内部协同框架，进一步明确牵头医院为地市级或区级三级综合医院，而市级医院作为外部技术支持和协作单位（图 1）。

（二）一体化管理的内涵

一体化管理是紧密型城市医疗集团建设的核心内容。《试点通知》明确了责权协同、资源协同、业务协同和机制协同的评判标准。已有不少其他地区，在工作方案中，直接采用国家文件中的"四个协同"作为紧密型医疗集团建设的评判标准。责权协同的核心要点是建立责任共同体，提供一体化、连续性医疗卫生服务；资源协同是指资源共享和一体化管理；业务协同是指横向、纵向联动，形成错位竞争；机制协同强调建立激励保障机制，完善配套政策。

（三）紧密型医疗集团不等同于法人治理构架

传统观点依据组织模式区分医联体的紧密程度，由低至高的排序为独立法人模式、托管模式和医疗协作模式。然而，紧密型城市医疗集团并不以法人治理构架为判定标准。《试点通知》指出"有条件的地区可探索设立紧密型医疗集团法人"，没有将法人治理构架确立为必要指标。在国家卫生健康委对政策的解读中也明确指出，城市医疗集团是否符合紧密型的界定主要依据一体化管理的实现程度，而不是实体整合。

二、上海市医联体的建设现状与问题

（一）建设现状与体系框架要求不一致

目前，全市已形成了 55 家区域医联体和专科医联体，覆盖所有市级三级医疗机构、社区卫生服务中心和 80% 的二级医院。但是，对标《试点通知》所建议的紧密型医疗集团体系框架，尚有不足之处：一是牵头单位多为市级医疗机构，比例高达 65%；二是成员类型主要为公立医院和社区卫生服务中心，不能覆盖预防、诊疗、康复和健康促进等全周期连续的医疗机构。三是一体化管理程度低，多采用医疗协作模式，仅少数通过派驻社区卫生服务中心主任，实现管理人才的流动和管理一体化。

（二）医联体建设的分级诊疗效果不明显

在"一卡通"自由就诊政策下，市级医院虹吸效应仍较明显，普通门诊服务仍存在市级医院不愿放、基层机构接不住、市民群众不愿去的问题。2022 年，区属医疗机构门急诊服务量约 1.2

亿人次,占全市 54%(区属医院占 29%,社区占 25%);住院服务量约 128.8 万人次,占全市 33% (区属医院占 32%,社区占 1%)。与 3 年前相比,门急诊量占比下降 6%,住院服务量下降 0.5%。 截至 2023 年 11 月,区属医疗机构服务量占全市 52%(社区卫生服务中心上升约 2%,区属医院下降约 4%),总体仍呈下降趋势。

(三)主要措施与成效评价

根据《试点通知》内容、文献综述和调研结果,表 1 梳理了紧密型医疗集团建设的潜在策略措施集和上海市的主要措施及成效评价。整体上来看,上海市紧密型医疗集团建设在资源协同和业务协同等方面取得了长足进展,但在责权协同和机制协同方面难有突破。同时,部分措施执行效果低于预期。

表 1　上海市紧密型医联体建设的主要措施与成效评价

措　施	现状	具　体　说　明	成效/主要观点
责权协同			
(1)划分城市医疗集团	⊙	闵行区与青浦区有	需要调整
(2)成立管理委员会	⊙	闵行区与青浦区有	
(3)统一法人或委托协议模式	×	与外部协作单位有委托协议	
资源协同			
(4)人员统一招聘、统一考核	⊙	人才柔性流动,如派驻社区卫生服务中心主任	
(5)设置集团内财务管理中心	×		
(6)统一集团内药品耗材目录	⊙	闵行区已完成	
(7)检查检验互认	√		
(8)健康档案、电子病历调阅	⊙	闵行区已完成	
(9)号源向基层医疗机构开放	√		
(10)影像检验中心	√	结合远程诊断	有一定效果
业务协同			
(11)技术培训提升基层能力	√		有一定效果,但未最大化
(12)全专结合服务	√	形式:联合门诊/病房,全专双签约	效果较为明显
(13)双向转诊规范与流程	⊙	构建了双向转诊平台	形同虚设
机制协同			
(14)创新财政投入与补助方式	⊙	尚没有设立财政专项资金	
(15)优化薪酬制度	√	绩效工资调整	
(16)医保支付与结算方式改革	⊙	崇明区试点	很重要,但挑战很大

注:"√"表示有相应措施;"×"表示没有相应的措施;"⊙"表示部分有或有但效果不佳。

三、主要瓶颈

（一）市区两级跨层联合

市区两级医疗卫生机构在业务管理、财政投入和医疗支付渠道等方面，形成了市、区两级管理体系。多数医联体都是以市级医院牵头，覆盖区级医院和社区卫生服务中心的三级构架，存在问题：一是财政投入和医保支付都在单个机构层面制定，没有将医联体作为一个整体考虑，成员单位缺乏整体意识。二是行政管理"错位"。医联体外部考核主体是区卫生健康委，但医联体的牵头单位是市级医院；内部考核由牵头医院组织，但医联体内的其他成员单位属于市区级单位。考核主体对考核对象不具备行政约束力，也无法将考核结果与激励制度相挂钩。三是功能定位不清晰。市级医院定位是针对疑难杂症和重大疾病的救治，区属医院和社区卫生服务中心的目标则是解决基础性、常见性疾病的就医需求，并重点服务于区域内的患者。跨层级的整合使得医联体的功能定位不清晰，市级医院与区属医院、社区卫生服务中心之间的利益存在冲突。

（二）财政拨付方式带来的激励不相容问题

一方面，二、三级医院实行差额拨款，医院自负盈亏。疫情导致不少医院负债经营。在巨大的持续经营压力下，二、三级医院更加希望通过医联体为自身输送稳定患者，从中筛选优质患者，一定程度上加剧了"虹吸"效应。另一方面，基层医疗机构实施收支两条线管理、财政全额拨付。社区卫生服务中心业务收入上缴财政，支出全部纳入部门预算管理，由财政部门保障医务人员收入，从而切断医务人员个人收入与业务收入的直接联系，基层医生工作积极性相对不足。

（三）医疗资源与业务协同不充分问题

一是社区能力提升不充分问题。长期以来强调社区公共卫生服务功能，客观上社区医生的临床专业能力、诊疗能力出现下降。家庭医生人员数量明显不足，其他类型医师、辅助岗位缺失，全科医师需承担大量事务性工作，并且基层与上级医院医疗机构在病种、药品目录、医疗器械等方面存在差异，进一步加剧社区能力不足问题。二是双向转诊不畅，就诊无序。医联体诊疗规范性、连续性和便利性仍需要加强，患者认为，从社区转诊到上级医院与直接前往上级医院就诊没有太大区别。三是人财物一体化管理不充分问题。人员招聘、培训与考核为统一管理，医疗集团中的基层机构未能充分享有品牌效应。基层机构药品耗材目录范围有限，未与上级医院统一，因此无法提升基层医疗机构对患者的吸引力，基层就诊率提升的空间较为有限。四是信息数据共享和挖掘不充分。基层医生无法实时了解上级医院医生出诊、专长、床位余量、检查检验排队情况，又缺少对患者需求的精准挖掘，导致医联体协同效应无法充分发挥。

（四）多部门的系统联动缺位问题

多部门的协同联动瓶颈包括：与医联体相适应的医保支付体系尚未建立，医联体内财政投入和考核机制没有形成，全专联合服务支付标准缺失等。

四、对策建议

（一）理顺紧密型医联体的管理体制

一是建立市级层面的紧密型医联体建设领导小组或管理委员会,由市政府牵头,医保、卫生健委、财政、人社等委办局参与,并形成业务专班,从政策层面为多部门的协同联动提供有利条件。二是理顺市、区医联体管理架构,增强体系化顶层设计,将医联体建设的重心放在区一级,市级医疗机构做好外部协作,有效推动医联体建设工作。三是完善紧密型医联体内部治理体系,明晰医联体管理架构、运行机制和保障措施,实现医联体一体化管理。

（二）促进医联体资源与业务协同

一是优化网格化布局,以区级医院为牵头,分别考虑区级医疗机构能力、人口分布和疾病谱特点,组建网格化的区域医联体。二是强化数据共享与挖掘,搭建统一的医联体双向转诊平台,将双向转诊制度落到实处。通过人工智能技术,集合区域居民健康档案与诊疗记录,精准识别患者的就医需求,引导主动健康行为。三是加强全专结合服务,开展全专结合门诊、家庭医生双签约、联合住院病房、区域检验检查中心远程诊断等工作,引导优质医疗资源扩容与下沉,同时,促进基层医生能力的提升。四是统一药品耗材管理,建立医联体统一药品耗材目录,增加服务的吸引力。

（三）构建基于指标的绩效考核评价体系

一是构建医联体考核评价体系,立足紧密型医联体建设目标,科学建立医疗集团整体和成员单位个体的考核指标体系。二是做实医联体全面预算管理和全面成本核算,形成紧密型医联体内运营管理一体化的核心机制。三是将考核结果与医联体的财政投入、医保核定额度、人员绩效和领导薪酬等挂钩,促进医疗质量协同和能力提升。

（四）推进财政投入和医保支付协同改革

一是设立财政投入专项,为医联体设备投入等工作提供稳定的补助。二是开展以医疗集团为单位的医保支付改革试点,根据紧密型医联体的人群特点,完善医保预算总额和结余留用奖励分配政策。

上海市卫生健康系统卫生健康
文化体系建设研究

艾晓金　俞　军　龚纾碧

【导读】 近日,习近平总书记对宣传思想文化工作作出重要指示。习近平文化思想为做好新时代新征程宣传思想文化工作、担负起新的文化使命提供了思想武器和行动纲领,也对本市卫生健康文化体系建设提出了新要求。文章通过查阅资料、现场调研、专家咨询、座谈讨论等形式,对本市卫生健康系统卫生健康文化建设开展研究,并对进一步繁荣发展上海市卫生健康系统卫生健康文化体系建设做探讨。

一、卫生健康文化体系建设的背景与意义

(一)背景

2021 年 6 月,国务院办公厅发布《关于推动公立医院高质量发展的意见》(国办发〔2021〕18 号)[1]从构建公立医院高质量发展新体系、引领公立医院高质量发展新趋势、提升公立医院高质量发展新效能、激活公立医院高质量发展新动力、建设公立医院高质量发展新文化 5 个方面明确了发展方向,旨在推动公立医院高质量发展及更好满足人民日益增长的医疗卫生服务需求。其中第五条建设新文化指出,大力弘扬伟大抗疫精神和崇高职业精神,激发医务人员对工作极端负责、对人民极端热忱、对技术精益求精的不竭动力。

2021 年 7 月,在中国共产党成立 100 周年之际,中共中央、国务院印发《关于新时代加强和改进思想政治工作的意见》(中发〔2021〕15 号)[2],并指出"思想政治工作是党的优良传统、鲜明特色和突出政治优势,是一切工作的生命线",明确新时代加强和改进思想政治工作的方针原则,要自觉承担起举旗帜、聚民心、育新人、兴文化、展形象的职责使命,在文化上解渴,更加注重以文化人以文育人,更好满足人民精神文化生活新期待。

党的二十大报告中指出,"坚持中国特色社会主义文化发展道路,增强文化自信,围绕举旗帜、聚民心、育新人、兴文化、展形象建设社会主义文化强国,发展面向现代化、面向世界、面向未来的,民族的科学的大众的社会主义文化。"

第一作者:艾晓金,男,上海市卫生健康委员会新闻宣传处处长。
作者单位:上海市卫生健康委员会(艾晓金、俞军、龚纾碧)。

从行业自身角度出发,随着中国特色社会主义进入新时代,当前,我国社会主要矛盾已经转化为人民日益增长的美好生活需要和不平衡不充分的发展之间的矛盾,群众对于健康有了更高需求,不仅要看得上病、看得好病,还要看病更舒心、服务更体贴,改善医疗服务迈入新的发展阶段。医学发展、科技进步、医改深入为持续改善医疗服务创造了更加有利的条件,繁荣发展卫生健康文化为医疗卫生高质量发展奠定了坚实基础,同时也对增强人民群众获得感提出了新要求。

(二) 意义

繁荣发展卫生健康文化是深入学习贯彻习近平新时代中国特色社会主义思想主题教育,落实党的二十大精神,坚定文化自信的具体实践。首先,繁荣发展卫生健康文化,有助于传播卫生健康文化理念,建设卫生健康文化新高地,树立良好行业文化新形象,营造全社会关心支持卫生健康事业繁荣发展的氛围。其次,繁荣发展卫生健康文化,能进一步保障高质量医疗服务,推进卫生健康事业高质量发展、增强人民群众获得感。最后,繁荣发展卫生健康文化,为实现健康中国战略目标提供强大精神动力,为实现"两个一百年"奋斗目标和中华民族伟大复兴的中国梦提供思想保证、舆论支持、精神动力和文化条件。

二、上海市卫生健康文化的现状分析

2021年12月,上海市人民政府办公厅印发《关于推进上海市公立医院高质量发展的实施方案》(沪府办发〔2021〕31号)[3],其中第五条任务:建设健康和谐的公立医院发展新文化指出,打造健康至上的行业文化;塑造特色鲜明的现代医院文化;营造关心关爱医务人员的社会氛围。

本市卫生健康系统也高度重视卫生健康文化建设工作,在近两年的《上海市卫生健康系统新闻宣传和精神文明建设工作要点》(沪卫宣传〔2023〕4号)中都指出,要繁荣卫生健康行业文化。坚持以人民健康为中心,积极弘扬伟大建党精神、伟大抗疫精神,围绕上海市提升城市软实力建设目标,强化卫生健康文化价值引领,提高卫生健康文化服务水平。

近年来,上海市卫生健康系统积极贯彻落实习近平新时代中国特色社会主义思想,坚持以健康为中心,大力弘扬"敬佑生命、救死扶伤、甘于奉献、大爱无疆"卫生健康行业职业精神,坚持党建引领,大力培育和践行社会主义核心价值观,广泛开展理想信念教育,持续深化群众性精神文明创建活动。上海卫生健康行业也于2020年成功创建成为上海市文明行业。但是,在推动卫生健康文化建设创新发展、内涵发展的过程中,也面临着一些挑战。

(一) 挑战之一:医务人员思想观念的多元与交锋

当今社会,医务人员的价值观向多元多样转变。多元化的思想势必造成思想难统一。只有把卫生健康文化建设内化为每位医务人员的内在信念,才能提升医疗卫生单位的软实力、增强竞争力、提高执行力,增强医务人员人文素养,为卫生健康事业高质量发展奠定共同思想基础和观念铺垫。

（二）挑战之二：医学人文精神亟待加强

医学是科学主义和人文主义的完美结合。我国自古便有"济世救人，仁爱为怀"的人本主义思想。医学的对象是人，是关于人的科学，医学的目的是寻求人类的健康，医务人员在专注临床的同时，也需要关注对病人的细节服务、人文关怀，才能让患者有更好的感受度。

（三）挑战之三：卫生健康文化实践形式存在误区

（1）简单化。有些医疗卫生机构举办的活动，如科技节、艺术节、运动会、联欢会、歌咏比赛等，都被等同于医院文化。有些活动是为活动而活动，没有体现医院精神，激发不了医务人员的参与热情。医院文化应该是医院精神引领下的各种活动，而不是简单的文娱活动。

（2）浅表化。医院的文化底蕴是长期形成的，不能一蹴而就。不能一提到文化建设，就去做一些表面文章，而忽略了本质的、内涵的建设，这样无助于医务人员积极性与创造性的激发，无助于医院整体形象的提升。

（3）"箩筐化"。不能"医院文化是个筐，什么都可以往里装"。有些医院文化"重形式轻内涵""外功强内功弱""就文化论文化""气势大技巧拙""只弘扬不包容"，非常精辟地指出了当前医院文化建设存在的误区。

三、对上海市卫生健康文化体系建设的思考

为了进一步繁荣发展本市卫生健康文化体系建设，打造上海特色的医院新文化品牌，不断满足人民群众日益增长的健康文化需求。结合习近平总书记关于宣传思想文化工作的重要指示和全国、上海宣传思想文化工作会议精神，在新征程上，上海市卫生健康文化体系建设要突出抓好6个重点。

（一）精神文明创建工作

围绕文明行业创建目标任务，广泛发动，行业动员全系统各单位积极参与，结合工作实际和特点，开展各具特色的创建活动，不断夯实创建基础，激发创建活力、汇聚创建力量。完善卫生健康系统精神文明创建的体制机制，建立健全系统文明单位、市文明单位、全国文明单位、文明行业创建工作体系格局。坚持全过程、按梯度、有退出、常态化的管理原则，以文明创建为抓手，提升医疗卫生行业文明服务水平，构建和谐医患关系，营造良好执业环境。

（二）健康文化推广

充分利用卫生健康系统的"宣传日、周、月"活动，加大健康文化宣传力度，形成健康文化理念深入人心、全社会关注健康、促进健康的良好氛围，提升健康文化事业的社会影响力。各医疗卫生单位要充分发挥好在健康领域的专业优势，通过进社区、进校园、进企业等各类社会活动开展健康文化科普、健康教育、健康促进等社会群众性创建活动。深入挖掘上海市卫生健康系统文化内涵，利用好本市卫生健康系统各单位红色文化、海派文化、城市历史文化资源，丰富城市文化底蕴。

（三）公立医院新文化品牌塑造

按照《关于推动公立医院高质量发展的意见》（国办发〔2021〕18 号）要求，鼓励各单位结合实践经验和特色，打造优质文化品牌、特色栏目、行动专项。围绕建设各具特色的院史馆（室、墙），挖掘整理医院历史、文化特色和名医大家学术思想、高尚医德，提炼医院院训、愿景、使命，建设特色鲜明的公立医院文化，为公立医院高质量发展提供强大精神动力。

（四）典型示范引领

选树和宣传本市卫生健康系统各单位先进典型，讲好典型人物故事，发挥典型人物示范带动作用。积极开展"感动上海人物""上海好医生""上海护士""上海市十佳家庭医生"等典型人物推选活动，打造系统内外具有较高知名度、美誉度的品牌，带动广大医疗卫生工作者见贤思齐，以高度责任感护佑人民健康。通过事迹报告会、座谈交流、媒体报道、文艺作品等多渠道宣传推广，提高群众对于先进典型的贴近感、获得感，增进群众对卫生健康事业的理解和支持。

（五）文明服务改善

按照《关于开展改善就医感受提升患者体验主题活动的通知》（国卫医政发〔2023〕11 号）要求，聚焦新形势、新任务、新要求，进一步优化医疗资源布局，推进医疗服务体系高质量发展，推动优质医疗资源辐射郊区和基层，提升社区卫生服务中心能力水平，为群众提供更加公平可及、优质高效、系统连续的医疗服务。开展医疗服务品牌系列宣传、高质量医疗服务品牌推选活动，遴选推广一批具有引领性、示范性、独特性、有效性、创新性和识别度、显示度的品牌，进一步提升患者看病就医的满意度和获得感。

（六）海派中医文化创新

传承、创新、发扬中医传统文化，借中医药文化宣传，弘扬中华民族优秀文化。支持海派中医和本土中医流派守正创新，运用群众喜闻乐见、易于接受的现代化表达形式，孵化创作中医药非遗等主题文化作品，加大中医药文化传播可及性。进一步提升中医药传播渠道影响力，加强中医药文化传播人才培养，搭建传播交流平台，打造高素质中医药文化传播骨干队伍，塑造上海中医药文化宣传品牌。

参 考 文 献

［1］ 国务院办公厅.关于推动公立医院高质量发展的意见（国办发〔2021〕18 号）.2021.

［2］ 中共中央、国务院.关于新时代加强和改进思想政治工作的意见（中发〔2021〕15 号）.2021.

［3］ 上海市人民政府办公厅.关于推进上海市公立医院高质量发展的实施方案（沪府办发〔2021〕31 号）.2021.

市级医院赋能社区卫生
发展的思路与举措研究

田文华　赵　岩　楼雨含　杜婷玲　熊霄丹　程　舒　饶　钊

【导读】　社区卫生是"健康中国"建设的重要"基石",提升社区卫生服务能力,促进社区卫生高质量发展是当前上海市卫生健康领域一项重点工作。文章系统回顾新时代以来我国优质医疗资源赋能基层卫生发展相关政策,归纳政策演进阶段及特点,并对相关文献进行分析。在此基础上,依据赋能理论和上海市实际经验,提出"问题导向、积极探索、打造特色、示范引领、持续发展"的基本思路、建设目标和基本原则,并从宏观、中观、微观及运行等视角,全方位提出赋能的具体举措,为推进市级医院赋能社区卫生发展提供参考。

社区卫生发展事关亿万群众身体健康。实践表明,有效推动优质医疗资源向群众身边延伸,是提升基层卫生服务能力,完善分级诊疗体系,适应老龄化发展需要的重要举措[1-3]。市级医院是优质医疗资源的拥有者,代表高质量的医疗服务能力和医院管理水平。同时,市级医院赋能社区卫生发展,成为推动优质医疗资源向群众身边延伸的主要力量。提升社区卫生服务能力是上海市卫生健康领域的重点工作之一,市级医院如何赋能社区卫生发展,是当下卫生政策研究和政府部门亟待解决的关键问题。在文献分析、政策文本分析、理论分析和现状分析的基础上,结合上海市社区卫生建设发展的相关政策要求,提出上海市市级医院赋能社区卫生发展的思路与举措。

一、发展思路

根据《上海市卫生健康发展"十四五"规划》(沪府发〔2021〕10号)和《进一步提升本市社区卫生服务能力的实施方案》(沪府办发〔2023〕7号)的要求,坚持以人民健康为中心,发展的基本思路为:"问题导向、积极探索、打造特色、示范引领、持续发展"。以居民对社区卫生服务的迫切需求为牵引,以社区卫生发展中的关键问题、难点和堵点问题为导向,通过系统分析各级医疗机构的功能特征,在市级医院和社区卫生服务中心之间形成共性认知、共性整合和共性利用,实现

基金项目:2023年上海市卫生健康委员会政策研究课题委托项目"市级医院赋能社区卫生发展的思路与举措研究"(项目编号:2023HP03)。
第一作者:田文华,男,教授,博士生导师。
作者单位:复旦大学(田文华、赵岩、楼雨含、杜婷玲、熊霄丹、程舒、饶钊)。

知识和技能的共享与传递,从而形成特色并在其示范引领下,有效提升社区卫生服务的能力和水平,促进社区卫生的可持续发展。

二、发展目标

市级医院赋能社区卫生发展的目标:一是打造特色,引领社区卫生服务的发展。依据区域特点和居民需求,因地制宜,探索社区卫生服务的新内容,有效提升社区卫生服务能力和水平,并起到示范引领作用。二是同质服务,加快资源配置和治理创新。通过资源、技术、管理等赋能,制定服务和管理规范与标准,加强资源整合和协同治理,提升社区常见病诊疗服务与上级医院纵向同质化水平,推进社区卫生高质量发展。三是守正创新,探索高质量发展的新路径。在确保社区卫生服务基本功能的基础上,勇于创新和实践。通过体制和机制改革,破除固有的行政壁垒、技术壁垒、人才壁垒等,积极探索高质量发展的新路径,让人民群众就近获得更加公平可及、系统连续的医疗卫生服务。

三、基本原则

(一)坚持以人民健康为中心

医疗卫生事业的改革、医疗机构的发展和能力水平的提升,必须以人民健康为中心。市级医院赋能社区卫生服务中心,就是要加快资源配置和治理创新,提升社区卫生服务能力,让人民群众获得更加便捷有效、公平可及、系统连续的医疗卫生服务,推进社区卫生高质量发展。

(二)坚持以关键问题为导向

各级医疗机构在医疗服务体系中有各自的职能定位,并发挥作用。因此,并非所有市级医院都要全面下沉社区,指导社区卫生服务。市级医院赋能社区卫生,需坚持以人民群众在基层就医中急难愁盼的关键问题为导向,立足于针对性地提升社区卫生服务的能力和水平。

(三)坚持以特色优势为引领

市级医院赋能社区卫生发展,要以社区卫生服务中心建设发展中形成的传统特色学科、优势学科为引领,在人才、技术、资源和保障支撑方面赋能。同时,应当因地制宜,积极探索,勇于创新,敢于实践,打造高质量社区卫生服务建设典型,起到引领示范作用。

(四)坚持以可持续发展为目的

市级医院赋能社区卫生发展,不仅是形式上的帮扶,如每周一次专家门诊,而且要注重基层医疗卫生服务实质上的能力提升。因此,必须坚持以社区卫生可持续发展为目的,通过市级医院外在的帮扶指导,转化为自身发展的能力、动力和持续发展力,充分体现赋能的实际意义。

(五)坚持以分级诊疗为指引

提升社区卫生服务能力,是为了强化社区卫生服务的功能定位,更好地完善分级诊疗体系,而不是为了扩容升级。市级医院赋能和优质资源下沉,应当坚持以分级诊疗为指引,服务于完善社区卫生服务功能、提升社区卫生服务的质量、提高社区卫生服务的水平,以及因地制宜拓展适宜的医疗服务。

(六)坚持以协同治理为保障

市级医院赋能社区卫生服务发展,是基于共同认知、共同目标和共同利益的协作,涉及多元主体之间的相互协调、相互合作和共同管理。因此,市级医院对社区卫生服务有效赋能和可持续发展,在一定程度上依赖于人才、技术、管理、资源和信息的共享和协同,以协同治理为保障。

四、市级医院赋能社区卫生发展的举措

(一)宏观上,通过制定和完善相关政策、制度和规范,营造赋能环境,实现组织形式有机化,为市级医院赋能社区卫生发展奠定基础

针对现实中迫切需要解决的问题,锚定共同发现,通过制定和完善相关制度和规范,激发组织不断自主创新和发展,形成跨层次赋能的良好政策环境。具体举措如下。

1. 明确跨层次赋能的定位和形式

现行的医疗服务体系中,各级医疗机构具有各自的职能,并接受上级医疗机构的业务指导。市级医院赋能社区卫生发展,即跨层次赋能,并非视为一般的业务指导而广泛推进,应该明确其定位。跨层次赋能应该聚焦于解决群众急难愁盼的问题、因地域资源配置而迫切需要解决的问题(如新城建设)、传统特色(中医)持续发展问题、适应老龄化社会发展面临的挑战性问题等,体现问题导向、探索实践、突破创新性和特色引领等特点。主要形式有紧密型医联体(健康联合体)、专科专病联盟、中医特色服务、特色科室孵化中心等。

2. 加强跨层次赋能的制度建设

市级医院赋能社区卫生发展,是各行为主体之间通过互动合作解决关键问题,并实现价值共创的过程。在目标共识、定位明确的基础上,跨层次赋能涉及利益相关者之间的互动、拓展和完善,还需要通过构建制度框架,实现组织形式有机化,主要包括职责分工、共同决策、资源流动、绩效考核、激励约束、信息共享等。

3. 加强跨层次赋能的技术规范建设

技术是市级医院赋能社区卫生发展的核心和纽带,也是提升社区卫生服务能力和水平的关键和标志。因此,跨层次赋能中制定和实施统一的、切实可行的、适宜的技术规范、标准是价值共创的根本保证,主要包括以下几个方面:诊疗技术规范,即社区卫生服务中心在检查、影像、诊断和治疗方面,与市级医院执行统一的诊疗技术规范。例如,高危人群的早期识别与处置、危急重症的初步诊断、鉴别诊断、基本急救处理等。护理技术规范,即社区卫生服务中心在赋能项目中的护理服务,与市级医院执行统一的护理技术规范。例如,经外周静脉置入中心静脉导管(peripherally inserted central catheter,PICC)、下转病人护理、专科护理、家庭病床护理等;药品使用规范,即社区卫生服务中心需要优化药品配备供应,扩展药物配备范围,加强与市级医院用药目录衔接,实现区域内医疗机构常见病用药目录一致。管理技术规范,即为实现赋能目标,社区卫生服务中心与市级医院在管理

流程、人才培训、资源配置、绩效考核、监督管理等方面实施统一规范。

4. 强跨层次赋能的政策支持

明确跨层次赋能定位,以及在前述措施的基础上市级医院赋能社区卫生服务中心还需要在政策上得到支持和保障。实践表明,跨层次赋能迫切需要在现行政策下进行一定程度的突破和创新,特别是在资源共享、人员编制、人才流动、绩效考核、责任分担、协同治理、医保支付等方面。为积极应对人口老龄化趋势,尤其需要支持社区按技术规范提供适宜的老年医疗服务。

5. 进一步发挥医联体的赋能作用

市级医院对社区卫生发展跨层次赋能,更需要信息技术共享和数智技术的支持。医联体实行多年,奠定了一定的基础。市级医院牵头的医联体,在医疗机构电子病历、电子健康档案等方面要与社区互通共享,为社区提供远程会诊、预约转诊、互联网复诊、远程检查等服务。

(二) 中观上,通过战略发展和愿景引导,给领导赋能,资源整合,协同治理,实现资源整合协同化,为市级医院赋能社区卫生发展提供保障

市级医院和社区卫生服务中心领导,需要以战略发展和共同愿景为引导,形成共同目标,并在此基础上锚定共性整合。通过领导赋能,在不同层级机构之间实现资源整合和协同治理,为跨层次赋能的有效实施和运行提供保障。具体举措如下。

1. 促进各层级领导在跨层次赋能上达成共识

理念形成动机,动机产生行为。跨层次赋能的有效实施,取决于各层级领导的特征和行为。因此,给领导赋能就是要使各级领导,在高质量发展背景下形成跨层次赋能的理念、由共同的愿景和目标引发跨层次赋能的动机,并在达成共识的基础上付诸跨层次赋能的行为和实践。

2. 人力资源的整合协同

给领导赋能的目的是实现各层级之间资源整合协同化。人力资源是跨层次赋能的最为重要的核心资源,实现不同层级人力资源的整合,并以技术为纽带在各级职能明确的基础上协同发展,是市级医院赋能社区卫生发展实现各方共赢和可持续发展的首要条件。

3. 技术操作的整合协同

市级医院赋能社区卫生发展中关键的一环是技术操作的协同。根据赋能的共识和目标,通过将相关的医疗技术、护理技术、检查检验技术、中医技术、慢病诊治技术、医防融合技术等进行共性整合,实现技术操作在实际应用中的标准化、规范化和同质化,并以此为载体加速跨层次赋能的协同发展。

4. 管理技术的整合协同

以项目特色为牵引的跨层次赋能,离不开管理技术的协同保障。围绕项目特色,各层级的领导需将各自的管理技术和方法进行共性整合,形成管理的共性知识和方法,并在实际中得到应用。如人才培养、设备设施使用、绩效管理、教学科研管理、监督管理等共同的管理技术。管理技术协同是市级医院赋能社区卫生发展的重要保障。

5. 共性信息的整合协同

在信息化高度发展的当下,信息资源是组织发展的重要基石。信息资源的整合是对有用信息资源实施有效管理的重要手段。跨层次赋能有效实施的基础,就是整合信息资源,形成共性信

息资源协同利用的场景,进而实现最优化配置信息资源、最大化挖掘信息价值、最强化决策支持功能。共性的信息协同是市级医院赋能社区卫生发展的重要支撑。

（三）微观上,通过问题导向和激发内在动力,给参与者赋能,调动其积极性和创新性,实现组织参与者的能动化,为市级医院赋能社区卫生发展提供动能

在共同发现和共同整合的基础上,锚定共同利用,增进认知和激发内在动力,发挥参与者的积极性、主动性和创造性,有利于提高服务能力和水平。具体举措如下。

1. 感知赋能

通过相关政策宣传、建设目标引导、环境优化、领导支持等措施,从参与者(包括医生、护士、医技、管理等)的任务动机出发,让各层次医疗机构的参与者感知到跨层次赋能的发展愿景、对个人切身利益的影响,以及个人价值的实现,充分激发参与者的主动性和创造性。

2. 技术赋能

医护技术是能力和水平的主要体现。市级医院赋能社区卫生服务中心,最终目标是后者掌握并独立应用相关技术开展服务。因此,要在跨层次赋能的全过程方面达成共识并采取相应措施。第一步是市级医院专家下沉社区诊疗和带教,第二步是相关技术人员的跨层流动和培训,尤其是基层人员到上层机构参与临床工作,第三步是以经过培训的社区卫生服务中心人员为主或独立开展服务。如此才能避免形式上的帮扶,真正体现跨层次赋能的意义。

3. 完善激励措施

有效的激励措施是可持续发展的动力。因此,激励措施必须稳定持续、切实有效,并有制度保障。跨层次赋能的激励包括两个方面,一方面是物质激励。基本原则是确保参与者的绩效不低于原有水平。另一方面是精神激励。通过职称晋升、名人工作室、荣誉和表彰等方式给参与者以鼓励。

4. 加强监督管理

市级医院赋能社区卫生发展,除了基本服务能力的提升外,更聚焦于特色项目、急需项目、服务内容扩展项目的开展。因此,在基层服务方面具有突破性、探索性和创新性。这就需要加强监督管理,包括政策、制度、流程、技术、质量、规范和标准等。既不能束缚发展,又不能放任自流。

（四）运行上,通过建立跨层次赋能的核心机制,实现赋能体系的有效运行,为市级医院赋能社区卫生发展提供保证

运行机制的建立是取得赋能成效的必要条件。跨层次赋能在运行过程中,应建立和完善5个核心机制。具体举措如下。

1. 建立分工协作机制

分工协作是市级医院赋能社区卫生发展的方向和目标。市级医院赋能社区卫生发展,是基于社区卫生中心职能及其医疗服务水平和能力的提升,并非上级医院的扩容。跨层次赋能必须建立有效且可持续的分工协作机制,分工协作是整体效率提升的基础,也是促进分级诊疗的重要措施。

2. 建立协同治理机制

协同治理是市级医院赋能社区卫生发展的基本思路。跨层次赋能涉及多个利益主体,而各

主体均有自身的利益和运行方式,协调不当会阻碍整体发展。建立协同治理机制就是在价值认同、行为合作和利益共享达成共识的基础上,强调治理主体在人力、资源、技术、服务、信息、规范、管理等方面互相配合和协调,并组成利益共同体,通过多元协同治理实现赋能的目标。

3. 建立制度保障机制

制度保障是市级医院赋能社区卫生发展的主要依据。制度是一定时期形成的政策法规、规章、规定和规范等,是规范组织行为、实现组织目标的重要保证。市级医院赋能社区卫生发展,必须在共同价值和愿景的基础上,围绕赋能项目建立统一的规章制度,并通过制度保障机制确保其有效运行。

4. 建立激励约束机制

激励约束是市级医院赋能社区卫生发展的核心和关键。激励是调动项目参与者积极性的核心方法,约束是保证项目实施有序化、规范化的关键措施。两者相辅相成,缺一不可。激励约束机制是以共同愿景为目标、目标责任制为前提、以绩效考核为手段、以激励约束为核心的一整套激励约束管理措施。完善市级医院支持社区能力提升的考核和激励机制,以及三级医院医生晋升职称前服务基层的机制。将社区卫生服务综合评价结果与医保支付、绩效核定等挂钩。通过激发参与者的积极性、主动性和创造性,同时约束、监管并规范其行为,促使各方向期望的目标努力。

5. 建立数智赋能机制

数智赋能是市级医院赋能社区卫生发展的重要场景和手段。通过加强和推进社区卫生服务数字底座建设,实现电子病历、电子健康档案等信息互通共享,有助于打造跨层级智慧审方、临床智能辅助决策等社区智慧医疗的新场景,拓展智能分诊、双向转诊、检查检验结果互认、智能健康管理等新功能,建设居民数字健康画像、实现诊后随访、居家远程动态监测、实施个性化医疗干预和指导,以适应未来老龄化不断加剧和居民医疗卫生服务需求的不断增长。

参 考 文 献

[1] 周斌,李劲松,沈伟,等.三级公立医院支援社区卫生服务的功能定位研究.中国医院,2008,(1): 57 - 59.

[2] 黄培,易利华.基于造血的大医院帮扶社区卫生服务机构实践与思考.中国医院,2017,21(7): 31 - 33.

[3] 周仲辉.基于"银龄行动"帮扶基层医院技术建设的实证研究.现代医院,2023,23(1): 68 - 70.

大型高水平公立医院实现高质量发展
"三个转向"的实践与思考

韩　璐　薛　渊　董彩虹　朱延军　刘　琳　白　燕　谢晓凤

【导读】　公立医院是我国医疗服务体系的主体,是全面推进健康中国建设的重要力量。大型高水平公立医院作为公立医院的"排头兵",率先探索出高质量发展"三个转向"的实现路径,对全国推动公立医院高质量发展具有重要引领带动作用。对于各级各类公立医院实现高质量发展具有重要借鉴意义;大型高水平公立医院本身,也可以通过梳理现状问题,总结经验做法,明确发展路径,为下一步实现更高水平的发展奠定理论和实践基础。研究在对"三个转向"进行内涵解读的基础上,提出了大型高水平公立医院在实现"三个转向"中应该关注的重点,同时以中山医院为案例,系统总结其推进高质量发展"三个转向"的路径策略与经验,以期为推进全国公立医院高质量发展提供可复制、可推广的模式。

一、研究背景与重要意义

党的十九届五中全会指出,我国已转向高质量发展阶段,"十四五"时期经济社会发展要以推动高质量发展为主题。公立医院是我国医疗服务体系的主体,是全面推进健康中国建设的重要力量。提高卫生健康供给质量和服务水平,必须把公立医院高质量发展放在更加突出的位置。

2021 年 5 月,国务院办公厅印发《关于推动公立医院高质量发展的意见》(国办发〔2021〕18号),提出了"力争通过 5 年努力,公立医院发展方式从规模扩张转向提质增效,运行模式从粗放管理转向精细化管理,资源配置从注重物质要素转向更加注重人才技术要素"(本文简称"三个转向")的目标。国家层面还选择了 9 个省(市)的 14 家大型高水平公立医院开展公立医院高质量发展试点,通过委省共建方式,打造全国公立医院高质量发展的样板。其中,上海市有 2 家试点医院,分别是复旦大学附属中山医院(本文简称"中山医院")和上海交通大学医学院附属瑞金医院。2022 年 10 月,上海市深化医改领导小组印发《关于开展上海市公立医院高质量发展试点

基金项目:2023 年度民族卫生协会"促进公立医院高质量发展"定向委托项目"大型高水平公立医院实现高质量发展'三个转变'的策略研究与政策建议"(项目编号:CNHA－2023－D－07)。
第一作者:韩璐,女,助理研究员,复旦大学附属中山医院院办对外联络合作部副主任。
共同第一作者:薛渊,男,副主任医师,复旦大学附属中山医院院副主任。
通讯作者:谢晓凤,女,副主任医师,复旦大学附属中山医院院长助理、院办主任。
作者单位:复旦大学附属中山医院(韩璐、薛渊、董彩虹、朱延军、刘琳、白燕、谢晓凤)。

工作的通知》(沪卫医改〔2022〕11号),明确包括中山医院在内的40家医院为上海市公立医院高质量发展试点医院,并对相关工作任务进行部署。

公立医院探索实现"三个转向"的实现路径,是公立医院立足新发展阶段、贯彻新发展理念、构建新发展格局的必然要求,是坚持目标和问题导向、实现公立医院转型升级的路径选择,也是公立医院维护公益性、调动积极性、保障可持续发展的治本之策。而大型高水平公立医院作为公立医院的"排头兵",率先探索出高质量发展"三个转向"的实现路径,对全国推动公立医院高质量发展具有重要引领带动作用。对于各级各类公立医院实现高质量发展具有重要借鉴意义;大型高水平公立医院本身,也可以通过梳理现状,总结出经验,为下一步实现更高水平的发展奠定理论和实践基础。

本文以中山医院为例,归纳分析其推进高质量发展"三个转向"的路径策略与经验,为全国公立医院实现高质量发展"三个转向"提供借鉴与参考。

二、对公立医院高质量发展"三个转向"的内涵理解

(一)发展方式从规模扩张转向提质增效

国家卫生健康委指出,经过改革开放40年来医疗服务体系建设、20年来医院能力建设、10年来深化医药卫生体制改革的实践探索,我国公立医院已经到了从"量的积累"转向"质的提升"的关键期,必须把发展的着力点放在提升质量和效率上。不断满足人民美好生活需要,公立医院要更加注重内涵发展、技术发展、能力水平发展、服务质量发展,提高发展的"含金量"。要加快优质医疗资源扩容和区域均衡布局,充分发挥优质医疗资源的辐射带动作用,提高卫生健康供给质量和服务水平,不断增强人民群众的获得感、幸福感、安全感。

大型高水平公立医院在推动国家医学进步中发挥着举旗定向的主帅作用,通过扩容和下沉大型高水平公立医院的优势医疗资源,有利于推动提升国家医疗卫生服务体系整体绩效。基于上述要求,大型高水平公立医院实现发展方式从规模扩张转向提质增效,可在如下2个方向上发力。一是打造国家卫生健康领域的国之重器。围绕关系人民健康的全局性、长期性医学问题,积极创建国家医学中心,形成一批医学研究高峰、成果转化高地、人才培养基地及数据汇集平台,推动解决一批药品、医疗设备、疫苗等领域"卡脖子"问题。二是助力分级诊疗制度建设。一方面,加强医院优质资源输出和贮备,积极建设国家区域医疗中心,提升区域医疗服务能力,减少患者跨区域就医。另一方面,扩容下沉优势医疗资源,借助医联体、医疗技术协作等形式,帮助基层医疗卫生服务机构把能力提上来,带动全国医疗服务上台阶、上水平。

(二)运行模式从粗放管理转向精细化管理

国家卫生健康委指出,医院管理是医院高质量发展的中枢系统。进入新发展阶段,公立医院要善于运用现代管理理念和管理工具、管理方法、管理技术,将基于人的经验管理与基于制度和标准的循证管理相结合,进一步提升医院管理的精细化、信息化、规范化、科学化水平。借助信息化手段,将医院管理的基础精准到科室、精准到诊疗组、精准到每个医务人员和重点病种,科学评

价绩效,引导医院回归功能定位,激发降低成本、提高效率的内生动力,使有限的医疗资源发挥最大的社会效益。

基于上述要求,大型高水平公立医院在探索运行模式从粗放管理转向精细化管理的过程中,可在如下4个方面发力。一是提升医院内部管理的规范化水平,健全现代医院管理制度,形成分工明确、密切协作、高效运行的管理体系。二是提升医院内部管理的精细化水平,建立基于数据循证的医院运营管理决策支持系统,以公立医院绩效考核等绩效管理工具为抓手,引导医疗服务提质增效。三是提升医院内部管理的信息化水平。促进新一代信息技术与医疗服务和医院管理深度融合,建设智慧医疗、智慧服务、智慧管理"三位一体"的智慧医院。推进管理模式和运行方式加快转变。四是形成可复制、可推广的中国现代医院管理模式和样板,引领带动全国公立医院管理水平和服务质量迈上新台阶。

(三)资源配置从注重物质要素转向更加注重人才技术要素

国家卫生健康委指出,推动公立医院高质量发展,人才是第一资源。要从保护和发展生产力的高度,把医院资源配置的重点从硬件建设转向人力资源发展,从提高薪酬待遇、拓宽发展空间、改善工作环境等方面来入手,充分调动医务人员的积极性、主动性、创造性,从解决临床重大疑难问题入手,推动原创性疾病预防诊断治疗新技术、新产品、新方案和新策略等产出,不断推动医学技术进步,为人民提供更高质量、更高水平的医疗卫生服务。

基于上述要求,大型高水平公立医院实现资源配置从注重物质要素转向更加注重人才技术要素,可从如下3个方面发力。一是打造高质量人才队伍。大力培养和引进国际一流的高层次人才、拔尖人才和创新团队,健全人才培养评价体系,培养具有创新思维、国际视野、适应学科交叉融合发展趋势的科技人才和管理人才,形成结构合理、可持续发展的高水平人才梯队。二是开展前沿科技创新。面向国家战略需求和医药卫生领域重大科学问题,建成先进的科技研发和转化平台,形成顺畅的管理体制和有效的激励机制,牵头开展国际高水平临床研究,解决一批医疗领域"卡脖子"问题。三是提供一流的医疗服务。强化患者需求导向,不断提高医疗服务质量,改善患者就医体验。承担技术推广、人员培训、质量安全指导、远程医疗等,发挥大型高水平公立医院的辐射和带动作用。

三、实践与经验

中山医院在国家卫生健康委、上海市卫生健康委等上级部门的关心指导下,始终坚持以人民健康为中心,强化大型高水平公立医院在实现高质量发展"三个转向"中的使命担当,以创建综合类国家医学中心为契机,不断推进公立医院高质量发展,相关工作取得积极成效。

(一)坚持和加强党对医院的全面领导,大力推进"双中心"建设,推动发展方式从规模扩张转向提质增效

1. 坚持和加强党对公立医院的全面领导

一是开展高质量调查研究,将主题教育成果转化为推动医院发展的强大动能。院领导班子

牵头开展 12 项主题教育调研任务,完成调研 110 次,梳理出推动医院发展的 46 个工作举措,起草制定 15 个规章制度。二是强化"双带头人"模式,由科室部门负责人担任支部书记的比例由 80% 上升至 94%。三是注重精神文明建设,在 2020 和 2021 年度上海市公立医疗机构患者满意度测评排名第一。

2. 打造卫生健康领域的"国之重器"

一是加速推进基本建设任务。医院不断优化完善建设方案,顺利获得国家医学中心建设项目立项。2023 年 6 月,中山医院获得国家发改委关于国家医学中心建设项目初步设计方案和投资概算的批复。2023 年 12 月,中山医院综合类国家医学中心建设项目正式开工。二是持续国家医学中心管理模式创新。医院成立了国家医学中心建设领导委员会和建设办公室,明确了决策和推进机制,专人负责建设工作的组织、协调和推进。获批上海市产医融合创新基地和医疗机构自行研制使用体外诊断试剂试点医院,原创性提出推进科研成果创新转化的"中山十条",边建设边出成果。

3. 打造国家区域医疗中心典范

作为全国首家获得国家区域医疗中心建设项目的医院,中山医院通过"团队平移、名医常驻、平台延伸"等同质化管理手段,推动国家区域医疗中心建设取得实效,受到党和国家领导人的充分肯定。复旦大学附属中山医院厦门医院开业 6 年来,填补了 76 项厦门乃至福建医疗领域的技术空白,有效减少了当地患者跨省就医,被评为厦门改革开放 40 周年典型成果。

(二)充分发挥绩效考核的指挥棒作用,拓展多元医疗服务模式,推动运行模式从粗放管理转向精细化管理

1. 充分发挥全国三级公立医院绩效考核、公立医院高质量发展评价指标等指标体系的引导作用

由院领导牵头成立工作专班,对照评价结果,逐项梳理,逐项改进。建立院内指标模拟测算和监控体系,指导医院日常运营管理工作。将全院考核指标纳入科室的综合目标管理考核体系,运用信息化手段监测,引导科室进行精细化管理,优化病种结构,提升工作效率。在全国三级公立医院绩效考核中,医院位列 2020 年度全国第一名,2021 年度全国第二名,连续 5 年获得最高评级"A++"。

2. 拓展多元服务模式,提供优质高效的医疗服务

一是医院加快推进互联网医院建设,2022 年服务患者约 51 万人次,为 2021 年的 3.6 倍。二是启动佘山院区医院全生命周期健康管理项目,推出中山"MDT+健康管理"特色服务,进一步拓展医疗服务模式,满足群众多元化医疗服务需求。三是成立国际医疗部,2022 年门诊商保患者近 50%,医疗服务性收入占比超过 60%,进一步体现医务人员的技术劳务价值。

(三)着力人才支撑和科技创新,推动资源配置从注重物质要素转向更加注重人才技术要素

1. 薪酬体系,激发内生动力

医院建立了全员聘用制度和岗位管理制度下的绩效考核和薪酬激励制度,始终体现向临床

一线倾斜、向学科带头人和技术骨干倾斜、向脏苦累险岗位倾斜的分配原则,实现多劳多得、优劳优得,推动医院形成健康、竞争、向上的文化氛围。职工满意度稳居行业前列,职工凝聚力和归属感不断增强,护士离职率始终低于1.5%。

2. 培优育强,坚实人才根基

一是在教育教学方面,医院的教学职能覆盖医学院校教育、毕业后医学教育、继续医学教育三大完整教育阶段。是首批国家临床教学培训示范中心、首批国家住院医师规范化培训示范基地、全国首个全科医学师资培训示范(试点)基地。有博士学位授予点18个、硕士学位授予点21个,临床医学博士后流动站1个,住院医师规范化培训基地21个,专科医师规范化培训基地30个。在招导师近400名,导师中60%以上具有正高职称,其余具有副高职称,2023年招收研究生300余名。医院获多项教学成果奖励,并入选教育部首批"大思政课"实践教学基地。二是在人才培养方面,建立人才分类管理评价体系,采用竞聘上岗方式选拔优秀人才,动态优化人员结构。建立"医师—科学家"双轨制培养模式,形成一支结构合理、素质优良、数量充足且创新型、复合型、高层次的人才梯队。建立"创新型卓越医师临床博士后"培养模式,打造拔尖创新青年人才队伍,成效卓著。2023年,5人入选2023年度国家博士后创新人才支持计划,10个基地的35名住院医师获得国自然青年项目资助。

3. 加大投入,推动临床研究

一方面,医院设立青年基金、临床研究基金等多项基金,支持开展高水平研究,营造浓厚科研氛围,医院每百名卫生技术人员科研经费稳居全国前三名。另一方面,医院成立了临床医学研究院,采用跨学科、跨领域、跨疾病的交叉融合模式,推动临床研究快速发展。医院在2022年度中国医院科技量值(science and technology evaluation metrics,STEM)综合排名中,位列全国第三名,上海市第一名。

4. 鼓励创新,促进成果转化

医院建立专利管理制度、提供专利申报全程服务、构建专利转化标准路径。作为首批"上海市产医融合创新基地"、上海市高价值专利升级培育项目承担单位,医院积极探索体制、机制的创新,营造科技转化的良好生态。2023年共申请专利700余项,近500项获得授权,转化超100项。医院和联影集团合作开展的国产首款3.0T磁共振产业化项目,获国家科技进步奖一等奖。医院多年蝉联上海市三甲医院科研产出第一名。根据中国医药创新促进会公布的2022年数据,中山医院是唯一进入全球生物医药发明专利TOP100的中国医院,排名第87位。

四、讨论与建议

在国家卫生健康委和九省/市人民政府签署的共建高质量发展试点医院协议中,提出了"经过5~10年努力,逐步提高医院病例组合指数(case-mix index,CMI)值,力争达到2左右,逐步提高四级手术占比、技术服务性收入占医疗收入比例、人员支出占业务支出比例、人员薪酬中固定部分占比,力争均达到60%左右"的目标,国内公立医院距离这一目标仍有较大差距。此外,当前我国居民仍面临心脑血管疾病、癌症、慢性呼吸系统疾病等慢性病威胁,新发突发传染病风险持续存在。我国卫生健康事业的发展面临许多科技瓶颈,关键领域核心技术受制于人的格局没有从根本上改变,科技基础仍然薄弱,尚不能很好地满足国家医药卫生领域的创新战略布局需要。医院、高等院校、研究机构、医药企业、政府协同也不够,医学重点领域和关键技术联合攻关能力不足。

基于上述国情,要强化顶层设计与协同联动,加快脚步探索出一条符合我国国情的、顺应新时代人民健康需求的大型高水平公立医院高质量发展"三个转向"路径,加快形成符合实际,并且可推广、可复制、可持续的经验和模式。

(一)着力解决影响人民健康的长期性、全局性医学问题

提升疑难危重症诊治能力、提供优质医疗服务,是大型高水平公立医院的立院之本。一方面,要以学科建设为抓手,重视平台学科、交叉学科建设,形成一批在医疗技术、医疗质量、临床研究等方面领跑国际的优势学科,满足重大和疑难复杂疾病临床需求。另一方面,要引入多方力量实现关键技术突破,探索"医院、科研机构创新+企业支撑+政府支持+落地推广"的组织模式,加快解决一批医疗卫生领域"卡脖子"问题。在肿瘤、心脑血管疾病等重大疾病方面,进行前瞻布局,引入企业资金,加大基础研究投入,争取技术突破,实现"弯道超车"。

(二)探索建立新型医学科技创新体系

新体系的关键是要全面提升医院、企业、研究机构、大学等创新主体的科研创新能力和积极性。政府通过加强对医学科技力量的统筹布局,以培育世界级医学中心、创新企业为目标,推动医企合作,鼓励开展原创性研究和临床验证。各级政府通过出台各项新政策新措施,支持高水平公立医院开展科技创新活动,支持合理利用市场机制,搭建成果转移转化平台,建立较为灵活的成果转移转化程序规则,建立健全以知识价值为导向的分配制度和奖励机制,开展临床研究成果开发和推广应用。通过政府引导,加强体制机制创新突破,促进研发链与产业链形成工作闭环,打造中国医学"生态圈",推动生物医药产业高质量发展。

(三)构建顶尖医学科研人才培养体系

习近平总书记提出,建设科技强国,关键是要加快建设一支规模宏大、结构合理、素质优良的创新人才队伍,激发各类人才创新活力和潜力。我们要发挥体制内和体制外单位各自的优势,改革人才培养、使用和评价机制,造就一批具有世界水平的医学创新团队。要允许人才选择合适的发展环境,医院可以提供临床诊疗和验证平台,企业可以提供合适的薪酬待遇和股权激励,大学及研究机构可以提供编制、教职和实验平台,多方共力,打造顶尖创新人才的孵化基地。

综上,大型高水平公立医院要围绕目标加大创新举措,提高站位,对标先进,依托强化体系创新、技术创新、模式创新、管理创新,率先实现高质量发展"三个转向",探索具有中国特色的公立医院高质量发展模式和路径,打造现代化国家的现代化医院样板,不断满足人民日益增长的医疗健康需求。

"中山—吴淞—社区"医联体
建设现状及政策建议

郭 莺 冯钰珩 施 旦 马 宁 励晓红

【导读】 医联体建设是深化医药卫生体制改革的重要步骤和制度创新,可有效推进优质医疗资源下沉,提升基层医疗卫生服务水平,但仍存在医疗机构间利益机制不健全、医保支付方式和信息化建设不完善、基层医疗卫生资源配置不完善等问题。上海市响应国家政策,借鉴上海市医院集团化改革经验进行医联体建设试点,文章以在建的"复旦大学附属中山医院—复旦大学附属中山医院吴淞医院—社区卫生服务中心"(以下简称"中山—吴淞—社区")医联体为典型案例,基于整体性治理理论剖析现状与问题,提出"第一阶段以业务指导为主、加强组织领导和考核;第二阶段构建人财物统一的紧密型医联体"的分阶段实施建议,为上海市推进医联体建设提供参考。

新医改以来,国家相继发布《国务院办公厅关于推进医疗联合体建设和发展的指导意见》(国办发〔2017〕32号)、《关于进一步做好分级诊疗制度建设有关重点工作的通知》(国卫医发〔2018〕28号)、《国务院办公厅关于推动公立医院高质量发展的意见国办发〔2021〕18号》,指出医疗联合体是深化医药卫生体制改革的重要步骤和制度创新、公立医院起牵头作用。上海市出台了《关于本市推进医疗联合体建设和发展的实施意见》《"健康上海2030"规划纲要》等系列文件,指出要探索推进紧密型医联体建设。

一、研究背景和意义

医联体是整合同一区域内医疗资源,通常由三级医院、二级医院、社区卫生服务中心构成[1]。城市医疗集团作为医联体的重要形式[2],国务院强调公立医院在城市医疗集团中起牵头作用,带动基层医疗卫生机构提升服务能力和管理水平[3]。

基金项目:2023年上海市卫生健康委员会卫生健康政策研究课题"基于整体性治理的'中山—吴淞—社区'医联体管理模式研究"(课题编号:2023HP82);国家自然科学基金项目"基于社区的糖尿病前期健康管理模式:筛查工具、成本效果、实施策略"(项目编号:72274036)。
第一作者:郭莺,女,副研究员。
通讯作者:励晓红,女,副教授。
作者单位:复旦大学附属中山医院(郭莺),上海市宝山区吴淞中心医院(郭莺、施旦、马宁),复旦大学(冯钰珩、马宁、励晓红)。

加强医联体建设,有助于实现"以治病为中心"向"以健康为中心"的转变,实现全人群、全生命周期的慢性病健康管理模式,切实推进"医防融合"。医联体模式建立可进一步优化我国分级诊疗体系,减少卫生服务供需双方在提供和接受医疗卫生服务过程中存在的惰性,促使我国居民接受更优质的医疗卫生服务。我国医联体建设不断发展,但仍存在较多不足,如医疗机构之间的利益机制不健全、医保支付方式和信息化建设不完善、基层医疗卫生资源配置不完善等问题。

二、国内医联体建设现状

(一) 国内医联体建设现状

我国医联体建设在推动优质医疗资源下沉,提高成员单位医疗服务能力方面取得成效[4]。近年来,如何构建紧密型医联体建设逐渐成为热点话题。三明市在县域的紧密型医联体建设方面进行了有效探索,核心是以推进医保支付方式改革为切入点,着力构建分级诊疗格局,推动优质医疗资源下沉基层[5]。三明市紧密型医联体模式完全改变原有医疗格局,形成以总医院为代表的"县域医共体"模式,即在同个区域内形成全县医疗机构全面托管的模式,形成"一套班子、两块牌子、一体管理"的管理模式[6-7]。在该模式下,区域内二级医院、社区卫生服务中心、卫生院均挂牌三级医院分院,三级医院各职能部门制订相关管理制度,统一管理所有人财物资源、聘任各分院领导。业务方面形成"三级医院帮扶二级医院,二级医院帮扶基层"运行模式,积极推进分级诊疗与双向转诊[7]。目前,"基层首诊、双向转诊"的分级诊疗运行机制逐步完善,临床专家与基层卫生工作人员合作加强,基层卫生工作人员对慢性病的诊疗进一步规范。

三明市县域医共体建设的成功经验如下:① 改革政府管理体制,履行政府办医责任;② 组建紧密型城市医疗集团、紧密型县域医共体,推进紧密型医联体建设;③ 完善医保基金补偿机制;④ 推动优质资源下沉基层;⑤ 加快基层医疗卫生机构人才培养;⑥ 构建医防协同运行管理模式;⑦ 注重发挥中医药作用。该模式为我国其他地区医联体建设提供重要经验,但对于上海市等大城市而言,不同类型医疗卫生机构的管理体制机制更复杂,需结合大城市卫生服务体系特点,有机借鉴三明医改经验,提出适宜的改革路径。

(二) 上海市医联体建设现状

上海市提出了以区域医联体为主要形式之一的医联体建设,优化医疗服务结构,促进医疗资源均衡分布,提升基层医疗服务能力,推动以家庭医生制度为基本路径的分级诊疗制度建设,促进医疗卫生工作重心下移和资源下沉。密切结合上海市卫生服务体系特点,提出上海市紧密型医联体建设目标:加快建设以市级医院为依托、区域性医疗中心为核心、社区卫生服务中心为基础的紧密型医联体,强化资源整合,构建"管理、责任、利益、服务"共同体,创新分级诊疗协同机制。

上海市现已建立覆盖全市的医联体服务网格,"中山"医联体探索取得实效,"瑞金—卢湾"医联体构建全生命周期健康服务体系[8]。上海市医联体建设的成效主要体现在:三级医院优质医疗资源的辐射效应,且软件和硬件设施显著优于二级医院和社区卫生服务中心,将优质医疗资源下沉可逐渐实现涵盖预防、治疗、康复的全过程管理。然而,上海市医联体建设面临瓶颈问题:

医联体内部成员机构之间仅为协作机制,未实现医疗资源整合与分配,未切实实现紧密型医联体建设目标。

三、"中山—吴淞—社区"医联体建设现况与障碍

针对上海市医联体建设的瓶颈问题,本文基于整体性治理理论,分析"中山—吴淞—社区"医联体建设的现状和障碍。整体性治理着眼于政府内部机构和部门的整体性运作,主张管理从分散走向集中、从部分走向整体、从破碎走向整合[9],关键在于协调机制、整合机制和信任机制的构建和落实[10]。基于该理论,提示上海市紧密型医联体建设需回答如下关键问题:① 医联体内的各级医疗机构应如何沟通、交流、分工与合作? ② 医联体建设应追求何种价值目标? ③ 医联体建设工作有效开展需借助哪些技术、手段、方法?

(一)"中山—吴淞—社区"医联体建设现况和成效

1. 形成多元治理主体

"中山—吴淞—社区"医联体模式以中山医院为依托,吴淞医院为核心,社区卫生服务中心为基础,构建了三级联动整合型医联体管理模式(图1)。依托中山医院优势,以"管理共享、技术共享、科研共享、人才共享、信息共享"为核心,全面推进医联体资源深度融合,加快推动管理、责任、利益、服务"四位一体"建设。

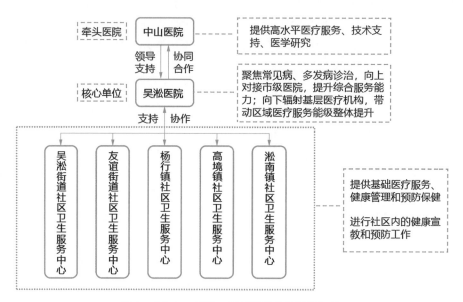

图1 "中山—吴淞—社区"医联体组织架构

2. 加强协调和整合

(1)推进分级诊疗实施:通过深化全专结合"双签约"内容,拓展签约社区,为签约居民提供优先就诊、检查、住院渠道;依托互联网医院平台,在医联体内部进一步推广线上"全专联合门

诊"工作模式,为签约居民提供"一站式"服务。畅通吴淞医院对社区卫生服务中心的转诊通道,提升居民"家庭医生"知晓度,同时将中山医院总院及吴淞医院的专家号源等优先开放于社区转诊患者,优先就诊。

（2）提升医疗服务能级：依托中山医院资源,持续推进专家技术"双下沉"工作。发挥吴淞医院作为医联体核心机构的功能定位。一方面,聘请中山医院专家担任各专科要职,参与病区查房、疑难危重症患者救治,指导开展手术、新技术新项目；另一方面,与各社区卫生服务中心开展深入交流。如图2所示,聚力打造了区域一体化急救模式和慢病医防融合新样板,切实推动区域医疗服务能级整体提升,重点推进"三大中心"建设,即泛血管疾病诊治中心、创伤医学中心、肿瘤防治中心。

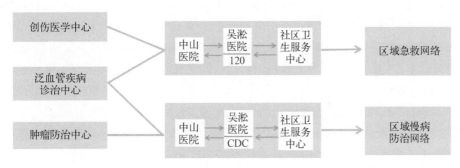

图2 "三大中心"组织架构

（3）强化全科医生培养：通过微信群和宝山区卫生健康委平台及时公布国家级继续教育项目举办、招生信息,对医联体成员单位医务人员实行招录名额倾斜。根据宝山区全科医师培训计划,开展临床新进展培训、临床技能培训、读片和报告解读、临床教学病例讨论等多种形式的培训活动,提升全科医师整体能力。

3. 运用信息化手段

以互联网医院建设和便捷就医数字化转型为抓手,吴淞医院积极对接中山医院和社区卫生服务中心,开展在线多学科联合门诊、预约检验检查等。发挥吴淞医院作为区域性医疗中心的作用,提升"三大诊断中心"服务量,增加区域合作项目,提供同质化、高水平的远程诊断服务。推动试点应用"宝山区医疗机构双向转诊信息系统",提升双向转诊信息化水平。

（二）"中山—吴淞—社区"医联体建设障碍

1. 尚未形成与紧密型医联体建设相匹配的体制机制

（1）财政投入机制不匹配："中山—吴淞—社区"医联体模式较紧密型医联体建设尚存在一定差距,主要因为区域医疗中心（吴淞医院）和社区卫生服务中心的政府投入机制、资产归属等方面并不一致,而中山医院的财政投入则更为复杂。这使得紧密型医联体在财政投入方面,需要形成更高层面的顶层设计。

（2）组织管理框架不匹配：中山医院、吴淞医院和社区卫生服务中心都是独立法人单位,均独立进行人财物管理,这使得有限的卫生资源难以得到有效整合。在现行人财物管理模式下,吴淞医院作为核心单位,很难实现垂直集中管理的运行机制,医联体内部的管理结构较为松散。

(3)考核激励体系不匹配:"中山—吴淞—社区"医联体建设尚处于起步阶段,考核主体与组织匹配程度较低。目前医联体以业务合作为主,人财物尚未统一,吴淞医院无法牵头制定考核激励方案,无法发挥薪酬等激励机制的作用,很难约束医联体内各级医疗机构工作人员的行为,考核结果在医联体发展建设中发挥的作用存在很大限制,难以与薪酬激励产生协同作用。

(4)双向转诊渠道难以常态化:"中山—吴淞—社区"医联体内部缺乏上下转诊反馈机制,并且由于缺乏紧密型医联体建设相匹配的考核激励体系、现行医保政策对医保患者没有转诊约束,使得卫生系统、卫生服务供需方存在惰性,双向转诊渠道难以常态化。

2. 信息化建设与紧密型医联体建设目标之间存在差距

在推动区域转诊信息平台的建设过程中,不同医疗单位可能采用不同的信息系统,导致数据的格式、标准和接口不一致,难以实现无缝的数据共享。平台建设还需要充足的资源和技术支持,包括人力、资金和技术团队等方面的投入。这些局限可能导致平台建设进程相对缓慢,需要更多的合作和努力来解决。

3. 基层医疗卫生服务人员服务能力有待进一步提升

尽管"中山—吴淞—社区"医联体模式已初步构建优质医疗资源下沉至社区卫生服务中心的雏形框架,但专家下沉基层难以形成常态化,整合型医疗服务体系还较为松散。卫生服务需求和卫生资源配置成倒三角,很难在短时间内提升基层医疗卫生服务机构人员能力。

四、加强"中山—吴淞—社区"医联体建设的基本思路与方案建议

(一)基本思路

医联体内部建设可分为两部分:三级医院和二级医院间,三级医院承担对二级医院进行业务指导的职责;二级医院和社区卫生服务中心间,建立紧密型医联体,分阶段实施。

(二)方案建议

1. 第一阶段:业务指导为主,加强组织领导和考核

(1)理顺组织框架,加强组织管理:社区卫生服务中心负责人由二级医院副院长兼任,原负责人转变为执行院长,将二级医院和社区卫生服务中心形成隶属关系,实现职能部门的垂直管理。

(2)规范分级诊疗,明确功能定位:二级医院和社区卫生服务中心应将下沉的优质医疗卫生资源进行整合与职责再分工,进一步明确其功能定位。社区卫生服务中心应进一步提升服务能力,推动基层首诊。二级医院应以高水平区域性医疗中心为建设目标,满足区域居民常见病、多发病就诊需求。社区卫生服务中心与二级医院之间应形成分级诊疗流程、医疗卫生服务供需双方信息对称的双向转诊反馈机制。

(3)资源共享,建设一体化信息系统:整合医联体内部各级医疗机构的信息平台,由三级医院作为总医院统一管理,统一用户界面,整合用户在医联体中多点就医的相关信息,保证患者在医联体内部就医时电子信息档案和病历资料的完整性和时效性。

（4）多途径探索，提升基层医疗服务能力：一是加强人才队伍建设政策倾斜，注重全科医生、公共卫生医师、护理等人才培养。发挥三级医院牵头作用，通过人才培训、业务指导等方式，帮助基层提升服务能力。二是推广便民惠民服务，从有医疗需求的群体入手，做细做实家庭医生签约服务，提升群众获得感。三是加强基层对基本医疗服务与基本公共卫生服务的整合，家庭医生团队中全科医生、公共卫生医师、护士应发挥角色优势，为辖区内患者提供完备的健康管理，突出医联体建设加强"医防融合"的优势。

（5）加强考核，完善激励体系：应调动医联体建设内部的激励与约束机制，将二级医院与所属社区卫生服务中心纳入统一考核单位，并强化考核和制度约束，将基层诊疗量占比、双向转诊比例、居民健康改善等指标纳入考核体系并作为薪酬结构中绩效工资部分的考核依据，引导各级各类医疗机构积极参与，推进辖区内居民"首诊在基层"。

2. 第二阶段：切实构建"人财物"统一的紧密型医联体

（1）统一法人，集中管理"人财物"等卫生资源：政府应在"二级医院和社区卫生服务中心"紧密型医联体建设过程中起主导作用，将推进紧密型医联体建设的着力点放在医疗卫生服务体系的整合。一是由区卫生健康委作为医联体建设牵头单位进行统一领导，明确紧密型医联体建设利益相关方，构建含卫生健康委员会、医保、财政等多部门协作的管理架构，明确管理规范与各部门的职责分工。二是在统一法人的条件下，对人员编制的归属进行整合，合并工作报表，实现资产统一管理与分配。

（2）政府投入整合，探索医保打包付费方式：整合医联体内各成员单位的政府投入，逐步实现医联体内权力集中，行政管理、医疗业务、公共卫生服务、后勤服务、信息系统等统一管理，统筹医联体内基础建设、物资采购和设备配置，构建区域纵向紧密型医联体。探索医保总额打包付费等多种形式的支付方式改革，建立权责一致的引导机制，推动医联体成为服务、责任、利益、管理共同体。

参 考 文 献

[1] Cai Y, Wen C, Tang L, et al. Exploration and consideration of the medical alliance modes. Iran J Public Health, 2018,47(8)：1160－1165.

[2] 中华人民共和国中央人民政府.国务院办公厅关于推进医疗联合体建设和发展的指导意见. https：//www. gov. cn/zhengce/content/2017-04/26/content_5189071. htm[2023－10－23].

[3] 中华人民共和国中央人民政府.国务院办公厅关于推动公立医院高质量发展的意见. https:// www. gov. cn/zhengce/zhengceku/2021-06/04/content_5615473. htm[2023－10－23].

[4] 杨欣怡,周静.重庆某三甲医院推进医联体建设实践探索.中国医院,2022,26(8)：88－90.

[5] 中华人民共和国中央人民政府.国家卫生健康委办公厅关于推广三明市分级诊疗和医疗联合体建设经验的通知. https：//www. gov. cn/zhengce/zhengceku/2021-11/22/content _ 5652558. htm [2023－10－24].

[6] 许贤雄,马婷婷,林琴棋,等.剖析医联体现状,探索新医改经验.现代医院管理,2020,18(1)：1－5.

［7］ 邓冬英,陈菊新,欧阳瑛.三明医改模式下的医联体实施现状及对策分析.现代医药卫生,2019,35(3)：470－471,480.

［8］ 宗莲,王贤梅,何凡,等.基于 DEA－Tobit 模型的上海市 53 家医联体效率评估分析.卫生软科学,2021,35(6)：22－26.

［9］ 张玉磊.整体性治理理论概述：一种新的公共治理范式.中共杭州市委党校学报,2015,1(5)：54－60.

［10］ 黄传英.整体性治理视角下应急协调与合作机制的构建——以南宁市为例.经济与社会发展,2012,(6)：32－36,73.

上海市社会办医信息化
水平影响因素分析

顾一纯　孙明明　何　达　王江娜
李　娟　李嫣然　罗雅双　孙　辉

【导读】　了解上海市社会办医信息化水平现状,并基于监管机构研究视角,探讨其影响因素和作用路径,为上海市行政机构优化社会办医信息化监管水平策略提供参考。文章采取随机抽样的方式,选取上海市社会办医监管机构的相关负责人为调查对象,收回有效问卷212份,通过Pearson相关分析探讨监管效能、监管强度、办医能级之间的相关性,并以结构方程模型验证各个维度之间的作用效应。发现行政机构监管视角下,影响上海市社会办医信息化水平的最主要因素是监管效能,次要因素是办医能级和监管强度。建议以监促建,充分发挥社会办医服务体系整体效能;提升办医能级,实现多部门联动,数据互通共享;优化顶层设计,建立全市层面的社会办医监管信息平台。

　　社会办医是我国医疗卫生服务体系的重要组成部分,是提高医疗资源的有效供给,满足居民多样化的健康服务需求的重要途径。2019年6月,国家卫生健康委发布《关于印发促进社会办医持续健康规范发展意见的通知》(国卫医发〔2019〕42号)明确指出加大政府支持社会办医力度,把发展社会办医摆在重要位置,完善监督体系,严格落实部门监管责任,提高监管水平。近年来,社会办医院发展迅速,其机构总量、技术及规模快速增长,根据国家卫生健康委员会最新数据显示,截至2021年末,全国社会办医院2.5万个,占全国医院数总数的69%,每年同比增长15%左右[1]。上海市作为改革开放的排头兵,为积极响应国家政策号召,贯彻相关文件精神,不断出台支持社会办医的利好政策,是社会办医发展高地。2019年1月,上海市政府发布《关于优化本市社会办医疗机构设置管理的意见》(沪卫计规〔2019〕002号)指出须引导社会资本在医疗资源相对不足、医疗资源薄弱区域投资举办医疗机构,建立相应的信息化管理平台。并强调以建立"宽进严管"制度为核心,以智能监管为手段,利用大数据分析和挖掘,优化社会办医行业事中事后监管方式,健全监管体系[2],以防止社会办医在进入市场后发生严重违规行为。目前,上海市有3 000多家社会医疗机构,向居民提供优质的医疗资源,不断提升医疗服务质量,形成具有良好

基金项目:上海市卫生健康委员会"构建基于信息技术的社会办医监督模式研究"(项目编号:2022HP05)。
第一作者:顾一纯,女,助理研究员。
通讯作者:何达,女,副研究员。
作者单位:上海市卫生和健康发展研究中心(上海市医学科学技术情报研究所)(顾一纯、何达、罗雅双、孙辉),上海市卫生健康委员会(孙明明),江西中医药大学(王江娜),上海中医药大学(李娟),华东政法大学(李嫣然)。

社会声誉的机构，取得优异成绩。但是，由于监管存在空白点，部分地区的社会办医甚至都未被纳入正常的医疗资源管理中，难采取规范化手段进行监督，导致违规行为时常发生、群众信任度不高、监管模式不健全等问题出现[3-4]。因此，本文从行政机构监管角度出发，分析上海市社会办医信息化水平的影响因素，运用结构方程模型探讨各影响因素的作用路径，以期进一步提高上海市社会办医信息化监管水平，为上海市优化社会办医机构监管提供有益的决策参考。

一、资料与方法

（一）资料来源

以"社会办医、民营医院、监管效能、监管强度、信息化水平"等作为关键词在中国知网、万方数据知识服务平台等数据库检索，对国内社会办医、公立医院和国外医院信息化监管现状进行整理总结；同时，对国家和本市医疗机构信息化监管的政策文件进行梳理，提炼相关规定，为研究基本框架的制定、问卷的设计等提供参考。对利益相关者进行深度访谈，结合社会办医与公立医院不同属性，论证上海市社会办医信息化水平各影响因素之间的作用效用模型并挖掘对社会办医实施监管存在的困难和可能的解决途径。访谈对象包括市卫生健康委监督所、市卫生健康委质控管理事务中心、市卫生健康委医政医管处、浦东新区卫生健康委监督所、长宁区卫生健康委监督所、代表性社会办医机构相关负责人。问卷于2022年11月对上海市社会办医监管机构，即16个区的卫生健康委和卫生健康委监督所发放问卷。通过上海市卫生健康委向各区卫生健康委发放问卷，由上海市各区卫生监管机构相关负责人参与填写。问卷主要包括监管效能、监管强度、办医能级等方面。收回有效问卷212份，问卷代表性良好。

（二）研究方法

结构方程模型（structural equation model，SEM）是根据理论模型与实际数据的一致性程度，对以理论为基础的模型构建、参数估计和模型检验的路径作出评价，其目的是对实际问题进行定量研究。与传统的研究方法不能妥善处理潜在变量与指标变量的关系的情况，结构方程模型更加灵活，能够同时处理潜在变量及其指标，更好适应本研究的需求[5-6]。本文采用Epidata3.1进行数据录入，采用SPSS24.0对上海市社会办医信息化水平的相关性进行分析，主要采用描述性分析、相关性分析、卡方检验、回归分析等。使用AMOS21.0软件建立社会办医信息化水平影响因素的结构方程模型，通过极大似然法计算模型及其参数，删除结构方程中无现实意义的路径，使模型达到最佳。根据修正后模型中各条路径系数，计算上海市社会办医信息化监管中，监管效能、监管强度与办医能级影响因素对上海市社会办医信息化水平各作用路径的效应系数[7-8]。

二、结果

（一）社会办医监管机构区域分布情况

在本次调查上海市各区卫生监管机构参与填写的206份问卷中，长宁区卫生监管机构相关负责人填写的数量最多，为76份，占比为36.89%（表1）。

表1　社会办医监管机构所属区域的分布情况

所 属 区 域	数量(份)	百分比(%)
黄浦区	29	14.08
徐汇区	3	1.46
长宁区	76	36.89
静安区	2	0.97
普陀区	9	4.37
虹口区	3	1.46
杨浦区	17	8.25
闵行区	2	0.97
宝山区	2	0.97
嘉定区	2	0.97
浦东新区	4	1.94
金山区	6	2.91
松江区	7	3.40
青浦区	11	5.34
奉贤区	17	8.25
崇明区	16	7.77

（二）社会办医信息化水平各维度得分情况

上海市社会办医信息化水平的总体得分为(9.06±1.17)分,下面将从3个维度分析具体得分情况。从监管效能维度看,监管效率得分为(9.29±1.18)分,监管能力得分为(9.38±1.11)分,本市监管的信息化水平得分为(9.03±1.64)分,所在区监管的信息化水平得分为(9.11±1.57)分。从监管强度维度看,社会办医监管的必要程度得分为(9.39±1.11)分,建立社会办医监管平台的必要性得分为(9.44±1.14)分。从办医能级维度看,医疗质量安全水平得分为(8.78±1.54)分,服务品牌影响力得分为(8.65±1.67)分,社会办医发展规范化水平得分为(8.77±1.58)分(表2)。

表2　上海市社会办医信息化水平维度下各因素得分情况

分　　类	极小值	极大值	均　值	标准差
医疗质量安全水平	4	10	8.78	1.54
服务品牌影响力	3	10	8.65	1.67

续　表

分　　类	极小值	极大值	均　值	标准差
社会办医发展规范化水平	1	10	8.77	1.58
社会办医监管的必要程度	3	10	9.39	1.11
监管效率	4	10	9.29	1.18
监管能力	2	10	9.38	1.11
本市监管的信息化水平	2	10	9.03	1.64
所在区监管的信息化水平	2	10	9.11	1.57
建立社会办医监管平台的必要性	1	10	9.44	1.14
信息化水平	5.50	10	9.06	1.17

（三）各影响因素相关性分析

医疗质量安全水平、服务品牌影响力、社会办医发展规范化水平、社会办医监管的必要程度、监管效率、监管能力、本市监管的信息化水平、所在区监管的信息化水平、建立社会办医监管平台的必要性等变量之间呈正双向相关关系。其中,本市监管的信息化水平与所在区监管的信息化水平的相关系数最高,$r = 0.94$(表3)。

表3　上海市社会办医信息化水平影响因素的相关系数

分　　类	医疗质量安全水平	服务品牌影响力	社会办医发展规范化水平	社会办医监管的必要程度	监管效率	监管能力	本市监管的信息化水平	所在区监管的信息化水平	建立社会办医监管平台的必要性	信息化水平
医疗质量安全水平	1	—	—	—	—	—	—	—	—	—
服务品牌影响力	0.84	1	—	—	—	—	—	—	—	—
社会办医发展规范化水平	0.84	0.83	1	—	—	—	—	—	—	—
社会办医监管的必要程度	0.52	0.45	0.44	1	—	—	—	—	—	—
监管效率	0.72	0.67	0.81	0.34	1	—	—	—	—	—
监管能力	0.60	0.63	0.75	0.25	0.85	1	—	—	—	—
本市监管的信息化水平	0.74	0.73	0.76	0.22	0.78	0.70	1	—	—	—
所在区监管的信息化水平	0.71	0.71	0.73	0.21	0.77	0.72	0.94	1		

分　类	医疗质量安全水平	服务品牌影响力	社会办医发展规范化水平	社会办医监管的必要程度	监管效率	监管能力	本市监管的信息化水平	所在区监管的信息化水平	建立社会办医监管平台的必要性	信息化水平
建立社会办医监管平台的必要性	0.52	0.45	0.56	0.67	0.50	0.52	0.48	0.48	1	—
信息化水平	0.91	0.89	0.92	0.53	0.87	0.79	0.88	0.86	0.66	1

注：经 Pearson 检验相关性 $P<0.01$。

（四）上海市社会办医信息化水平影响因素的作用效应分析

1. 监管效能直接或间接影响社会办医信息化水平

监管效能对信息化水平的直接效应系数是 0.56；监管效能通过监管强度对信息化水平产生的间接效应系数是 0.10，监管效能通过监管强度和办医能级对信息化水平产生的间接效应系数是 0.05，监管效能通过办医能级对信息化水平产生的间接效应系数是 0.27，总效应系数为 0.98（图1）。强化对社会办医的引导监管，形成健全的政策体系和完善的监管制度[9]，是提高社会办医信息化水平的一项重点工作。研究结果表明，对社会办医信息化水平影响最大的是监管效能。这与学者得出的理论结果相一致[10-11]。监管效能主要通过 4 个途径直接或间接作用于信息化水平：一是，监管效能对信息化水平有直接的正向影响；二是，监管效能通过办医能级的中介作用间接影响信息化水平；三是，监管强度在监管效能和信息化水平的关系间起中介作用；四是，监管效能通过监管强度和办医能级的链式中介作用间接影响信息化水平。此外，所在市区的监管信息化水平、监管效率及能力等因素很大程度上推动着社会办医的效果评估机制、公众参与沟通反馈路径等工作，进而影响社会办医信息化水平发展。

2. 办医能级直接影响社会办医信息化水平

结构方程结果表明，上海市社会办医能级对信息化水平的影响次之，总效应系数为 0.35，呈正向相关关系。虽然目前我国社会办医医院和床位资源增长迅速，但医院规模、经营方式和管理水平仍存在较大问题，整体医疗水平与医疗服务质量较低，与公立医院存在显著差距[12-13]。而本文结论表明影响社会办医医疗安全质量、品牌声誉及发展规范化的主要因素是办医能级，办医能级又与信息化水平之间存在正向效应。即办医能级越高，医疗服务发展质量、声誉及规范化水平也在逐步提高，进而增强医院核心竞争力，提高居民对社会办医院满意度及信任度，推动社会办医信息化建设高质量发展。其中提升医疗质量安全水平是社会办医发展核心问题中的重中之重[14]，这与本文研究结果相一致，在所有指标中其效应系数最高为 0.93，具有显著影响。

3. 监管强度直接影响社会办医信息化水平

在上海市社会办医信息化监管过程中，监管强度对社会办医信息化水平影响最小，监管强度对信息化水平产生的直接效应系数是 0.20，监管强度通过办医能级对信息化水平的间接效应系数是 0.09，总效应系数为 0.29，说明加大监管强度对推动社会信息化水平建设具有促进作用。目前上海社会办医投资主体丰富多元，医生集团、共享医疗平台、医教研协同创新发展多种创新模式显现(表4)[15]。但模式多样化会导致乱象发生,使得监管复杂性提高,损害居民切身利益。研究结果表明,在社会办医发展过程中,增强行政机构监管意识,完善信息化监管平台是加大监管强度的重要手段,其效果较为显著。这与分析浙江省的医疗机构监管及其改革路径的研究结论相一致[16]。此外,建立统一的监管标准和监管流程,构建信息共享机制,加强机构之间的沟通交流等都是加大监管力度的方式,可以进一步提高社会办医信息化水平。

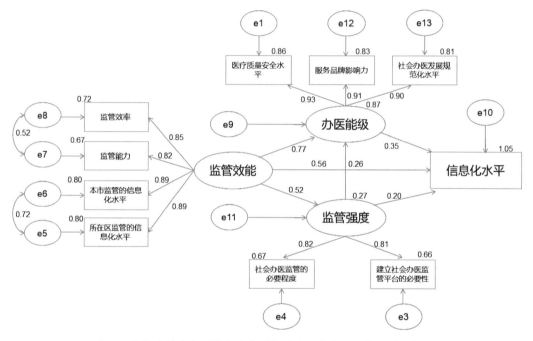

图1 上海市社会办医信息化水平各影响因素之间的作用效用模型

表4 拟合模型中各维度间的效应关系

内生变量	外源变量	直接效应		间接效应		总效应
		路径	系数	路径	系数	
监管强度(B)	监管效能(A)	A—B	0.52	—	—	0.52
办医能级(C)	监管效能(A)	A—C	0.77	A—B—C	0.14	0.91
	监管强度(B)	B—C	0.26	—	—	0.26
信息化水平(D)	监管效能(A)	A—D	0.56	A—B—D	0.10	0.98
				A—B—C—D	0.05	
				A—C—D	0.27	
	监管强度(B)	B—D	0.20	B—C—D	0.09	0.29
	办医能级(C)	C—D	0.35	—	—	0.35

注:$P<0.01$;—为无数据。

三、讨论与建议

（一）以监促建，充分发挥社会办医服务体系整体效能

《推进上海生活数字化转型构建高品质数字生活行动方案(2021—2023年)》中明确提出，以监促建，是落实国家和上海市深化医改和数字化发展政策目标中对社会办医信息化监管目标的重要途径。本文建议：一是落实"上海健康服务业50条"中建立与"宽进严管"相适应的社会办医疗机构事中事后综合监管机制。运用信息化手段，全面实施诚信管理、分类监管、风险监管、联合惩戒、社会监督"五位一体"为基础的事中事后监管[17]。二是推进社会办医疗机构信息化建设，将社会办医疗机构的执业信息统一纳入各区医疗服务信息平台将社会办医疗机构的执业信息统一纳入上海市各区医疗服务信息平台，实时动态监控社会办医机构规范执业、医疗质量与安全等信息。三是明确以分类管理为基础的整体性综合监管的目标与方向，形成更加清晰的监管规则和监管标准，从而提升监管效果与覆盖城乡居民的公共卫生服务体系、医疗服务体系、医疗保障体系和药品供应保障体系4项医疗卫生基本制度相融合，共同服务于医疗卫生体制改革的总体目标[17]。四是推进全上海建立健全信用综合监管机制，制定科学合理的考核指标评价体系。例如，上海浦东区在2019年探索创建信用监管平台，以卫生信息网数据源作为支撑，对医疗机构展开行政许可、处罚、记分等工作，发挥了立竿见影的作用。

（二）提升办医能级，实现多部门联动，数据互通共享

明确社会办医的职能和地位，提高社会办医医疗质量和医疗水平，为实现社会办医健康、规范、高质量发展打下坚实基础。从办医能级的角度出发，本文建议：一是推动社会办医参与紧密型医共体、医联体建设，探索构建长效合作机制，形成利益共同体，实现合作共赢。二是连接公立医疗机构和社会办医机构数据信息的鸿沟，实现患者信息的完整和统一。目前患者在各公立医疗机构的就诊信息已经基本实现联通，但即便是在医保定点的社会办医机构，患者的就诊记录和医疗档案均为独立呈现，尚不能与在公立医院的相关记录相衔接，影响了患者对医疗机构的选择。上海的部分高端社会办医机构承担了部分国际友人和高净值人群的健康服务和管理职能，让每位患者在不同所有制医疗机构的就诊数据统一管理，将有助于加大城市对高层次人才的吸引，也符合上海加快建设高水平人才高地的战略精神。三是实现多部门联动，数据互通共享。上海市各机构的监管数据普遍只为自家机构所用，并未与其他机构共享，这样的情况导致社会办医机构要为不同的监管部门提供多套数据，而其中存在相当程度的重叠数据，对社会办医机构形成负担；对于监管机构而言，只能获得部分数据，不利于发挥综合监管效能。

（三）优化顶层设计，建立全市层面的社会办医监管信息平台

参考《推进上海生活数字化转型构建高品质数字生活行动方案(2021—2023年)》，上海市监管部门需要不断创新社会办医信息化监管模式，实现社会办医信息化监管平台的持续智能优化，实现全市各级各类社会办医机构全覆盖，有效提升综合执法监督、服务和管理效能，促进社会办医和公立医疗机构共同发展。从监管强度角度出发，本文建议：一是，明确监督主体，强化政府

监管意识,进一步完善上海市市场监督管理办法,严格落实社会办医准入机制,同时加强社会办医自我监督意识,形成上下监管合力。二是,优化顶层设计,健全上海全市层面的社会办医监管平台,发挥统筹功能,结合信息化手段,加强对医院风险的跟踪预警,从而提高监管效率和准确度。三是,健全社会办医经济运行监管机制,对医疗服务定价和医保支付进行重点监管,执行与公立医疗机构同等的医疗服务、药品价格和医疗保险等政策,减少骗保行为发生[12]。四是,建立与完善全市统一的信息监管平台,实时监控社会办医机构规范执业、医疗质量与安全等信息,将社会办医院与公立医疗机构相关数据进行对比,充分发挥社会办医的鲇鱼效应,促使其打造自身特色,积极承担公益性职责,以提升全市医疗服务体系整体效能,提高患者就医便利性和满意度。

参 考 文 献

[1] 国家卫生健康委员会.2021 我国卫生健康事业发展统计公报.http://www.gov.cn/xinwen/2022-07/12/content_5700670.htm[2023 − 03 − 16].

[2] 岳晓菲,薛镭,陶元,等.社会办医综合监管问题及对策探讨.中华医院管理杂志,2020,36(8):620 − 624.

[3] 陈珉惺,宋捷,吴凌放,等.上海社会办医准入中存在的问题和对策建议.卫生软科学,2019,33(10):7 − 10.

[4] 张明,熊振华.上海:社会办医医保预警监管实践.中国社会保障,2018,(12):79 − 80.

[5] 武海东.基于信息系统成功模型的数字资源统一检索系统评价.情报杂志,2013,4:177 − 182.

[6] 段海平,吴义丽,逢增昌.老化表型结构方程模型分析.中国公共卫生,2012,10:1376 − 1379.

[7] 吴明隆.结构方程模型:AMOS 的操作与应用.重庆:重庆大学出版社,2010.

[8] 程开明.结构方程模型的特点及应用.统计与决策,2006,22(10):22 − 25.

[9] 沈晓,徐一明,甘恩儒.公共政策理论视角下湖北省社会办医政策研究.卫生经济研究,2019,36(11):13 − 16.

[10] 王晓丽,刘驰.浦东新区社会办医疗机构可视化监管平台设计与应用研究.中国数字医学,2022,17(5):92 − 95.

[11] 李晶泉.社会办医经济运行监管机制研究.卫生经济研究,2021,38(5):77 − 79.

[12] 任建学,陈俊利,王璐,等.我国社会办医发展及其空间分布相关性研究.中国医院,2022,26(11):30 − 33.

[13] 周明华,谭红,何思长.高质量发展视角下四川省社会办医发展状况分析.现代预防医学,2021,48(16):2970 − 2973,2999.

[14] 王晨力,吴韬,李国红,等.社会办医疗机构服务质量与安全评价:理念、挑战与对策.中国医院,2018,22(11):53 − 55.

[15] 张苏华.上海社会办医管理创新与发展.上海:上海交通大学出版社,2022.

[16] 郁建兴,汪基强,向淼.综合监管时代的医疗机构监管及其改革路径——基于浙江省的分析.天津社会科学,2020,(6):79 − 85,105.

[17] 上海市数字化转型.推进上海生活数字化转型构建高品质数字生活行动方案(2021—2023 年).https://dt.sheitc.sh.gov.cn/szzc/575.jhtml[2023 − 03 − 18].

党建引领卫生安全韧性城市
建设的难点与对策

万君健　郑艳辉　许文忠　韩燕妮

张　励　王贤吉　谢岳林　朱成英

【导读】　随着城市化进程高质量发展与突发公共卫生风险演变,上海基层社会治理承载压力与日俱增。卫生安全风险防治作为城市基层社会治理发展策略,是城市软实力的重要体现,也是韧性城市建设的关键组成。在应对突发公共卫生事件风险下,依托融合型党建引领,建立健全应急响应处突、动态平衡、制度迭代成长和公共健康参与机制,探索构建党建融入组织、社会、资源、心理韧性"四位一体"的卫生安全韧性城市体系,以实现城市对突发公共卫生事件风险的快速响应、有效应对和及时恢复,切实保障人民群众身体健康和生命财产安全。

自 2003 年 SARS 疫情以来,人禽流感、甲型 H1N1 流感、登革热和埃博拉病毒感染等突发公共卫生事件在全国各地陆续发生。突发公共卫生事件,一般具有突发、紧急、不确定等事态特征,对公共秩序、人民群众生命财产安全构成重大威胁、冲击和损害。新冠疫情发生至今,仍呈现复杂多变态势,给全社会经济发展、城市治理、公共健康和居民生活造成诸多深刻影响。

2023 年上海市卫生健康工作会议提出,围绕四大重点任务,为中国式现代化和韧性城市建设筑牢健康之基。卫生安全韧性立足于韧性理论,有机纳入韧性城市建设基本框架,强调应对突发公共卫生事件风险的综合能力,通过系统性、整体性推动,以较快的速度、较短的时间,主动应对和适应突发疫情冲击,并迅速恢复、调整为更具张力的城市状态。

一、卫生安全韧性城市建设的必要性

(一)实现"以人民健康为中心"战略的基本要求

党的二十大报告提出,把保障人民健康放在优先发展的战略位置。上海市第十二次党代会报告阐述了创造高品质生活的愿景——"让人民畅享健康生活"。卫生安全韧性是建立在城市

基金项目:上海市党建研究会课题"突发公共卫生风险视域下基层党建融嵌安全韧性城市建设的探索实践"(课题编号:2022-485)。

第一作者:万君健,男,助理研究员。

作者单位:上海市嘉定区卫生健康委员会(万君健、郑艳辉、许文忠、韩燕妮),上海市委党史研究室(张励),上海市卫生健康委员会(王贤吉),上海市嘉定区中心医院(谢岳林、朱成英)。

本文已发表于《党政论坛》2023 年第 5 期。

功能正常运行的基础上,始终保持应急管理与常态化防控的整体平衡。这种动态平衡是城市韧性的重要指征,更是对突发重大公共卫生事件能力水平建设提出更迫切、更实际的要求[1]。

(二)实现"人民城市"重要理念的发展路径

习近平总书记提出"人民城市人民建,人民城市为人民"重要理念,上海市作为该重要理念的首提地,始终紧扣"以人民为中心"主题,构建由表及里、立体多维的人民城市建设样本。党的十九届五中全会首次正式提出"建设韧性城市",卫生安全维度的韧性城市建设,是对"人民城市"重要理念的现实观照与实践拓展,是推进应急管理体系和基层社会治理能力现代化的重要途径。

(三)实现"城市更新"目标任务的实践需求

党的二十大报告提出,实施城市更新行动,加强城市基础设施建设,打造宜居、韧性、智慧城市。城市更新有其内生特征,是城市作为一个系统、有机生命体的内在需求。立足"健康融入万策"理念,上海市在全国最早全面启动特大型城市建设健康城市行动,率先推出《健康上海行动(2019—2030年)》。以更精准、更全面把握超大城市安全的特点和规律来推进上海"城市更新",健全城市自身安全预防体系,突出卫生安全韧性前瞻设计,是融入长三角健康城市群发展的基础。

二、基层党建融促卫生安全韧性建设的难点

(一)党建融合机制嵌入卫生安全韧性建设的抓手不多

当前,党建引领社会治理的组织机制已呈现融合型发展态势,在超越传统、单一的社会空间中发挥作用。目前,韧性城市建设目标任务明确,但以党建融合、组织嵌入韧性城市建设路径不够清晰,维度不够多元。在卫生安全韧性城市建设的整体性规划、制度探索和机制突破和实践探索程度有限,以及卫生安全治理理念在韧性城市建设中的体现并不突出。

应对突发公共卫生事件的应急状态下,各单位各部门的政治意识、行政资源、社会支持和舆论关注都集中于此、倾注一体。待社会恢复常态后,行政力量与社会关注或多或少被分散、被稀释,在潜在的突发公共卫生事件风险下,如何强化组织机制韧性,提升韧性城市多维度发展,有效释放党建融合效应,还有增长空间。

(二)基层党组织应对突发公共卫生风险的协同张力不足

突发公共卫生事件其风险主要在于重大传染病疫情、群体性不明原因疾病等,造成或可能造成社会公共健康严重损害[2]。特别是在应对近年来新冠疫情为主的重大突发公共卫生事件中,暴露出基层应急管理机制理念、城市韧性规划等诸多短板。应对疫情风险的防范、处置、恢复和城市功能迭代更新,作为卫生安全韧性建设链上环环相扣的组成部分,未形成具有动态平衡的确定性结构,不足以应对外部环境的不确定性和未来发展的未知可能性。

（三）"党建融合社建群建"下的社会治理共同体创新不够

党的十九届四中全会提出建设"人人有责、人人尽责、人人享有的社会治理共同体"，在突发公共卫生事件中，如何以党组织先锋引领、社区单元网格治理、社会力量共同参与的形式，一体融入社会治理共同体建设发展的探索创新不足。围绕社会治理共同体发展的社会韧性建设，以及公共健康社会群体心理韧性建设等，需置于整个城市的社会治理场域中进行[3]。特别是突发疫情应急状态下的党组织全面融入基层治理体系，常态化社会治理向非常态化下社会动员快速调节和精准治理，还需要进一步加强探索[4]。

三、卫生安全韧性城市建设的机制路径选择

（一）构建基于科学精准的应急响应处突机制

监测预警机制作为突发公共卫生事件应急响应的"前置关口"，处于卫生安全韧性建设的"最早一公里"。优化疾控体系，启动实施第六轮公共卫生体系建设三年行动计划，提升监测预警、实验室检测、流行病调查、卫生应急等核心能力。强化医疗救治能力和物资储备，做实社区与区级医院、市级医院的协同联动和分级救治机制。加强对疫情及流行毒株变化的监测和预警，保持应急管理随时激活状态。强化重大疾病防控，加强对艾滋病、结核病等重大传染病和流感、人感染 H7N9 禽流感、猴痘等重点传染病的防控。

（二）构建平急转换的动态稳衡机制

在社会日常状态下建立健全党建引领、政府主导、多元参与的社会治理机制，卫生应急状态下及时转化为党政高度融合、部门高效衔接、属地责任到底的一体化应急指挥体系。两种社会状态的双向嵌入与过渡缓冲，需要建立起"平急转换、融通协同"的动态平衡机制，完善以风险区域防控为主的动态调整管控机制，将韧性城市与城市全周期管理紧密结合，贯穿建设发展始终，形成"常态—非常态—常态"的连续系统[5]。

（三）完善多维立体的韧度成长迭代机制

《中华人民共和国突发事件应对法》应急管理原则体现 4 个阶段，具体为预防与准备、监测与预警、处置与救援、恢复与重建。从卫生安全多维度韧性建设出发，打造反映韧性城市"生命体征"的指标体系，能透明、清晰、直观地呈现城市机体运作的健康状况，并能够实时有效地提示风险预警，探索建立卫生安全常态评估、裂变成长、迭代提升的有机城市韧性体系。良性演进重塑"韧性指征"，实现"城市更新"下的"韧度能级"迭代，锻造更高、更强、更实的风险防范、抵御与恢复的城市卫生安全韧度能级。

（四）深化社会治理共同体公共健康参与机制

《"健康中国 2030"规划纲要》中提出"共建共享、全民健康"是建设健康中国的战略主题。依据"人民健康为中心"核心理念与"共创共享"合作治理逻辑[6]，将公共健康理念融入为卫生安

全韧性城市建设,融合推动形成社会治理共同体。强化卫生安全"风险—治理—促进"韧性建设发展构成,把全生命周期健康管理理念贯穿韧性城市规划、建设、管理全过程、各环节[7]。坚持预防为主、群防群控和健康优先,以爱国卫生运动为载体平台,探索公共健康广泛纳入、多阶合作、共建共治的多元融合参与机制。

四、推动卫生安全韧性城市"四位一体"建设实践

(一)强化党建融合效能,发挥"机制嵌合"组织韧性

1. 强化政治引领的党建融合

强化卫生安全韧性,首要加强组织韧性,突出"多机制、多体系、多层级"的党建融合引领,构建社会治理最大"公约数"。坚持以能动性治理、主动性融入充分发挥中国特色社会主义制度优势、中国共产党政治优势和党建组织优势,深入推进党建引领组织机制在卫生安全韧性城市建设中有效嵌合,提高社会治理能效。

2. 强化系统支撑的组织融合

在面对疫情应急状态和应对潜在突发公共卫生事件风险时,组织融合为多方主体间凝聚共识、聚焦目标,提供了相对稳定高效的制度保障和制度架构,系统性推动韧性建设的方方面面,为行政管理、社会治理与应急处置提供体系支撑。

3. 强化纵横贯通的机制融合

面对突发疫情应急状态下的社会治理风险,在机制科学化、管理精细化、协同高效化上下功夫[8],切实发挥融合机制统筹作用,以条块联动的形式集中力量,实现政令落实与制度执行的"左右协同、上下贯通",突破条块隶属切割、资源配置失调、社会秩序失序等社会治理应急机制的难点堵点。

(二)强化党建平台势能,突出"融通共享"资源韧性

1. 加强医疗资源韧性

提升突发公共卫生事件应对能力,探索将"党建—医联"有机融合,不断强化医联体建设,优化医疗资源的前瞻设计、冗余配置和灵活调度。通过组织共建、阵地共享、人才共育,加快推动医疗、公卫与管理复合型干部人才队伍的储备培养,实现医联体内党建联建全覆盖,推动"上下联动、区域协同、医防融合、中西医并重、优质高效"卫生健康发展体系,提升卫生安全韧性基础力量[9]。

2. 加强储备资源韧性

在应急物资储备上,统筹优化城市应急医疗物资储备中心建设,前瞻性更新完善应急医疗物资储备基本目录、常态管理和应急分配等制度,并时刻总结经验,做好充足的设计裕量。另外,创新储备形式,探索跨区域联动储备、未来产能储备与常态化储备等储备方式。在空间储备上,根据城市化和农村地区基础设施设备、公共区域、承载能力等实际情况,确定备用场所清单,坚持平战结合、梯次启用,提升资源储备韧性。

3. 加强志愿资源韧性

以党建引领、覆盖广泛、高效运作的志愿力量为行动支撑,推动常态化疫情防控和应急快速

处置的有机结合。嘉定探索建立区、镇、村(居)分级常态化疫情防控志愿服务应急突击队,可在突发应急状态下随时调度调配,不断强化党组织领导、社会实际需求、多方服务支持下的志愿资源韧性。

4. 加强科技资源韧性

以科技创新赋能卫生安全韧性城市建设,充分运用大数据、人工智能技术等,提升疫情监测预警、风险评估、秩序重建等功能,搭建"日常风险防控、特时精确预警、急时高效处置"的综合平台,构建实时动态监测、智能精准感知"城市健康数字体征""卫生安全多维场景"。

(三)突出基层单位组织功能,强化"协同治理"社会韧性

1. 以基层治理能力现代化为核心

加快推动基层党组织的治理能力现代化,将"健康城市""韧性城市"理念有机融入社会治理工作的各个方面,健全风险研判、决策风险评估和风险防控协同机制,强化卫生安全社会韧性建设的基础保障。

2. 以基层单位组织功能协同化为基础

各级基层单位党组织全面深入基层治理空间的每个角落与末梢,布点成网,连点成面,形成基层应急管理的良性循环。在构建卫生安全韧性中,基层党组织以"一核多元"的形式,克服无序多中心的力量散耗,协同更多的组织、个体同频共振、同心共聚,切实发挥集约协同、稳固高效的组织优势。

3. 以基层党支部战斗堡垒联动化为支撑

以党支部为核心的社会治理单元,通过网格化、精细化管理,引导更多的"人、技、财、物"投入风险治理与基层治理能力现代化建设中。切实发挥支部战斗堡垒作用,强化社会主体和公众参与,并传递到作为"更小战斗单元"的党小组和党员,夯实联防联控、群防群控的基层基础,形成共同应对疫情风险的强大合力,逐步构建以基层党支部为核心引领、战斗堡垒的社会治理共同体。

(四)发挥基层党员先锋动能,增强"公共健康"心理韧性

1. 强化党员先锋意识

在疫情防控中党员积极开展先锋引领,下沉一线,动员社会多方力量积极加入志愿服务活动中,提高公众自我管理、自我教育、自我服务能力,推进"三社联动"(社区、社会组织、社会工作),完善和坚持"新三件""老三件"为主的自我健康管理机制,增强社会责任共建共识共促的公共健康心理韧性[10]。

2. 站稳立场主动发声

各级党组织党员以客观立场主动发声,并及时进行正确的舆论向导,缓解群众紧张、负面情绪。深入推进城市爱国卫生运动,加强健康教育与健康促进,促进群众履行自我健康责任第一人的社会义务,以科学理性和可持续发展价值观应对疫情现实风险,构筑群防群治的积极心理防线。

3. 培育现代公共精神

发挥党员先锋引领作用,加强对孤寡老人、重病患者、孕妇、残疾人等特殊困难群体关爱,同

时倡导社会增强疫患感染群体的包容度与认同感。深入实践社会主义核心价值观,有序打造积极、开放、宽容的舆论环境与社会文化,培育共渡难关、共同抗疫的现代公共精神[11],填补突发公共卫生事件下社会群体心理韧性建设中的薄弱环节。

参 考 文 献

[1] 万君健,许文忠.突发公共卫生事件风险应对下的基层党组织能力建设.上海党史与党建,2022,(3):80 – 84.

[2] 刘琼莲.新冠肺炎突发公共卫生事件应对密码:建设社会治理共同体与发挥"五治"合力.天津行政学院学报,2020,22(2):3 – 10.

[3] 陶希东.上海加强基层治理体系和治理能力现代化的路径与策略.党政论坛,2022,(2):37 – 39.

[4] 易承志.以公共服务均衡性和可及性为支撑提升基层治理韧性.党政论坛,2023,(2):45 – 47.

[5] 容志.构建卫生安全韧性:应对重大突发公共卫生事件的城市治理创新.理论与改革,2021,(6):51 – 65.

[6] 翟绍果,王昭茜.公共健康治理的历史逻辑、机制框架与实现策略.山东社会科学,2018,(7):95 – 101.

[7] 蒋俊杰.整体智治:我国超大城市治理的目标选择和体系构建.理论与改革,2022,(3):110 – 119,154.

[8] 《新时代新步伐——2017—2022年上海发展报告》课题组.奋力书写新时代上海发展新奇迹.上海党史与党建,2022,(3):60 – 72.

[9] 朱成英,万君健,陈凤.医联党建圈组织功能协同的实践探索.党政论坛,2023,(2):43 – 44.

[10] 陈志宇,容志.应急管理中的社会组织参与及其现代化.党政论坛,2023,(1):37 – 40.

[11] 王鸿江,申俊龙.应对突发公共卫生事件社区韧性能力提升探讨——以新冠肺炎疫情防控为例.中国农村卫生事业管理,2022,42(3):215 – 218.

基于医务人员视角的"互联网+" 上门医疗服务风险分析及对策

陈旻洁　沈　璐　樊翊凌　郑　涛

陈　敏　张　红　余　岚　郑军华

【导读】　从医务人员视角探讨"互联网+"上门医疗服务模式存在的风险,提出应对措施,以更好地为公众健康服务。采用文献研究法、关键知情人访谈法和比较分析法进行研究。结果发现,"互联网+"上门医疗服务模式存在人身安全、特殊医疗和信息安全等风险。建议开发专项医疗意外险和交通意外险,建立准入和监管体系,推广大数据、物联网和区块链技术在安全监管中的应用,在地区层面搭建线上公示和纠纷处理平台,同时针对性开展医务人员法制知识和信息安全培训教育等。

一、引言

随着人口老龄化程度的不断加深,以医院为中心的医疗服务体系将无法满足老龄化社会的需求[1-2]。上门医疗将成为满足老年弱势群体或失能人群卫生服务需求的良策[3-4]。2015年3月,"互联网+"被列入国家战略,这为互联网医疗带来了新的发展机遇。近年来,随着互联网技术不断升级,出现了"互联网+"上门医疗服务模式。该模式基于互联网医院,依托医护上门服务平台,通过线上申请、线下服务,实现医务人员到患者家中提供医疗卫生服务[5-6]。其中,家庭病床和"互联网+护理服务"是较为常见的形式[7]。"互联网+"上门医疗服务模式可以促进医生和护士的存量价值转化,有助于实现医疗资源的优化配置[8]。作为一种新型的医疗服务模式,"互联网+"上门医疗服务模式,具有比其他互联网产业更强的不可试错性。因此,不能简单套用传统的医疗法律和监管体系。针对互联网医疗领域,我国已经发布了《互联网诊疗管理办法(试行)》《互联网医院管理办法(试行)》《远程医疗服务管理规范(试行)》等文件。这些文件虽然在一定程度上对互联网医疗行业进行了规范,但在实际操作层面仍存在一些法律空缺和监管盲区。

基金项目:上海市卫生健康委员会法规处/上海市法学会卫生法学研究会项目"基于公立医院视角的'互联网+上门医疗'的法律困惑及政策建议"(项目编号:2022WF02)。

第一作者:陈旻洁,女,助理研究员。

通讯作者:郑军华,男,主任医师。

作者单位:上海交通大学医学院附属仁济医院(陈旻洁、沈璐、樊翊凌、郑涛、陈敏、张红、余岚、郑军华)。

本文已发表于《中国卫生质量管理》2023年第30卷第9期。

近年来,"互联网+"上门医疗服务风险逐渐被社会所认知[9]。在"互联网+"上门医疗服务模式中,医务人员是不可或缺的参与主体,其风险感知和建设性意见对于相关法律法规的完善和监管体系的建立具有重要的参考价值。本文从医务人员视角出发,采用文献研究法、关键知情人访谈法和比较分析法探讨了"互联网+"上门医疗服务中的风险和应对措施,旨在为完善政策法规和监管体系提供参考,以促进"互联网+"上门医疗服务模式发展,更好地为公众健康服务。

二、研究方法

(一) 文献研究法

首先,在 PubMed、Web of Science、中国知网、维普网进行文献检索。检索时间截至 2023 年 2 月,检索策略采用"篇名/题名""关键词""摘要"与自由词相结合的方式。英文检索词为:"internet-based""online platform""hospital in the home""home health visits""home healthcare""home-based clinical care""home-based medical care""hospital at home""home care services""outof-hospital medical care""door-todoor medical service""home nursing care""home health nursing""visiting medical care""safety""security""risk""strategies"等及其组合。中文检索词包括:"互联网医疗""上门医疗""居家医疗""医护上门""互联网+护理""家庭医生上门""网约护士""共享护士""安全""风险"等及其组合。其次,访问政府官网、中国裁判文书网、无讼案例官网、梅奥诊所官网、约翰霍普金斯医院官网等网站,收集"互联网+"上门医疗服务相关资料。最后,对所得文献和材料进行系统梳理、归纳和总结,内容包括"互联网+"上门医疗服务的国内外发展现状、风险和风险控制措施。

(二) 关键知情人访谈法

对 25 位关键知情人进行访谈。访谈对象来自上海市和浙江省,包括高年资主治医生、高年资护士和护理管理人员、高年资医务管理人员、信息中心高级工程师、高校智库互联网医疗领域研究员、高校卫生法学教授及卫生行政主管部门管理人员。访谈内容主要为"互联网+"上门医疗服务存在的风险,并提出建设性意见。针对不同访谈对象,调整访谈问题和方向,以确保访谈质量。

(三) 比较分析法

在"互联网+"上门医疗服务模式中,北美、欧盟、澳大利亚等地区拥有较成熟的医疗体系,并具备丰富的上门医疗服务经验[10]。本文比较分析了这些国家或地区的医疗实践和风险控制措施,同时考虑不同国情和文化因素,提出本土化和可操作性的建议。

三、"互联网+"上门医疗服务的风险感知分析

(一) 人身安全风险

访谈对象认为,上门医疗服务医护人员存在人身安全风险,如交通事故、暴力威胁等。国内研究表明,部分患者和家属由于治疗效果未达到预期,可能会对医护人员造成身体和心理上的伤害[11],特别是女性护理人员[12]。此外,有研究[13]指出,医务人员在上门医疗服务中面临搬运重

物爬楼梯、遇到狗咬等困难和风险。澳大利亚一项研究[14]显示,61.4%的护理人员提供上门医疗服务时曾遭受语言暴力,10.8%曾遭遇患者或家属的人身攻击,4.6%曾遭遇武器袭击。因此,为确保服务提供者人身安全,不同类型的上门医疗服务需要有特定的政策和措施。

（二）特殊医疗风险

访谈对象认为,开展上门医疗服务存在特殊医疗风险(如感染、医疗突发事件、医疗纠纷等),且相比医疗机构内执业,风险系数会增加。美国一项研究[15]显示,接受上门医疗服务后,患者发生住院的主要原因之一是感染,其中有18%的意外住院与4种感染(呼吸道感染、伤口感染、尿路感染和静脉血管相关感染)有关。国外的一些应对策略包括:在美国,医生、护士、物理治疗师和职业治疗师是上门医疗服务的主要提供者,但要求护士必须是高级实践注册护士(advanced practice registered nurses,APRN),且美国对APRN具有较严格的监管限制,医生必须签署居家医疗许可,并评估患者的临床状况[16];由个案经理或社会工作者评估家庭环境,确保居家医疗环境合适;同时,家庭医疗服务机构还通过仪器设备监测患者生命体征,并提供应急预案,以备在发生医疗纠纷时提供证据,或出现突发医疗事件时能够及时处理[17-18];澳大利亚建立了全国统一的、以患者为中心的上门医疗服务体系,医院、社区诊所及家庭医生相互衔接,通过完善的居家医疗服务标准和相关法规降低服务过程中产生的医疗风险,医疗机构还设立了"Hospital at Home"部门,用于评估家庭护理环境和风险因素[19-21]。

（三）信息安全的风险

访谈对象认为,"互联网+"上门医疗服务中,患者的隐私信息通过互联网平台交流,容易遭受黑客攻击、病毒入侵等外部安全威胁。同时,医患双方的交流依赖于移动设备等智能终端,这也增加了信息泄露的风险。德国一项研究[22]表明,在全球最受欢迎的600个互联网医疗应用APP中,只有183个(30.5%)设计了隐私保护功能。加拿大一项研究[23]也发现,超过50%的用户为保护个人信息安全而选择卸载或拒绝安装医疗应用程序。因此,需对医疗APP的安全性进行严格审查,以确保患者个人信息安全。

四、对策建议

（一）开发"互联网+"上门医疗服务的医疗意外险和交通意外险

为提高"互联网+"上门医疗服务机构的安全保障能力,建议开发医疗意外险和交通意外险产品。医疗意外险可为服务对象提供居家医疗意外事故保障,但应考虑服务对象所需的居家医学服务特点和风险等级,制定有针对性的赔付标准和费用金额。交通意外险应着重考虑服务提供者的服务距离和出行方式,提高保障程度。这两类险种可以增强服务的可持续性和安全性,为"互联网+"上门医疗服务的健康发展提供更好的保障。

（二）建立"互联网+"上门医疗服务准入和监管体系

在试点阶段,不同的医疗机构通过发挥自身学科优势、根据医护人员服务意向,开展不同的上门医疗服务项目。然而,如果这些服务项目存在服务能力、不良事件防范和处理方案等方面的问题或风险点,一旦突发安全事件,医疗机构管理层只能被动应对,这将影响医疗机构和互联网医疗行业的信任度。因此,建议针对"互联网+"上门医疗服务项目实施风险分级准入和监管制度。监管部门可根据不同的风险等级,评估和监管医疗机构的医疗水平、风险管理能力和信息平台技术建设状况,以及服务方案、服务流程和应急预案的科学合理性。对于低风险服务项目(如健康评估、体格检查),监管部门可以采取备案制,有效节约行政资源;对于中风险项目,监管部门可适当加大监管力度;对于高风险项目,监管部门除必要的服务能力审核外,还应组织行业专家评估其不良事件防范和处理方案的科学性。通过不同风险级别的监管,可以有效提高监管效能,节约监管成本,促进"互联网+"上门医疗服务规范化发展,进而保障患者的权益。另外,由于互联网医疗服务具有一定新颖性和专业性,过于严苛的监管措施或难以落实的规定可能会影响服务方的积极性。对此,建议行业协会/学会、监管部门、医疗机构共同治理。通过建立"党的领导、行政部门负责、行业协会/学会参与"的新型监管体系,充分发挥行业协会/学会的专业指导作用,如由专业人士对"互联网+"上门医疗服务项目风险评级进行调整。通过行业协会/学会支持,监管部门监管,医疗机构严格执行,共同推动"互联网+"上门医疗行业的规范有序发展。

(三)推广大数据、物联网、区块链等新技术的应用

在医疗安全监管中,应用大数据、物联网、区块链等新技术已成为趋势。例如,可以采用大数据技术,对"互联网+"上门医疗服务对象进行大数据身份核验,从而避免医护人员单独入户的人身意外风险。结合物联网技术,可以为医务人员配备含有定位系统、可实时录像和录音的工作记录仪,可穿戴连续生命体征监测设备,实现对服务对象的血压、脉搏、呼吸、体温等的实时监测,全程监护和紧急呼叫等功能。区块链技术具有去中心化、安全分享、不可篡改及高隐私度等特点,能够为动态实时精细化监管提供技术支持,同时能够助力监管平台形成来源可查、去向可追、责任可究的监管链条。利用区块链技术,可以建立地区医疗互联网医院监管平台,要求医疗机构的互联网平台提供数据接口。这些新技术的应用,有助于进一步提升"互联网+"上门医疗监管的精度和效率,从而确保患者的安全和服务的质量。

(四)搭建线上纠纷处理和信息公示平台

在卫生健康委行政部门的监管下,建议搭建"互联网+"上门医疗线上纠纷处理平台和信息公示平台。纠纷处理平台持中立态度,通过协调纠纷,以降低法律公共权力资源的使用和社会时间、资金成本。信息公示平台定期公示各医疗机构开展"互联网+"上门医疗服务项目的情况,包括服务内容、风险等级、家庭环境要求、服务数量、服务速度、收费标准、医疗纠纷等。这些信息能够满足个人及保险公司选择就医和合作保险项目的需求,促进医疗机构提升医疗服务质量,降低医疗成本。通过搭建这两个平台,将更好地保障服务对象的合法权益,优化医疗服务质量,推进"互联网+"上门医疗行业的健康发展。

(五)针对性开展医务人员的法制知识和信息安全培训教育

在健全的监管制度下,仍有可能出现严重的侵权事件(如发布微博、在直播平台或微信朋友

圈中侵犯患者隐私等),造成法律风险。因此,提供上门医疗服务的医务人员除了具备相关医疗服务能力,还应具备法律意识和自我保护意识。考虑到医务人员在"互联网+"上门医疗服务模式中承担着服务平台管理者和服务提供方等职能,建议有针对性地将互联网医疗及上门医疗相关的法制和信息安全教育列入"互联网+"上门医疗岗前培训、日常业务培训及继续教育培训中,以提升医务人员法律风险和信息安全意识,让医务人员明晰自身责任和权利,更好地维护医患双方的权益。

参 考 文 献

[1] 张锐昕,张昊."互联网+养老"服务智能化建设的条件限度和优化逻辑.理论探讨,2021,219(2):147-154.

[2] 刘政,严运楼.积极老龄化视角下居家医疗服务发展路径探索.中国卫生事业管理,2021,38(3):175-177,194.

[3] 陈涛,姚能亮,苏明珠,等.中国居家医疗发展的内外部挑战:基于居家医疗实践者角度的电话访谈.中国全科医学,2020,23(12):1459-1465.

[4] 任红霞."互联网+护理服务":云端助力破解居家养护难题.中国卫生质量管理,2021,28(10):8.

[5] 黄静,张静,甘甜,等.基于互联网医院的医护上门多系统集成平台研发及应用.护理学杂志,2022,37(5):77-79,99.

[6] 福建省福州市卫生健康委员会.关于征集"医护上门"平台上线居家医疗服务机构的通告.http://www.fuzhou.gov.cn/zgfzzt/swjw/fzwj/wjgg/202301/t20230112_4520839.htm[2023-03-20].

[7] 姜欣昀,贾梦,田森森,等.部分发达国家上门医疗服务模式分析及对我国的启示.中国初级卫生保健,2021,35(5):19-22.

[8] 胡少勇.互联网医疗环境下医疗资源优化配置研究.北京:中国社会科学院研究生院,2022.

[9] 夏冬云,陈雁,王清,等."互联网+护理服务"安全管理模式的实践.中国卫生质量管理,2021,28(2):50-53.

[10] 蒋向玲,张莉,向霞.国外"互联网+护理"上门服务模式现状及启示.中国卫生质量管理,2021,28(10):16-20.

[11] 何雨芯,唐艳,张维斌,等.对护士"互联网+护理服务"意愿的调查分析.中国农村卫生事业管理,2020,40(11):810-813.

[12] 毕宇.我国实施护士多点执业的利益相关集团分析与建议.护理学杂志,2017,32(17):51-53.

[13] 陈新.广州市基层医疗机构家庭病床服务现状及存在问题研究.广州:暨南大学,2021.

[14] Mcphaul K, Lipscomb J, Johnson J. Assessing risk for violence on home health visits. Home Healthcare Now, 2010, 28(5):278-289.

[15] Shang J, Russell D, Dowding D, et al. A predictive risk model for infection-related hospitalization among home health care patients. The Journal for Health care Quality (JHQ), 2020, 42(3):136-147.

［16］ Song J, Zolnoori M, Mcdonald M V, et al. Factors associated with timing of the start-of-care nursing visits in home healthcare. J Am MedDir Assoc, 2021, 22(11)：2358－2365.

［17］ Sunc A, Parslow C, Gray J, et al. Home-based primary care visits by nurse practitioners. J Am Assoc Nurse Pract, 2022, 34(6)：802－812.

［18］ Patel H Y, West J R D J. Hospital at home：an evolving model for comprehensive healthcare. Global Journal on Quality and Safety in Healthcare, 2021, 4 (4)：141－146.

［19］ Palesy D, Jakimowicz S, Saunders C, et al. Australian home care work：an integrative review. Home Health Care Services Quarterly, 2018, 37：113－139.

［20］ 许晓红.南昌三甲医院临床护士对"互联网+护理服务"的意愿现状调查及分析.南昌：南昌大学,2020.

［21］ 王裔艳.澳大利亚、加拿大和英国居家服务比较研究.人口与发展,2016,22 (5)：105－112.

［22］ Sunyaev A, Dehling T, Taylorp L, et al. Availability and quality of mobile health app privacy policies. J Am Med Inform Assoc, 2015, 22(1)：e28－e33.

［23］ Tabi K, Randhawa A S, Choi F, et al. Mobile apps for medication management：review and analysis. JMIR Mhealth Uhealth, 2019, 7：e13608.

长三角医疗卫生领域行政规范性
文件协作备案机制构建研究

李幸祥

【导读】　长三角医疗卫生领域行政规范性文件的协作制定,对于推动实现医疗卫生领域的一体化,具有重要的现实意义。与之伴随的突出问题是,对此类跨行政区划协作制定的行政规范性文件如何进行备案审查。建议将长三角相关省市政府或卫生健康部门拟制为行政联合体,将相关省市的备案机关拟制为备案联合体,由行政联合体向备案联合体报送备案。受委托的备案机关代表备案联合体对文件的制定主体、程序、内容进行审查后,由相关省市的备案机关联合出具备案审查意见。

　　长三角一体化国家战略的实施,近几年来取得了显著成果,为我国区域一体化发展提供了很好的范例。医疗卫生领域作为长三角一体化实践中的重要领域,在长三角三省一市政府和卫生健康部门的努力下,在区域合作方面取得了积极成效。其中,行政规范性文件的协作制定,作为制度层面的一种协作,对于推进长三角医疗卫生领域的区域合作具有深远意义[1]。当然,从行政规范性文件全流程管理的角度而言,协作制定这一环节侧重于制度供给的合作,而协作制定的行政规范性文件是否符合法律法规和有关政策,则引出了另一个问题,即对协作制定的文件如何进行监督,从而确保医疗卫生领域的区域合作始终保持正确的方向。在实践中,对行政规范性文件的监督主要是通过备案审查来实现。“备案”意为向主管机关报告事由存案以备查考。“审查”意为检查、分析、核对有关情况并评定是否正确妥当。备案审查,顾名思义,是国家机关通过“备案”和“审查”相结合的方式对行政规范性文件进行监督的制度,具体指法定机关将其制定的行政规范性文件依规定期限和程序报送有权机关备案,由接受备案的机关存档,并依法进行审查处理的法律制度[2]。为有效落实备案审查制度,有必要在对长三角医疗卫生领域行政规范性文件协作制定状况进行简要回顾的基础上,对如何构建相应的协作备案机制进行深入探讨。

基金项目:司法部法治建设与法学理论研究部级科研项目立项课题“区域合作背景下行政规范性文件协作制定和备案问题研究”(课题编号:21SFB4026)。
第一作者:李幸祥,男,上海市人民政府办公厅法律事务处副处长。
作者单位:上海市人民政府办公厅(李幸祥)。
本文已发表于《中国卫生资源》2023年第2期。

一、长三角医疗卫生领域行政规范性文件协作制定情况及面临的备案问题

(一)协作制定情况

近年来,长三角医疗卫生领域的一体化步伐明显加快,这与相关规划的出台和具体项目合作的推进密切相关。例如,上海市政府制定的《上海市卫生健康发展"十四五"规划》(沪府发〔2021〕10号)[3]提出,推进长三角卫生健康一体化,签署长三角卫生健康发展合作备忘录、公共卫生合作协议、医疗保障协同发展协议。上海市青浦区政府制定的《青浦区卫生健康发展"十四五"规划》(青府发〔2021〕47号)[4]提出,加快从公共卫生服务提供、卫生应急联防联控等方面推进长三角生态绿色一体化发展示范区(以下简称"长三角一体化示范区")卫生健康一体化,协同推进卫生健康制度、标准、公共服务一体化工作。2021年,上海市、江苏省、浙江省、安徽省四地卫生健康委共同提出智慧药房建设立项申请,由安徽省卫生健康委组织省立医院起草长三角区域地方标准《智慧药房评价体系》,开创了长三角地区协同开展卫生健康标准化工作的先河[5],该标准已由四地市场监管部门统一发布并于2022年7月25日起正式实施[6]。2022年,长三角一体化示范区执行委员会、上海市青浦区政府、江苏省苏州市吴江区政府、浙江省嘉善县政府联合制定的《长三角生态绿色一体化发展示范区共建共享公共服务项目清单(第三批)》(示范区执委会发〔2022〕33号)[7],明确卫生健康领域的合作项目包括免疫接种信息互联互通、示范区妇产科诊疗服务、示范区糖尿病足专病诊疗服务、老人"一键通"应急呼叫等4项,该清单已于2023年1月1日起施行。

长三角医疗卫生领域的一体化发展,为相关政策文件的协作制定奠定了扎实基础。这些政策文件在内容上或多或少会涉及行政相对人的权利和义务,因而本质上属于长三角相关省市协作制定的行政规范性文件。例如,2020年2月13日,长三角一体化示范区执行委员会、上海市青浦区政府、江苏省苏州市吴江区政府、浙江省嘉善县政府联合制定《关于建立长三角生态绿色一体化发展示范区疫情联防联控工作机制的通知》(示范区执委会发〔2020〕1号)[8],对信息动态互通互鉴、人员流动互认互通、共保物资运输车辆通行、合并交界点临近卡口、应急物资互帮互济、社会治安联合管理6个方面作出规定。2020年6月10日,上海市、江苏省、浙江省三地政府联合制定《关于支持长三角生态绿色一体化发展示范区高质量发展的若干政策措施》(沪府规〔2020〕12号)[9],在医疗卫生方面,提出整合区域内医疗卫生资源,实施公共应急和传染病联防联控,有效处置突发公共卫生事件等要求。2021年1月8日,上海市、江苏省、浙江省、安徽省四地卫生健康委联合制定《长三角区域卫生监督联动执法实施办法(试行)》(沪卫监督〔2021〕3号)[10],对长三角区域卫生监督联动执法的工作原则、线索移送机制、执法协助机制、联合执法机制、执法互认机制、应急处置联合、重大活动保障协同、行政处罚数据共享、典型案例库制度、行政处罚裁量基准运用、信息通报机制、执法交流制度、联络员制度等作出规定。2021年9月13日,上海市青浦区、江苏省苏州市吴江区、浙江省嘉善县三地卫生健康部门联合制定《长三角生态绿色一体化发展示范区医疗机构间医学影像检查资料和医学检验结果互联互通互认工作的实施意见》(青卫健医政〔2021〕14号)[11],对长三角一体化示范区公立医疗机构间医学影像检查资料和医学检验结果互联互通互认的工作原则、互认项目、互认适用范围、互认办法、技术保障、进度要

求、工作要求等作出具体规定。

此外,如果放眼与医疗卫生密切相关的医疗保障领域,也可看到相关实践。例如,2020年7月24日,上海市、江苏省、浙江省三地医保局与长三角一体化示范区执行委员会共同制定《长三角生态绿色一体化发展示范区医保一体化建设实施意见》(沪医保医管〔2020〕76号)[12],对以下5个方面内容作出具体规定:探索统一异地备案库试点,实现示范区内参保人员区域就医免备案;探索统一经办服务清单试点,实现示范区内医疗保险经办服务一站式;拓宽异地结算项目范围,实现示范区内医疗保险异地结算项目广覆盖;探索"互联网+医疗"等新服务模式试点,实现示范区"互联网+"医院医疗保险结算互联通;探索异地费用联审互查试点,实现示范区内异地就医费用审核协同化。

通过对上述行政规范性文件协作制定的实践情况进行梳理,不难发现,如果以协作制定的主体为维度,可以归纳为4种主要情形:一是长三角省级政府的合作;二是长三角省级卫生健康部门的合作;三是长三角一体化示范区内区县政府的合作;四是长三角一体化示范区内区县卫生健康部门的合作。当然,在合作过程中,长三角一体化示范区执行委员会可以发挥积极作用,参与协作制定适用于长三角一体化示范区的行政规范性文件。

(二)面临备案问题

毋庸置疑,长三角医疗卫生领域行政规范性文件的协作制定对于推动实现医疗卫生领域的一体化具有重要的现实意义。同时,应当看到,行政规范性文件的协作制定在整个行政规范性文件管理体系中属于前端问题。另外,还有后端的备案问题需要引起关注。制定和备案是行政规范性文件管理的两个重要环节,制定环节无疑应当高度关注,但备案环节同样不容忽视。党的十八届四中全会就明确提出,把所有规范性文件纳入备案审查范围[13]。《国务院办公厅关于加强行政规范性文件制定和监督管理工作的通知》(国办发〔2018〕37号)[14]也指出,健全行政规范性文件备案监督制度,做到有件必备、有备必审、有错必纠。制定机关要及时按照规定程序和时限报送备案,主动接受监督。党的二十大报告进一步强调,完善和加强备案审查制度[15]。可见,对各类行政规范性文件进行备案审查已成为我国行政规范性文件管理的基本要求并在不断强化。在此背景下,长三角医疗卫生领域行政规范性文件协作制定后,随之而来需要解决的突出问题便是如何对此类跨行政区划协作制定的行政规范性文件进行备案审查。

二、长三角医疗卫生领域行政规范性文件协作备案的路径

将长三角医疗卫生领域协作制定的行政规范性文件纳入备案审查范围,契合党中央、国务院有关规范性文件备案审查制度的要求。但是,对此类跨行政区划协作制定的行政规范性文件该如何备案,现行的行政规范性文件管理制度并未作出明确规定。无论是国务院办公厅关于行政规范性文件备案审查的规定,还是长三角各省市行政规范性文件管理方面的规章制度,都仅对地方各级政府及其部门所制定的行政规范性文件明确了备案要求,对跨行政区划协作制定的行政规范性文件的备案尚未作出明确规定。可见,长三角医疗卫生领域协作制定的行政规范性文件

该如何备案,目前仍是制度空白。

就备案审查制度的功能而言,对长三角医疗卫生领域协作制定的行政规范性文件进行备案审查,本质上是要将此类行政规范性文件纳入监督范围,防止其游离于备案审查制度之外。此类文件的备案,涉及人大常委会对政府的监督,上级政府对下级政府的监督,以及政府对其工作部门的监督。对长三角各地政府协作制定的行政规范性文件,主要涉及本级人大常委会和上级政府的监督;对长三角各地卫生健康部门协作制定的行政规范性文件,主要涉及本级政府的监督。从理论上而言,长三角各地政府或政府部门协作制定的规范性文件,由于其制定主体涉及多个省市的行政机关,在备案路径上,无非是各省市的行政机关共同向备案机关去备案,或者分别向备案机关去备案。但实际上,问题并非那么简单,因为共同备案或分别备案的模式都是基于传统行政规范性文件备案审查制度所得出的推论,而长三角医疗卫生领域协作制定的行政规范性文件作为一种新型的跨行政区划的行政规范性文件,在备案路径上需要重新构造,具体涉及报送备案主体选择、备案机关选择、备案模式选择 3 个方面问题。

(一) 报送备案主体选择

长三角医疗卫生领域协作制定的行政规范性文件由哪个机关负责报送备案,这是一个亟须明确的问题。长三角三省一市政府或卫生健康部门单独制定的行政规范性文件无疑是由制定机关向对应的备案机关进行备案。例如,卫生健康部门制定的行政规范性文件向本级政府报送备案,省级以下政府制定的行政规范性文件向上一级政府和本级人大常委会报送备案,省级政府制定的行政规范性文件向省人大常委会报送备案。但是,对长三角三省一市政府或卫生健康部门协作制定的行政规范性文件,其制定机关为多个平行的行政主体,按照"谁制定谁报送备案"的原理,似应由这多个平行的行政主体作为制定主体履行报送备案职责。虽然按照《国务院办公厅关于加强行政规范性文件制定和监督管理工作的通知》(国办发〔2018〕37 号)的规定,地方政府两个及以上部门联合制定的行政规范性文件由牵头部门负责报送备案,不过对协作制定的行政规范性文件而言,其制定主体并非同一地方政府下属的两个及以上部门,而是互相没有隶属关系的不同省市的行政机关,这些不同省市的行政机关在法律地位上完全相同,协作制定行政规范性文件是协商一致的结果,也不存在哪个省市的行政机关牵头的问题。因此,由牵头部门报送备案的路径对跨行政区划制定的行政规范性文件的备案难以适用。

为此,建议引入行政联合体的概念,即将长三角区域协作制定医疗卫生领域行政规范性文件的政府或卫生健康部门拟制为法律上的行政联合体,由该行政联合体作为跨行政区划的行政规范性文件的制定主体,并以行政联合体的名义将文件报送备案。该行政联合体为长三角多个省市的政府或卫生健康部门共同组成的联合体,构成行政法上的联合行政主体。当然,为确保该行政联合体在长三角医疗卫生领域行政规范性文件的协作制定和备案中可以实质性地发挥作用,需要长三角三省一市对如何启动跨行政区划文件的制定程序,如何开展合法性审核,如何提请审议等明确程序规则,特别是文件内容如何达成一致并确保合法作出明确规定。在实际操作中,由于并不存在管辖权覆盖整个长三角的区域管理机构,因此,建议长三角三省一市明确由相关省市政府或卫生健康部门组成行政联合体,以行政联合体的方式共同制定长三角医疗卫生领域的行政规范性文件。当然,对于长三角一体化示范区而言,由于存在示范区执行委员会这一区域管理机构,建议示范区涉及的两省一市授权示范区执行委员会统一制定适用于示范区的医疗卫生领域的行政规范性文件,并明确由示范区执行委员会履行报送备案义务。

(二) 备案机关选择

备案机关的选择是长三角医疗卫生领域协作制定行政规范性文件所碰到的特有问题。长三角三省一市分别拥有备案机关,还是将这几个备案机关联合起来视作一个备案机关? 传统行政规范性文件制定后向制定机关的上级行政机关或本级人大常委会报送备案,有明确的备案路径,但长三角医疗卫生领域协作制定行政规范性文件,其制定机关包括三省一市的行政机关,其上级行政机关是哪个行政机关? 其对应的本级人大常委会又是哪个省市的人大常委会? 有人认为,此类行政规范性文件应当向其共同上级行政机关备案。例如,长三角三省一市政府共同制定的行政规范文件,应当向国务院备案。但是,根据《国务院办公厅关于加强行政规范性文件制定和监督管理工作的通知》(国办发〔2018〕37号),省级政府制定的行政规范性文件只需向本级人大常委会备案,并不要求向国务院备案。同时,根据《法规规章备案条例》《规章制定程序条例》的规定,省级政府制定的地方政府规章需要报国务院备案,但规章以下的行政规范性文件并无报送备案的要求。实践中,省级政府制定的行政规范性文件的确不向国务院报送备案,而是仅向本级人大常委会报送备案。况且,即使国务院接受跨行政区划行政规范性文件的备案,但向本级人大常委会备案的问题仍未解决。

基于上述考虑,长三角医疗卫生领域协作制定行政规范性文件的备案机关的选择,以在既有的传统行政规范性文件备案制度的框架内进行优化构造为宜。前文已经论及,可将长三角三省一市相关政府或者卫生健康部门作为行政联合体,那么是否可以将制定此类文件的相关省市的备案机关视作备案联合体,从而实现行政联合体向备案联合体备案的路径? 当然这种备案联合体也是拟制的联合体,目的是厘清此类文件的备案路径。例如,对长三角三省一市卫生健康部门共同制定的行政规范性文件,建议将长三角三省一市政府视作备案联合体,由长三角三省一市政府共同作为备案机关;对长三角三省一市政府共同制定的行政规范性文件,建议将长三角三省一市人大常委会视作备案联合体,由长三角三省一市人大常委会共同作为备案机关。换而言之,对长三角医疗卫生领域协作制定行政规范性文件的备案监督功能,仍由长三角三省一市的政府或人大常委会承担。

对于长三角一体化示范区执行委员会牵头制定的行政规范性文件,同样可以按照上述路径进行备案。示范区执行委员会由上海市、江苏省、浙江省一市两省政府共同设立,需要对设立的机关负责,其牵头制定的行政规范性文件,向两省一市政府组成的备案联合体进行备案,也符合法理。

(三) 备案模式选择

长三角医疗卫生领域协作制定的行政规范性文件报送备案理论上存在3种模式:一是共同制定,共同报备,制定和报备都是共同行为;二是共同制定,分别报备,即报备行为由长三角三省一市分别作出;三是共同制定,委托一家报备。在将长三角三省一市的政府或者卫生健康部门拟制为行政联合体,将长三角三省一市的人大常委会或政府拟制为备案联合体的情况下,由行政联合体向备案联合体报送备案,这是一个总体上的备案路径,但行政联合体与备案联合体都是拟制的联合体,备案审查要具体落地,还需要进一步在程序上进行构造。总的思路是,行政联合体内选择一个行政机关,其他省市的行政机关均委托该行政机关向备案联合体履行报送备案程序。同时,备案联合体内选择一个备案机关,其他省市的备案机关均委托该备案机关进行审查。当然,受委托履行报送备案义务的行政机关与受委托行使审查权的备案机关应当属于同一省市,否则将出现程序扭曲现象,带来新的不便。具体实践中,考虑到中共中央、国务院印发的《长江三角洲区域一体化发展规划纲要》明确规定,进一步发挥上海市的龙头带动作用[16],建议在长三角医疗卫生领域行政规范性文件的备案审查中,同样发挥上海市的龙头作用,即江苏省、浙江省、安徽省三省政府或卫生健康部门均委托上海市政府或卫生健康部门履行报送备案义务,同时,三省的备案机关均委托上海市的备案机关进行备案审查。

三、长三角医疗卫生领域行政规范性文件协作备案的审查机制

(一)审查依据

受委托的备案机关可将哪些法律规范作为依据对受理备案的长三角医疗卫生领域行政规范性文件进行审查? 除了依据医疗卫生方面的法律、行政法规、部门规章进行审查,是否可以依据长三角相关省市制定的医疗卫生方面的地方性法规、地方政府规章(以下统称"地方立法")进行审查? 如果可以,当不同省市的地方立法不一致时该如何处理? 之所以提出这个问题,是因为长三角医疗卫生领域行政规范性文件由长三角相关省市共同制定,在相关省市都有地方立法权的情况下,不同省市结合地方实际所出台的地方立法的确可能存在不一致。长三角医疗卫生领域行政规范性文件的备案审查若要以地方立法为依据,如何应对这种不一致的问题?

首先,需要明确的是,长三角医疗卫生领域行政规范性文件在位阶上低于地方立法,不得与长三角相关省市的地方立法存在抵触。换而言之,此类行政规范性文件应当在符合长三角相关省市地方立法的前提下制定,其规定的内容实际上应当在长三角相关省市的地方立法的"最大公约数"里面寻求。据此,法律位阶高于行政规范性文件的地方立法应当作为此类行政规范性文件的审查依据。

其次,在长三角相关省市的地方立法存在不一致的情况下,仍然可以将其作为审查长三角医疗卫生领域行政规范性文件的依据。虽然长三角不同省市的地方立法存在不一致,但我国作为单一制国家,在全国法制统一的大前提下,这种不一致不可能也不应当是原则性的制度冲突,而是各地在国家法律、行政法规允许的框架内的个性化规定。鉴于此,长三角不同省市的地方立法存在不一致实乃常态,如果完全一致,反倒说明应当由国家层面统一立法,地方立法的必要性显得不那么充分。由于长三角医疗卫生领域行政规范性文件对相关省市而言属于效力低于地方立法的法律规范,应当与地方立法不抵触。不抵触原则意味着,在上位法或者相关政策对管理事项未作出明确规定的情况下,只要不违反禁止性规定,行政机关即可制定行政规范性文件进行规范,这将使行政机关获得较大的权限来制定行政规范性文件[17]。

（二）审查的标准

1. 制定主体的审查标准

关于长三角医疗卫生领域行政规范性文件制定主体的审查标准,关键是审查长三角相关省市政府或卫生健康部门是否具有相应的职权。如果此类行政规范性文件规定的事项属于国家事权,则应当由国家层面来制定规范性文件,长三角相关省市政府或卫生健康部门无权制定。如果相关事项属于地方事权,即使该事项跨行政区划,长三角相关省市政府或卫生健康部门仍可以共同作出规定。制定主体方面比较特殊的是,长三角一体化示范区执行委员会这一区域管理机构是否具有长三角医疗卫生领域行政规范性文件的制定权? 考虑到该委员会系上海市、江苏省、浙江省三地政府共同设立,如果要赋予该委员会独立制定长三角医疗卫生领域行政规范性文件的权力,建议三地政府对其作出明确授权。如缺乏明确授权,该委员会不宜单独制定此类行政规范性文件,而只能会同三地相关部门制定。

2. 制定程序的审查标准

长三角医疗卫生领域行政规范性文件制定程序的审查标准可以参照《规章制定程序条例》,或参照长三角相关省市关于行政规范性文件制定程序的规定。例如,调研起草、征求意见、专家论证、合法性审核、集体审议等程序都应当严格履行。在调研起草阶段,应当确保长三角相关省市对草案达成共识。在征求意见阶段,应当注意广泛性,对与长三角医疗卫生领域行政规范性文件密切相关的行政相对人,应通过多种途径为其发表意见提供便利。在专家论证阶段,应当注意选取有代表性的专家,尽量选取相关省市公认的专家进行论证。在合法性审核阶段,应当确保相关省市的合法性审核机构均对草案作出严格审核并出具合法性审核意见,必要时相关省市的合法性审核机构可以联合开展审核,共同出具合法性审核意见。在集体审议阶段,应当确保相关省市的制定机关均开展集体审议。只有经过上述程序,才可认为是满足了正当程序的要求。

3. 具体内容的审查标准

长三角医疗卫生领域行政规范性文件的具体内容的审查标准可以从合宪性标准、政治性标准、合法性标准、适当性标准4个方面进行审查。这些标准中,政治性标准具有特别意义。长三角相关省市政府或卫生健康部门共同制定的行政规范性文件是否符合党中央、国务院制定的《长江三角洲区域一体化发展规划纲要》和国务院批复同意、国家发展改革委发布的《长三角生态绿色一体化发展示范区总体方案》,就应当作为是否符合政治性标准的审查重点。对于合法性标准,如果长三角医疗卫生领域行政规范性文件系为推动区域一体化而作出的制度创新,可能与现有的医疗卫生方面的地方立法存在不一致,不妨在备案审查时认可其实质的合法性,同时可附具审查建议,即建议长三角相关省市对不符合制度创新需求的地方立法进行修改,从而确保重大改革于法有据。

（三）审查的程序

受委托的备案机关收到报送备案的长三角医疗卫生领域行政规范性文件后,应当开展审查并形成初步审查意见,随后将初步审查意见发送至长三角其他省市的备案机关征求意见。虽然长三角其他省市的备案机关将备案审查权委托由某一省市的备案机关集中行使,但此种委托并未免除其他省市的备案机关的备案审查权,委托实际上是将几个省市备案机关的平行的备案审查权由原本的分头行使转为集中由一个省市的备案机关行使,从而将原本几个省市平行开展备案审查、各省市备案机关分别出具备案审查意见,转变为由一个省市的备案机关在征求其他省市备案机关的意见后集中出具备案审查意见。换而言之,将原本外化的若干份备案审查意见(各省市分别出具一份)内化为一份备案审查意见。

上述审查中的征求意见程序实质上是将长三角相关省市备案机关的平行审查转变为实质上的联合审查。转为实质上的联合审查后,由集中行使备案审查权的长三角相关省市向其他省市的备案机关征求意见,可以在程序上为统一长三角相关省市的备案审查意见提供保障。原因在于,在征求意见过程中,如果被征求意见的省市提出不同审查意见,可以由几个省市的备案机关协商,寻求统一的审查意见,从而在正式出具备案审查意见之前即完成备案机关意见的协调一致。

(四)审查意见的出具

通过备案联合体,由受委托的长三角相关省市的备案机关集中行使审查权,统一出具备案审查意见。这种审查意见的效力是否及于参与制定长三角医疗卫生领域行政规范性文件的各相关省市?提出制定联合体、备案联合体的设想,本身是希望将几个平行的行政规范性文件制定机关、备案机关拟制为一个统一的制定主体、备案主体,并由受委托省市的制定机关、备案机关履行报送备案、备案审查职责。在此模式下,备案审查意见的效力应当及于参与制定行政规范性文件的各省市。但是,如果仅由受委托省市的备案机关出具备案审查意见,在形式要件上无法体现出这是长三角相关省市备案机关的共同审查意见。虽然在内部关系上,其他省市备案机关与受委托省市的备案机关存在委托关系,但这种内部化的委托关系需要以外部化的形式表现出来。不然,行政相对人有理由认为这仅是长三角某一省市备案机关的审查意见。鉴于此,在长三角其他省市的备案机关委托某一省市的备案机关行使审查权的情况下,最终的备案审查意见宜由相关省市的备案机关联合出具,这可以在形式上确保是相关省市的备案机关共同出具审查意见。正如长三角医疗卫生领域行政规范性文件在形式上是由相关省市的行政机关共同制定,备案审查意见在形式上也应当由相关省市的备案机关共同出具。由此,可以将备案审查意见的效力同时及于相关省市,实现备案审查意见的跨行政区划效力。

四、结语

长三角医疗卫生领域协作制定行政规范性文件是长三角区域合作发展到一定阶段出现的新现象。在区域合作机制下,长三角三省一市之间不仅有具体的建设项目的合作,更需要有制度建设的合作。跨行政区划的行政规范性文件作为长三角医疗卫生领域制度建设的载体,在推进长三角医疗卫生一体化发展中将发挥积极作用。将跨行政区划的行政规范性文件视作长三角相关省市行政机关组成的行政联合体所制定的行政规范性文件,然后由其中一个省市的行政机关代表该行政联合体负责报送备案;将长三角相关省市的备案机关组成备案联合体,由其中一个省市的备案机关代表该备案联合体受理备案,并牵头开展备案审查,在形成初步备案审查意见后,征求其他相关省市备案机关的意见,并在协调一致后,由相关省市的备案机关共同出具备案审查意见。长三角医疗卫生领域协作制定行政规范性文件作为长三角区域一体化发展过程中出现的新型行政规范性文件,其备案审查模式没有先例可循,本文所探讨的备案审查模式提供了一种法治化的理论路径。当然,这一模式是否可行,还有待实践检验。

参 考 文 献

[1] 李幸祥.长三角公共卫生领域行政规范性文件协作制定机制的构建.中国卫生资源,2022,25(4):403-407.

[2] 全国人大常委会法制工作委员会法规备案审查室.规范性文件备案审查理论与实务.北京:中国民主法制出版社,2020:1-2.

[3] 上海市人民政府.上海市人民政府关于印发《上海市卫生健康发展"十四五"规划》的通知(沪府发〔2021〕10号).2021.

[4] 上海市青浦区人民政府.上海市青浦区人民政府关于印发《青浦区卫生健康发展"十四五"规划》的通知(青府发〔2021〕47号).2021.

[5] 安徽省卫生健康委员会.安徽省卫生健康委2021年法治政府建设情况报告.https://wjw.ah.gov.cn/xwzx/gggs/56166801.html[2023-02-13].

[6] 罗晓宇.长三角地方标准"智慧药房评价体系"发布.https://www.ah.gov.cn/zwyw/ztzl/zstjzsjythfz/ythzc/554130771.html[2023-02-13].

[7] 长三角生态绿色一体化发展示范区执行委员会,上海市青浦区人民政府,江苏省苏州市吴江区人民政府,等.关于印发《长三角生态绿色一体化发展示范区共建共享公共服务项目清单(第三批)》的通知(示范区执委会发〔2022〕33号).2022.

[8] 长三角生态绿色一体化发展示范区执行委员会,上海市青浦区人民政府,江苏省苏州市吴江区人民政府,等.关于建立长三角生态绿色一体化发展示范区疫情联防联控工作机制的通知(示范区执委会发〔2020〕1号).2020.

[9] 上海市人民政府,江苏省人民政府,浙江省人民政府.上海市人民政府、江苏省人民政府、浙江省人民政府印发《关于支持长三角生态绿色一体化发展示范区高质量发展的若干政策措施》的通知(沪府规〔2020〕12号).2020.

[10] 上海市卫生健康委员会,江苏省卫生健康委员会,浙江省卫生健康委员会,等.关于印发《长三角区域卫生监督联动执法实施办法(试行)》的通知(沪卫监〔2021〕3号).2021.

[11] 上海市青浦区卫生健康委员会,江苏省苏州市吴江区卫生健康委员会,浙江省嘉善县卫生健康局.关于印发《长三角生态绿色一体化发展示范区医疗机构间医学影像检查资料和医学检验结果互联互通互认工作的实施意见》的通知(青卫健医政〔2021〕14号).2021.

[12] 上海市医疗保障局,江苏省医疗保障局,浙江省医疗保障局,等.关于印发《长三角生态绿色一体化发展示范区医保一体化建设实施意见》的通知(沪医保医管〔2020〕76号).2020.

[13] 中国共产党中央委员会.中共中央关于全面推进依法治国若干重大问题的决定.http://www.gov.cn/zhengce/2014-10/28/content_2771946.htm[2023-02-13].

[14] 国务院办公厅.国务院办公厅关于加强行政规范性文件制定和监督管理工作的通知(国办发

〔2018〕37 号）. 2018.

［15］ 习近平. 高举中国特色社会主义伟大旗帜　为全面建设社会主义现代化国家而团结奋斗：在中国共产党第二十次全国代表大会上的报告. http://www. gov. cn/xinwen/2022-10/25/content_5721685. htm.［2023 − 02 − 13］.

［16］ 中共中央, 国务院. 长江三角洲区域一体化发展规划纲要. http://www. gov. cn/zhengce/2019-12/01/content_5457442. htm？ tdsourcetag＝s_pcqq_aiomsg［2023 − 02 − 13］.

［17］ 武芳. 论地方政府规章和行政规范性文件的制定事项范围划分标准. 河北法学, 2017, 35（7）：139 − 150.

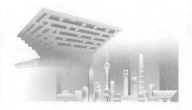

第四章

深入挖掘了上海市社区卫生服务体系的多个关键方面,旨在全面了解并提升其整体运作水平。通过对2022年度社区卫生服务综合评价的分析,本章深入探讨了居民满意度和供需双方评价因素,为社区卫生服务的改进提供了具体参考。在社区慢性病健康管理支持中心验收结果的研究中,不仅评估了其服务提供和管理的优势与不足,同时提出了未来提升慢性病管理水平的建议,以满足不断增长的慢性病患者需求。

关注2023年社区基本病种清单制定与开展情况,本章试图揭示社区卫生服务对不同疾病的关注程度和应对策略,为更有针对性的健康管理提供指导。此外,通过研究基层医疗机构药学服务、家庭医生履约路径、示范性康复中心、整合式慢性病社区健康管理模式等方面,提出了创新策略,以推动社区卫生服务的升级和改进。关注区域安宁疗护中心服务与中老年人对安宁疗护的认知及态度,以及社区卫生服务中心口腔诊室的发展现状和策略,综合性地了解基层卫生状况,为未来社区卫生服务的多元化需求提供有力支持。

通过以上系列的深入研究,致力于为上海市社区卫生服务的未来发展提供科学的决策依据,促使其更好地满足居民健康需求,实现全面且可持续的社区卫生服务创新与发展。

基层卫生

2022 年度上海市社区卫生服务
综合评价结果分析

汤真清　钟　姮　王　冬　杨　超　毕　媛

张馨达　郑　滔　谢样俊　陈　斌　何江江

【导读】　作为落实全国基层医疗卫生服务能力提升工程的重要措施之一,上海市社区卫生服务综合评价已连续开展 9 年。报告内容从区和社区卫生服务机构两个层面,面向上海市共计 16 个区和 249 所社区卫生服务中心,从功能任务与资源配置、基本医疗服务、基本公共卫生服务、签约服务以及满意度五个方面进行分析。评估社区卫生服务能力提升的实施效果,可为进一步做好制度保障、资源配置工作以及提高社区卫生服务质量提供依据,并概述上海市社区卫生服务工作的开展情况。

本文通过评价上海市社区卫生服务中心的服务质量、运行机制、监管机制和补偿机制,推动建立以家庭医生服务为核心的社区卫生服务发展模式,为群众提供安全、有效、方便、价廉的社区卫生服务[1]。

一、上海市社区卫生服务中心功能任务与资源配置情况

(一) 机构布局

2022 年全市社区卫生服务机构中,社区卫生服务中心 249 所,分中心 98 所;服务站 844 所,村卫生室 1 142 所。每中心(含分中心)平均服务人口数 7. 17 万人,每服务站(含村卫生室)平均服务人口数 1. 25 万人,万人口社区卫生服务机构业务用房面积 627. 99 平方米,全市社区卫生服务中心财政补助收入 126. 64 亿元,占社区卫生服务中心总收入比重为 41. 27%(表 1)。

第一作者:汤真清,男,助理研究员。
通讯作者:钟姮,女,主任科员。
作者单位:上海市卫生和健康发展研究中心(上海市医学科学技术情报研究所)(汤真清、何江江),上海市卫生健康委员会(钟姮、王冬、杨超),上海市健康促进中心(毕媛、张馨达),上海市奉贤区奉浦街道社区卫生服务中心(郑滔),上海市金山区金山卫镇社区卫生服务中心(谢样俊),上海市闵行区华渭社区卫生服务中心(陈斌)。

表1　2022年上海市各区社区卫生服务机构布局情况

行政区	每中心(含分中心)平均服务人口数(万人)	每站(含村卫生室)平均服务人口数(万人)	万人口社区卫生服务机构业务用房面积(平方米)	社区卫生服务中心财政补助收入(亿元)	占社区卫生服务中心总收入比重(%)
全市	7.17	1.25	627.99	126.64	41.27
黄浦区	4.39	2.86	666.67	5.10	39.48
徐汇区	8.57	1.77	708.39	10.00	50.68
长宁区	6.94	1.78	562.68	2.46	19.05
静安区	6.52	1.40	518.27	5.49	29.45
普陀区	9.56	2.54	639.13	4.82	31.16
虹口区	6.32	2.17	566.57	1.70	16.19
杨浦区	10.38	1.95	419.52	4.65	28.96
闵行区	8.30	2.18	642.67	9.98	35.94
宝山区	11.76	1.86	346.11	8.59	40.09
嘉定区	8.32	1.55	381.62	8.49	45.71
浦东新区	8.62	1.29	661.73	29.35	47.44
金山区	5.13	0.62	928.89	5.71	50.79
松江区	8.67	1.70	735.10	9.61	52.50
青浦区	6.05	0.59	572.61	8.04	53.06
奉贤区	4.76	0.69	723.60	7.11	49.75
崇明区	1.83	0.30	1 707.21	5.53	46.10

（二）床位设置

2022年,全市社区卫生服务中心实际开放床位数共14 890张,同比下降4.16%(2021年床位数15 537张)。2022年,全年家庭病床数76 493张,其中新建家庭病床数58 637张。每千人口实际开放床位数0.60张,每千人口家庭病床数为3.07张,其中每千人口新建家庭病床床位数2.31张(表2)。

表2　2022年上海市各区社区卫生服务机构床位设置情况(单位:张)

行政区	实际开放床位数	家庭病床数	新建家庭病床数	每千人口实际开放床位数	每千人口家庭病床数
全市	14 890	76 493	58 637	0.60	3.07
黄浦区	407	2 832	1 867	0.78	4.30
徐汇区	1 114	4 935	3 117	1.00	4.43

行政区	实际开放床位数	家庭病床数	新建家庭病床数	每千人口实际开放床位数	每千人口家庭病床数
长宁区	546	3 817	2 653	0.79	5.50
静安区	611	4 527	3 274	0.63	4.63
普陀区	1 148	6 053	4 929	0.93	4.87
虹口区	100	5 066	3 566	0.13	6.68
杨浦区	554	2 373	1 432	0.45	1.91
闵行区	1 139	12 742	9 615	0.43	4.80
宝山区	461	6 283	5 219	0.21	2.81
嘉定区	1 135	4 453	3 425	0.62	2.43
浦东新区	2 898	13 254	11 594	0.51	2.33
金山区	634	2 333	1 994	0.77	2.84
松江区	1 677	1 963	1 342	0.88	1.03
青浦区	481	2 404	2 010	0.38	1.89
奉贤区	1 051	1 511	1 176	0.92	1.32
崇明区	934	1 947	1 424	1.47	3.05

（三）人员配置

2022年，全市社区卫生服务机构职工总数 3.83 万人，卫生技术人员数 3.36 万人，执业（助理）医师 1.43 万人，注册全科医师（含中医）9 752 人，同比上升 4.60%［2021 年注册全科医师（含中医）9 323 人］，注册护士 12 715 人。2022 年，每万常住人口执业（助理）医师 5.73 人，每万常住人口注册全科医师（含中医）3.92 人，每万常住人口注册护士 5.11 人（表 3）。

表 3　2022 年上海市各区社区卫生服务机构人员配置情况（单位：人）

行政区	每万人口卫生技术人员数	每万常住人口执业（助理）医师人数	每万常住人口注册全科医师（含中医）人数	每万常住人口注册护士人数
全市	13.50	5.73	3.92	5.11
黄浦区	17.93	6.44	4.53	7.64
徐汇区	17.01	6.92	4.96	7.05
长宁区	15.62	6.17	4.28	6.92
静安区	17.75	6.91	4.93	7.50
普陀区	12.06	4.55	3.31	5.33

续　表

行政区	每万人口卫生技术人员数	每万常住人口执业（助理）医师人数	每万常住人口注册全科医师（含中医）人数	每万常住人口注册护士人数
虹口区	14.56	6.02	4.18	5.46
杨浦区	11.71	4.82	3.73	4.71
闵行区	13.24	5.46	3.79	5.28
宝山区	10.97	4.46	3.02	4.90
嘉定区	12.57	5.82	4.01	4.48
浦东新区	10.74	5.13	3.72	3.62
金山区	16.56	7.87	5.12	4.95
松江区	14.31	5.60	3.32	5.31
青浦区	12.16	5.53	3.74	4.32
奉贤区	17.58	7.20	4.80	6.30
崇明区	25.01	10.57	5.00	7.54

二、上海市社区卫生服务中心基本医疗服务情况

2022 年,全市社区卫生服务机构门诊量为 5 545.35 万人次(含分中心、站点及村卫生室),同比下降 20.41%(2021 年门诊量 6 967.54 万人次),其中城区 1 822.29 万人次,近郊 2 738.22 万人次,远郊 984.84 万人次*。全市社区卫生服务机构门诊量占全市医疗机构门急诊总次数的 25.25%(表 4)。

2022 年,全市社区卫生服务中心病床使用率为 64.01%,同比下降 11.99%(2021 年病床使用率为 72.73%),其中城区 76.99%,近郊 65.03%,远郊 42.93%。

表 4　2022 年上海市各区社区卫生服务医疗业务量情况

行　政　区	门诊量(万人次)	床位总使用率(%)
全市	5 545.35	64.01
黄浦区	185.81	67.29
徐汇区	285.24	76.14
长宁区	191.89	86.49
静安区	308.06	82.87
普陀区	304.42	76.86

* 将上海市划分为城区、近郊和远郊三个区域,第一个区域为城市内环线以内的地区,包括黄浦区、徐汇区、长宁区、静安区(含原闸北区)、普陀区、虹口区和杨浦区,定为城区,包含社区卫生服务中心 80 所;第二个区域为城市内外环线之间的地区,包括闵行区、宝山区、嘉定区,浦东新区和松江区,定位近郊地区,包含社区卫生服务中心 108 所;第三个区域为城市外环线之外的地区,包括青浦、金山、奉贤和崇明,为远郊地区,包含社区卫生服务中心 61 所。

续　表

行　政　区	门诊量(万人次)	床位总使用率(%)
虹口区	258.81	72.90
杨浦区	288.05	69.23
闵行区	568.48	70.23
宝山区	494.20	74.20
嘉定区	323.83	73.18
浦东新区	1 024.77	60.96
金山区	302.51	56.08
松江区	326.93	60.20
青浦区	228.99	41.66
奉贤区	212.88	49.86
崇明区	240.47	27.97

三、上海市社区卫生服务中心基本公共卫生服务情况

（一）重点人群健康管理

2022年，全市居民健康档案建档率89.47%，同比上升1.43%（2021年建档率88.21%），其中城区92.97%，近郊88.59%，远郊86.83%。

2022年，全市老年人健康管理率73.31%，同比上升4.71%（2021年老年人健康管理率70.01%），其中城区73.84%，近郊73.62%，远郊71.14%。

2022年，全市0~6岁儿童健康管理率99.25%，同比下降0.27%（2021年0~6岁儿童健康管理率99.52%），其中城区99.85%，近郊99.01%，远郊99.36%（表5）。

表5　2022年上海市社区卫生服务中心重点人群健康管理情况

行　政　区	常住人口健康档案建档率(%)	老年人健康管理率(%)	0~6岁儿童健康管理率(%)
全市	89.47	73.31	99.25
黄浦区	115.94	77.00	99.09
徐汇区	80.99	82.56	99.88
长宁区	92.53	77.49	100.00
静安区	89.94	83.23	99.82

续　表

行　政　区	常住人口健康档案 建档率（%）	老年人健康 管理率（%）	0~6岁儿童 健康管理率（%）
普陀区	91.77	77.25	99.95
虹口区	95.33	77.48	99.78
杨浦区	96.38	51.08	100.00
闵行区	80.23	73.25	97.81
宝山区	85.72	72.37	99.13
嘉定区	92.05	70.28	99.75
浦东新区	95.37	77.83	99.26
金山区	92.96	71.69	99.70
松江区	80.05	62.61	99.41
青浦区	85.60	63.49	99.68
奉贤区	84.07	76.94	99.15
崇明区	86.32	72.12	98.37

注：数据来源于国家基本公共卫生服务项目管理平台。黄浦区因人口迁出数量较多，目前处于居民健康档案梳理整合阶段。

（二）慢性病患者健康管理

2022年，全市高血压患者规范管理率79.84%，同比下降4.42%（2021年高血压患者规范管理率83.53%），其中城区79.01%，近郊77.67%，远郊87.90%。

2022年，全市2型糖尿病患者规范管理率76.85%，同比下降4.95%（2021年2型糖尿病患者规范管理率80.85%），其中城区77.67%，近郊73.50%，远郊85.71%。

2022年，全市肺结核患者规则服药率98.41%，同比上升0.59%（2021年肺结核患者规则服药率97.83%），其中城区99.67%，近郊97.59%，远郊98.94%。

2022年，全市严重精神障碍患者规范管理率98.89%，同比上升0.01%（2021年严重精神障碍患者规范管理率98.88%），其中城区99.34%，近郊98.52%，远郊99.27%（表6）。

表6　2022年上海市社区卫生服务中心慢性病患者规范管理率

行政区划	高血压患者规范 管理率（%）	2型糖尿病患者规范 管理率（%）	肺结核患者规则 服药率（%）	严重精神障碍患者 规范管理率（%）
全市	79.84	76.85	98.41	98.89
黄浦区	68.10	71.84	100.00	99.28

行政区划	高血压患者规范管理率(%)	2型糖尿病患者规范管理率(%)	肺结核患者规则服药率(%)	严重精神障碍患者规范管理率(%)
徐汇区	72.59	74.52	98.64	98.93
长宁区	84.06	83.29	100.00	99.53
静安区	76.94	74.71	100.00	99.51
普陀区	83.80	74.98	100.00	99.51
虹口区	80.84	83.11	99.00	99.43
杨浦区	86.27	84.26	100.00	99.28
闵行区	81.30	79.99	97.41	98.52
宝山区	80.54	77.50	100.00	99.35
嘉定区	74.93	74.17	99.74	99.22
浦东新区	77.87	70.11	95.79	97.65
金山区	98.23	98.16	98.28	99.38
松江区	70.89	72.65	98.38	99.70
青浦区	67.51	66.70	100.00	98.16
奉贤区	87.21	83.36	99.68	99.64
崇明区	92.56	87.63	96.43	99.73

四、上海市社区卫生服务中心签约服务情况

(一) 家庭医生签约覆盖情况

2022年,家庭医生常住居民签约数916.34万人,同比上升6.02%(2021年签约数864.27万人),其中城区242.01万人,近郊522.38万人,远郊151.95万人。

2022年,家庭医生常住居民签约覆盖率36.83%,同比上升2.59%(2021年常住居民签约覆盖率35.90%),其中城区36.17%,近郊36.48%,远郊39.22%。

2022年,家庭医生重点人群签约覆盖率80.06%,同比上升4.49%(2021年重点人群签约覆盖率76.62%),其中城区79.96%,近郊78.82%,远郊84.27%(表7)。

表7 2022年上海市社区卫生服务中心家庭医生签约情况

行政区划	签约人数(万人)	常住居民签约覆盖率(%)	重点人群签约覆盖率(%)
全市	916.34	36.83	80.06
黄浦区	19.10	29.01	77.32

续　表

行政区划	签约人数（万人）	常住居民签约覆盖率（%）	重点人群签约覆盖率（%）
徐汇区	37.45	33.59	75.26
长宁区	32.24	46.47	91.99
静安区	38.13	38.99	84.96
普陀区	45.47	36.58	77.86
虹口区	26.42	34.82	81.38
杨浦区	43.19	34.69	76.08
闵行区	90.02	33.88	71.97
宝山区	90.71	40.58	84.77
嘉定区	68.57	37.45	83.93
浦东新区	213.51	37.55	80.78
金山区	39.26	47.84	89.32
松江区	59.56	31.21	69.12
青浦区	44.21	34.78	80.30
奉贤区	36.47	31.91	78.36
崇明区	32.02	50.07	89.01

注：数据来源于上海市社区卫生综合管理平台。

（二）签约居民就诊情况

2022 年，签约医疗机构组合内就诊率 71.19%，同比下降 0.04%（2021 年签约医疗机构组合就诊率 71.22%），其中城区 66.86%，近郊 72.63%，远郊 75.57%。

2022 年，签约社区就诊率 44.56%，同比下降 1.22%（2021 年签约社区就诊率 45.11%），其中城区 38.63%，近郊 45.92%，远郊 52.33%。

2022 年，签约社区就诊依从性 84.77%，其中城区 80.43%，近郊 86.28%，远郊 87.75%。

2022 年，签约居民人均就诊次数 13.37 人次，同比下降 2.15 人次（2021 年签约居民人均就诊次数 15.52 人次），其中城区 15.74 人次，近郊 12.31 人次，远郊 12.76 人次（表 8）。

表 8　2022 年上海市社区卫生服务中心签约居民就诊情况

行政区划	组合内就诊率（%）	签约社区就诊率（%）	签约社区就诊依从性（%）	签约居民人均就诊次数（人次）
全市	71.19	44.56	84.77	13.37
黄浦区	68.39	39.90	79.50	16.76

行政区划	组合内就诊率（%）	签约社区就诊率（%）	签约社区就诊依从性（%）	签约居民人均就诊次数（人次）
徐汇区	70.32	40.16	82.56	15.62
长宁区	60.07	34.76	79.63	13.48
静安区	66.63	38.78	77.65	17.99
普陀区	65.38	37.16	80.35	15.42
虹口区	65.28	42.08	81.48	17.10
杨浦区	70.27	37.91	81.70	14.56
闵行区	72.04	48.79	86.04	12.40
宝山区	66.70	40.34	84.01	13.37
嘉定区	70.10	44.57	88.09	11.51
浦东新区	75.31	48.15	86.84	12.33
金山区	82.92	57.11	93.56	13.26
松江区	76.21	44.22	86.07	11.38
青浦区	66.79	37.72	83.03	9.97
奉贤区	68.98	51.11	80.80	13.74
崇明区	80.19	58.52	90.81	13.92

注：数据来源于上海市社区卫生综合管理平台。

五、上海市社区卫生服务中心服务质量满意度及员工满意度情况

2022 年,上海市社区卫生服务中心服务质量满意度及员工满意度调查以拦截测评的形式开展,7 500 个社区居民样本,2 500 个员工样本,实际完成 7 582 个社区居民有效样本,2 732 个员工有效样本。覆盖本市 249 所社区卫生服务中心。社区居民受访者满意度评价总体结果见表9,员工满意度评价总体结果见表10。

表 9　2022 年上海市各区受访居民对社区卫生服务的满意度结果及排名（$N=7\,582$）

行政区	居民对社区卫生服务总体满意度		医疗服务满意度		基本公共卫生服务满意度		家庭医生签约服务满意度	
	结果（分）	排名（名）	结果（分）	排名（名）	结果（分）	排名（名）	结果（分）	排名（名）
黄浦区	93.86	11	93.04	12	92.79	13	91.77	14
徐汇区	96.90	2	96.23	2	96.12	3	95.31	9

行政区	居民对社区卫生服务总体满意度		医疗服务满意度		基本公共卫生服务满意度		家庭医生签约服务满意度	
	结果(分)	排名(名)	结果(分)	排名(名)	结果(分)	排名(名)	结果(分)	排名(名)
长宁区	93.74	12	93.86	10	93.50	11	96.00	7
静安区	95.74	7	95.19	6	96.72	2	94.64	10
普陀区	97.85	1	97.57	1	97.56	1	97.54	3
虹口区	96.39	3	95.48	4	95.53	6	95.42	8
杨浦区	95.81	6	95.11	7	95.37	7	97.21	4
闵行区	91.85	15	91.96	14	92.34	14	92.67	12
宝山区	91.95	14	91.40	15	91.17	16	94.27	11
嘉定区	95.04	9	94.64	8	94.48	10	97.18	5
浦东新区	96.20	4	95.64	3	95.73	5	97.07	6
金山区	93.64	13	92.99	13	93.28	12	91.29	15
松江区	94.93	10	93.67	11	94.61	8	92.62	13
青浦区	91.05	16	90.24	16	91.64	15	91.02	16
奉贤区	96.06	5	95.34	5	95.99	4	97.90	1
崇明区	95.47	8	94.50	9	94.52	9	97.62	2
全市	94.97	—	94.36	—	94.65	—	95.56	—

表 10　2022 年上海市各区卫生服务中心员工满意度测评结果($N=2\,732$)

行　政　区	结果(分)	排名(名)
黄浦区	82.53	16
徐汇区	89.71	12
长宁区	95.86	2
静安区	93.22	8
普陀区	97.47	1
虹口区	93.53	7
杨浦区	94.34	5
闵行区	88.26	14
宝山区	91.60	10

续　表

行　政　区	结果(分)	排名(名)
嘉定区	95.00	4
浦东新区	89.26	13
金山区	92.49	9
松江区	93.95	6
青浦区	86.06	15
奉贤区	90.85	11
崇明区	95.33	3
全市	91.45	—

2022年,上海市受访居民对社区卫生服务的总体满意度为94.97分,处于较满意至满意水平。其中家庭医生签约服务的满意度评价结果相对较高,为95.56分,略高于基本公共卫生服务满意度(94.65分)和医疗服务满意度(94.36分)。

各区受访居民对当地社区卫生服务的评价差距不大,其中普陀区受访居民对本区社区卫生服务总体满意度的评价最高,为97.85分,排名第1名;其次是徐汇区,总体满意度评价结果为96.90分,排名第2名;再次是虹口区,总体满意度评价结果为96.39分;相对而言,宝山区、闵行区和青浦区的社区卫生服务还有进一步提升空间,评价结果分别为91.95分、91.85分和91.05分,排名分别为第14、15和16名,总体满意度评价结果均低于92.00分。

本次测评结果显示,2022年上海社区卫生服务中心员工满意度结果为91.45分,达到优秀水平(≥90分)。

从各区结果来看,各区社区卫生服务中心员工的满意度有所差距,最大差距为14.94分。其中员工满意度排名前三的区依次为普陀区(97.47分)、长宁区(95.86分)和崇明区(95.33分);相对而言,黄浦区(82.53分)和青浦区(86.06分)员工满意度较低。

六、讨论和建议

(一)优化资源配置,加大基层政策和财政投入力度

建议各区加大财政投入力度,保障基层医疗卫生机构公益性运行。因地制宜开展基层医疗卫生机构新建、迁建或改扩建,对于中心城区等存在实际困难的区域,建议现阶段加强卫生服务站点建设,作为中心服务的有效延伸。合理增加基层医疗卫生机构床位数量,促进基层住院服务与家庭病床服务的有序衔接。加强设备配置,有条件的可配置无创呼吸机、CT等设备。加强医技人员操作培训,提升设备使用能力,提高设备利用率。同时做好大型设备的经济学评价,尤其要防止盲目追风修建大面积的中心和配备大型检查设备,做好辖区内医疗卫生资源的统筹规划,合理有效进行配置[2]。

鼓励高校开设全科医学专业,尤其是市属医学院校,并将基层医疗卫生机构作为临床教学基地或附属机构。扩大全科医生规范化培训规模,适当增加与临床医学硕士专业学位教育相衔接的名额。针对远郊偏远地区,加大医学生定向免费培养力度,并提高培养质量。完善基层医生继续教育和进修制度,加强全科、公共卫生和中医药服务能力培训,培养全科医学骨干人才。

(二) 拓展服务内涵,为基层医疗卫生机构发展"松绑"

合理放宽基层医疗卫生机构在诊疗项目和药品配置等方面的限制。允许基层医疗卫生机构根据辖区居民需求合理开设眼科、耳鼻喉科等专科科室,开展外科止血、缝合、包扎、骨折固定等需求量较大的诊疗科目。促进基层医疗卫生机构与二、三级医疗机构药品目录的衔接一致,解决"居民在基层配不到药"的问题。若医联体内配置有检验中心、影像中心等集约化中心的,强化区域资源整合及服务同质化水平;未配置的,允许基层医疗卫生机构根据居民实际需求进行配套建设。

建议建立包含各条线、各主管部门的基层医疗卫生机构综合考核机制,减少重复考核。依托电子健康档案和电子病历系统,整合居民疾病诊疗和健康管理数据,实现定量指标的客观采集。

建议基层医疗卫生机构转变服务模式,推进家庭医生签约服务高质量发展,推动家庭医生向健康管理、健康科普、康复护理等方向拓展服务内容,从以往守株待兔式的被动服务转向主动出击式的健康服务,进而改善城乡居民对于基层医疗卫生机构的刻板印象,提升居民就医体验。

(三) 强化分级诊疗,构建整合型医疗卫生服务体系

建议各区整体考虑区域内不同层级医疗机构的整合,推进基本医疗服务同质化,区内二、三级医院门诊号源分配向社区倾斜,鼓励非急诊患者通过基层预约转诊,加强对区域内双向转诊管理和考核。鼓励区域内构建紧密型医联体,推进医联体内资源下沉,加强医联体上级医院对社区全方位的支持,并将支持的结果和社区的满意度作为医联体考核的主要指标。

横向整合层次,主要为基层医疗卫生机构与辖区内养老院、护理院、康复机构、社区卫生服务站点和村卫生室的整合。基层医疗卫生机构是各类资源的连接平台,建议通过这一平台探索医养结合、医体结合等跨行业的整合型发展模式,探索基层医疗卫生服务对接各类社会资源的实施路径。

内部整合层次,主要为基层医疗卫生机构内部的医防融合,业财融合。建议通过基层医疗卫生机构内部的组织、管理、功能融合,将基本公共卫生服务植入医疗卫生服务全过程,形成预防、医疗、康复一体化的整合型健康服务链条。

(四) 完善治理机制,建立多元激励机制

建立科学有效的绩效考核机制,定期评估基层医务人员的服务水平和诊疗能力,并根据评估结果给予不同程度的奖励或惩罚,激发医务人员的工作积极性和创造性。采取多种方式吸引医务人员参与基层医疗卫生服务工作,如提供生活保障、住房保障、职称晋升通道等,提高基层医务人员的工作稳定性。

完善政府主导、全社会参与的基层医疗卫生服务多元投入机制,探索商业健康保险参与基层医疗卫生服务的方式,部分有条件的区可以先行先试,通过功能社区试点,二类绩效管理等各项试点探索,调动基层医务人员的服务积极性,提升基层医疗卫生机构能力和活力[3-5]。

参 考 文 献

[1] 上海市卫生健康委员会,上海市卫生和健康发展研究中心,上海市卫生健康统计中心,等.上海市 2022 年度社区卫生服务综合评价报告.2023.

[2] 金春林,汤真清.基层机构"双网底"作用如何发挥.中国卫生,2023,(6): 67 - 69.

[3] 汤真清,汪铭涵,石斌,等.上海市开展功能社区社区卫生服务的 SWOT 分析.上海医药,2023,44(10): 3 - 5,38.

[4] 朱琳,王旭,汤真清,等.上海市社区健康治理综合考评指标体系研究.中国农村卫生事业管理,2023,43(3): 200 - 204.

[5] 汤真清,刘军军,晏嫦君,等.全球健康治理发展历程及启示.卫生软科学,2022,36(12): 21 - 24.

上海市社区卫生服务供需
双方满意度调查研究

王馥兰　杨　超　张天晔　钟　姮　张静雅　汤真清

【导读】　为了解上海市社区卫生服务中心供需双方满意度情况,并进行原因分析,以此提出提升满意度的建议。对上海市 16 个区 247 所社区卫生服务中心进行抽样,通过现场问卷调查的方式对就诊患者及在职员工进行数据采集。结果显示,2021 年,公众对社区卫生服务中心满意度评分为 96.51 分、员工为 94.08 分。公众对社区卫生服务整体服务满意度逐步提升,社区卫生基本医疗服务受居民认可,药物配备亟待改进,宣传推广有待进一步加强。员工总体满意度高,但在薪酬福利、工作认同、职业拓展等方面需进一步提升。

社区卫生服务是医疗卫生体系的网底,主要为居民提供基本医疗卫生服务,随着我国医疗卫生体制改革的深入发展,大力发展社区卫生服务是完善分级诊疗制度的重中之重。上海市于 2015 年启动新一轮社区卫生服务综合改革,让社区卫生服务成为基本医疗和公共卫生服务体系的网底,并作为推动分级诊疗的重要抓手。2020 年发布了《上海市社区卫生服务机构功能与建设指导标准》,明确新一轮社区卫生服务高质量发展的功能定位、服务内涵与建设标准。社区卫生服务的发展是服务提供方和需求方的互动过程[1],满意度评价是重要指标之一,而社区卫生服务居民满意度是检验社区卫生服务满意度的重要指标。社区医务人员是我国非常重要的卫生人力资源,其工作满意度直接关系到社区卫生服务团队稳定、医疗服务质量提升和医患关系的和谐。同时,有研究显示,我国社区卫生服务中心的发展尚存在一些问题,如中心数量不足、地理分布不合理、仪器设备陈旧、服务欠规范、社区医疗服务不到位等[2-3],而社区卫生服务中心存在的问题限制了其发展。基于此,为全面了解上海市社区卫生服务质量,本研究从公众和员工角度开展上海市社区卫生服务满意度调查,以问题为导向,提出针对性建议,为持续提高社区卫生服务能力和水平提供依据。

第一作者:王馥兰,女,主管护师。
通讯作者:汤真清,男,助理研究员。
作者单位:上海市徐汇区枫林街道社区卫生服务中心(王馥兰),上海市卫生健康委员会(杨超、张天晔、钟姮、张静雅),上海市卫生和健康发展研究中心(上海市医学科学技术情报研究所)(汤真清)。
本文已被《上海预防医学》录用。

一、对象与方法

根据 2021 年上海市社区卫生服务中心的情况,按照分层抽样的原则,在全市 16 个区 247 家社区卫生服务中心,随机抽样公众 7 712 人,社区卫生服务中心员工 2 622 人。在问卷调查过程中,因家属或者陪同人员也参与填写问卷,以致实际回收份数大于计划完成样本量。其中公众计划完成 7 410 份样本,实际回收 7 712 份;员工计划完成 2 470 份样本,实际回收 2 622 份。本研究采用定量与定性研究相结合的方法,在定量研究中,由经过统一培训的专业访问者进行问卷调查。定性研究在广泛问卷调查的基础上,对个别对象进行深度访谈,挖掘典型案例,调查问卷具有较高可信度。公众满意度评价指标体系主要围绕门诊服务、住院服务、基本公共卫生服务、家庭医生签约服务四方面进行。员工满意度评价指标体系涵盖工作环境、薪酬福利、权益保障、沟通机制、工作认同、职业发展、组织认同、工作成绩 8 个维度。问卷采用 5 级 Likert 态度测量量表,即"非常满意、满意、一般、不满意、非常不满意"5 类,分别对应满意度分值为"100、75、50、25、0"。本研究运用 Excel 2010 软件录入数据,建立数据库并进行统计图绘制。

二、调查结果

(一) 上海市社区卫生服务的公众满意度

1. 全市公众满意度

从总体上看,2021 年,公众满意度总体评价结果为 96.51 分(满分 100 分)。从各维度来看,门诊服务、住院服务、基本公共卫生服务、家庭医生签约服务满意度分别为 95.33 分、96.14 分、96.35 分、98.22 分。门诊服务方面,居民开诊诊室满足基本医疗需要的满意度较高(95.78 分),但对门诊基本药物配备的满意度略低(94.01 分)。住院服务方面,公众对具体指标的满意度均在 95 分以上,其中对住院区域护工服务的满意度最高(96.34 分)。基本公共卫生服务方面,公众对服务人员满意度最高(98.14 分),但对项目的宣传推广评分最低(94.34 分)。家庭医生签约服务方面,有 73.38% 的公众签约了家庭医生,仍有 23.57% 的公众不了解家庭医生签约服务,16.18% 的公众认为需要加强对基本公共卫生服务的宣传力度。

2. 各区公众满意度

2021 年,各区公众对社区卫生服务的评价相近。其中,4 区、13 区、6 区和 1 区的总体满意度均在 98 分以上;相对而言,16 区和 7 区的社区卫生服务还有进一步提升空间。从各维度看,13 区、4 区、1 区、6 区满意度评分较高,16 区、7 区、14 区满意度评分相对较低。其中,门诊服务、基本公共卫生服务评分相对较低,特别是 7 区、16 区和 14 区;13 区、15 区、10 区、4 区这 4 个区的家庭医生签约服务评分均较高,而 7 区、16 区相对较低;6 区、4 区这 2 个区的住院服务评分较高,而 16 区、7 区相对较低(图 1)。

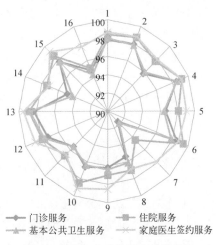

图 1 各区公众对社区卫生服务的满意度得分(单位:分)

（二）员工满意度

1. 全市员工满意度

（1）总体满意度：总体满意度得分为 94.08 分。8 个维度的量化评价指标中,权益保障的满意度评分最高,为 96.73 分,其次为沟通机制和工作成就,分别为 96.63 分和 95.25 分;薪酬福利满意度评分最低,为 89.17 分,其次为工作认同和职业发展,分别为 92.58 分和 93.41 分。

（2）工作环境满意度：员工对工作环境的总体满意度评价得分为 94.50 分,其中员工对"中心有良好的业务工作氛围"和"所在中心的工作条件舒适"满意度最高,分别为 96.21 分和 95.2 分,对"所在科室的人员配备充足"的满意度最低,为 92.08 分。

（3）薪酬福利满意度：员工对薪酬福利的总体满意度评价得分为 89.17 分,其中员工对"中心给予的福利待遇满意"和"家庭医生签约服务的绩效考核收入与付出的工作量匹配"满意度最高,分别为 89.71 分和 89.70 分,对"我的收入与付出成正比"的满意度最低,为 88.09 分。

（4）权益保障满意度：员工对权益保障的总体满意度评价得分为 96.73 分,其中员工对"中心的重大事项公开""中心的职代会制度齐全"和"中心的休息休假制度执行规范"3 项指标的满意度均较高,分别为 96.94 分、96.81 分和 96.43 分。

（5）沟通机制满意度：员工对沟通机制的总体满意度评价得分为 96.63 分,其中员工对"所在科室的团队精神强""团队内部沟通顺畅"和"团队间的沟通顺畅"3 项指标的满意度均较高,分别为 96.85 分、96.61 分和 96.42 分。

（6）工作认同满意度：员工对工作认同的总体满意度评价得分为 92.58 分,其中员工对"我对这份工作感兴趣"满意度最高,为 94.84 分;对"我的工作负荷适当"的满意度最低,为 90.54 分。

（7）职业发展满意度：员工对职业发展的总体满意度评价得分为 93.41 分,其中员工对"中心对我的职业规划明确""对中心晋升机制满意"和"对职业发展前景满意"的满意度均较高,为 93.91 分、93.49 分和 92.84 分。

（8）组织认同满意度：员工对组织认同的总体满意度评价得分为 94.36 分,其中员工对"中心的日常管理制度规范"的满意度最高,为 94.88 分,对"媒体能客观公正地报道医疗卫生行业"的满意度最低,为 92.36 分。

（9）工作成绩满意度：员工对工作成就的总体满意度评价得分为 95.25 分,其中员工对"我的患者都信任我,纠纷少"的满意度最高,为 96.25 分,对"我的能力得到了充分发挥"的满意度最低,为 94.49 分。

2. 各区员工满意度

（1）各区员工总体满意度：从各区来看,各区社区卫生服务中心员工的满意度有所差距,其中 5 区(98.28 分)、16 区(96.73 分)和 15 区(96.54 分)的员工满意度评价相对较高;2 区得分 90.88 分、14 区得分 91.72 分,这两区员工满意度相对较低。

（2）各区员工细节满意度：从评价结果来看,5 区的员工对 8 个维度(工作环境、薪酬福利、权益保障、沟通机制、工作认同、职业发展、组织认同、工作成绩)满意度均较高,分别为 98.06 分、96.97 分、99.33 分、99.15 分、97.58 分、98.24 分、98.67 分、98.24 分,而 2 区的满意度相对较低,分别为 91.54 分、81.85 分、97.13 分、94.77 分、87.54 分、89.08 分、92.10 分、93.08 分。从 8 个维度来看,5 区、15 区和 16 区的员工对薪酬福利的满意度较高,分别为 96.97 分、93.59 分、93.27 分,而 2 区、11 区和 14 区的员工对薪酬福利的满意度较低,分别为 81.85 分、85.18 分、85.91 分; 2 区和 14 区的员工对工作认同的满意度较低,分别为 87.54 分、89.70 分;2 区和 11 区的员工对 职业发展的满意度也不高,分别 89.08 分、90.50 分(图 2)。

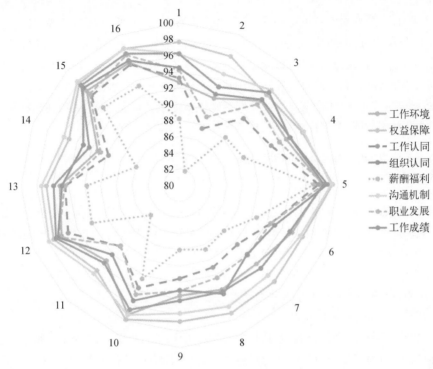

图 2　各区员工对社区卫生服务的满意度得分(单位:分)

三、结论与讨论

(一) 公众对社区卫生服务整体满意度

1. 公众对社区卫生服务整体满意度逐步提升

本次调查结果显示,2021 年公众对社区卫生服务的整体满意度为 96.51 分,较 2016 年公众 满意度(86.24 分)有所提升[4]。同时,公众对医务人员的服务态度、医疗水平、就医环境满意度 均较高,这与相关研究结果一致[5]。分析其原因,一方面,近年来,上海在落实新医改方面,出台 了改善环境、优化流程、保障安全、提高质量等政策[6]。2020 年出台的《上海市社区卫生服务机 构功能与建设指导标准》,从功能定位、服务内涵、建设标准等方面,对推动社区卫生服务高质量 发展、可持续发展提供依据。另一方面,上海不断完善基层卫生人才的培养体系,多渠道培养以 全科医生为重点的基层卫生人才,提高医务人员的服务水平和服务质量[7]。

2. 社区卫生服务中心基本药物配备亟待改进

从社区卫生服务细节来看,公众对门诊基本药物品种配备满意度较低。这与其他研究结果一致[4,8]。主要是因为社区卫生服务中心实行基本药物制度,实行药品零差价,部分药品价格让居民受益,但目前基本药物目录内的药品与公众实际需求有所偏差[9-10]。同时,社区卫生服务中心的药品目录与二、三级医院的药品目录不一致,无法提供与大医院相同的药品,导致居民对社区卫生服务中心的药品配备不满意。

3. 宣传推广有待进一步加强

调查结果显示,公众对宣传推广的满意度较低,仍有23.57%的公众不了解家庭医生签约服务,16.18%的公众认为需要增加对基本公共卫生服务的宣传,这与其他研究结果类似[4,11]。目前社区大部分的宣传工作是由医生完成,很难达到有效宣传。另外,概念问答式的宣传内容并不能很好地表现出实质性内容,因此宣传往往不到位。有研究显示,目前公众主要是通过电视、报纸、广播等传统媒体形式[12],微信、微博等互联网新媒体渠道来了解家庭医生签约服务还不是很多。因此,还需要开展多角度、多层面的宣传,提高居民知晓度和满意度。

(二)社区卫生服务中心的员工满意度

1. 员工满意度普遍较高

本次测评结果显示,2021年上海社区卫生服务中心员工满意度得分为94.08分。其中对家庭医生签约服务的绩效考核收入与付出的工作量匹配的满意度较高。上海市于2018年开始实施家庭医生签约服务费,激发家庭医生活力和积极性,体现了家庭医生的多劳多得。同时,上海也出台了相应保障政策,逐步倾斜于培训教育、收入待遇、进编落户等方面,不断完善岗位聘任制度,提供房屋租赁补贴,加大对卫生人才的培养力度[13]。

2. 员工对薪酬福利满意度较低

员工对薪酬福利满意度仍较低,尤其是收入与付出成正比的满意度最低,大部分员工认为自身工作负荷较大,自身劳动价值无法获得对应收入,这与国内以往研究结果基本一致[14-15],对自身工资水平、薪酬待遇满意度较低,多为不满意甚至非常不满[16-17],与二、三级医院相比,社区员工的待遇普遍不高[4,18]。主要是因为,上海市以"核定任务、核定收支、补贴绩效考核"的方式,有研究[19]指出,绩效工资制度的实施仅改变了工资的计算和分配方式,社区医务人员仍是全额拨款,难以真正调动医务人员的工作积极性。同时,下沉基层的各项工作不断增加,例如国家基本公共卫生服务项目、疫情防控等工作,随着工作量的增加,绩效工资水平未有相应增长,造成员工满意度较低。

3. 员工的工作认同有待提高,职业发展有待拓展

员工的工作认同有待提高,职业发展有待拓展,这与乔婷婷[20]、穆俏竹[21]等人的研究结果一致。工作认同感是职业发展内在动力,工作认同感越高则职业工作动力越是稳定、持久。本研究结果中,中青年为上海市社区卫生服务中心工作的主力军,该年龄段的员工通常是单位的中坚力量,工作量大,责任重,来自患者、公众等多发压力较大。一旦员工难以获得尊重及认可,很难有对自身职业的自豪感及认同感[20]。而且,对职务、职称晋升,提升自身成就感与获得感等方面具有较高期待,但当个别因素制约其发展时,如晋升考核时,以专科医师的专业设置和考试内容的标准来衡量基层医务工作者,这便会造成他们晋升难度增大、工作满意度下降[22]。同时,相对于二、三级医院的职业发展前景,因社区平台有限,社区员工更渴望实现自身工作价值,以及得到更好的职业发展机会。然而目前社会地位普遍不高,缺乏职业荣誉感,导致工作认同感低,从而影响满意度[20]。

四、建议

（一）多措并举,提高公众满意度

1. 增加药品种类,推广延伸处方使用,做好用药保障

一方面,在落实基本药物制度的同时,逐步统一辖区内、医联体内医疗机构慢性病用药品种,对慢性病患者开具处方时首选基本药物。另一方面,建议通过医联体、区域性医疗中心建设,根据辖区居民用药需求,灵活调整用药目录、丰富延伸处方药品品类,有条件的社区卫生服务中心可以独立或联合上级医疗机构开设药学门诊,切实满足居民配药需求。

2. 加大宣传工作,提高信息传递有效性和准确性

社区卫生服务中心的服务对象主要是针对中老年群体,因此在宣传方式上要选择中老年人相对容易接受的宣传方式。首先,通过电视广播、宣传折页、新闻报道等老年人易接受的渠道,以及微信、微博、抖音等年轻人群易接受的方式,多角度、多渠道开展宣传。其次,在智慧驿站、社区以及居委会等多种宣传阵地开展宣传,尤其加大对基本公共卫生服务、家庭医生签约服务的宣传[23],可开展主题宣传月活动。最后,要发挥社区贴近居民的特点,在社区加强用药的指导和宣教,帮助居民多方面掌握药物知识,并通过举办健康体检、义诊、健康咨询等惠民活动,提升居民参与度与积极性。

（二）多策并用,稳定人才队伍

1. 提高员工的薪酬福利,提高医务人员满足感

员工薪酬满意度与工作积极性直接相关[24],并影响社区人才队伍稳定[25]。因此,为进一步稳定社区人才队伍,一方面,应合理确定医疗服务价格,完善与医务人员的劳动价值相匹配的价格机制,提高医务人员对付出与回报的满意度[26]。另一方面,在薪酬设计中科学测算工作负荷,应结合社区卫生服务机构日常医疗和疫情防控等工作,确定合理的工作边界,借鉴以资源为基础的相对价值比率(resource-based relative value scale,RBRVS)模式[27-28],充分考虑客工作量与实际承担的风险、技术难度等主观心理负荷以及因职业特点产生的心理和精神损耗[29],将工作量与医疗质量并重[30-31],做好精细化绩效考核管理。

2. 提高员工工作认同感,拓展职业发展空间

医务人员作为知识密集型群体,对于个人发展、工作本身价值体现等存在较高层次的需求[32-33]。研究显示,工作本身带来的获得感、成就感、安全感对员工有非常大的激励作用[34]。一方面,兼顾医务人员的个人发展需求,包括职业规划、工作认同感、社会的认可等,增加员工培训机会,注重开展医学合作与交流,开展毕业后教育与继续教育,鼓励有发展前途的中青年员工进行在职学历深造[35],拓宽员工的职业发展空间。另一方面,要大力宣传社区卫生服务的正面形象,树立典型案例转变群众观念,让医务人员的价值得到尊重,提升自身价值感,从而提高工作认同感。

五、小结

在基层卫生能力持续提升的情况下,持续动态监测患者和工作人员对基层卫生能力服务的

满意度,通过发现影响基层卫生能力发展的制约因素,是确保分级诊疗的有效途径。同时,在调查过程中,及时发现社区卫生服务机构存在的短板与不足,进一步丰富和细化患者和员工满意度的影响因素,为提高社区卫生服务机构服务质量和群众满意度提供了重要的理论基础和应对措施。

参 考 文 献

[1] 马亚娜,陈力,卢明俊,等.城市居民对社区卫生服务中现有服务模式的满意度分析.中国卫生事业管理,2002,18(11):670-671.

[2] 高允锁,王小丹,李小林,等.三亚市居民心理健康的影响因素调查分析.海南医学,2015,26(23):3570-3573,3574.

[3] 汪和美,楼妍,范敏华.杭州市慢性病患者社区卫生服务满意现状及影响因素调查.中华全科医学,2017,15(4):626-629.

[4] 汤真清,王玲,钟姮,等.上海市社区卫生服务供需双方满意度调查.中国卫生资源,2018,21(5):441-445,451.

[5] 丁燕,王子文,庞连智,等.上海市闸北区社区卫生服务患者满意度调查分析.中国卫生资源,2011,14(3):190-192.

[6] 上海市卫生和计划生育委员会.关于印发《上海市进一步改善医疗服务行动计划实施方案》的通知.https://wsjkw.sh.gov.cn/yljg4/20180815/0012-59139.html[2017-03-14].

[7] 梅琳,钱稳吉,顾家巍,等.新医改后患者和医务人员满意度研究——以上海为例.中国卫生政策研究,2017,10(12):66-72.

[8] 王荣英,张金佳,赵稳稳,等.石家庄市社区居民对社区卫生服务的满意度及家庭医生签约现状调查.中国全科医学,2018,21(31):3896-3900.

[9] 姚强,罗飞,何露洋,等.药品可及性视角下国家基本药物制度实施效果评价.中国医院管理,2014,34(3):60-62.

[10] 张清华,刘国祥,李宝玉,等.基本药物制度对基层医疗机构住院服务影响研究.中国医院管理,2012,32(5):68-69.

[11] 谭涛,邓宇,彭斌.重庆市居民国家基本公共卫生服务知晓率和满意度调查研究.重庆医学,2021,50(21):3732-3735,3739.

[12] 张静雅,万和平,何碧玉,等.上海市社区居民家庭医生签约服务的认知及影响因素研究.中国初级卫生保健,2021,35(3):18-21.

[13] 孙晓明,周徐红,荆丽梅,等.上海市浦东新区农村卫生人才队伍建设改革探索.中华医院管理杂志,2015,31(5):362-364.

[14] 王延中,侯建林.我国公立医院薪酬制度存在的问题及改革建议.中国卫生经济,2015,34(1):5-8.

[15] 陈丹丹,陈向东.医务人员薪酬满意度文献荟萃研究.卫生经济研究,2011,28(9):42-45.

[16] 吴宁.吉林省某地区基层医务人员工作满意度现状及影响因素研究.长春:吉林大学,2017.

[17] 赵延芳.基于供需双方视角下的乌鲁木齐市社区老年人卫生服务研究.乌鲁木齐:新疆医科大学,2016.

[18] 刘钢.改革社区卫生服务模式提升社区卫生服务能力.中国全科医学,2016,19(1)：24－26.

[19] 鲁丽静,代涛,马晓静,等.绩效工资制度对乡镇卫生院医务人员收入的影响分析.医学与社会,2013,26(5)：1－4.

[20] 乔婷婷,李欣华,李敏,等.基层医务人员职业认同、职业规划与工作满意度的关系.中国农村卫生事业管理,2014,34(10)：1194－1197.

[21] 穆俏竹,柏兴华,苏兰若.急诊护士职业认同、工作满意度与离职倾向关系的研究.中华护理教育,2012,9(3)：99－102.

[22] 郭淑芳,张建洁,李海军,等.延安市社区卫生服务中心医务人员和患者满意度调查研究.中国社会医学杂志,2020,37(4)：414－417.

[23] 芦炜,张宜民,梁鸿,等.基于需方的家庭医生签约服务实施效果评价——以慢性病为重点.中国卫生政策研究,2016,9(8)：23－30.

[24] 鲁胜锟,汤质如,汪时东,等.安徽省乡镇卫生院员工薪酬分配现状分析.中国卫生事业管理,2015,32(4)：275－278.

[25] 郭敏璐,张明吉,王伟,等.我国四省市社区卫生技术人员的工作满意度及其影响因素研究.中国全科医学,2017,20(4)：406－410.

[26] 何佳,钟霞,杨义,等.四川省公立医院薪酬制度改革对医务人员薪酬满意度的影响调查.中国医院管理,2022,42(9)：26－31.

[27] 张雪,王珩,李念念,等.国内外医生工作量测算研究进展.中国医院管理,2019,39(7)：44－46.

[28] 张雪,王珩,李念念,等.基于RBRVS的县级公立医院医生工作量指标体系构建.中国医院管理,2020,40(6)：72－75.

[29] 王晨,吴群红,孙明雷,等.基于定性比较分析方法的薪酬满意度影响因素研究.中国医院,2022,26(1)：29－31.

[30] 冯涛,赵明玲,卜庆丽,等.RBRVS工作量与专项绩效相结合的综合考评体系运行实践.中国医院管理,2021,41(8)：51－53.

[31] 温美林,颜涛,徐飞,等.基于RBRVS理论的绩效改革探索与实践.中国医院管理,2021,41(12)：84－87.

[32] 李君荣,李蕾,孙阳.社区卫生服务中心医务人员工作满意度及其影响因素研究.现代预防医学,2014,41(14)：2557－2559.

[33] 唐镠,刘毅,周艳阳.医务人员工作满意度调查.中国卫生事业管理,2002,18(2)：108－110.

[34] 邹雨霞,黄振鑫,靳娟,等.广州市社区卫生服务中心工作人员职业倦怠及其影响因素调查研究.中国全科医学,2014,17(6)：679－682.

[35] 杨筱倩.乡镇卫生院员工薪酬满意度研究.长沙：中南大学,2013.

上海市开展功能社区基层
健康服务现状分析

郑　滔　杨　超　王　冬　钟　姮　汤真清　何江江

【导读】　文章以上海市"功能社区"社区卫生服务开展现状及问题为视角,多维度分析"功能社区"试点机构在服务供给、服务模式以及服务经费机制上的探索情况,并提出逐步完善"功能社区"服务体系、加强"功能社区"社区卫生服务支撑、丰富"功能社区"社区卫生服务内涵、探索服务经费机制突破途径等相关建议。

推行家庭医生签约服务是新时代基层医疗卫生事业新举措,是促进分级诊疗实现有序就医的重要抓手[1]。上海市自2015年起推进家庭医生签约服务,截至2023年8月,签约居民1 060万人,签约率为40%,其中老年人、慢性病人、残疾人等重点人群签约508万人,签约率83%,65岁及以上老年人签约387万人,签约率86%。签约服务主要覆盖老年人为主的重点人群,仅有少数社区医疗机构以"功能社区"人群为对象探索家庭医生签约服务[2-3]。为持续推进家庭医生签约工作,上海市将进一步推进社区卫生服务延伸至"功能社区",促进家庭医生签约在职在校群体,推进以企事业单位、产业园区、商务楼宇、校园等"功能社区"为签约对象。2021年8月,上海市卫生健康委组织专家开展了全市"功能社区"社区卫生服务遴选工作,经遴选全市20家单位列为市级试点单位,4家单位列为市级重点关注试点单位。试点工作开展以来,对照试点工作要求,细化具体的试点实施方案,重点探索打造服务模式与机制,研制相关服务内容、方式、流程、路径与支撑机制,并就购买服务、多点执业、按劳取酬等重要环节形成突破。本次调查分析采用专家分组至24家试点单位通过听取汇报、面对面访谈、查阅资料,查看现场等形式督导"功能社区"家庭医生签约服务运行情况,了解上海市"功能社区"家庭医生签约服务开展情况现状,探讨存在问题与解决途径,为进一步推进"功能社区"家庭医生签约服务提供依据。

一、服务现状

试点工作开展以来,各试点单位与试点签约单位建立共建关系,并通过问卷调查、沙龙、座

第一作者:郑滔,女,上海市奉贤区奉浦街道社区卫生服务中心党支部委员。
通讯作者:何江江,男,副研究员,上海市卫生和健康发展研究中心(上海市医学科学技术情报研究所)综合管理办公室主任。
作者单位:上海市奉贤区奉浦街道社区卫生服务中心(郑滔)、上海市卫生健康委员会(杨超、王冬、钟姮)、上海市卫生和健康发展研究中心(上海市医学科学技术情报研究所)(汤真清、何江江)。

谈、服务数据分析等方式明确"功能社区"人群的健康问题和卫生服务需求,逐步确定服务内容和服务形式,并对"功能社区"服务绩效补偿机制开展了进一步的探索。通过调查,"功能社区"职业人群普遍存在工作压力大、时间长,生活作息不规律,缺乏体育锻炼及有效的心理疏导,常见慢性疾病为颈椎病、骨关节退行性病变、妇科疾病、焦虑、睡眠障碍、胃肠道和代谢性疾病等。在健康需求方面比较集中在健康管理指导、中医保健及治疗、疫苗接种、疾病早期筛查等、预约上级医院优质专家资源等方面。制定基础和个性化服务目录,在固定"健康服务点",提供相应的健康服务。

一是家庭医生签约服务的基础服务包,包括建立电子健康档案、完成家庭医生签约服务。通过线上、线下方式提供基础服务包,包括健康科普、慢病管理、专科协同、特殊人群服务、预约就诊、健康评估等。根据不同人群、不同年龄段提供多元化的定制增值服务,如中医养生、职业体检、康复训练、疫苗接种、中医适宜技术、妇科保健、口腔保健、心理健康咨询等健康管理服务,并提供相关健康指导,提高对各类疾病的认知和关注度,提升居民健康素养。同时实现健康问题跟踪,对异常情况及时进行干预,实现连续性管理。

二是充分利用区域医联体诊疗服务资源,提供上级医院专家门诊预约转诊及特殊检查预约转检服务。充分利用互联网诊疗服务,使居民足不出户实现就医问诊。为签约患者开具长处方、延伸处方,并提供药品免费快递服务,实现慢性病患者互联网跟踪随访服务。

三是个性化的服务,如预约延时服务。根据"功能社区"人群特点,提供延时预约就医、转诊转检等绿色通道服务。为企业、园区、楼宇等类型的白领提供延时(工作日中午、周六)预约超声洁牙和预约口腔健康指导服务。针对白领颈肩腰腿痛等疾病,提供延时(工作日中午、周六)针灸、推拿专场服务。针对焦虑、失眠等精神心理疾病,进行心理咨询诊疗转诊转检等服务。

四是医防融合服务。新冠疫情防控期间,通过家庭医生签约服务团队,为"功能社区"人群提供疫情防控知识宣教、新冠疫苗接种和核酸检测专场服务。通过互联网平台提供疾病早筛、临床诊治、急症预警、重症预防、慢病康复、双向转诊等进行数字化的医学管理。

五是依托数字赋能,提供数智服务。通过"票据电子化,绿色更环保""智能诊前预检""智能诊后管理"等一系列便民场景,初步实现数字健康城区功能,将智能数字化医疗融入"功能社区"服务,提高业务精细化管理水平,提升就医便捷性。通过"健康云"完成线上家庭医生签约,利用远程问诊功能、在线开具处方、药品配送到家等一站式服务,实现"互联网诊疗",满足"功能社区"人群多元化服务需求,提升人群就医获得感。

二、开展社区卫生服务存在的困难

通过现场调研,分析24家试点单位在工作推进过程中存在的困难,归纳总结为以下几点。

一是缺乏统一的服务流程。各个环节处于探索阶段,社区卫生服务中心作为资源整合平台,未形成相应的服务流程和规章制度,与"功能社区"企事业单位的高层领导需反复沟通各项工作细节,沟通成本较高,难度较大。

二是服务时间存在冲突。因在职人群存在着工作时间与医疗机构正常门诊时间相冲突的情况,需错峰服务,医护人员目前均利用个人休息时间或通过午间、晚间延时服务提供医疗服务,面临服务时间短而服务人数集中的问题。社区卫生服务中心因人员编制限制,较难完全满足园区众多白领人群错峰的健康服务需求。

三是定价机制有待进一步完善。目前社区卫生服务中心提供的各项医疗服务均严格按照物价局标准进行收费,但对于超过基本卫生健康服务规定的常规时间、频次、内容、环境等提供更优质、快捷、舒适、自选的配套增值卫生健康服务,部分内容暂未纳入基本医疗保险报销范围。

四是医保结算存在限制。"功能社区"内设医疗机构受医保结算限制,社区医务人员在内设医疗机构多点执业开展医疗服务受限,只能开展健康咨询、健康促进等健康观管理服务。

五是商保准入限制。"功能社区"自购的职工商业保险目前无法覆盖社区卫生服务机构和家庭医生服务。故"功能社区"人群接受相关社区卫生服务意愿低下,一定程度上限制了"功能社区"社区卫生服务的提供范围及质量。

六是薪酬激励机制缺乏政策支持。需方有向社区卫生服务中心购买卫生服务的意愿,但社区卫生服务中心无法对需方购买的服务进行取酬,只能通过引入第三方机构,但需方对社会第三方机构认可度低,对三方服务协议接受度不高。

三、对策建议

基于现场调查、小组讨论和专家咨询,本文针对"功能社区"提供社区卫生服务提出以下对策建议。

(一) 共性建议

一是明确政府责任,加强领导,坚持属地化管理。区卫生健康行政部门应承担起主要管理责任,加强统筹协调,为"功能社区"健康服务体制机制建设提供有力的政策保障,协调其他部门适当放宽对于"功能社区"健康服务机构的准入标准(包括硬件标准和技术标准),扩展"功能社区"健康服务内容和供方资格(如社会医疗资源准入)。

二是探索符合"功能社区"人群特点的服务方式。可在健康档案的基础上建立区域互联互通的信息化管理体系,充分利用人群更愿意接受的"互联网+"医疗模式提供线上的医疗服务、健康管理与教育,一定程度上避免"功能社区"服务在时间与空间上可能存在的矛盾,提高患者满意度[4]。

三是建立长效稳定的经费保障机制,建立与"功能社区"卫生服务发展相适应的投入政策和筹资机制,科学测算、合理核定社区人员及服务提供经费投入。

四是发展社会办"功能社区"健康管理服务提供机构。社会办医疗机构或健康管理公司利用专业化的健康管理中心或机构来运作"功能社区"健康管理,为"功能社区"人群提供完善的、多元化的健康服务,同时补充提供个性化的服务内容或补充型服务包,由政府或企业进行购买[5]。同时企事业单位和员工购买的商业保险也要对社区机构的诊疗和健康服务进行报销。

五是在付费方式上探索商业保险合理的支付范围。如白领人群特色服务项目、职业女性服务项目和个性化健康管理服务项目等通过商业保险覆盖、企业自行采购或个人自费等形式收取费用。

六是建立"功能社区"家庭医生服务监督和考核体系,完善补偿机制。卫生健康行政部门应该建立与"功能社区"家庭医生签约服务相关的考核指标体系[6],对基层医疗卫生机构的"功能社区"家庭医生签约服务工作实施考核,考核结果与基层医疗卫生机构绩效工资增量和主要负责人薪酬增量挂钩。建立"费随人走"或"费随事走"的补偿机制,医保基金和公共卫生服务经费的划拨也要将"功能社区"纳入考虑范围。

(二)不同类型"功能社区"的相关建议

一是企事业类型。依托区卫生健康委建立第三方医疗机构的服务平台,创立服务品牌项目,医务工作者以多点执业的形式进行医疗服务,探索多元化的职业人群家庭医生签约服务模式,拓展家庭医生签约途径;利用多元的资金来源全面升级家庭医生工作室,促进家庭医生能力提升,积极开拓沟通机制与支付机制,通过第三方支付提高医务工作者积极性。探索建立"功能社区"评价体系指标,开展"功能社区"人群满意度测评,完善社区卫生服务中心对"功能社区"的医疗服务支持,优化绩效机制。

二是养老机构类型。建议可根据优秀试点单位的经验完善"功能社区"顶层设计,通过政策引导多方资源投入,借助社区平台进行资源整合;明确社区卫生服务中心角色定位,通过发挥特色和针对需求痛点来寻求突破口,创新探索"五床联动"(家庭养老床位、养老机构床位、家庭病床、医疗病床和安宁疗护病床)模式,并以点带面;"功能社区"内部的健康档案与居民电子健康档案需进行区级或市级层面的信息化整合;引进二、三级医院的医疗资源解决内部考核与分配难题,通过家庭医生服务团队延伸服务的模式,标化工作量与绩效考核,提高医务人员积极性,探索明确"功能社区"各项医疗服务和健康管理服务项目的定价机制,实现多方合作共赢。

三是园区楼宇类型。试点单位的工作机制与整体服务模式均较为完善,经费运行方面主要以市总工会的资金补助为主,区级财政专项为辅。建议在时间方面,结合五大新城医院的建设与民营医疗机构的发展,抓紧全面推开"功能社区"试点;制度方面,亟须完善服务规范与相关标准建设;能力建设方面,应针对园区类型进行个性化赋能;文化建设方面,须加强"功能社区"文化宣传引导,提高职业人群对家庭医生服务模式的信任度。进一步优化"功能社区"服务形式、改善医保支付便利性,满足"功能社区"职业人群的个性化健康管理需求、引入市场机制解决家庭医生额外工作内容的补偿支付问题是发展"功能社区"健康管理的有效途径[7-8]。

四是学校类型。应统一建设推进区级卫生信息化项目,探索建立学校与社区信息系统、人员共享、利益分配等对接共赢机制,提升家庭医生签约率,积极引入第三方机构参与服务,探索激励机制调动医务人员的工作积极性,探索多方共赢的服务补偿机制。

参 考 文 献

[1] 傅林铃.家庭医生签约个性化服务探索与实践.中国农村卫生,2013,15(10):41-43.

[2] 江萍,郑星,毕芳芳,等.上海市长宁区家庭医生探索功能社区健康管理服务的实践与思考.中国全科医学,2019,22(28):3438-3440,3450.

[3] 唐莉霞,李红艳,曹娜.上海市长宁区家庭医生功能社区服务的经验启示.卫生经济研究,2020,

37(1)：49－51.

［4］梅立辰,汤真清,章悦,等.科创承载型功能社区家庭医生服务需求及其影响因素研究.中国全科医学,2021,24(22)：2793－2799.

［5］汤真清,汪铭涵,石斌,等.上海市开展功能社区社区卫生服务的 SWOT 分.上海医药,2023,44(10)：3－5,38.

［6］梅立辰.产城融合视角下功能社区家庭医生服务研究.南昌：江西中医药大学,2021.

［7］王婷,贾建国.我国发展功能社区卫生服务的意义及建议.中国全科医学,2017,20(25)：3075－3078.

［8］王森,何悦,张焜琨,等.国内互联网医院运营模式的比较.中国卫生资源,2020,23(2)：110－113.

上海市社区慢性病健康管理支持中心
验收结果的分析与思考

隋梦芸　王玉恒　冯嘉宸　张　晟　顾　凯

杨群娣　郑　杨　程旻娜　施　燕

【导读】　按照《"健康中国 2030"规划纲要》和《上海市卫生健康发展"十四五"规划》整合型、智慧化、高品质健康服务体系要求,上海市在社区卫生服务中心建立社区慢性病健康管理支持中心。支持中心立足于数字化时代和服务体系整合双重背景,着眼于为慢性病患者提供优质、便捷服务,贯穿于健康管理全过程和全链条。2023 年,通过社区卫生服务中心自评、区级评审,全市共 49 家支持中心参加市级验收评审。文章分析验收评审现况,聚焦支持中心建设中存在的关键问题与瓶颈,靶向施策。通过验收评审提高对支持中心建设的思想重视程度、推进速度、覆盖广度、服务利用深度;加强人员培训力度,不断提供规范化、标准化和便捷化服务;进一步建立健全完整闭环自我评估机制;推动支持中心与社区常规工作深度融合,为满足居民健康需求和建设整合型医疗卫生服务体系贡献力量。

一、研究背景

慢性非传染性疾病已成为一项全球性公共卫生问题[1-2]。数据显示,美国 40% 的成年人同时患有两种及以上慢性病,瑞典为 56.3%,荷兰为 59%[1,3],中国成年人群多病共患比例为 36.3%[4]。

多病共患会增加患者功能损害、活动受限、相关生活质量和心理健康降低的风险,导致过早死亡率上升[2]。"以人为核心"的健康管理,被认为可以满足全人群、全方面、全生命历程的健康需要[1]。为落实政策要求,上海市建立整合式社区慢性病健康管理模式[5],并在社区建设慢性病健康管理支持中心(以下简称"支持中心")落地实施,整合多种常见慢性病的健康管理标准化适宜技术推动从"以治病为中心"的旧模式向"以人为中心"转变。截至 2023 年,共 71 家支持中心建成并通过市级验收,其中示范建设 3 家,第一次验收 19 家,第二次验收 49 家。

基金项目:上海市加强公共卫生体系建设三年行动计划项目"基于大数据应用的慢性病健康管理和综合干预"(项目编号:GWVI-8);上海市加强公共卫生体系建设三年行动计划重点学科建设项目"基于真实世界的重点慢性病健康风险评估与综合干预策略研究"(项目编号:GWVI-11.1-22);上海市"科技创新行动计划"软科学研究项目"促进信息化整合式精准化社区慢性病健康管理服务模式执行的实施性研究"(项目编号:23692114200)。

第一作者:隋梦芸,女,博士后。

共同第一作者:王玉恒,女,副主任医师。

通讯作者:程旻娜,女,主任医师;施燕,女,主任医师。

作者单位:上海市疾病预防控制中心(隋梦芸、王玉恒、冯嘉宸、张晟、顾凯、杨群娣、郑杨、程旻娜、施燕)。

为保证支持中心建设的规范性、服务的标准性、覆盖的全面性,鼓励社区卫生服务中心开展相关工作,上海市疾控中心根据《上海市社区慢性病健康管理支持中心建设方案》,经过多次专家咨询,实地调研,会商制定了《社区慢性病健康管理支持中心验收评审方案》,作为本次验收评审的标准和依据。本研究旨在通过分析第二次支持中心市级验收评审现况,识别支持中心运行过程中存在的问题,并根据验收评审结果提出未来发展的建议。

二、研究内容

(一) 评审组织

1. 评审组织结构

参与支持中心验收评审工作的单位包括上海市疾控中心、各区疾控中心及各参评社区卫生服务中心。上海市疾控中心承担全市支持中心验收评审过程中的业务指导、组织评审及确认结果工作。区疾控中心负责对辖区内社区卫生服务中心进行相关业务指导及开展区级评审工作。各社区卫生服务中心负责支持中心建设工作。专家评审组包括行政管理、公共卫生、信息化建设、社区临床、设施设备等领域的专业人士,其中高级职称 33 人,专家均对支持中心建设有深入了解。

2. 评审标准和方式

共设置评价 23 项指标,对指标分别赋予权重分值,总分 180 分并细化具体评分标准。标准分为 5 个维度,工作机制(4 项)占 11%,评价建设的保障机制、工作网络机制、培训和考核机制、设备管理等;硬件设施(5 项)占 22%,评价场地布局、基本设施设备、测量及信息采集设施设备、信息化设施设备等;服务内容(7 项)占 22%,评价健康信息采集、健康风险评估、疾病筛查、随访管理等;信息管理(4 项)占 17%,评价区平台建设、数据采集、数据利用、数据安全等;实施成效(3项)占 28%,评价服务覆盖面、服务数量、效果自评估等。评审流程为社区卫生服务中心完成自评,由区疾控中心进行区级评审并择优选送市级评审,由上海市疾控中心组织专家通过专家集中评审和现场验收两种方式确定最终结果。

(二) 评审结果

2023 年,全市共建成 64 家支持中心。49 家通过市级审核,其中优秀建设单位 19 家,占 39%,达标建设单位 30 家,占 61%(表 1)。浦东新区建成数量最多(8 家),宝山区次之(6 家),闵行区 5 家;奉贤区的支持中心优秀建设数全市最多(4 家)。

表 1　全市各行政区支持中心建设情况表(单位: 家)

行政区	建成数	在建数	申请验收数	通过区级评价数	通过市级审核数	优秀建设数
黄浦	3	3	3	3	3	1
徐汇	2	2	2	2	2	2

行政区	建成数	在建数	申请验收数	通过区级评价数	通过市级审核数	优秀建设数
长宁	1	5	1	1	1	—
静安	3	6	3	3	3	1
普陀	2	2	2	2	2	—
虹口	2	—	2	2	2	1
杨浦	2	3	2	2	2	1
闵行	5	1	5	5	5	2
宝山	6	6	6	6	6	2
嘉定	4	5	4	4	4	2
浦东	8	12	8	8	8	1
金山	2	2	2	2	2	1
松江	3	10	3	3	3	—
青浦	2	—	2	2	2	1
奉贤	4	4	4	4	4	4
崇明	—	3	—	—	—	—
合计	49	64	49	49	49	19

支持中心平均得分为163.65分(表2),优秀建设单位平均得分为169.50分。工作机制方面,保障和工作网络机制各社区均达到要求,缺少培训和考核机制是失分的主要原因。硬件设施部分,除信息化建设方面各社区距离评审标准存在差距外,其他基本达标。服务内容,各区均具备健康风险评估、筛查、随访管理、健康教育及综合干预等功能,健康信息采集等其他部分仍不完善。信息管理部分,区平台建设各社区配置达标,数据采集、利用、安全需要进一步完善。实施成效方面,服务数量、效果自评估各个社区均有不同程度失分。

表2　支持中心市级评审指标得分表

一级指标	二级指标	标准分值	平均分
工作机制(20分)	保障机制	4	4.00
	工作网络机制	8	8.00
	培训和考核机制	6	5.47
	设备管理	2	2.00
硬件设施(40分)	场地布局	13	12.84
	基本设施设备	1	1.00

续　表

一级指标	二级指标	标准分值	平均分
硬件设施(40分)	测量及信息采集设施设备	15	14.55
	信息化设施设备	9	8.08
	健康宣教设施设备	2	2.00
服务内容(40分)	健康信息采集	28	26.97
	健康风险评估	2	2.00
	疾病筛查	2	2.00
	随访管理	2	2.00
	健康教育	2	2.00
	综合干预	2	2.00
	其他	2	1.80
信息管理(30分)	区平台建设	8	8.00
	数据采集	10	9.55
	数据利用	10	9.55
	数据安全	2	1.84
实施成效(50分)	服务覆盖面	14	14.00
	服务数量	20	12.72
	效果自评估	16	11.29

评审结果显示,患者标准化服务覆盖率及风险评估人群使用标准化比例在内的重点指标各社区差异较大并且整体服务量低(表3),重点指标反映支持中心提供标准化服务所惠及慢性病患者的占比。高血压患者标准化服务覆盖率最高为65.69%,最低为4.21%;糖尿病患者标准化服务覆盖率最高为74.34%,最低为12.85%;高血压标准化筛查覆盖率最高、最低值分别为36.74%、0.35%;风险评估人群使用标准化服务比例最高值为66.22%,最低值为4.28%。从四项指标均值来看,奉贤区在各个行政区中指标排名最高。

表3　支持中心验收评审服务量指标表

支持中心	高血压患者标准化服务覆盖率(%)	糖尿病患者标准化服务覆盖率(%)	高血压标准化筛查覆盖率(%)	风险评估人群使用标准化服务比例(%)
A	7.45	12.85	3.65	7.81
B	14.51	27.51	6.87	16.47
C	18.83	31.54	8.10	19.78
D	32.67	47.04	10.38	33.29

支持中心	高血压患者标准化服务覆盖率(%)	糖尿病患者标准化服务覆盖率(%)	高血压标准化筛查覆盖率(%)	风险评估人群使用标准化服务比例(%)
E	46.26	50.66	17.15	46.77
F	25.76	36.98	12.52	27.13
G	32.15	61.43	8.26	36.37
H	37.52	45.06	9.53	40.21
I	17.74	30.95	6.92	19.08
J	8.68	17.51	3.35	10.09
K	4.21	15.83	0.89	4.28
L	30.40	45.19	14.87	33.26
M	39.19	53.19	22.14	43.27
N	21.33	24.63	14.89	22.63
O	41.42	46.61	25.69	42.33
P	31.73	34.07	3.09	29.14
Q	23.48	27.00	8.25	24.47
R	7.86	30.29	1.42	9.38
S	28.47	34.68	15.02	29.03
T	16.71	25.62	2.01	16.89
U	15.39	30.37	6.75	17.20
V	7.15	15.45	1.80	7.63
W	8.21	21.58	1.74	9.03
X	8.68	32.07	1.44	10.68
Y	6.77	18.35	0.97	7.30
Z	7.04	27.47	0.35	8.61
AA	11.00	18.50	5.15	11.63
AB	50.55	68.53	6.74	52.53
AC	37.38	74.34	5.91	38.05
AD	22.58	44.92	3.80	23.67
AE	24.54	35.74	20.54	26.65
AF	12.75	24.87	10.75	13.76

支持中心	高血压患者标准化服务覆盖率(%)	糖尿病患者标准化服务覆盖率(%)	高血压标准化筛查覆盖率(%)	风险评估人群使用标准化服务比例(%)
AG	13.61	19.81	8.35	14.75
AH	12.09	26.51	6.14	12.63
AI	10.55	17.58	5.53	10.98
AJ	33.44	40.85	15.34	34.37
AK	9.55	20.35	4.78	10.59
AL	7.97	15.10	3.64	8.53
AM	49.07	45.40	21.07	48.67
AN	64.43	64.39	16.76	64.25
AO	9.56	21.48	3.71	10.87
AP	7.55	19.36	1.84	9.21
AQ	8.30	19.70	2.82	9.13
AR	40.14	64.12	2.32	44.10
AS	48.79	52.69	2.86	47.84
AT	51.11	67.22	20.57	52.27
AU	65.69	70.49	36.74	66.22
AV	41.02	62.41	13.63	41.04
AW	47.71	54.22	14.85	49.41

三、存在问题

(一)建设进程和标准化服务提供区域性差异大

受协同联动机制不完善、思想重视程度不够、信息系统衔接不畅和场地面积制约等因素影响,部分行政区未将支持中心作为重点工作。服务覆盖率低是本次评审发现的最主要的问题,接收标准化服务的慢性病患者占比仍需进一步提高。部分郊区社区卫生服务中心对支持中心重视程度、推进速度、覆盖广度、服务利用深度好于城区,城郊差异较大。

(二)服务不规范问题突出,供给端提供力不足

测量中仍存在服务不标准和不规范等问题。集中体现在袖带的捆绑位置不正确,血糖测量仪缺少开机质控记录,高糖和低糖试纸混用,未配置慢阻肺检测的金属鼻夹和血氧饱和度检测仪器等,服务过程不规范影响最终测量结果和医生决策,导致无效和低端供给。供给端服务提供能

力不足,体现在标准化服务测量、数据解读及上传、新慢性病系统的使用和操作不熟练、智能语音随访利用率较低等。

(三)信息系统与标准化服务融合度亟待提升

首先,部分支持中心标准化测量数据无法直接上传到家庭医生的医院信息系统(hospital information system,HIS),不能实时、便捷地呈现和展示,削减支持中心部分功能。其次,部分支持中心未设立导诊系统,依然延续人工分诊方式,无法识别患者的身份和类型并根据患者的标签提供相应的标准化服务。展示大屏的功能尚未得到充分发挥,测量数据上传至大屏有延时,数据实时、动态和一致性受到影响。最后,社区人员与公司沟通存在障碍和壁垒。

(四)支持中心亟须外延拓展和内涵提升

第一,现阶段支持中心提供标准化测压、测糖、慢性阻塞性肺疾病(chronic obstructive pulmonary disease,COPD)、风险评估等服务,慢性病具有多病共患的特点,因此应根据当地居民健康需求,适当增加颈动脉筛查、血脂检测、眼底镜检查、中医体质辨识、骨密度筛查特色项目。第二,支持中心不仅仅是标准化测压和精准化测糖,其功能尚未得到最大化发挥,支持中心未充分给家庭医生诊疗、上级医疗机构临床决策、慢性病随访管理、疾病的风险评估、预测预警等提供强有力的支撑。

(五)实施效果的自我评价机制和反馈机制尚未建立

支持中心实施效果的自我评估机制、基于自评后的反馈和改进机制还未形成完整的链条。社区卫生服务中心对支持中心提供服务数量、服务质量、服务成效、实施过程中存在的问题、后续的计划安排等没有完整的评估,评估结果给具体实施人员的反馈机制有待建立,不利于支持中心良性发展,尚未形成完整的闭环管理。

四、政策建议

(一)增强内生驱动力,不断提高标准化服务覆盖面

支持中心建设工作涉及多个部门共同推进,建议成立"跨领域、跨部门"的领导小组和工作小组,不断提升全市标准化服务水平。各区应将支持中心建设纳入重点任务并推动落实。城区的老年人口占比远高于郊区,对慢性病健康服务需求大,相关部门应全局谋划、集中力量高位推进支持中心建设。保障落实财政经费,建议由上海市市级财政经费、公共卫生专项经费、区级财政、街道财政等多渠道给予专项经费支持。

(二)加强人员培训力度,不断完善业务水平

针对设备使用和标准化测量不规范等问题,建议加强区级和社区人员业务能力培训。对于COPD筛查等服务,通过现场示范、指导、进修等专业化、系统化和规范化方式不断提高人员业务水平,例如每年组织2次市级培训,1次区级培训等。另外,针对信息系统使用不熟练等问题,加

强市级业务部门和信息公司合作,对信息平台、业务模板、数据采集、数据利用和数据安全等进行针对性讲授。

(三)加强支持中心与常规工作深度融合,推动内涵深化

推动支持中心业务与社区诊疗和公共卫生业务融合,减少家庭医生工作压力。建议着眼全局,开拓思维,深化支持中心的内涵建设,让支持中心价值和效能最大化发挥。社区卫生服务中心应将支持中心与疾病筛查、慢性病随访、老年人体检、临床诊疗、绩效考核、风险评估等结合,在注重硬件设施基础上更关注服务内容。

(四)进一步建立健全完整闭环自我评估机制

社区卫生服务中心应建立内部自我评估工作机制,成立评估小组,明确的范围与重点内容,加强评估结果运用,不断提高支持中心科学化运行。首先,评估小组对标支持中心建设的基本要求,以问题为导向,进行常态化监测。其次,建立反馈机制,对评估过程中存在的问题进行改正,并将评估结果运用到实践形成完整闭环。

参 考 文 献

［1］Raaijmakers L H A, Schermer T R, Wijnen M, et al. Development of a person-centred integrated care approach for chronic disease management in Dutch primary care:a mixed-method study. Int J Environ Res Public Health, 2023, 20(5):3824.

［2］Heine M, Hanekom S. Chronic disease in low-resource settings:prevention and management throughout the continuum of care-a call for papers. Int J Environ Res Public Health, 2023, 20(4):3580.

［3］Maresova P, Javanmardi E, Barakovic S, et al. Consequences of chronic diseases and other limitations associated with old age — a scoping review. BMC Public Health, 2019, 19(1):1431.

［4］何莉,张逸凡,沈雪纯,等.中国大陆地区居民慢性病共病的流行趋势:一项 Meta 分析. 中国全科医学,2023,(29):3599－3607.

［5］程旻娜,张晟,隋梦芸,等.信息化支撑的整合式社区慢性病健康管理模式探索.上海预防医学,2022,34(11):1079－1084.

2023 年上海市社区基本病种
清单制定与开展情况分析

谢样俊　杨　超　王　冬　吴晓霞

熊昊祾　张静雅　王馥兰　黄　晨

【导读】　2023 年 4 月,上海市印发了《进一步提升本市社区卫生服务能力的实施方案》,提出要强化基本医疗服务功能,制定社区基本病种是合理配置医疗资源、提升社区卫生服务能力的重要举措。在国家卫生健康委员会《社区卫生服务中心服务能力标准(2022 版)》基础上,上海市卫生健康委员会、上海市中医药管理局制定了《上海市社区医疗服务基本病种清单(2023 版)》(本文简称《清单》)。文章简要介绍基本病种制定背景及过程,并对其开展情况进行分析,了解社区卫生服务中心诊疗服务现状,提出要推进基本病种开展、强化医疗服务内涵、加强上级医疗资源下沉,加强信息化及医疗保险等支撑,为提升社区基本医疗服务能力提供参考。

一、研究背景及意义

党的二十大报告指出,要把保障人民健康放在优先发展的战略位置,提高基层防病治病和健康管理能力。上海市社区卫生工作起步较早,在上海市委、市政府近三十年的持续重视下,构建了"横向到边、纵向到底"的服务网络,拥有了一支具有较高专业素养的全科医生队伍,服务覆盖逐步扩大,功能水平持续提升[1]。但随着城市老龄化步伐加快,社会环境、疾病谱等因素不断变化,社区卫生服务面临新的挑战[2]。一方面,2022 年岁末新冠感染高峰,上海市社区卫生服务机构发挥了新冠社区救治"早发现、早治疗、早分流"作用,有效兜住了发热诊疗服务的网底,同时也暴露出社区卫生诊疗服务能力相对不足,社区诊疗病种、技术项目同质化水平偏低等情况。另一方面,近年来,社区医疗服务门诊量占比一直保持在全市 30% 左右,未有明显增长,社区诊疗关注的重点还是老年人,年轻人选择社区就诊的意愿不强。医疗服务与居民的期望和信任还存在提升空间。故立足于全人群和生命周期,夯实医疗服务的网底与基础,进一步提升社区卫生服务能力,促进居民公平、连续、可及地享有基本医疗服务,对保障人民群众生命健康具有重要意义[3]。

2023 年 4 月,上海市人民政府办公厅印发了《进一步提升本市社区卫生服务能力的实施方

第一作者:谢样俊,男,主治医师,上海市金山区金山卫镇社区卫生服务中心医务科科长。

作者单位:上海市金山区金山卫镇社区卫生服务中心(谢样俊),上海市卫生健康委员会(杨超、王冬、吴晓霞、熊昊祾、张静雅),上海市徐汇区枫林街道社区卫生服务中心(王馥兰),上海市杨浦区四平社区卫生服务中心(黄晨)。

案》（沪府办发〔2023〕7号）[4]，明确上海市社区卫生服务机构要强化基本医疗、公共卫生、健康管理和康复护理四大功能。基本医疗服务是社区卫生服务机构主要功能，是针对常见病、多发病和慢性病等疾病的常规诊疗服务，全科医生相对于专科医生具有较宽泛的疾病诊疗范围。2018年，国家卫生健康委开展"优质服务基层行"活动，发布了乡镇卫生院和社区卫生服务中心能力标准，明确了社区卫生服务中心66种基本病种清单。同时要求达到"推荐标准"的社区卫生服务中心，在66种基本病种基础上，能够识别和初步诊治100种常见病、多发病。从历年综合评价上报数据分析，全市社区卫生服务中心平均开展诊疗病种140种，最低72种，但因诊断不规范以及上报口径不一致，不能客观呈现社区病种开展情况。在诊疗科目上，上海市社区仍以高血压、冠心病、糖尿病、慢阻肺、骨质疏松等慢性疾病为主，对于口腔、门诊小手术等专科服务提供仍不足。在上述背景下，有必要以病种为抓手，作为提升社区医疗服务能力的重要举措，合理配置医疗资源，促进基本医疗服务同质化，力争在全科诊疗服务基础上，开展社区适宜专科、专病服务，逐步形成基层首诊、双向转诊、急慢分治、上下联动的就医秩序，促进社区医疗服务规范化、科学化与同质化，基本满足人民群众对社区卫生健康服务的需求。

二、上海社区基本病种清单制定情况

（一）总体考虑

根据国家标准和上海市提升社区卫生服务能力有关要求，坚持"基于国家标准、体现上海特色、与功能定位相吻合"原则，主要有以下四方面考虑。一是立足功能定位，突出全科诊疗。根据四大服务功能，结合居民需求，以全科医疗为主，确定社区基本诊疗病种。二是聚焦能力提升，分层分类施策。对社区目前必须开展的和未来需要开展的病种按系统分类，结合城郊差异分层，强化郊区特别是远郊地区服务能力。三是强化分级衔接，明确服务边界。围绕社区功能定位，厘清疾病不同阶段，明确社区基本病种诊治、用药、转诊及随访等诊疗边界。四是巩固基础优势，提供特色服务。在基本诊疗同质化基础上，巩固社区既有品牌优势，提供特色诊疗服务，引导居民就诊下沉。

（二）制定情况

在国家66种基本病种基础上，结合上海市历年社区卫生综合评价病种上报情况、社区诊疗大数据分析及全科医学临床质控中心督查病种等多源数据，对社区卫生服务诊疗基本特征及服务现状进行定量分析，梳理形成基本病种清单雏形。同时，通过对社区卫生服务机构进行调研，了解上海市社区卫生服务中心病种及诊疗能力现状，先后五次召开专题会，听取168名临床专家、高校教授、社区卫生服务管理者和基层一线全科医生的建议，形成《清单》。

（三）主要内容

根据社区卫生服务功能定位，以全科医学为基础，综合社区诊疗实践和专家意见，《清单》分为西医和中医两部分。西医病种共3大类161种，包括常见临床症状（39种）、急危重症（7种）和相关系统疾病（115种）。中医病种共5大类114种，包括内科（36种）、外科（26种）、妇科（20种）、儿科（12种）和五官科（20种）。

围绕《清单》及诊疗内容,结合提升社区卫生服务能力,进一步强化医疗服务功能。一是强化常见临床症状鉴别。社区卫生服务中心要对常见临床症状进行识别、检查、初步诊断与评估,开展相匹配的适宜检查检验。二是做好急危重症处置。社区卫生服务中心要能对急危重症患者进行快速识别和规范处置,并根据病情及时转诊。三是常见疾病诊疗。社区卫生服务中心通过全科诊疗、上级医院专家下沉、推广适宜专病专科服务等举措,进行常见疾病的诊断、鉴别诊断、转诊和治疗、并发症筛查和健康教育等,强化各系统疾病的康复护理服务。

(四)具体应用

1. 推进病种清单应用和监测

根据实际和居民需求,各区制定本区域社区医疗病种清单,鼓励提供特色社区诊疗服务。优化调整社区用药目录,配置清单病种所需药品、检验检查设备设施,开展病种监测。

2. 加强上下对接与队伍建设

强化上级医院对社区在学科、人力、技术等方面支撑,持续推进上级医院优质资源下沉。加强社区医务人员进修与培训。进一步落实上级医院对转诊病人的优先就诊、优先检查、优先住院服务,促进分级诊疗。

3. 开展考核评价

将社区病种清单应用,与社区卫生服务综合评价、签约服务质控相挂钩,推进签约服务费调整与病种数量、能力水平相衔接。根据实际应用情况,动态调整优化社区病种清单。

三、上海社区基本病种开展情况

(一)全市社区基本病种开展情况

1. 全市社区基本病种开展数量

根据医院信息系统,对照《清单》所列病种,按《国际疾病分类》(ICD)代码抓取数据分析显示,2022 年,全市社区卫生服务中心平均能够识别和初步诊治常见病、多发病的数据为 96 种。2023 年 1~9 月,全市社区卫生服务中心平均开展病种 112 种,较 2022 年增加 16 种,增幅 16.7%(图 1)。

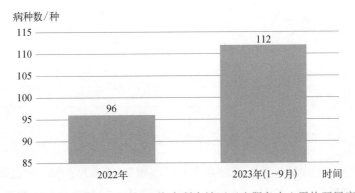

图 1 2022 年和 2023 年(1~9 月)上海市所有社区卫生服务中心平均开展病种数

2. 全市病种开展排名情况

从统计的病种排名看（表1），排名靠前的病种主要还是老年慢性疾病，以冠心病、高血压病、高脂血症、糖尿病、呼吸道感染等内科疾病为主，其他包括失眠、便秘、关节炎等疾病，均为易诊断、易用药的常见疾病。排名靠后的病种主要为急危重症，包括心脏骤停、脑血管意外、昏迷、窒息、休克等疾病，另有儿科和妇产科等专科疾病，开展总数较少。

表1　2022年和2023年（1~9月）上海市病种开展排名前10位与后10位的病种

排　名	2022年	诊疗量/人次	2023年（1~9月）	诊疗量/人次
前1	冠心病	3 151 179	高血压病	7 514 319
前2	高血压病	1 772 884	冠心病	3 149 601
前3	高脂血症	1 378 112	糖尿病	1 633 110
前4	糖尿病	1 313 962	高脂血症	1 578 498
前5	急性上呼吸道感染	1 153 291	急性上呼吸道感染	1 444 355
前6	急/慢性支气管炎	915 663	急/慢性支气管炎	1 196 403
前7	脑梗死后遗症	695 964	失眠	982 519
前8	便秘	668 278	脑梗死后遗症	695 045
前9	关节炎	591 110	便秘	667 203
前10	急性/慢性咽炎	539 262	关节炎	619 888
后10	输卵管炎和卵巢炎	26	输卵管炎和卵巢炎	37
后9	昏迷	15	阴道出血	36
后8	肺结节	7	休克	25
后7	休克	7	昏迷	22
后6	阴道出血	6	骨质疏松	22
后5	窒息	3	窒息	10
后4	短暂性脑缺血发作	1	药疹	5
后3	药疹	1	低血糖症	4
后2	脑出血	1	脑出血	3
后1	心脏骤停	1	心脏骤停	1

（二）全市各区域社区基本病种开展情况

根据综合评价分区的方法，将上海市划分为中心城区、近郊地区和远郊地区3个区域，第1个区域为城市内环线以内的地区，包括黄浦、徐汇、长宁、静安、普陀、虹口和杨浦，为中心城区；第

2个区域为城市内外环线之间的地区,包括闵行、宝山、嘉定、浦东和松江,为近郊地区;第3个区域为城市外环线之间的地区,包括青浦、金山、奉贤和崇明,为远郊地区。

1. 各区域社区基本病种开展数

对照《清单》病种,2022年,中心城区平均开展病种101种、近郊地区100种、远郊地区92种。2023年1~9月,中心城区平均开展病种111种、近郊地区115种、远郊地区113种(图2)。

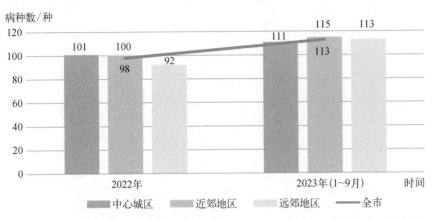

图2　2022年和2023年(1~9月)上海市所有社区卫生服务中心开展病种区域均值

2. 各区域病种开展排名情况

从统计的病种排名看,排名靠前的病种主要还是老年慢性疾病,以高血压病、糖尿病、冠心病、呼吸道感染等内科疾病为主(表2)。在专科能力上,远郊地区比近郊地区和中心城区开展的诊疗数量更多。排名靠后的疾病中,仍有部分疾病尚未在社区开展,这可能与诊断手段有关。

表2　2023年(1~9月)上海市各区域开展病种排名前10位和后10位的病种对比

序号	中心城区	诊疗量/人次	近郊地区	诊疗量/人次	远郊地区	诊疗量/人次
前1	高血压病	1 519 498	高血压病	4 011 796	高血压病	1 983 025
前2	冠心病	1 302 015	冠心病	1 432 679	糖尿病	430 196
前3	高脂血症	650 860	糖尿病	858 480	冠心病	414 907
前4	急性上呼吸道感染	503 110	高脂血症	770 978	脑梗死后遗症	339 169
前5	急/慢性支气管炎	372 946	失眠	653 483	急性上呼吸道感染	336 463
前6	糖尿病	344 434	急性上呼吸道感染	604 782	急/慢性支气管炎	266 764
前7	失眠	235 948	急/慢性支气管炎	556 693	高脂血症	156 660
前8	关节炎	220 874	便秘	362 095	脑梗死	149 211
前9	便秘	219 565	关节炎	294 125	关节炎	104 889

续　表

序号	中心城区	诊疗量/人次	近郊地区	诊疗量/人次	远郊地区	诊疗量/人次
前 10	前列腺增生	199 246	前列腺增生	252 122	缓慢性心律失常	98 815
后 10	睾丸鞘膜积液	3	胸闷	5	休克	10
后 9	阴道出血	2	阴道出血	4	睾丸鞘膜积液	9
后 8	短暂性脑缺血发作	2	脑出血	3	腹股沟疝	6
后 7	维生素 D 缺乏	2	窒息	2	低血糖症	4
后 6	药疹	2	心脏骤停	0	药疹	3
后 5	心脏骤停	1	低血糖症	0	输卵管炎和卵巢炎	1
后 4	休克	1	骨质疏松	0	心脏骤停	0
后 3	手足口病	1	短暂性脑缺血发作	0	窒息	0
后 2	低血糖症	0	维生素 D 缺乏	0	骨质疏松	0
后 1	脑出血	0	药疹	0	脑出血	0

四、上海开展社区基本病种现存不足及建议

全科医学提供包括未分化疾病、多病共存、心身疾病等社区慢病管理、健康管理等服务，体现出以人为中心、整合多学科技术、心身统一等特点，具有较广的疾病谱。数据分析显示，上海市社区卫生服务中心诊疗病种仍存在一定差异，部分国家要求病种在上海市的社区卫生服务中心开展诊疗实践较少，个别病种没有开展相关诊疗业务。从城郊差异来看，城区和郊区社区卫生服务中心在诊疗病种上均能够开展社区首诊、急危重症的处理以及常见病、多发病的诊疗。由于医疗资源分布差异，郊区社区卫生服务中心在日常诊疗中有更多的机会进行首诊治疗，其病种宽度可能相对市区更广。在诊疗内容上，郊区较城区开展外科门诊小手术的机会更多，如甲沟炎拔甲术、皮脂腺囊肿切除术、外伤清创、缝合等。但区域间社区卫生服务中心在科室设置、人员配备、检查检验、药品耗材等配置方面不尽相同，存在区域间横向能力水平差异性较大，诊疗规范性、同质化程度不高的情况。为进一步提升社区卫生服务能力，本文提出如下建议。

（一）夯实社区卫生平台建设

在系统层面，做好区域卫生规划，从宏观合理配置卫生资源，平衡服务效率和服务质量。根据《上海市社区卫生服务机构功能与建设指导标准》，持续改善社区卫生服务机构基础设施和医疗设备，加大政府投入，合理增加社区卫生床位设置。加强社区检验检查设备配置，加强床旁设施设备、移动式诊疗检查设备、中医诊疗设备、智能康复机器人等配置。有条件的可配置无创呼

吸机、CT 等设施设备,持续提高诊疗能力水平。

(二)强化医疗服务内涵

要结合实际和居民需求,动态制定本区域医疗病种清单,强化特色社区诊疗服务。以全科服务为核心,以医防融合、全专联合为导向,提升社区常见病、多发病诊疗服务能力。在全科诊疗基础上,不断融入内科、外科、妇产科、儿科、眼耳鼻喉科、皮肤科、口腔科、心理科、康复科等适宜专科服务,强化急救服务。加强老年、康复、护理、安宁疗护住院服务。围绕社区常见病、多发病,结合自身医疗特色,筛选优势病种开展全专结合的临床诊疗技术服务。以基本病种为基础,制定临床诊疗分级标准、临床路径、适宜技术等诊疗规范,实现患者合理分流。

(三)加强人才队伍建设

加强全科医生等各类专业技术人员培养,加强医务人员进修与培训,定期至上级医院轮转,提升相关业务能力。同时,要引导上级医院适宜专科医生下沉社区、带教执业,开设适宜专科(专病)门诊等形式,加强药学、康复学、护理学等专科人才队伍建设,满足社区居民就近获得基本诊疗服务。加强社区激励机制的创新和改革,探索落实"两个允许",允许突破现行事业单位工资调控水平,允许医疗服务收入扣除成本并按规定提取各项基金后主要用于人员奖励。

(四)强化信息化建设

加快推进社区医疗机构信息化建设,推进社区卫生服务中心与上级医疗机构电子病历、电子健康档案和公共卫生信息等互通共享,整合智慧健康驿站、慢性病健康管理支持中心等信息服务,通过人工智能方式,推进智能问诊、分诊、预约、病史采集和健康筛查,提高社区卫生服务效率,为提升基层卫生健康工作的监测评价水平打好基础。开展社区卫生服务中心互联网诊疗服务,为居民提供随访和复诊服务,并有序衔接转诊、护理、家庭病床、健康管理等服务。区域性医疗中心、医联体牵头医院加强远程医疗中心建设,向社区提供远程会诊、预约转诊、互联网复诊、远程检查等服务。全覆盖设置区域心电、影像、检验诊断中心,加快推动智能设施设备、人工智能辅助诊断在基层医疗卫生机构的配置应用,为社区提供辅助诊断支撑。

(五)推进分级诊疗

要进一步明确市级二级和三级医院、县级医院、基层医疗卫生机构以及慢性病医疗机构等各级各类医疗机构功能定位与分工协作,强化上级医院对社区卫生服务中心在学科、人力、技术等方面的支撑,持续推进上级医院为家庭医生预留检查检验、专科专病号源和住院床位等资源。要优化调整社区用药目录,促进与上级医院用药有序衔接。社区卫生服务中心与区域内医疗机构的用药目录一致,根据功能定位和业务开展需要,扩大药品目录,丰富静脉注射、肌肉注射药品、外科用药、口腔用药种类,由云药房统一将药物配送至社区卫生服务中心,提高基层医疗卫生服务能力,从而实现分级医疗的目的。

参 考 文 献

[1] 张安,施榕,汪铭涵.上海市社区卫生服务发展回顾与展望.上海预防医学,2020,32(6)：451－455.

[2] 刘丽,赵琨,肖月,等.成都市各级医疗机构主要就诊病种分析.现代医院管理,2019,17(1)：9－12,17.

[3] 张勃,瞿婷婷,申曙光.基层医疗卫生机构的基本医疗服务范围研究——基于常见病、多发病的视角.中国医院管理,2016,36(8)：23－25.

[4] 上海市人民政府办公厅.上海市人民政府办公厅关于印发《进一步提升本市社区卫生服务能力的实施方案》的通知(沪府办发〔2023〕7号).2023.

上海市基层医疗机构药学
服务能力提升策略研究

廖　赟　戴秋霞　李　琴　黄　婷

王　菁　苏　瑞　倪元峰

【导读】　提升社区药学服务能力是加速推进分级诊疗工作,促进药学服务向基层下沉,全方位管理社区慢病患者的重要举措。文章系统梳理了国内外社区药学服务的发展现状及经验策略,调研分析了上海社区药学的发展基础、资源优势和困境瓶颈。紧抓我国分级诊疗制度构建和《"健康中国2030"规划纲要》这一重要窗口期,以政策法规、人才队伍、信息化技术体制机制为突破口,提高社区药学服务创新发展水平,加快社区药学服务与家庭医生制服务逐步相结合,助力全程化药学服务平台建设,为推动上海社区药学服务发展提供参考。

一、研究背景

20世纪90年代,美国明尼苏达大学(University of Minnesota System)药学院黑尔珀(Helper)和斯特兰德(Strand)两位教授提出了药学服务(pharmaceutical care)的概念。社区药学服务是药学服务的组成部分,是指药师主导的以社区患者为中心,以社区为载体,利用药学专业知识,为居民提供与药物合理使用相关的各项服务,以实现药物的安全性、经济性、有效性,最早在发达国家和地区的社区药房开展和实践,改善和提高了社区居民的生活质量[1-2]。

美国的药学服务有标准化流程和规范化模块,从业药师须通过美国药剂协会认证,取得服务资格,获得部分处方权。药师可通过处方药监管项目系统查看患者的处方信息、过敏信息、保险信息、药物治疗史等[3],对患者进行药物治疗管理服务(medication therapy management, MTM),通过药物治疗回顾、个人用药记录、药物治疗计划、药师干预或移交以及文件管理和随访等5项核心内容,充分发挥药学专业技术职能,对用药全程把关,预防并减少药物治疗引起的不良反应,提高患者用药依从性和治疗效果,降低治疗成本[4-5]。

日本是老龄化率最高且增长最快速的国家,拥有完善的医疗制度,药师职业发展提倡终身教育培训,结合特定领域及专科药师培训等。日本实行医药分业,七成的药局实行电子药历管理,

第一作者:廖赟,女,主任药师。

通讯作者:倪元峰,男,上海市卫生健康委员会药政管理处处长。

作者单位:上海交通大学医学院附属同仁医院(廖赟、李琴、黄婷、王菁、苏瑞),上海市卫生健康委员会(戴秋霞、倪元峰)。

药局药师和医疗机构药师通过电子药历实现信息互联互通,根据执业地点不同提供分级管理的药学服务,包括基础服务、拓展服务、高级服务,实现一体化、持续化用药信息管理。切实帮助患者合理用药、提供健康教育,满足患者高度管理药学服务的需求,实现国民疾病预防和健康增进[6]。社区药师与医院药师合作,对签约家庭药师的患者提供入户随访,关注药物治疗指导,承担疾病监测任务。

美国、日本在社区药学服务方面积累了丰富的经验,如药师的教育培训、信息化服务系统和标准化管理模式,为我国社区药学服务提升提供宝贵经验。

二、上海市社区药学服务发展的现状

为进一步明确各级医疗机构功能定位,推进优质医疗资源扩容下沉和均衡布局,加快医疗卫生资源配置,做实分级诊疗是上海市卫生健康发展"十四五"规划的重要任务。通过加强上级医疗机构药师下沉社区开展用药指导和帮扶、探索建立区域处方前置审核中心等手段,进一步提升社区药学服务能力,充分发挥社区药学服务在健康服务体系中的基础性作用。

本文通过文献调研与问卷调查相结合的方式,调研了上海市社区药学服务的发展现状,并分析了社区药学服务存在的问题和面临的挑战。文献调研通过计算机检索万方数据、中国知网、维普中文科技期刊数据库等中文数据库,采用高级检索的方式,中文检索关键词包括:上海、社区、药师、药学服务、信息化建设。检索时限为自建库日至 2023 年 9 月 30 日,共检索到文献 96 篇。问卷调查于 2023 年 6 月进行,对全市社区药师进行药学服务现状进行调研,共回收 963 份有效问卷。现将上海市社区药学服务的发展现状与不足总结如下。

(一) 社区临床药师配备不足

目前,上海市社区药师人员不足,大部分药师投身于传统药学服务,占据较多的工作时间,以至于没有精力开展药物重整等临床药学服务。黄慧等[7]对浦东新区医联体内药学人员结构进行调研,结果表明医联体内二、三级医院药学人员配备较好,但社区卫生服务中心临床药师配比较低,且药剂人员以初级职称为主。一项基于上海市 20 所社区生服务机构药学人员的调查表明[8],平均每所机构临床药师仅占 26.2%~29.7%,且 54.0%药学人员反映临床知识缺乏。在开展的药学服务中,以处方调剂和处方审核两类传统药学服务为主,占比分别为 94.0%和 82.6%;临床药学服务开展不足,其中药物重整比例最低,仅有 12.3%。这与此次问卷调研结果相似,963 位被调查的社区药学人员平均年龄为 38.5±9.2 岁,职称以药师(472,49.0%)和主管药师为主(431,44.8%)。目前社区药师日常主要工作内容为药品调剂(783,81.3%),仅有 45.1%的药师从事药学服务,其中包含兼职人员。对患者进行的药学服务模式主要为药学门诊(698,72.5%)。因此,社区药学服务虽有开展,但由于人员配置不足,存在一人多岗现象,且工作重心在药品供应方面,无法积极拓展药学服务项目,难以满足患者用药需求,一定程度上制约了社区药学的发展。

(二) 药学服务信息化程度低

我市绝大部分的社区尚未建立信息化的患者药学服务系统,药师全面获取患者用药信息困难。吴文辉等[9]调研显示,上海市社区医疗机构中仅有24.6%的社区配备临床药学信息服务模块,且大部分基层单位电脑等硬件设施较差,数据处理慢,无法满足药学服务相关需求。部分临床药师反映,因缺少信息化软件的支持,大部分时间用于人工审方;因缺少药品说明书数据库,需要自行翻阅纸质材料;因系统运行不畅,即使有软件也无法使用[7,9]。

本次问卷调研结果显示,目前上海市药师获取诊断及用药信息的主要途径为患者病历本(685,71.1%)和医生电子病历系统(517,53.7%)、可以使用信息化工具主要为网页版药品说明书(717,74.5%)和区域处方审核系统(546,56.7%),超过一半的被访药师(519,53.9%)认为现有的信息化工具不能满足日常工作需求,574(59.6%)位药师认为亟须一个药师信息系统,以提升药学服务能力。

(三)缺乏同质化药学服务标准

社区是老年患者慢病管理的主战场。随着社区老龄患者用药品种数增多以及药物治疗方案复杂性增大,药物相关性问题发生率迅速上升,围绕社区药学服务内容和技术标准的建立引发广泛讨论。无论是实行全民医保的英国,还是医疗服务高度市场化的美国,均在基层提供了统一的、具有一定标准的药学服务项目,如英国的社区药房合同框架(the community pharmacy contractual framework,CPCF)及美国的药物治疗管理(medication therapy management,MTM)服务等[10-11]。但目前我国针对社区药学服务内容不一,缺乏同质化的药学服务标准。根据问卷调研,51%的社区药师认为目前欠缺标准化的药品相关性分析(drug related problem,DRP)分析、处理和记录系统,导致二、三级医院和社区药师间沟通存在壁垒。我市于2017年引入欧洲版药品相关性分析系统(The Pharma ceutical Care Network Europe,PCNE)分类系统,但因其与中国诊疗习惯不契合,尤其在应用场景的不同导致无法分类的问题日益凸显,2021年在上海市卫生健康委药政管理处支持下,由上海医院协会、上海市药学会牵头13家医院参与编写完成了贴合中国特色的《中国药物相关问题分类系统V1.0使用标准》,该标准可用于社区药学服务中识别的DRP的分析处理和记录,为社区药物治疗评价的标准化和规范化奠定基础。

(四)社区药师继续教育不足

目前,社区医疗机构所涉及的临床药学服务种类愈发繁多,要求临床药师具备多方位的综合素质。但上海市社区药学从业队伍存在基础药学知识不足、综合分析和判断能力不足与沟通协作能力不足等情况[9]。刘锐等[10]研究表明,上海市社区45.3%的药师每年的培训次数为1~2次,24.4%的社区药师没有接受过药学培训。近年来,上海市在提高社区药学服务水平和药学人员服务能力方面开展了积极的探索和实践。上海市卫生健康委药政管理处自2016年起,开展了"二、三级服务中心药学结对帮扶"工作,截至2018年底,本市所有249家社区卫生服务中心均和二、三级医院建立了药学结对帮扶关系,在进一步提升社区卫生服务中心药事管理和临床药学整体服务能力方面起到重要作用[9]。同年,上海市医院协会率先开展"上海市社区临床药师专业能力提升项目"工作,以临床实践为主,实行在职岗位培训、临床带教和注重培养学院临床合理用药能力的培训模式。截至2023年10月,共计有805名药师完成上海市社区临床药师能力提升项目,培训覆盖面仍显不足。此次问卷调研也显示,44.3%社区药师认为自身需要加强培训后的相关继续教育,41.8%社区药师希望扩大规范化培训规模,以夯实自身专业知识,提升药学服务能力。

(五)关于药学服务的政策要求

2017年,国家卫生和计划生育委员会、国家中医药管理局制定的《进一步改善医疗服务行动计划(2018—2020年)》(国卫医发〔2017〕73号)中强调临床药师利用信息化手段,为门诊和住院患者提供个性化的合理用药指导,实现药学服务下沉。2018年,国家卫生健康委和国家中医药管理局联合印发的《关于加快药学服务高质量发展的意见》(国卫医发〔2018〕45号)中要求对基层医疗机构面临的慢病患者数量和药物治疗安全性问题,需药学专业人员提供慢病药学服务。2022年,《关于推进本市家庭医生签约服务高质量发展的实施意见》(沪卫基层〔2022〕10号)提出支持社区卫生中心联合上级医疗机构开设药学门诊,推进社区临床药师纳入家庭医生团队。2021年,《医疗机构药学门诊服务规范等5项规范》(国卫医发〔2021〕520号)规定了提供相应药学服务应当符合的基本要求,服务对象、工作内容、质量管理与评价改进。2023年,《上海市药事服务规范(试行)》和《进一步提升本市社区卫生服务能力的实施方案》(沪府办发〔2023〕7号)的相继发布对药学服务质量提出了更高的要求,依托社区卫生服务数字底座建设,实现医联体内信息互联互通,资源下沉,促进合理用药,提升药学服务。

综上所述,我市基层药师的药学服务供给与民众健康需求、政策要求仍存在差距。文献查阅、问卷调研结果提示目前我市基层医疗机构药师信息辅助系统亟待加强,针对性的教育培训需扩大覆盖面,药师应在家庭医生团队中发挥应有作用,专业素质需进一步提升。参考国内外社区药学服务能力提升的实践经验,提出符合上海基层医疗机构实际、具有较好操作性的基层药师能力建设与提升方案迫切重要。

三、上海市推进社区药学服务发展的战略建议

《"健康中国2030"规划纲要》提出,在实现健康中国过程中要"坚持以基层为重点,以改革创新为动力",让"基层普遍具备居民健康守门人的能力"。就医、配药是社区居民的刚需,保障社区居民的合理用药是健康守门人的重要职责之一。目前,我国社区卫生服务中心的药学服务模式处于探索性阶段,药学服务与患者的期望和健康守门人的要求差距甚远仍存在较大差距。上海市作为全国最早探索社区卫生服务和医联体的地区之一,2023年2月召开的全市卫生健康工作会议明确要求"提升社区卫生服务能力",让患者在"家门口"享受三级医院同质化药学服务和药学监护。在社区药师加入家庭医生服务团队的基础上,以患者药学服务需求为导向,推进社区药学服务创新发展,为居民提供全生命周期的药学服务。

(一)基本思路

充分利用先进管理工具、平台基础和医疗资源优势,以体制机制和信息化建设为突破口,以助力全程化药学服务平台建设和《"健康上海2030"规划纲要》为战略目标,明确上海市推进社区药学服务的战略重点和推进策略,保障群众在基层医疗机构享受优质药学服务。

（二）战略重点和推进策略

1. 依托已有区域信息平台,实现社区用药信息的互通共享

上海市多区域已逐步建立智能化的处方审核平台,基于患者全面医嘱的智能化审核,形成了"跨医院、跨科室、跨时段"的多维度处方审核模式。未来应首先从信息管理着手,将用药监护管理系统嵌入区域审方或互联互通平台,使社区医生、药师能全面获取患者用药信息,真正实现区域内电子病历、健康档案和用药档案的互联互通,助力药师对用药方案的全程连续的综合评估、监测和管理。

2. 依托标准化服务工具,推动社区药学服务同质化发展

目前二、三级医疗机构、基层医疗机构缺乏统一的药物相关问题判断、分类、分析和处理标准。不同医疗机构医生、药师所采用的药物相关问题分类其系统构架、系统功能、问题规则设置标准和知识库常有不同的设定,导致医师与药师、药师与药师沟通存在壁垒。依托包括 MTM、PCNE 等代表性的药物治疗管理先进技术,开展本土化应用示范,逐步形成符合我国人群和医疗模式的药学服务标准,不断扩大社区应用,为药学监护效果提供标准化、可量化指标体系,推动药学服务评价标准的同质化。

3. 针对基层医疗机构服务对象性质,制定针对性的药学服务培训内容

上海市自 2016 年起开展"二、三级服务中心药学结对帮扶"工作,但培训的内容多为三级医院药师的日常工作内容,如慢性病急性发作期及危重症患者的处理,而基层医疗机构的药师服务的对象多为慢性病的持续管理期,药物治疗和药学监护策略与三级医院药师有较大区别,为基层医疗机构药师"量身定制"培训方案,以更贴近基层药师日常工作实践,提高培训的实用性。

4. 界定基层医疗机构药学服务内容,构建差异化药学服务规范和流程

制定分级诊疗体系下,基层医疗机构药师与医院药师职能、服务范围的合理划分和有效衔接的相关原则,构建差异化的药学分级分类服务流程和标准,进一步明确基层医疗机构药师的职能定位和服务能力要求,激励基层药师将责任化为动力,不断提高自己的专业能力和服务水平。

5. 融入家庭医生团队,为患者提供全程化的药学服务

上海市已将药学服务纳入家庭医生签约服务,药师为家庭医生决策提供依据和手段,为患者用药提供安全保障。融入家庭医生团队,以居家服务为突破点,对患者日常用药风险评估、用药重整、个体化治疗和安全性监测、用药指导、用药科普宣教等角度提升社区居民的合理用药水平,减少药学服务的断裂及药物相关问题的发生,在此过程中通过与家庭医生密切合作,提升自身医学诊断知识和能力,更好地提升自身药物服务水平对疾病的认知。

本研究以提升基层医疗机构药学服务能力为核心,采用文献研究、问卷调查相结合的方法,基于基层医疗机构功能定位,结合我市基层药师总体能力待提高的现实,从医联体内药师互联互通、智能信息化工具使用、基层药师继续教育培训及与融入家庭医生团队等角度探讨更有效提升我市基层药师队伍的服务能力措施,以期提升我市基层药师药学服务能力,为患者提供全程连续化的高质量药学服务,推动上海市卫生健康发展"十四五"规划和健康中国建设目标的实现。

参 考 文 献

［1］ Hepler C D, Strand L M. Opportunities and responsibilities in pharmaceutical care. Am JHosp Pharm, 1990, 47(3)：533.

［2］ 张倩,李沐,张爽,等.社区药学服务国际发展概况.中国医院用药评价与分析,2020,20(1)： 125－128.

［3］ Alogaili F, Abdul G N, Ahmad K S N. Prescription drug monitoring programs in the US：A systematic literature review on its strength and weakness. J Infect Public Health. 2020, 13(10)：1456－1461.

［4］ Burns A. Medication therapy management in pharmacy practice：core elements of an MTM service model (version 2. 0). Am Pharm Assoc, 2008, 48(3)：341－353.

［5］ Taylor A M, Axon D R, Campbel L P. What patients know about services to help manage chronic diseases and medications：Findings from focus groups on medication therapy managemen. Manag Care Spec Pharm, 2018, 24(9)：904－910.

［6］ 于翠婷.中日比较视域下我国社会药房药学服务能力研究.南京：南京中医药大学,2019.

［7］ 黄慧.上海市浦东新区医疗联合体药学服务发展的现状与问题分析.中国初级卫生保健,2020, 34(04)：16－18.

［8］ 乔曼华,吴文辉,刘真伟,等.上海市社区药学服务开展现状.中国全科医学,2022,25(28)： 3562－3568.

［9］ 吴文辉,杨燕,唐密,等.上海市社区临床药师能力提升模式与建设现状.世界临床药物,2021, 42(1)：5.

［10］ 刘锐,曹宇,褚爱群,等.上海市社区药学服务开展现状及药师融入家庭医生团队情况研究.中国 全科医学,2023,26(31)：3922－3929.

［11］ 兰霖燕,申越,苏文斌,等.国外社区药师参与慢病管理实践及对我国的启示.医药导报：1－14 ［2023－10－27］.

基于信息化整合的上海市家庭
医生有效履约路径研究

韩裕乐　杨　超　王　冬　丁　园　万和平　张静雅

【导读】　上海市家庭医生签约服务经过多年实践,签约覆盖率不断提升,服务内涵不断深化拓展,签约居民获得感和满意度显著提升。但是,随着签约服务"扩面与提质"任务要求不断提高,现有的社区卫生资源与生产方式带来的生产力越来越难满足签约服务"做实做优"的需求。签约服务迫切需要以业务需求为导向,利用信息化数智化手段,促进签约服务生产方式转变,为家庭医生有效履约提供工具。文章从供方视角出发,梳理家庭医生有效履约内涵及工作难点,分析家庭医生签约服务的信息化支撑方向及现状,提出基于信息化整合的家庭医生有效履约方向及政策建议,以期为全市家庭医生有效做实签约服务提供有益参考。

经过多年探索实践,上海市家庭医生签约服务签约覆盖率不断提升,服务内涵不断深化拓展,签约居民获得感和满意度显著提升。截至 2023 年 11 月底,全市 249 家社区卫生服务中心 6 700 余名家庭医生签约超 1 098 万名居民,签约居民社区就诊率达 53.32%。2022 年,上海紧跟国家要求,出台《关于推进本市家庭医生签约服务高质量发展的实施意见》,明确提出到 2030 年,签约服务率达到 60% 以上,重点人群签约率达到 85% 以上;要求推进分层分类签约服务,不断提升"医防融合"健康管理服务能力,推动社区卫生服务从以治病为中心转向以健康为中心[1]。随着签约服务"扩面与提质"任务要求不断提高,现有的社区卫生资源与生产方式带来的生产力越来越难满足签约服务"做实做优"的需求。解决这一矛盾,一方面,需要长期持续地投入人才、硬件设施、优惠政策;另一方面,迫切需要以业务需求为导向,利用信息化数智化手段,促进签约服务生产方式转变,为家庭医生有效履约提供工具和路径[2]。

本文从供方视角出发,梳理总结家庭医生有效履约内涵及工作难点,归纳分析家庭医生签约服务的信息化支撑方向,结合业务与信息有效融合要求,提出基于信息化整合的上海市家庭医生有效履约路径及政策建议,以期为全市家庭医生签约服务的有效做实提供有益参考。

基金项目:上海市卫生健康委员会政策研究课题"基于信息化整合的上海市家庭医生有效履约路径研究"(课题编号:2023HP17)。
第一作者:韩裕乐,男,主管医师。
通讯作者:万和平,男,副主任医师。
作者单位:上海市健康促进中心(韩裕乐、丁园、万和平),上海市卫生健康委员会(杨超、王冬、张静雅)。

一、家庭医生有效履约服务内涵及工作难点

本文梳理《关于进一步规范本市家庭医生签约服务工作的通知》[3]等家庭医生签约服务相关文件及主要考核指标要求,通过调研访谈和文献查阅,总结签约服务有效履约在操作层面主要有"做准签约"和"做实服务"两大类,其中"做实服务"主要包含基本医疗、健康(评估)管理、基本公卫、重点人群健康管理及主动联系服务5项;各项服务的主要内容及工作难点见表1。

表1 上海市家庭医生有效履约服务分类及工作难点汇总表

类别	主要项目	家庭医生服务要求	主 要 内 容	工 作 难 点
做准签约	签约真实有效	基于双方意愿,家庭医生主动为主	为有意愿签约的居民解读签约政策,签订签约协议书	纸质版签约协议书留存难,且不易查询;存量纸质签约协议书电子化问题
做实服务	基本医疗服务	被动	为签约居民提供基本诊疗、配药及家庭病床等服务	签约居民在社区卫生服务中心自由就诊,无法保证就诊时首选签约家庭医生处;家庭医生要兼顾随访、病房等服务,居民无法第一时间了解医生安排
	健康(评估)管理服务	主动	为签约居民在签约周期内(1年)提供针对性健康评估、干预及管理服务	家庭医生对签约居民健康相关信息无法有效获取;评估专业性要求强;干预与管理难度高;签约周期内健康管理工作监测管理难
	基本公卫服务	主动	为签约居民提供健康档案、老年人健康体检、慢病管理等服务	服务按条线管理,重复低效;信息系统缺乏互联互通;缺少有效的"全人视角"的任务管理及服务触达工具
	重点人群健康管理	主动	为65岁及以上签约居民按红、黄、绿分类不同,提供对应要求的医疗、公卫、健康咨询等各种形式的健康服务	须及时动态掌握重点人群签约信息;对不来社区接受服务的签约居民,提供有效服务难度大;梳理签约重点人群各类服务情况并记录难度大
	主动联系服务	主动	为签约居民至少每季度提供一次主动联系(服务)	签约居民服务情况无法有效汇集与管理;提供有效服务难度大

通过以上梳理看出,当前签约服务有以下特点及要求。

(一)签约协议签订、留存及签约入口互联互通需优化

签约协议作为签约双方知情告知的途径及契约关系的证明意义重大。当前市级层面出台规则要求通过严把签约入口关来保证签约真实有效。存量签约协议的不便留存及签约办理的不便捷成为困扰社区的问题。如何利用信息化手段方便留存协议,如何将签约入口链接进林立的业务系统[4],方便签约办理,依然是家庭医生及社区关切的热点之一。

(二)签约服务越来越多地要求家庭医生主动发起与居民的联系和服务

除基本医疗服务要基于签约居民需求被动等待求助外,其他4项服务均要求家庭医生主动

发起,且健康管理(评估)服务与主动联系服务需要签约居民在特定服务周期内全覆盖;基本公卫及重点人群健康管理服务需要对特定人群服务,且有完成率的要求。这就要求家庭医生要对其签约居民数量、结构等基本情况及其对应需要完成的服务有清晰的掌握。鉴于家庭医生人均1 600余人的签约人数,要完成相应的服务,除家庭医生自己负责外,需要更多地借助团队、社区平台及信息化手段的力量[5]。

(三)签约服务项目间关系紧密,内涵交叠

以重点人群健康管理为例,要求对65岁及以上签约人员按健康状况等不同(红、黄、绿)提供不同频次的服务,服务内容可以包含基本医疗、基本公卫、健康(评估)管理服务,主动电话、微信短信等服务方式也可计入服务内。家庭医生层面,对基于签约居民"以人为本"的服务,难以全面掌握已服务的情况,这就造成在服务中很多家庭医生的服务台账均为单一的电话或短信联系,社区因怕漏掉服务,反而造成了"过度服务"现象,究其原因正是无法对签约居民的整体服务进行及时有效的监测管理造成。

二、家庭医生有效履约信息化支撑方向

基于签约服务以上的特点及要求,结合调研访谈,本文梳理归纳了基于信息化手段助力家庭医生有效履约的三个方向:一是在签约生产端,提供方便快捷的签约路径及便于签约协议书查阅留存的工具;二是签约信息整合端,能从签约居民个体出发,梳理了解居民的服务需求,以任务清单的方式,针对性地提供服务,并记录服务完成情况,形成管理闭环;三是服务有效触达端,通过信息化智能化工具,以AI电话、微信社群及短信等方式完成居民的批量随访及实现任务完成情况管理。家庭医生有效履约信息化支撑功能及实施难点见表2。

表2 家庭医生有效履约信息化支撑功能及实施难点

类别	主 要 项 目	功 能 实 现	实 施 难 点
签约生产端	手机、平板电脑等居民实名认证工具	解决签约实名认证问题,杜绝被签约现象	签约生产系统中非经实名认证签约的通道仍然存在,需对生产系统进行改造
	签约电子协议书的采集和存储工具	方便快捷地实现签约协议书的留档备查	部分社区已实现电子签约协议书,但仍无法有效实现本地留档。存量协议书电子化较难
	HIS、公卫等系统居民签约状态显示及签约入口的互联互通	方便院内服务时识别未签约人员与及时签约	当前部分社区已实现HIS与签约入口的互联互通,能较好解决这一问题
签约信息化整合端	基于业务数据联通的签约居民标签生成管理工具及任务管理	根据签约居民的医疗(本中心内外)、公共卫生服务、体检信息,结合各业务条线任务,为签约居民以人为单位生成实时标签,方便家庭医生根据标签对签约居民开展综合整体的任务管理和服务	以签约居民为单位生产相应的标签,需要打通各业务条线,社区当前较难实现。社区或可通过线下方式进行梳理对接

续　表

类　别	主　要　项　目	功　能　实　现	实　施　难　点
信息化整合端	居民社区就诊时自动识别、导诊[4]及任务提醒系统	通过医保卡等识别居民以下内容：① 是否签约，若未签约完成引导；② 已签约居民完成对应家庭医生匹配及挂号；③ 基于居民标签及任务管理工具，提醒并引导居民接受未完成的服务	智能导诊功能需打通 HIS 与签约系统等横向系统，需要各服务项目信息化流程再造
	基于业务数据联通的签约居民"医、防、管"服务信息整合	对签约居民的医疗(本中心内外)、公共卫生服务、体检信息、健康管理信息等联通整合，生成以签约居民个体为单位的(医—防—管)信息，且按照一定规则实现数据更新	当前整合最大难点，涉及业务条线多，规则多，厂商多，归集难
	基于签约居民信息整合的健康评估自动生成功能及干预管理功能	在签约居民(医—防—管)信息整合的基础上，按照一定规则及相关知识库，自动生成签约居民健康评估报告及干预管理措施，家庭医生负责修订及审核	精准的健康评估需要智能化的知识库、模型和算法，难度大
服务有效触达端	智能随访管理系统	通过智能任务管理工具或人工拉取等手段，利用 AI 电话、微信助手等智能随访工具，实现对签约居民的信息采集、任务随访、健康教育、服务告知、咨询答疑、满意度测评等工作。若慢病随访、体检及筛查等工作对象一致，可集约化一次随访满足需求	智能化工具的应用上游需要准确链接签约居民任务管理工具，同时需要根据签约居民需求做整合型探索，避免重复电话，让居民"过度感受"
	签约居民健康评估报告的信息化推送功能	利用市、区互联网平台及社区卫生服务中心公众号等手段，将签约居民健康评估报告推送给签约居民	一是需要有成熟的评估报告，二是要保证推送渠道是签约居民可及且有使用意愿
	签约居民对自我健康信息线上资料补充完善功能	利用市、区互联网端及本社区微信公众号等途径实现签约居民端可查看本人相关服务信息，并能通过居民端填写、更新个人健康服务信息	由于健康信息的私密性，需要与签约居民建立强信任关系

三、基于信息化整合的家庭医生有效履约实施路径建议

综上，家庭医生签约服务是一项系统的动态的围绕满足签约居民各类需求的服务。为使服务更有效，还需建立系统的动态的有效履约信息化支撑路径体系(图 1)。依托签约居民智能任务管理系统，在管理端通过对 HIS、电子健康档案(electronic health records，EHR)及各公卫条线等已有数据完成自动或手动的签约居民标签归集；并根据标签生成相应的任务管理清单，在生产端通过基于智能分诊的一站式服务、AI 智能随访等辅助管理工作及互联网端居民自主信息完善等途径，完成签约居民服务有效触达，并将服务结果汇入管理端，完成签约居民任务的管理闭环；同时利用管理端信息融合实现签约居民"医—防—管"信息的有效整合，并基于此在生产端完成居民健康评估与干预管理，后完成信息回到签约居民任务管理端，实现健康管理闭环。主要路径实施建议如下。

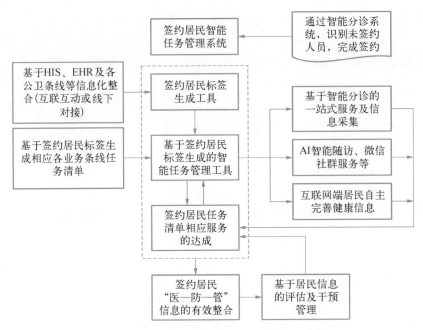

图1　签约服务信息整合管理及服务有效触达实施路径

(一) 全面、动态地掌握签约居民"一本账"

家庭医生作为签约服务供方主体,应分为四个维度掌握签约居民"一本账"。一是利用信息化平台,全面动态掌握签约居民个体颗粒度的基本信息,包含签约数量、结构、签约情况等;二是通过各业务的联通或线下对接等方式,掌握签约居民个体颗粒度的标签。比如,重点人群分类等;三是依据标签与相关业务要求,制定动态签约居民个体颗粒度的任务管理;四是通过链接系统或线下对接的方式将对签约居民已完成的服务统计汇总纳入签约居民个人颗粒度的任务管理系统,比如签约居民在院内就诊、公共卫生、智能化随访等服务信息。以上四点层层递进,以签约居民为颗粒度全面有效管理和展示签约服务有效履约情况。

(二) 通过基于信息化的流程再造与整合,为签约居民提供"一门式"的服务

以人为本,将签约居民需要接受的签约服务与社区卫生服务流程融合起来,基于单人多任务情况,合理利用信息化,整合设计再造流程,实现不同任务在社区服务场景的串并联,最大限度实现一门式的采集与信息共享,节约供需双方的时间与精力,提升服务效率。

(三) 善用信息化工具助力签约服务的有效触达

当前签约服务要求覆盖全部签约人群,提高感受度与满意度。在签约居民"一本账"基础上,梳理出能利用 AI 电话、微信社群等信息化智能化工具有效触达的服务类型,比如签约居民的信息采集、任务随访、健康教育、服务告知、咨询答疑、满意度测评等工作。若慢病随访、体检及筛查等工作对象一致,可集约化一次随访满足需求。服务情况纳入签约居民的"一本账",实现管

理和服务的闭环,保证已签约居民人人有服务,横向到边,纵向到底,不漏一人。

四、政策建议

(一)转变签约服务理念,以全人视角的信息化建设促进医防融合

在大卫生健康背景下,当前签约服务正处于由被动的、以服务重点人群为主的、专病、专项式服务模式向主动的、全人视角、全人群覆盖、全生命周期的服务模式转变过程中。业务要求的转变需要服务方式方法的转变相配套协同。以全人服务为视角,以高效完成医防业务目标为导向,利用信息化数智化技术实现业务流程再造和业务信息的有效采集与管理[6],是未来社区卫生生产方式转变的重要体现。主管部门要鼓励各机构就此转变积极探索实践,择优推广应用。

(二)加强市级顶层设计和区级平台建设,完善数据治理和应用

当前签约服务虽强调医防融合导向,但市级层面并无明确部门对此负总责,也无明晰的业务要求[3],仍以条线管理为主,各业务条线对数据采集都有相对独立的标准及路径。各业务数据虽已拉条式汇集在市区两级卫生信息平台,但由于厂商不同,接口规范不一等原因无法以签约居民为单位进行"医—防—管"数据的联通整合[7-8]。解决这一问题,深圳市[9]通过顶层卫生信息化统一建设,解决由各条线建设业务系统带来的数据壁垒,上海未来或可借鉴。再者,强化区级平台升级改造,完善数据中台,也能较大程度实现数据治理和应用,但这需要区卫生健康委层面强力领导,协同各条线共同参与、联动。

(三)大力培养业务与信息复合型人才,强化业务与信息工作融合

实现业务与信息的有效融合,人才是根本。市区层面,社区卫生业务与信息普遍分属不同部门,职能相对独立。数智化升级背景下,各社区卫生主体的服务理念和服务能力需同时升级。当前,社区卫生行业处于由业务先行,信息化支撑跟随;到业务信息齐头并进,甚至数智引领业务的变革期。各社区及市区社区管理机构都需要一定数量的既懂业务又了解信息化的复合型人才,以应对未来数智化挑战。

参 考 文 献

[1] 上海市卫生健康委员会,上海市中医药管理局,上海市财政局,等.关于印发《关于推进本市家庭医生签约服务高质量发展的实施意见》的通知(沪卫基层〔2022〕10号). 2022.

[2] 胡欣.基于文献计量学的家庭医生签约服务研究现状与建议.中国初级卫生保健,2022,36(9):39-43.

[3] 上海市卫生健康委员会.关于进一步规范本市家庭医生签约服务工作的通知(沪卫基层〔2023〕12号). 2023.

[4] 姜元亮.推进家庭医生签约服务信息化建设.人口与健康,2023,(2):68.

[5] 徐佳玙,颜骅,方军波,等.基于标化工作量的社区卫生服务机构家庭医生团队工作开展现状研

究. 中国全科医学,2023,26(13):1641-1647.

[6] 程旻娜,张晟,隋梦芸,等. 信息化支撑的整合式社区慢性病健康管理模式探索. 上海预防医学,2022,34(11):1079-1084.

[7] 龚红方,丁佳俊. 完善信息化平台 深化社区诊疗实施. 上海信息化,2022,(7):23-28.

[8] 王存库,朱岩,吴士勇,等."十三五"时期全国基层卫生信息化发展回顾分析. 中国卫生信息管理杂志,2021,18(3):319-323,350,297.

[9] 曾华堂,郑义,杜芳,等. 深圳市社区卫生服务改革成效与思考. 中国农村卫生事业管理,2021,41(9):636-639.

上海市社区卫生服务中心示范性康复中心康复服务现状及发展策略研究

黄　晨　谢样俊　杨　超　王　冬　张静雅

【导读】　文章以调研 2023 年上海市社区示范性康复中心现状为视角,多维度分析示范性康复中心康复服务供给、康复体系现状、康复人员情况以及康复收费现状,并提出逐步完善康复服务体系,加强人才队伍建设,丰富社区康复中心服务内涵,持续支撑社区康复项目收费等相关建议。

康复作为社区卫生服务机构六位一体的服务功能之一,在为患者提供恢复期的基本康复服务方面发挥着重要作用。2023 年上海市也明确了康复护理功能作为社区卫生服务中心四大功能之一。社区康复是一种经济的、行之有效的康复服务途径,用以弥补机构式康复服务费用昂贵、周转率低、覆盖面小及康复环境限制残疾人重返家庭和社会的缺陷。近年来,社区卫生服务中心通过多种途径开展康复服务,一定程度上满足了社区居民就近获得康复服务的需求,但在服务功能、内容等方面尚未形成标准化、规范化流程,与居民的实际需求仍存在一定差距。2021 年以来,上海市卫生健康委高度重视社区康复服务能力建设,在全市社区卫生服务中心推进"示范性社区康复中心"建设,打造"家门口"的社区康复服务平台。依托政府"为民办实事"项目,2021~2022 年已建成 91 家示范性社区康复中心,进一步夯实社区康复服务网络,实现全市社区康复服务能级全面提升。本次调查采用监测 91 家示范性康复中心运行情况以及调查问卷形式,了解上海市社区示范性康复中心建设现状,探讨存在问题与解决途径,为改善社区康复体系的建设与管理提供依据。

一、资料与方法

通过编制发放统计表格及问卷调查、收集整理数据资料,对全市 16 个区 91 家示范性康复中心开展调研。利用 Excel 2016 处理数据,分析全市示范性康复中心服务现状。

第一作者:黄晨,上海市杨浦区四平社区卫生服务中心副主任。
作者单位:上海市杨浦区四平社区卫生服务中心(黄晨),上海市金山区金山卫镇社区卫生服务中心(谢样俊),上海市卫生健康委员会(杨超、王冬、张静雅)。

二、调查结果

（一）基本情况

上海市共有社区卫生服务中心 249 家，其中 2021~2022 年已建成 91 家示范性康复中心，占全市社区卫生服务中心总数的 36.5%。中心城区的 80 家社区卫生服务中心有 31 家建成示范性康复中心，占 38.75%，近郊区和远郊区中建成示范性康复中心的社区卫生服务中心比例分别为 49.07% 和 11.48%。

1. 康复服务面积和病区设置

91 家示范性康复中心的社区卫生服务中心中，均独立设置康复门诊及独立设置康复病区，康复治疗区面积平均可达 597.66 平方米，康复病区面积平均达到 203.49 平方米，共有 2 180 张床位，平均每家中心 24.22 张。

2. 康复智能化设备配备情况

91 家示范性康复中心的社区卫生服务中心中有 65 家配备上肢机器人，占 71.43%，有 57 家配备下肢机器人，占 62.64%，有 86 家示范性康复中心配备了其他的智能设备，占 94.51%。91 家社区示范性康复中心均已实现天轨移动系统全覆盖。

（二）专业技术人员情况

91 家社区示范性康复中心共配备第一地点执业医师 97 名，多点执业医师 179 名，康复治疗师 575 名。全科医师康复岗位培训总人数 991 名，康复治疗师人数 575 名，康复护士人数 512 名。

（三）业务开展情况

1. 门诊接诊人次数

2023 年 1~8 月份，91 家示范性康复中心门诊人次为 10.64 万，平均每家 1 169.32 人次；中心城区、近郊区、远郊区示范性康复中心康复医学科门诊人次数分别为 28 511 人次、74 274 人次和 3 837 人次，平均每家康复中心的人次分别是 114.96、175.17、68.52 人次。

2. 出院人次数

2023 年 1~8 月份，91 家示范性康复中心出院人次为 4 395，平均每家 48.30 人次；中心城区、近郊区、远郊区示范性康复中心康复医学科出院人次数分别为 2 510 人次、1796 人次和 147 人次，平均每家康复中心的人次分别是 10.12、4.17、2.63 人次。其中中西医康复服务人次情况详见表 1。

表 1　上海市示范性社区康复中心康复服务人次情况（2023 年 1~8 月）（单位：人）

服务类别	总　　数			平　　均		
	城　区	近　郊	远　郊	城　区	近　郊	远　郊
康复科门诊挂号人次数	28 511	74 271	3 837	114.96	175.17	68.52
康复床位出院患者人数	2 510	1 796	147	10.12	4.17	2.63

服务类别	总　数			平　均		
	城　区	近　郊	远　郊	城　区	近　郊	远　郊
门诊西医康复治疗人次数	206 280	272 124	18 142	831. 77	641. 80	323. 96
门诊中医传统康复治疗人次数	833 684	1 574 986	43 727	3 361. 63	3 714. 59	780. 84
住院西医康复治疗人次数	666 317	477 319	36 655	2 686. 76	1 125. 75	654. 55
住院中医传统康复治疗人次数	215 790	164 832	4 660	870. 12	388. 75	83. 21
站点西医康复治疗人次数	67 851	46 637	3 875	273. 59	109. 99	69. 20
站点中医传统康复治疗人次数	318 504	57 7114	1 534	1 284. 29	1 361. 12	27. 39
居家西医康复治疗人次数	9 861	5 777	132	39. 76	13. 63	2. 36
居家中医传统康复治疗人次数	13 282	16 456	1 223	53. 56	38. 81	21. 84
特色康复服务人次数	62 836	175 209	16 928	253. 37	413. 23	302. 29

3. 医联体对接情况

示范性社区康复中心均与区域性医疗中心、康复专科医联体建立双向转诊、上下联动工作机制。2023 年 1~8 月社区通过双向转诊通道,上转康复患者 1 918 人,接收上级医院下转康复患者 2 639 人。社区医务人员至上级医院康复学习 3 851 人次,上级医院至社区康复指导 8 813 人次,充分发挥了区域性医疗中心、康复专科医院对社区康复中心的支撑作用。城区、近郊、远郊双向转诊情况详见表 2。

表 2　上海市示范性社区康复中心医联体对接情况(2023 年 1~8 月)(单位:人)

服务类别	总　数			平　均		
	城　区	近　郊	远　郊	城　区	近　郊	远　郊
社区至上级医院康复学习人次数	1 155	2 202	494	4. 66	5. 19	8. 82
上级医院至社区康复指导人次数	3 052	4 746	1 015	12. 31	11. 19	18. 13
上转康复患者人数	689	1 212	17	2. 78	2. 86	0. 30
下转接受康复患者人数	964	1 653	22	3. 89	3. 90	0. 39

(四)康复收费情况

1. 没有统一收费标准的康复项目

对于盆底康复、心肺康复等康复项目,目前没有统一收费标准,91 家社区示范性康复中心均会根据患者的不同病情和临床诊疗结论,分别提供不同组合的康复医疗服务,并按照现有医疗服务项目相应标准收取费用。

（1）盆底康复：91家示范性社区康复中心中，有39家已经开展了盆底康复，有37家拟开展盆底康复（具体开展的项目名称见表3）。

表3　盆底康复治疗患者具体开展的项目

项　目　名　称		开展及拟开展该项目的中心数（家）
评估	康复评定	40
	体感诱发电位	11
运动疗法	盆底肌肌力训练	25
	核心肌力训练	22
低频脉冲电治疗		53
电子生物反馈疗法		53
盆底肌电评估及生物反馈治疗		16
神经肌肉电刺激治疗		31
其他：磁疗		1

（2）心肺康复：91家示范性社区康复中心中，有50家已经开展了心肺康复，有23家拟开展心肺康复（具体开展的项目名称见表4）。

表4　心肺康复治疗患者具体开展的项目

项　目　名　称		开展及拟开展该项目的中心数（家）
评估	康复评定	48
	心功能评定	23
	肺功能评定	28
运动疗法	呼吸训练	35
	气道廓清技术	15
	肌力肌耐力训练	31
	柔韧性训练	16
	徒手体操	25
	器械训练	28
有氧训练		16
作业疗法	ADL训练	33
	节能训练	10

续　表

项　目　名　称	开展及拟开展该项目的中心数（家）
体外反搏治疗	23
气压治疗	30

2. 尚无明确收费标准的康复项目

对于目前社区示范性康复中心可以开展的智能康复项目,尚无明确收费标准。

（1）上肢机器人:91家示范性社区康复中心中,有80家已经开展了上肢机器人项目,有9家拟开展(具体开展的项目名称见表5)。

表5　上肢机器人治疗患者具体开展的项目

项　目　名　称		开展及拟开展该项目的中心数（家）
评估	康复评定	56
	手功能评定(仪器)	41
运动疗法	肌力训练	58
	关节活动度训练	61
作业疗法	上肢功能训练	56
	眼手协调性训练	40
手功能训练	手功能训练机器人	38
	手部精细运动	31
	手握力捏力等肌力训练	35

（2）下肢机器人:91家示范性社区康复中心中,有74家已经开展了下肢机器人项目,有8家拟开展(具体开展的项目名称见表6)。

表6　下肢机器人治疗患者具体开展的项目

项　目　名　称		开展及拟开展该项目的中心数（家）
评估	康复评定	56
	步态分析检查	28
运动疗法	肌力训练	48
	关节活动度训练	51
减重支持系统训练	下肢助力训练	31
平衡功能训练	站立及步态平衡训练	50

续 表

项 目 名 称	开展及拟开展该项目的中心数（家）
智能步态训练与评估技术	19
其他：电动起立床站力训练	1

3. 医保支付有限制的康复项目

因部分已经纳入医保支付范围的康复服务项目存在限定支付范围,导致支付时效偏短或不能在社区支付。

（1）对于有医院级别的限制：吞咽功能障碍训练医保限定只能在二、三级医院开展,社区无法开展,91 家示范性社区康复中心中有 47 家社区有意愿或有能力开展该项目。

（2）对于有治疗时限的限制：偏瘫肢体综合康复训练、运动疗法类治疗,1 个疾病过程支付时间不超过 1 年。经调研,有 38 家示范性康复中心认为对于 40%～90% 偏瘫患者,1 年之后仍有康复治疗的需求,并建议延长治疗支付时间,有 26 家示范性康复中心认为应延长 2～3 年,有 6 家示范性康复中心认为应延长 3～5 年,有 6 家示范性康复中心认为应终身治疗。有 8 家示范性康复中心认为对于 50% 以上的脑瘫患者,1 年之后仍有康复治疗的需求,有 6 家示范性康复中心建议延长治疗支付时间,有 3 家认为应延长 2～3 年,有 2 家认为应延长 3～5 年,有 2 家认为应延长至患儿 10～14 岁,有 1 家认为应终身治疗。有 11 家示范性康复中心认为有 50% 以上的截瘫患者,1 年之后仍有康复治疗的需求,并建议延长治疗支付时间,有 6 家示范性康复中心认为应延长 2～3 年,有 3 家认为应延长 3～5 年,有 2 家认为应终身治疗。

三、主要发现及政策建议

目前社区康复中心建设面临的问题主要为缺乏康复人才[1]、服务功能和康复体系有待完善、医联体对接困难、康复科室建设缺乏经费保障、康复设施和场地不足等问题,说明中心的康复服务能力有待提升。

（一）逐步完善康复服务体系

当前,我国康复服务大多依托大型三甲医院、残疾人专业康复机构开展,服务内容多为康复功能评估、常见并发症的康复等,心理和精神支持、出院后随访等方面较少涉及,社区和居家康复服务开展有限,难以保证患者康复服务的连续性。因此,建设社区康复中心迫在眉睫。建成后的示范性社区康复中心康复治疗区平均面积增加至 600 余平方米,康复床位总数达 2 180 张床位,平均每家中心 24.22 张。以门诊、住院康复为基础,结合各类中西医康复适宜技术,将康复服务逐步延伸至站点、居家、养老机构等,形成住院、门诊、站点和居家相衔接的具有社区特色的康复服务体系。

（二）加强康复人才队伍建设

社区康复服务能力的不足归根结底源于人才短缺,造成社区康复人才短缺的原因包括康复医学人才培养不足和社区康复人才流动性较大[2]。加强社区康复人员队伍建设,应关注社区康复卫生技术人员的数量,更应以提高康复诊疗技术水平和康复服务质量为重点,加强对社区康复卫生技术人员的培养。须建立以需求为导向、以岗位胜任力为核心的康复医疗专业人员培训机制,根据医疗机构功能定位和康复医疗临床需求,有计划、分层级地对医疗机构中正在从事和拟从事康复医疗工作的人员开展培训,提升康复医疗服务能力。此外,应提升社区康复人员的福利待遇,给予政策倾斜。鼓励医疗机构围绕岗位职责履行、康复工作量、康复服务质量、患者满意度等方面,完善康复专科绩效考核方案,实行优绩优酬,持续调动康复人员工作积极性。

(三)丰富社区康复中心服务内涵

随着医疗改革的不断深入,社区示范性康复中心建设应顺应康复发展趋势,丰富康复服务内涵,打造属于自己的康复服务品牌。数据监测显示远郊的康复门诊住院人次、服务人次,尤其是站点居家的服务人次明显低于城区与近郊。在目前社区康复以传统康复治疗为主的情况下,应积极推动社区康复多元化发展,构建完善的社区康复模式。要增加康复治疗的项目,扩大社区康复的业务范围;要将目标人群从肢体康复群体延伸至慢性病患者及老年人、妇女围产期、儿童发育迟滞、亚健康状态、心理障碍状态、营养异常状态和成瘾状态等[3],提高社区康复治疗的覆盖率;要对康复治疗对象实施分类康复管理,有针对性地提供各类基本康复医疗服务,提高社区康复资源的使用效率。

(四)持续支撑社区康复项目收费

要使社区康复中心持续快速的发展,离不开医保支付对于社区的支持。2023年9月发布的《本市医保进一步支持社区卫生服务能力提升的若干举措》,在提升参保患者就医下沉动力、优化社区适宜技术价格管理、推动院际信息资源互联互通、提升家庭医生签约服务质量、合理加大医保支付倾斜力度等五方面,针对性出台医保赋能基层15条措施。对于目前社区示范性康复中心面临的无收费康复项目、有限制的康复项目来说,要优化社区适宜技术价格管理,积极探索实施社区打包支付。从适宜康复病种入手,通过综合类设施设备,实施以多重康复功能实现为目标的服务价格项目统筹支付,并试点实施按人头、按服务次数在社区进行康复病种打包支付,促进社区开展康复服务。

参 考 文 献

[1] 郑洁皎,沈利岩,段林茹,等.上海市康复人力资源发展现状.中国康复理论与实践,2020,26(12):1471-1476.

[2] 刘刚.供给侧改革背景下中国社区康复发展的机遇与挑战.实用医学杂志,2017,33(2):169-172.

[3] 励建安.凝聚合力铸辉煌——2015年新年致辞.中国康复医学杂志,2015,30(1):1-2.

上海市实施整合式慢性病社区健康管理模式的促进和障碍因素研究

隋梦芸　张　晟　程旻娜　王玉恒　严青华　吴　菲　王梦妍
常兆玉　薛　龙　陈秀芝　王晨曦　施　燕　应晓华　付　晨

【导读】　文章采取半结构化访谈和定性结构评级法,分析整合式慢性病社区健康管理模式实施的促进和障碍因素。促进因素包括测量数据更加精准,提高异常检出率和控制率;模式实现服务、技术、数据"三整合";基础性和个性化服务结合吸引患者就诊;数字化工具降低医护工作负荷。阻碍因素包括缺少卫生行政机构支持性政策,组织架构和运行机制尚未建立;缺乏监督管理机制和质量评估小组;模式推广目标模糊;缺乏规范化系统性培训计划和社会面宣传。文章对上海实施整合式慢性病社区健康管理模式提出具体建议,包括构建模式推广的管理组织架构和运行机制;明确模式的建设、运行和投入主体,制定工作规范和工作流程;制定清晰明确的目标;制定周期性的规范化培训机制;建立信息反馈机制和质量控制小组;加大宣传教育,形成良性互动机制。

慢性病流行病学负担日趋严重,其防治的复杂性对卫生服务模式、类型和质量提出了更高的要求[1]。《上海市卫生健康发展"十四五"规划》[2]提出,"建设以人民健康为中心的整合型、智慧化、高品质卫生健康服务体系",创新医疗服务模式。《进一步提升本市社区卫生服务能力的实施方案》(沪府办发〔2023〕7 号)[3]指出:"推动卫生健康服务整合协同。健全公共卫生机构、医疗机构和社区卫生服务机构协同合作机制,依托家庭医生制度,整合公共卫生、医疗和健康管理服务,推动医防融合、全专结合。"

基于此,上海市建立了慢性病整合式社区健康管理模式[4]。该模式的做法是:在上海市社区卫生服务中心建设慢性病健康管理支持中心,支持中心设有独立的区域(包括等候、测量、评估、诊疗等)、统一的标志和设计风格、精准化的检测设备,针对高血压、糖尿病、慢性阻塞性肺疾

基金项目:上海市"科技创新行动计划"软科学研究项目"促进信息化整合式精准化社区慢性病健康管理服务模式执行的实施性研究"(项目编号:23692114200)。
第一作者:隋梦芸,女,上海市疾病预防控制中心博士后。
通讯作者:付晨,女。
作者单位:上海市疾病预防控制中心(隋梦芸、张晟、程旻娜、王玉恒、严青华、吴菲、王梦妍、常兆玉、施燕),复旦大学附属华山医院(薛龙),上海市卫生和健康发展研究中心(上海市医学科学技术情报研究所)(陈秀芝),上海交通大学医学院附属仁济医院(王晨曦),复旦大学(应晓华),上海市卫生健康委员会(付晨)。
本文已发表于《中国卫生资源》2023 年第 26 卷第 4 期。

病、癌症等多种常见慢性病提供精准化检测、风险评估、筛查、随访、干预等共病管理适宜技术,打通上海市、区两级卫生信息数据交换平台,实现慢性病健康管理信息、居民电子健康档案和电子病历等系统的互联互通,并将精准化的检测数据实时上传和共享到云端,供家庭医生和二、三级医疗机构医护人员调用。该模式实现了环境、硬件、软件、流程、信息"五个标准化"建设以及技术、数据和服务"三整合",推动社区慢性病健康管理从以病为核心向以人为核心转变,从单病管理向共病管理转变,从各自为政向医防融合、分工协作转变,从粗放管理向精细管理转变。

为了使新模式在医疗保健环境中更好地实施、嵌入和整合,探究模式实施的促进和障碍因素十分必要。首先,既往研究聚焦于模式顶层构建和效果评价,忽视了中观层面对影响模式采用、落地和推广的关键因素的研究。其次,尽管业务部门计划扩大该模式的覆盖范围和服务人群,但如何由点到面推广、如何规范化和常态化运行未有清晰路径。再次,模式是涉及疾控中心、卫生健康委员会、社区卫生服务中心、医院、患者、公司等多个主体的复杂系统,模式自身优劣、供需匹配程度、组织内和组织间相互作用、外部政策与环境等可能会对效果产生较大影响,明确不同主体的功能定位和不同环节之间的关系对模式推广具有深远意义。最后,在长三角慢性病防治地方标准研制的大背景下,该模式可为长三角地区乃至全国慢性病防治提供新样板。

本研究旨在分析影响整合式慢性病社区健康管理模式实施的障碍和促进因素,以期为上海市慢性病健康管理模式推广提供政策建议,增加推广的科学性和可操作性。

一、资料与方法

(一)数据采集

本研究为定性研究,采取目的抽样方法。选取浦东新区、黄浦区卫生健康委专家 2 人,黄浦区、宝山区、奉贤区、松江区、浦东新区、松江区、闵行区疾控中心相关负责人各 1 人,闵行区、普陀区、徐汇区、杨浦区、黄浦区、奉贤区、宝山区、浦东新区、松江区、金山区、嘉定区 11 个行政区的 13 家社区卫生服务中心院长或分管院长,共计 22 人。专家均对整合式慢性病社区健康管理模式有深入了解。同时,根据接受新模式的慢性病患者占慢性病患者总人数的比例即新模式的服务量情况,将 13 家社区卫生服务中心划分为高覆盖率组(7 家)和低覆盖率组(6 家)。

实施性研究的整合性理论框架(consolidated framework for implementation research,CFIR)已被广泛用于评估和探索模式实施的影响因素[5-8]。本研究以 CFIR 为指导,设计研究思路,制定访谈问卷并收集定性资料(图 1)。

采取半结构化访谈方式,每位专家访谈时长为 40~60 分钟,并进行录音和逐字转录。访谈内容涵盖实施模式的可接受性和实用性,了解实施模式的培训、政策支持和资源等策略,重点是模式实施的障碍和促进因素,相关建设性和可持续性的解决方案等。本研究形成的主题和子主题详见表 1。

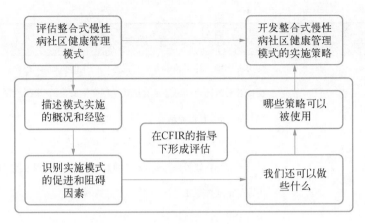

图 1　CFIR 指导框架

表 1　整合式慢性病社区健康管理模式实施的促进和障碍因素主题和子主题

主　题	子　主　题
干预方案特征	相对优势、复杂性和成本
外部因素	患者需求与资源、外部协作、外部政策与激励
内部因素	组织结构特征、实施氛围和实施准备度
个体特征	干预方案的知识和信念、自我效能和其他个人特点
实施过程	动员、执行、反思与评价

（二）数据分析

1. 归纳演绎法

编码人员审查并讨论了 CFIR 编码定义、纳入标准和排除标准，由 1 位作者独立对所有转录本进行归纳编码，然后与另两位作者开会讨论编码，必要时对编码合并调整。本研究使用 CFIR 作为编码模板，不再单独开发编码模板，将访谈内容编码到每个领域中，同时检查数据样本、构造以及编码的准确度。所有的编码和分析均在 NVivo 12 软件中进行。

2. 定性结构评级法

使用定性结构评级法对 13 家社区卫生服务中心受访者实施评估，在 CFIR 中确定导致高、低覆盖率组有差异的主题。导出每个 CFIR 结构的编码段，通过结构评级赋值，分数设置为 -2、-1、0、1、2 分 5 个档次。根据结构对实施的影响，积极的陈述打 1 分或 2 分，负面的陈述得 -1 分或 -2 分，中性的表述得 0 分。具体解释详见表 2。

表 2 评级矩阵的得分

得　分	解　释
−2	受访者详细描述了该部分对模式推广产生的负面/阻碍性影响
−1	受访者对该部分的陈述是对模式推广产生的负面/阻碍性影响
0	混合描述,既有正面描述也有负面描述
1	受访者对该部分的陈述是对模式推广产生的正面/积极性影响
2	受访者详细描述了该部分对模式推广产生的正面/积极性影响
X	单纯的描述性表述
M	采访中没有讨论该部分

二、结果

(一)访谈对象基本情况

访谈对象平均年龄为 46.31±6.09 岁,男性 10 人(45.45%),女性 12 人(54.55%),职称均为中级及以上。

(二)定性评级结果

从平均分来看,13 家社区卫生服务中心的受访者对模式的推行表现出积极的态度(表 3)。然而,高覆盖率组的受访者在 CFIR 结构中提供了更多正面实例,而低覆盖率组则提供了更多负面实例。确定高覆盖率组和低覆盖率组的 5 个 CFIR 结构有差异,即相对优势、外部政策与激励、实施准备度、反思和评价、领导个人特质。

表 3 区分结构与定性分析的评级矩阵

组别	相对优势	复杂性	成本	患者需求与资源	外部协作	外部政策与激励	组织结构特征	实施准备度	实施氛围	干预方案的知识和信念	自我效能	领导个人特质	动员	执行	反思和评价	平均分/分
平均分/分	1.7	−0.8	−0.9	1.2	−0.1	0.7	0.0	1.6	1.0	1.6	1.0	0.6	1.0	1.1	0.8	
H1	2	−2	−1	1	0	1	−1	1	1	2	1	M	1	1	2	0.67
H2	2	0	−2	1	1	X	0	2	1	1	M	1	2	1	0	0.93
H3	2	−1	0	2	−1	−1	M	2	2	2	2	1	1	2	1	0.33
H4	2	−1	−2	1	1	X	1	1	1	1	1	0	M	1	0	0.40
H5	1	0	−1	M	0	1	1	X	0	2	0	0	1	1	M	0.33

续 表

组别	相对优势	复杂性	成本	患者需求与资源	外部协作	外部政策与激励	组织结构特征	实施准备度	实施氛围	干预方案的知识和信念	自我效能	领导个人特质	动员	执行	反思和评价	平均分/分
H6	1	M	1	0	-1	1	0	X	1	1	1	X	X	1	1	0.87
H7	2	X	-1	2	1	1	X	2	1	2	M	1	0	1	1	0.60
平均分/分	0.8	-0.6	-0.8	1.2	-0.3	-0.5	0	0.2	1.0	1.2	0.8	0	0.5	1.0	0	
L1	M	-1	0	1	-2	-1	0	1	1	2	0	0	M	1	X	0.13
L2	-1	0	-1	X	1	1	0	X	1	1	0	0	X	1	0	0.27
L3	1	-1	-1	1	-2	-1	0	X	1	1	1	X	1	M	X	0.07
L4	1	-1	-1	2	0	0	1	X	1	1	X	1	0	1	1	0.47
L5	1	-1	-1	1	0	1	-1	X	1	1	1	0	1	M	1	0.20
L6	2	0	-1	1	1	1	-1	X	1	1	1	M	0	1	-2	0.40

注：H(High)代表高覆盖率组；L(Low)代表低覆盖率组。

（三）模式的促进和障碍因素阐述

1. 干预特征

本部分主要包括相对优势、复杂性和成本3个主题，具体描述详见表4。

表4　干预特征的促进和障碍因素描述

访 谈 结 果	促 进 因 素	障 碍 因 素
实施该模式后，社区高血压和糖尿病患者的异常检出率、管理率和控制率较往年有较大幅度提升。 信息化技术的应用克服了慢性病管理数据不准确、上传不及时、信息不完整等弊端，减少了家庭医生重复劳动和工作负荷，有利于家庭医生发现并聚焦患者的健康问题。 社区卫生服务中心应承担慢性病患者管理职责，但不知如何做、从哪方面开始做，找不到切入点和抓手，模式提供了慢性病管理的实施路径。 丰富了家庭医生与患者的交流形式，"线上"和"线下"相结合，给予患者实时的指导并提高患者主动性。 社区卫生服务中心需要区级卫生健康委的经费支持，否则很难开展此项工作。模式的实施除了基础性的投入之外，还有日常运维费用，并非一次性的，后续投入的经费缺乏机制保障。检测数据上传需信息公司的配合，花费大量的时间和精力，信息的接口费十分昂贵。	拥有统一、醒目的场地环境，精准化和数字化的设施设备。模式的提供依赖于慢性病健康管理支持中心，支持中心设有独立区域、统一标志和装修设计，给患者温馨而又警醒的感觉。实行该模式的社区卫生服务中心均配备精准化的血压测量、血糖测量、肺功能测量、人工智能（AI）语音随访和大肠癌筛查等设备，可将测量数据实时传送到电脑，支撑家庭医生诊疗。 优化慢性病管理流程，整合从预防到治疗不同环节。如何管理慢性病患者备受困扰，模式理顺了慢性病管理的流程。患者首先到支持中心接受诊前检查和风险评估，家庭医生根据检查结果作出综合全面的判断，真正做到以人为中心的健康管理，健康教育—风险评估—疾病筛查—疾病诊断—转诊在社区得到落地。	患者获得感和参与度有待提升。患者检测数据无法及时推送到用户的手机，现有信息系统无法在居民端提供检测的数据、数据的变化趋势、异常值的提醒、个性化的预警提示等。居民参与度和感受度偏低，尚未利用信息流建立医患互动机制。 模式建设的经费和后期维护费用较大且无持续稳定的资金来源。固定的标准化场所建设、AI设备等建设费用支出超过了社区卫生服务中心自筹经费负荷。支撑模式运行的精准化检测设备的计量校正、信息接口费等后期运营费用支出较大。

2. 外部因素

本部分主题是患者需求与资源、外部协作、外部政策与激励,具体描述详见表5。

表5 外部因素的促进和障碍因素描述

访 谈 结 果	促 进 因 素	障 碍 因 素
部分社区职业人群比本地居民多,如何提高职业人群接受服务的可及性面临较大挑战,社区计划拓宽和延伸该模式,在已有模式的基础上打造健康小镇。 要明确模式的投入机制,否则社区卫生服务中心缺乏积极性。只有明确建设主体,规范运行保障,建立医疗机构间紧密协作的工作机制,才能推进区域内医疗资源整合共享,更好地服务于慢性病患者。明确了工作规范和流程才能上升到政策层面。 整个模式可促使医生端和患者端数据共享,辅助医生精准快速决策,可以提高患者自主管理。医疗机构和社区卫生服务中心检查和诊断数据共享有利于后续加强管理。可以在信息系统中设置弹跳窗口,提醒大医院的医生患者的常规用药、血压波动、风险因素、血糖变动等,让医生全面了解患者的病情。	市级业务部门制定促进模式实施的政策文件,定期评估实施进展和成效。制定整合式慢性病社区健康管理模式建设方案、技术规范和标准、验收方案并进行评审,对评审优秀的单位进行授牌,依托项目资金对社区卫生服务中心设备的配置给予一定的补贴。所有提供模式的社区卫生服务中心使用统一的数据库,并定期提交服务数量、服务质量、实施绩效、存在问题以及下一步工作计划等报告。 模式符合我国加强数字政府建设、健康中国建设,以及老年人口和慢性病患病率渐增的国情和大背景。加速数字化技术与健康领域的融合,实现重大慢性疾病的个性化诊疗健康能级提升,促进"被动健康"向"主动健康"转变。 利益方之间的通力合作是促进模式实行的基础和保障。模式的实行和推广涉及卫生健康委、疾控中心、医院、社区卫生服务中心、信息公司和设备供应厂商等多个利益主体,利益方各司其职,协调联动、合力推进是模式有效落实的保障。	为不同群体提供服务存在挑战,缺乏有效的社会面宣传。模式的仅能在社区卫生服务中心施行,服务范围未包括不在社区就诊患者和职业人群。现阶段模式的宣传依然在卫生系统内,社会面宣传力度不够,难以形成合力。 缺少卫生行政部门的支持性政策。虽然市级业务部门制定了建设方案、技术规范和标准、验收方案,但缺乏由卫生行政部门制定的、涉及模式建设、投入主体、运行和维护经费的保障政策;推广模式尚未搭建自上而下的管理体系和组织架构,各利益方的功能定位和职责分工尚不清晰,未在更高层面成立组织领导班子或改革小组。 数据共享衔接存在障碍。医院和社区卫生服务中心数据的共享通路已构建,但上级医疗机构医生诊疗期间可能无法及时查询患者的基础数据,削减了模式的部分功能。

3. 内部因素

本部分主题是组织结构特征、实施准备度和实施氛围,具体描述详见表6。

表6 内部因素的促进和障碍因素描述

访 谈 结 果	促 进 因 素	障 碍 因 素
上级主管部门须制定清晰的目标,基层的医护人员才能更好地执行,服务流程才能更加顺畅。有了目标才能明确模式推广的水平、与目标存在的差距、需要改进的地方和执行的方向。 模式的提供需要一定的场地,已经建好的社区卫生服务中心很难有独立的空间再建设,特别是处于老城区的社区卫生服务中心。 岗前培训和在岗培训是十分必要的,而且需要规范化培训,至少每年举办1次,并颁发培训证,提高医护人员能力。	模式与社区初级保健工作相兼容,与以患者为中心的理念相契合。模式与当前社区卫生服务中心的工作不谋而合,并且医护人员与患者拥有共同的价值观和改善健康状况的信念。	缺乏模式实施可达到的预期目标。未明确阐述模式的目标,阻碍模式进一步推广。 社区卫生服务中心的布局限制了模式的实施。随着慢性病管理理念的变化,社区卫生服务中心布局和设施与新理念差别较大。部分社区卫生服务中心不具备实施模式的条件。 缺少规范化培训。须对相关人员进行规范化培训,包括信息化设备的测量、信息数据的上传、服务的流程和标准等。

4. 个体特征和实施过程

个体特征主题是对干预方案的知识和信念、自我效能和领导个人特质,实施过程主题是动员、执行、反思和评价,具体描述详见表7。

表7　个体特征和实施过程的促进和障碍因素描述

访谈结果	促进因素	障碍因素
一般会对高血压患者进行颈动脉斑块测量,如果检测有问题,再进行 B 超斑块筛查。对糖尿病患者会进行眼底筛查和拍片等。骨密度筛查也让居民免费体检,前期是免费的,后期可能考虑改为收费项目。 需要建立一个专家库,把社区卫生服务中心的领导都邀请进来,针对覆盖面、推广力度等问题进行定期评估,才能了解哪里存在问题,并且针对问题去改进。还需成立一个质控小组,对设备、信息、服务等定期抽查和反馈,以确保模式推广的质量。	领导的支持和重视。大多数受访者表示领导的支持十分重要,例如领导作好推行的准备和计划、制定内部工作机制(管理小组和工作小组),制定培训和考核机制,为模式的推广配备足够的人员支撑等。领导应从思想上认识到慢性病管理的重要性并予以优先考虑。 领导具有前瞻性、大局观和统筹规划的能力。愿意先行先试,敢于尝试,不局限于眼前的收益,着眼于提升整个机构的内涵和发展质量。 基础性和个性化服务相结合,提高居民感受度。部分社区卫生服务中心除了提供常规服务外,还提供眼底镜筛查、颈动脉彩超、中医体质辨识、职业人群健康管理、糖尿病足诊疗等个性化服务,并与老年人健康体检结合,让患者切实获益。	缺乏监督管理机制和质量评估小组。虽然上级业务部门已开展业务指导和评审工作,统计覆盖面和服务数量等指标,但缺乏监督和管理模式实施成效、数据质控、管理规范、设备计量认证、服务质量、主要问题、改进建议等的质控小组,难以提高模式服务水平。

三、建议

结合专家咨询意见以及专家对实施变革的建议(expert recommendations for implementing change,ERIC)提出政策建议。

(一)构建模式推广的管理组织架构和运行机制

构建整合式慢性病社区健康管理模式的管理架构,包括市卫生健康委、市疾控中心、区卫生健康委、区疾控中心、社区卫生服务中心等,成立管理小组,包括主任、副主任、秘书和成员等,明确不同机构和人员在模式推广中的功能定位和具体的职责分工。以模式为主线,以提高慢性病管理水平为目标,建立各部门之间职责明晰、紧密协作的机制,推进区域内医疗和预防资源整合共享。

(二)明确模式的建设、运行和投入主体,制定工作规范和工作流程

首先,明确模式推广的牵头单位、建设主体、运行主体、经费投入主体和投入机制,是建设模式的基础和保障。制定模式推广的场地建设、设备、人员、信息化软件、后续运营维护等的经费和专项资金支持方案。其次,进一步明确整合式慢性病社区健康管理模式的工作规范和工作流程,争取卫生行政部门的支持并纳入政府实施项目。

(三)制定清晰明确的目标

清晰明确的目标是模式推广的前提条件。在阐述模式内涵的基础之上,明确模式的总体目

标,以及在慢性病患者服务数量、服务质量、服务效率、服务成本、社会效益等方面的具体目标。制定模式推广的短期目标和长期目标。根据目标总结经验、分析形势、纠正偏差,有利于模式的良性发展。

(四) 制定周期性的规范化培训机制

根据模式的需求,对不同的服务医护人员进行规范化培训,有计划地开展系统性、周期性的培训。让服务提供者对模式目标、服务内容、测量方式、数据利用、模式建设等有清晰的了解。

(五) 建立信息反馈机制和质量控制小组

首先,将基于整合式慢性病社区健康管理模式上传的慢性病患者数据及时反馈给相关行政部门用于决策,反馈给疾病预防控制部门用于业务指导,反馈给家庭医生便于其了解患者的健康状况、实施精准管理[9]。其次,上级部门的评审结果、指导情况、数据统计结果等应及时反馈给社区卫生服务中心。最后,成立质量控制小组,对模式进行全方位、全过程的质量控制。

(六) 加大宣传教育,形成良性互动机制

健康教育一直是慢性病患者管理的重要组成部分[10]。应加大社会面宣传,整合各部门的资源,通过微信推送、纸质材料等多种媒介向人群宣传模式的内涵和优势,提高慢性病患者的认知度,促使模式惠及慢性病患者以及潜在高危人群等。通过手机应用程序等手段将单个检测的异常数据和综合评估的结果及时推送给患者,形成患者与医生的良性沟通互动机制。

本研究深入和严格地分析了上海市实施整合式慢性病社区健康管理模式的促进和障碍因素,并从多维度制定了科学的发展策略,以助力模式的顺利推广。本研究也存在一定的局限性:一是仅从供方角度进行访谈,未涉及慢性病患者的感受;二是尚未纳入慢性病健康管理支持中心具体服务人员的观点。针对上述问题,课题组仍在进一步调研中,后续会进一步补充患者和具体实施人员的访谈内容,提供全方位的政策建议。

参 考 文 献

[1] Craig L S, Cunningham-Myrie C A, Hotchkiss D R, et al. Social determinants of multimorbidity in Jamaica: application of latent class analysis in a cross-sectional study. BMC Public Health, 2021, 21(1): 1197.

[2] 上海市人民政府.上海市人民政府关于印发《上海市卫生健康发展"十四五"规划》的通知. 2021.

[3] 上海市人民政府办公厅.上海市人民政府办公厅关于印发《进一步提升本市社区卫生服务能力的实施方案》的通知(沪府办发〔2023〕7号). 2023.

[4] 程旻娜,张晟,隋梦芸,等.信息化支撑的整合式社区慢性病健康管理模式探索.上海预防医学, 2022,34(11): 1079 - 1084.

[5] Damschroder L J, Aron D C, Keith R E, et al. Fostering implementation of health services research findings into practice: a consolidated framework for advancing implementation science. Implementation

Science, 2009, 4(1): 50.

［6］ Schroeder D, Luig T, Finch T L, et al. Understanding implementation context and social processes through integrating Normalization Process Theory (NPT) and the Consolidated Framework for Implementation Research(CFIR). Implementation Science Communications, 2022, 3(1): 13.

［7］ Madrigal L, Manders O C, Kegler M, et al. Inner and outer setting factors that influence the implementation of the National Diabetes Prevention Program (National DPP) using the Consolidated Framework for Implementation Research (CFIR): a qualitative study. Implementation Science Communications, 2022, 3(1): 104.

［8］ 陈文嘉,徐东,李慧,等. 实施科学理论的分类与介绍. 中国循证医学杂志,2020,20(8): 986 - 992.

［9］ Lam H, Quinn M, Cipriano-Steffens T, et al. Identifying actionable strategies: using Consolidated Framework for Implementation Research (CFIR)-informed interviews to evaluate the implementation of a multilevel intervention to improve colorectal cancer screening. Implementation Science Communications, 2021, 2(1): 57.

［10］ Ye P, Jin Y, Er Y, et al. Perceptions of facilitators and barriers to implementation of falls prevention programs in primary health care settings in China. JAMA Network Open, 2022, 5(8): e2228960.

上海市区级安宁疗护中心服务
能力现状与发展策略研究

吴　颖　奉典旭　王卫卫　施永兴　曹西友

王晓琳　张武强　王翠华　吴玉苗

【导读】　区级安宁疗护中心能力建设,既需要参与主体的积极行动,也离不开制度、文化、资源等外在条件的支持与保障。文章在"结构—行动"框架下,将区级安宁疗护中心能力建设的外在条件与内在动力结合起来考察,搭建对应的二维分析框架与能力评价指标结合进行实证分析,为本市区级安宁疗护中心服务能力建设提供参考。

安宁疗护(palliative care/palliative and hospice care)是为疾病终末期或老年患者在临终通过控制痛苦和不适症状,提供身体、心理等方面的照料和人文关怀等服务,以提高患者生命质量,帮助患者舒适、安详、有尊严地离世,以减轻家属心理哀伤的一种卫生服务。安宁疗护中心是为疾病终末期患者在临终前通过控制痛苦和不适症状,提供身体、心理、精神等方面的照护和人文关怀等服务,以提高生命质量,帮助患者舒适、安详、有尊严离世的医疗机构[1]。

一、研究背景

2017 年 10 月,国家卫生健康委办公厅发布《国家卫生计生委办公厅关于开展安宁疗护试点工作的通知》(国卫办家庭函〔2017〕993 号),选定上海市普陀区、北京市海淀区、四川省德阳市、吉林省长春市和河南省洛阳市作为全国第一批安宁疗护工作试点市(区)[2]。上海市作为全国率先整体开展安宁疗护试点的地区,早在 2012 年和 2014 年两次将安宁疗护服务列为上海市政府实事项目。2021 年,上海市政府发布《上海市卫生健康发展"十四五"规划的通知》(沪府发〔2021〕10 号),提出加强安宁疗护服务,即"依托相关区级医院,建设区级安宁疗护中心,开展安宁疗护机构规范化建设"。区级安宁疗护中心的建设和发展进入正轨[3]。

基金项目:2023 年度上海市卫生健康委员会政策研究课题"关于进一步加强安宁疗护服务的策略及可行路径研究"(课题编号:2023HP67)。

第一作者:吴颖,女,副主任医师,上海市普陀区利群医院副院长。

通讯作者:吴玉苗,女,主任医师,上海市普陀区利群医院党总支书记。

作者单位:上海市普陀区利群医院(吴颖、曹西友、王晓琳、张武强、王翠华、吴玉苗),上海市普陀区卫生健康委员会(奉典旭、王卫卫),中国生命关怀协会(施永兴)。

二、上海市区域性安宁疗护中心服务能力

(一) 上海市区域性安宁疗护中心设置情况

截至 2022 年 12 月底,上海市已有 12 个区成立了 15 家区域性安宁疗护中心,其中挂靠二、三级综合医院的有 6 个,占 40%;挂靠社区卫生服务中心的有 7 个,占 47%;挂靠老年护理医院等机构的有 2 个,占 13%(表 1)。

表 1　2022 年上海市各区安宁疗护中心设置情况

行政区	成立时间	区域性安宁疗护中心挂靠机构情况	
		名　　称	级　　别
崇明区	2022.9	新华医院崇明分院	二、三级综合医院
长宁区	2012.7	程家桥街道社区卫生服务中心	社区卫生服务中心
奉贤区	2018.11	奉贤区中心医院	二、三级综合医院
虹口区	2020.3	虹口区江湾医院	二、三级综合医院
黄浦区	2020.12	豫园街道社卫(老年护理院)	社区卫生服务中心
		黄浦区顺昌老年护理院	其他
嘉定区	2021.1	迎园医院(新成路街道社区卫生服务中心)	社区卫生服务中心
金山区	2020.7	金山区众仁老年护理院	其他
		金山社区卫生服务中心	社区卫生服务中心
静安区	2021.1	临汾路街道社区卫生服务中心	社区卫生服务中心
		静安寺街道社区卫生服务中心	社区卫生服务中心
松江区	2020.5	松江区方塔中医医院	二、三级综合医院
徐汇区	2012.3	康健街道社区卫生服务中心	社区卫生服务中心
浦东新区	2020.9	浦东新区老年医院	二、三级综合医院
普陀区	2017.12	普陀区利群医院	二、三级综合医院
青浦区	筹建中	中山医院青浦分院	—
闵行区	筹建中	闵行区浦江医院(闵行区老年护理院)	—
杨浦区	筹建中	杨浦区控江医院	—
宝山区	筹建中	宝山区仁和医院	—

(二) 上海市区域性安宁疗护中心服务能力现况

1. 区域性安宁疗护中心服务能力指数的构建与应用

基于 2022 年上海市普陀区卫生健康委员卫生管理类研究课题"上海市区级安宁疗护中心评

价标准研究"方案,通过文献综述了解国内外安宁疗护中心的建设经验及评价标准[4],其次根据政策文件,初步构建上海市区域性安宁疗护中心能力评价工具框架,开展共计 3 轮的德尔菲(Delphi)咨询,1 轮集中式研讨的方法对指标体系进行遴选和优化,构建区级安宁疗护中心服务能力评价维度包含以下六个方面。

能力宽度:半定量评价,以《国家卫生计生委关于印发安宁疗护中心基本标准和管理规范(试行)的通知》(国卫医发〔2017〕7 号)为指导性文件,归纳梳理形成一级指标 10 个、二级指标 41 个及三级指标 155 个,值越高说明覆盖面越宽。能力支撑:定性评价,关注区安宁疗护中心是否得到财政支持、是否建立运行制度等 7 项。能力频度:半定量评价,以《国家卫生计生委办公厅关于印发安宁疗护实践指南(试行)的通知》(国卫办医发〔2017〕5 号)为指导,描述安宁疗护症状控制、舒适照护和心理支持和人文关怀三大方面为主的适宜技术;梳理三大方面共累计要点 429 个,值越高说明能力水平越高。能力贡献度:定量评价,主要为区安宁疗护中心的业务情况,包括门诊人次、住院人次、居家人次等,值越高说明能力贡献度越高。能力显示度:定性评价,包括安宁疗护教育、培训、宣传等 7 项,这反映了安宁疗护中心维护社会公众形象情况。能力精度:各区安宁疗护中心政策落实覆盖要点数与上海市区域安宁疗护服务中心评价指标数量的比值,能力精度越高标识安宁疗护中心开展行动的指向性和目标性越好。

课题组通过专家咨询、数据调查等各种形式结合,获得上海市各区域性安宁疗护中心的对应指标数据,并根据能力指标的定义进行研究分析。

2. 各区安宁疗护中心服务能力评价实证分析

(1)能力宽度维度评价情况:普陀区安宁疗护中心 153 个点,浦东新区和嘉定区 136个点,静安区 132 个点,金山区 130 个点,奉贤区 128 个点,黄浦区与长宁区 126 个点,徐汇区和虹口区 124 个点,松江区 110 个点,崇明区 16 个点。各区安宁疗护中心服务能力宽度详见图 1。

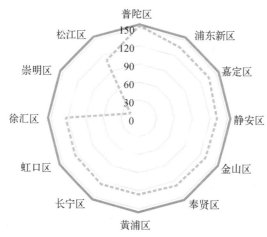

——— 规范标准要点(个)　　------- 安宁疗护中心实际规范标准要点(个)

图 1　2022 年度上海市区级安宁疗护中心能力宽度评价雷达图

（2）能力支撑维度评价情况：在本市已经成立区级安宁疗护中心的 12 个区中,9 个区有政策文件支持,占 75%;10 个区投入了财政资金,占 83.33%;6 个区给予运营补贴,占 50%。12 个区将安宁疗护中心建设纳入本区区域发展规划,占 100%;11 个区纳入本区社区卫生服务中心发展规划,占 91.67%;11 个区安宁疗护中心建设纳入单位年度计划,占 91.67%;已有 10 个区制定了安宁疗护中心发展规划,占 83.33%。

（3）能力频度维度评价情况：对照国家年发布的安宁疗护实践指南的 429 个服务项目点,本市各区安宁疗护中心已开展的项目点数从 197 个到 423 个不等(图 2)。

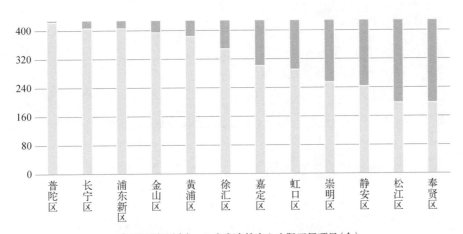

图 2　2022 年上海市区级安宁疗护中心能力频度维度评价情况

（4）能力贡献度维度评价情况：各区安宁疗护中心的中心能力贡献度,主要体现在安宁疗护服务床位数量、门诊诊疗人次、住院诊疗总人次及死亡出院人次等。其中长宁区、金山区及普陀区整体服务人次居于前列,奉贤区、虹口区及松江区服务人次相对不足(图 3)。

（5）能力显示度维度评价情况：在全市已建立区级安宁疗护中心 12 个区中,开展安宁疗护进修人员带教有 7 个区,占 58.33%;开展安宁疗护实习带教有 6 个区,占 50.00%;开展安宁疗护继续教育学习班有 5 个区,占 41.67%;编写安宁疗护宣传资料有 11 个区,占 91.67%;举办过安宁疗护公众教育的有 8 个区,占 66.67%;在媒体进行安宁疗护中心宣传的 9 个区,占 75%。

（6）能力精度维度评价情况：金山区、长宁区、徐汇区、普陀区、黄浦区及嘉定区安宁疗护中心已实现政策全部覆盖;浦东新区、奉贤区、静安区、虹口区、崇明区安宁疗护中心覆盖 13 个,松江区安宁疗护中心覆盖 12 个。

三、"结构—行动"框架下区级安宁疗护中心服务能力存在的问题与难点

（一）"结构—行动"框架理论基础与区级安宁疗护中心

有关社会结构系统与人类行动关系的研究,方法论层面一般会有两种路径,强调人的能动性

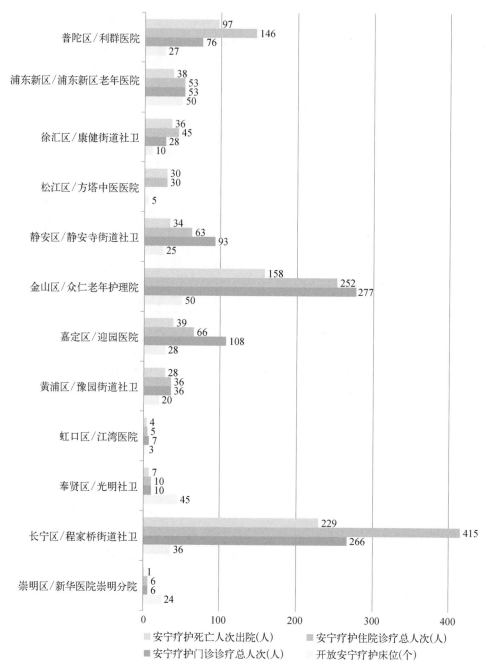

图 3　2022 年上海市区域安宁疗护服务中心能力贡献度维度评价情况

或突出结构和系统的作用。以吉登斯为代表的社会学家在进行社会治理研究时,提出了社会功能单元的"结构二重性",即结构是行动的产物,同时结构是行动的条件[5]。区级安宁疗护中心能力建设,既需要参与主体的积极行动,也离不开制度、文化、资源等外在条件的支持与保障。在"结构—行动"框架下,作为区级安宁疗护中心是否能够发挥功能,不断提升服务能力,既强调建设者的能动性,又强调外在系统的作用[6]。

(二)"结构—行动"框架下区级安宁疗护中心能力建设评价体系的构建

1. "结构—行动"框架下评价指标构建

"结构—行动"框架下,将结构分为"资源"和"规则",并总结行动具有的三个特征(维度),即能动性、连续性、反思性。本研究借鉴吉登斯的结构化理论,将区级安宁疗护中心能力建设的外在条件与内在动力结合起来考察[7],搭建对应的二维分析框架和对应区级安宁疗护中心的能力评价指标定义(表2)。

表2 "结构—行动"框架下区级安宁疗护中心能力评价指标定义

"结构—行动" 分析框架	"结构—行动"框架定义	对应安宁疗护 中心能力评价	能力指标含义
资源层面 能动性行动	行动者带有明确的目标性和方向性	能力宽度	区级安宁疗护中心开展管理与服务项目的要点数/国家规范和标准的要点数
规则层面 能动性行动	行动者在规则层面不断获得支撑,以提升自身引领能力	能力支撑	区级安宁疗护中心获得的支撑性政策情况
资源层面 连续性行动	行动在时间上具有连续性和长效性	能力频度	区安宁疗护中心实际开展的项目要点数/《安宁疗护实践指南》的要点数
规则层面 连续性行动	行动者对于规则的保持在行动上具有连续性	能力贡献度	区级安宁疗护中心服务量情况,包括门诊人次、住院人次、居家人次等
资源层面 反思性行动	行动者对自身行为不断调整,取得行动对象的正向反馈	能力显示度	周围社区居民对区安宁疗护中心服务的知晓度及患者或家属的满意度
规则层面 反思性行动	行动者构建不断调整和优化的具体制度并辅助行动	能力精度	各区安宁疗护中心政策覆盖要点数与上海安宁疗护政策要点数的比值

2. 存在的问题与难点

(1)"能动性"行动方面:2022年,上海市各区安宁疗护中心实际开展的管理与服务项目数量从16个到153个,提示医疗机构按照指南和标准执行情况存在差异,各区安宁疗护中心的设置与管理不统一。同时,各区安宁疗护中心在是否获得政策文件、财政资金、运营补贴支持,是否将安宁疗护中心纳入本区区域发展、社区卫生服务发展规划、单位年度计划等7方面的情况从9个到12个不等,提示各区安宁疗护中心获得发展的支持力度不同。

(2)"连续性"行动方面:对比基于国家颁布的《安宁疗护实践指南》为指导所开展的症状控制、舒适照护和心理支持和人文关怀三大方面适宜技术累计要点429个,2022年上海各区安宁疗护中心实际开展技术要点数从197个到最高423个不等,提示各区安宁疗护中心技术和项目开展存在差异。同时,各区安宁疗护中心在安宁疗护门诊诊疗总人次、住院诊疗总人次及死亡患者服务人次数量方面存在较大差异,提示各区提供安宁疗护服务的能力不同。

(3)"反思性"行动方面:2022年,各区安宁疗护中心存在开展提升服务培训、教育等显示度项目数量以及政策落实上仍存在覆盖不全等问题,提示各区安宁疗护中心在可持续发展能力存在不同。

四、区级安宁疗护中心能力建设策略与路径

(一)建设策略

1. "能动性"行动方面

全市有 12 个区成立区域性安宁疗护中心,杨浦区、闵行区、宝山区、青浦区 4 个区尚未成立区级安宁疗护中心,各区安宁疗护中心未实现全覆盖;且安宁疗护中心建设呈现两极分化。从服务能力分析,排名靠前的是普陀、金山、徐汇等区级安宁疗护中心,均是本市开展安宁疗护服务较早、投入较大、支撑政策较为健全的区。区级安宁疗护中心的投入与发展需要一个比较漫长的过程[8]。因此,对安宁疗护中心的扶持需要长期规划,促进其规范持续发展。

2. "持续性"行动方面

各区安宁疗护中心发展仍处于初步阶段,技术开展不足,尚未对国家要求的症状控制、舒适照护和心理支持和人文关怀三大方面适宜技术进行全覆盖开展。此外,各区安宁疗护中心服务的诊疗人次也未凸显安宁疗护中心的特征性,各区安宁疗护中心的服务能力及服务质量存在差异。因此,各区安宁疗护中心需要加大人才培养力度,加强对安宁疗护适宜技术的扶植与应用的监管。

3. "反思性"行动方面

区级安宁疗护中心开展社会宣传、标准引领功能有待进一步凸显。目前区级安宁疗护中心在制度制定和落实、人员教育培训、双向转诊和技术支撑等方面的作用上有所不足,由于目前上海多数区级安宁疗护中心挂靠于社区卫生服务中心,虽然在开展安宁疗护服务方面具有具体的实操经验,但在开展安宁疗护服务宣传、标准引领的技术实操方面缺乏经验。同时,挂靠二、三级综合医院的安宁疗护中心,由于实践时间段短,在理念推广和临床实践中缺少实践经验。随着上海多元化安宁疗护服务的不断拓展和延伸,应充分融合各类医疗机构的优势,加快区安宁疗护服务中心履行社会宣传、政策落实、标准引领方面的功能。

(二)建设路径

1. 拟定符合上海市实际情况的区级安宁疗护中心设置标准与管理规范

2021 年,《上海市卫生健康发展"十四五"规划》中明确要求加强安宁疗护服务:依托相关区级医院,建设区级安宁疗护中心,开展安宁疗护机构规范化建设。由于上海市目前对于安宁疗护中心尚无设置标准,16 个区中的区级安宁疗护中心依托的医疗机构、床位、人员、设备、场地、服务内容、技术项目等均存在较大差异、服务能力也不均衡[8]。因此,结合国家相关文件,拟定符合上海实际的区级安宁疗护中心设置标准与管理规范迫在眉睫。

2. 定期开展全市范围内的区级安宁疗护中心服务质量管理评价

2021 年,上海市安宁疗护服务管理中心的成立,标志着上海的安宁疗护工作又踏上了一个新的台阶。管理中心聚焦"管理一体化、建设标准化、服务同质化"目标,在建立本市安宁疗护服务评价体系的同时,围绕安宁疗护"服务机构与从业人员的评价与能力提升、服务管理规范系列的制定"等重点开展各项工作。按照《上海市卫生健康发展"十四五"规划》要求,基于各区安宁

疗护中心的规范化设置与管理落实,定期开展区级安宁疗护中心服务质量管理评价将有助于提升上海市安宁疗护服务品质,推动安宁疗护服务均衡、可持续发展[9]。

五、政策建议

(一) 政府重视、着力顶层设计,持续加强发展政策引导

基于"结构—资源"层面,区级安宁疗护中心建设需要政府高度重视,进行顶层设计,出台相关具体发展政策引导区级安宁疗护中心职能的发挥,并坚持区级安宁疗护中心带动其他从事安宁疗护服务的机构,相互促进协调发展。对于尚未成立区级安宁疗护中心的辖区,应抓紧落实《上海市卫生健康"十四五"规划》有关要求,尽快成立区级安宁疗护中心。同时,在建设区级安宁疗护中心的过程中,需要综合考虑内部和外部的因素,坚持"规划、项目、人才、成果"四位一体发展。

(二) 区域重视、着力合理规划,持续加大建设投入力度

基于"结构—规则"层面,区级安宁疗护中心应充分发挥对区内安宁疗护服务能力的技术支撑作用,各区应高度重视规划,持续加大对区级安宁疗护中心建设的投入力度,搭建各级医疗机构间协作紧密、流程清晰的安宁疗护转介机制。建立安宁疗护服务联动机制,结合区域医疗中心与医联体建设,发挥上级医疗机构技术优势,畅通双向转诊,建立起基于需求、上下联动、分工协作的安宁疗护服务机制。同时加强对区级安宁疗护中心服务质量与作用发挥的督导评估,推动全市安宁疗护服务标准化建设、同质化发展。

(三) 机构重视、着力推进落实,持续加快服务能力提升

基于"结构—行动"层面,各区级安宁疗护中心应按照上级部门要求,加快推进落实各项文件精神,按照区级安宁疗护中心设置标准与管理规范,立足多学科融合的安宁疗护服务学科发展,提升从业人员在症状控制、舒适照护、心理支持与人文关怀等方面的服务能力和创新能力;同时,也必须加大对安宁疗护从业人员的岗前培训、继续教育的力度,加快提升从业人员的服务意识与服务能力,推动各区级安宁疗护中心可持续发展进入快车道。

参 考 文 献

[1] 吴玉苗,奉典旭,徐东浩,等.中国安宁疗护服务政策演变与发展.医学与哲学,2020,41(14):23-27.

[2] 孙小杰.健康中国战略的理论建构与实践路径研究.长春:吉林大学,2018.

[3] 龚秀全,白海宁.上海市安宁疗护政策扩散研究——基于56份安宁疗护政策的文本分析.中国卫生政策研究,2022,15(7):30-37.

[4] 许艺帆,荆丽梅,王丽丽,等.安宁疗护服务综合评价指标体系构建研究.中国全科医学,2023,26(22):2793-2799.

［5］陈曲.吉登斯对行动理论构成性要素及其关系的阐释.天津社会科学,2020,(1)：75-79.

［6］吴予敏.城市公共文化服务的结构二重性和社会行动者——以吉登斯结构化理论为视角.学术研究,2016,(10)：44-50,177.

［7］黄辉祥,刘骁.论社会治理共同体的构建:"结构"与"行动"的互动——基于"结构—行动"框架的分析.社会主义研究,2021,(6)：133-139.

［8］李鲁蒙.上海市安宁疗护政策执行困境与对策研究.上海：华东理工大学,2023.

［9］Arun M,G P,H R I,et al. Psychosocial problems and needs of patients in palliative care center. International Journal Of Community Medicine And Public Health, 2018, 5(4)：1385-1391.

上海市中老年人对安宁疗护的
认知、态度及偏好研究

陆雨晗　王静蓉　荆丽梅　张惠文　王丽丽

【导读】　文章基于课题组科学研制的量表,通过便利抽样法调查上海市中老年人对安宁疗护的认知、态度及偏好状况,并分析其主要影响因素,为规范引导中老年人对安宁疗护的认知、态度与偏好,推动安宁疗护服务理念进一步向中老年人拓展和延伸,营造全社会认识和理解安宁疗护的良好氛围提供循证依据。

一、研究背景与意义

安宁疗护是通过早期识别、全面评估和治疗疼痛等生理、心理和精神问题,来帮助疾病终末期或老年患者及其家属预防和缓解生理痛苦、抚慰心里哀伤的多学科团队合作服务[1]。鉴于社会老龄化的不断加剧[2],以及我国中老年社区居民面临诸多健康问题的特点[3],中老年人群对安宁疗护需求预计将出现井喷式增加[4]。安宁疗护关乎社会文明,日益成为广泛关注的公共健康问题[5],世界卫生组织的呼吁以及国家政策的导向逐渐聚焦于社会公众对安宁疗护认知的规范与提升。国家卫生健康委《关于开展第三批安宁疗护试点工作的通知》(国卫办老龄函〔2023〕128 号)中明确指出,要开展对社会公众尤其是老年人及其家属的宣传教育,中老年人群对安宁疗护的认知水平低会直接影响其获得服务的机会[6],影响其在临终期对安宁疗护的偏好与选择。现有文献研究存在专业性较强、缺乏系统性的问题[7-9],尚未见中老年人群对安宁疗护的认知、态度及偏好情况的报道。

上海市是全国最早全面开展安宁疗护试点的地区[10-11],本研究以上海市中老年人群作为调查对象,基于课题组科学研制的量表,于 2023 年 10 月至 11 月通过便利抽样法,对 45 岁及以上的上海市常住居民进行调查,共计有效回收问卷 268 份。调查上海市中老年人对安宁疗护的认知、态度及偏好状况,并分析其主要影响因素,为规范引导中老年人对安宁疗护的认知、态度与偏好,推动安宁疗护服务理念进一步向中老年人拓展和延伸,营造全社会认识和理解安宁疗护的良好

基金项目:上海市自然科学基金项目"基于健康整合理念的安宁疗护服务的定价策略与支付改革研究"(项目编号:22ZR1461400);上海市科学技术委员会软科学研究项目"上海安宁疗护服务发展综合监测评价的理论和实证研究"(项目编号:23692112700)。
第一作者:陆雨晗,女。
通讯作者:荆丽梅,女,研究员。
作者单位:上海中医药大学(陆雨晗、王静蓉、张惠文、王丽丽),上海交通大学(荆丽梅)。

氛围提供循证依据。

二、量表研制

本研究综合国际国内成熟量表,整合课题组志愿者安宁疗护知信行量表[9]、殷露等汉化并修订的 PaCKS[12]、Janet E 等的 HPS[13]、Sok Leng Che 等的 HCAS[14] 以及 Joanne L. Wong 等[15]、Stephen Claxton-Oldfield 等[16]、Roger Yat-Nork Chung 等[17]和 Huijing Lin 等[18]的量表,研制一套符合我国国情的评估量表,通过德尔菲法专家咨询论证修正,经项目分析及信效度检验形成科学的量表。调查量表包括一般情况、认知情况、态度情况、偏好情况共 4 个部分,一般情况共 25 个条目,认知量表包括 2 个维度 13 个条目,态度量表包括 2 个维度 12 个条目,偏好量表包括 3 个维度 6 个条目。

三、方法与结果

(一)数据分析方法

采用统计软件 SPSS 26.0 对数据进行统计分析,符合正态分布的计量资料以均数±标准差($\bar{x}\pm s$)描述,两组间比较采用独立样本 t 检验,多组间比较采用单因素方差分析方法,方差不齐则采用韦尔奇检验。$P<0.05$ 表示差异有统计学意义。

(二)安宁疗护认知状况

1. 主观认知

对于安宁疗护,中老年人中认为自己"了解并可以向别人解释"的有 114 人(42.54%),"知道但解释不清"的有 56 人(20.89%),"只听说过,但并不真正知道"的有 73 人(27.24%),"从来没听说过"的有 25 人(9.33%)。

信息渠道方面,了解安宁疗护知识的来源主要是医疗机构或医护人员、传统媒体以及新媒体,构成比分别为 51.85%、42.39%、36.21%,其次是学校课堂或学习培训(16.05%)和亲人、朋友或病友(16.05%)。中老年人群认为应该向公众传播有关安宁疗护的信息渠道主要是传统媒体(64.93%)、新媒体(59.33%)和医疗机构或医护人员(48.51%),其次是社会或社区活动(41.04%)。

2. 客观认知

中老年人的安宁疗护客观知识量表得分(7.30±2.21)分。量表条目问题全部回答正确者 14 人(5.22%),回答正确率<60.00%的条目仅 2 个;回答正确率最高的是条目 8(安宁疗护尊重患者的自由和个性化需求),为 91.42%;其次是条目 10(安宁疗护可以缓解由严重疾病引起的心理问题),为 91.04%;回答正确率最低的是条目 2(安宁疗护不追求治愈性治疗),为 12.69%。平均回答正确率为 72.98%。

3. 单因素分析

不同性别、年龄、就业状况、职业类型、学历、家庭平均年收入调查对象的安宁疗护客观认知水平的差异有统计学意义(均 $P<0.05$),其中女性得分高于男性,45~59 岁中年人、在业人员得分更高,医疗卫生单位人员得分高于其他,高中及以下学历、没有照护临终患者/亲属的经历的认知水平更高(表 1)。

表 1 中老年人安宁疗护认知状况及影响水平的单因素分析

项　　目	类　　别	人数(人)	客观认知情况		
			得分	t/F 值	P 值
性别	男	72	7.51±2.88	7.855	<0.010
	女	196	8.17±2.13		
年龄	45~59 岁	162	8.56±1.95	12.839	<0.010
	≥60 岁	106	7.13±2.75		
独生子女	是	59	7.85±2.51	0.799	0.372
	否	209	8.03±2.37		
宗教信仰	有	53	7.94±2.63	0.662	0.417
	无	215	8.00±2.35		
就业状况	在业	141	8.54±2.13	5.733	<0.050
	离退休	127	7.39±2.54		
职业类型	医疗/卫生单位	94	8.89±1.49	7.401	<0.010
	科技/教育机构	35	7.60±2.56		
	企业	80	7.21±2.55		
	工人或农民	32	7.90±2.70		
学历	高中及以下	134	7.54±2.52	4.944	<0.050
	本科及以上	134	8.45±2.20		
家庭平均年收入(万元)	<5	20	8.15±2.43	5.851	<0.01
	5~9	52	7.09±2.58		
	10~19	73	7.78±2.24		
	20~29	49	7.91±2.97		
	30~39	30	9.20±1.30		
	40~49	21	8.19±2.29		
	≥50	23	8.96±1.26		
家庭规模(人)	1	12	6.62±2.44	1.284	0.877
	2~3	186	7.19±2.20		
	4~7	70	7.33±2.23		

续　表

项　　目	类　　别	人数(人)	客观认知情况		
			得分	t/F 值	P 值
购买商业健康保险	是	101	7.84±2.57	0.890	0.346
	否	167	8.08±2.30		
罹患医生确诊的慢性病	未曾患	161	8.19±2.24		
	正患	97	7.68±2.54	1.415	0.245
	曾患	10	7.80±3.26		
过去一年中用于治疗慢性疾病的医疗和药品费用(元)	<5 000	74	7.85±2.62	0.101	0.751
	≥5 000	33	7.33±2.57		
罹患过无法治愈的重大疾病	未曾患	251	7.99±2.41		
	正患	11	7.36±2.34	1.096	0.336
	曾患	6	9.17±2.04		
近亲属罹患过无法治愈的重大疾病	未曾患	139	7.99±2.43		
	正患	18	8.44±1.58	0.370	0.691
	曾患	111	7.92±2.48		
近亲属类型	父母/公婆	102	7.97±2.46		
	祖父母/外祖父母	25	8.76±2.03	1.377	0.256
	兄弟姐妹	19	7.79±1.44		
照护临终患者/亲属的经历	是	126	7.86±2.70	4.471	<0.050
	否	142	8.11±2.10		
亲眼看见过临终患者的死亡	是	191	8.06±2.42	0.024	0.876
	否	77	7.83±2.37		
家中遇重大事情拿主意的对象	自己	201	7.98±2.44		
	父母	27	8.37±2.48		
	子女	11	7.45±3.17	0.317	0.867
	兄弟姐妹	17	8.00±1.17		
	配偶	12	7.83±2.33		

（三）安宁疗护态度状况

调查中老年人对身患绝症的病人的态度相关问题评价方面,6个条目的总体得分为24.99±3.99,其中"死亡是人生中正常的一部分""病人应该为死亡做好心理和精神上的准备""病人应该接受什么样的治疗应该由自己的意愿决定"的认同程度较高,平均得分依次为 4.78±0.58、4.41±0.84 和 4.25±0.93。中老年人对"若您将度过生命中最后的日子"假设情境相关态度问题的评价方面,6 个条目总体得分为 26.85±3.08,认为"在舒适的治疗环境中得到必需的医疗及护理服务""可以与重要的人谈论自己关心的事(如死后安排或遗产等)"和"家人或朋友陪伴"内容的重要程度更高,平均得分依次为 4.61±0.69、4.60±0.63 和 4.56±0.69。

(四)安宁疗护偏好状况

当问及在病情严重时是否愿意接受生命支持治疗技术(含呼吸机、心肺复苏等)时,回答不愿意的中老年人有 204 人(76.12%)。若被诊断为绝症,189 人(70.52%)更倾向于"接受适当的安宁疗护,不一定能延长生命,但能更加舒适",占 70.52%;67 人(25%)希望"尽可能延长生命,在必要/治疗结束的时候接受安宁疗护";选择"尽可能延长生命,即使有痛苦、不适和折磨"的最少,为 12 人(4.48%)。若家人被诊断为绝症,中老年人的偏好选择顺序相同,但后两个选项的构成比明显较高,分别为 64.93%、29.47%、5.60%。

当问及讨论安宁疗护的时机,中老年人更愿意在接近生命结束时讨论安宁疗护,有 85 人(31.72%);其次选择在确诊疾病时,有 76 人(28.36%)。对于最适合照顾临终病人的护理场所,排名前三的依次为安宁疗护机构或病房、在家由专业护理人员照料、在家由家庭成员照料,分别为 56.35%、17.91%、15.67%,选择综合医院(非安宁疗护病房)、护理院或养老院及其他的较少,构成比分别为 5.22%、3.73% 和 1.12%。在服务内容方面,对症治疗和舒适照护、减轻痛苦是中老年人群临终时最希望得到的服务。

四、讨论与建议

(一)中老年人对安宁疗护的总体知晓率有所提高,亟须拓展宣传渠道惠及广大老年群体

调查结果显示,上海市 63.43% 的中老年人了解和知道安宁疗护,高于 2021 年上海市民 47%[19] 和 2020 年杭州社区居民 50.29%[20] 的知晓率;中老年人总体对安宁疗护的总体认知相对较好,但 60 岁及以上老年人的认知得分低于低年龄组。说明随着上海市安宁疗护政策推进,近年来中老年人安宁疗护知晓率有所提高,但仍明显低于国际发达国家的居民知晓率,如美国 86%[21] 和北爱尔兰 76%[22]。具体分析来看,中老年人对安宁疗护服务目标、理念和意义等基础知识认知度较高,但对安宁疗护提供居家服务内容和对临终者家属照护的认知不够。从知识来源渠道来看,当前获取安宁疗护信息主要来源于医疗机构或医务人员、传统媒体和新媒体,老年人认为社会或社区活动也应是传播有关安宁疗护信息的主要渠道。

医疗机构和医务人员作为中老年人知识获取的主要来源,需加强医务人员系统化、标准化的学习及培训[23],提高队伍的专业性和宣传科普能力[24],让更多的服务对象认识和了解安宁疗护。同时,需进一步拓展宣传范围,推动社会各界关注和宣传安宁疗护,通过新闻媒体、文艺团体以适宜中老年群体的电视节目、话剧和社会活动等方式,以渗透式、多样化的宣传教育和科普推广形式[25],宣传安宁疗护核心理念并普及基本知识,全面提升中老年人对安宁疗护的认知水平。

（二）中老年人对安宁疗护的态度一般，面对家属选择积极救治的偏好更高

上海市中老年人对安宁疗护的总体态度状况一般，总体平均得分率仅为51.84%，明显低于Chung等研究中[17]香港地区社区居民86.20%的态度得分率。根据条目得分的具体分析发现，中老年人生死观较为积极，但对于生命自主权的认同和重视程度不足，主要体现为忌讳谈论病情，这一定程度上与我国居民尤其是中老年人受传统观念影响，仍未普遍接受"优死优逝"的生死观有关[26]，由于中国家庭普遍存在的"逆反哺"现象[27]，我国中老年人在态度上大多回避自身负面情感。

中老年人在病情严重时偏好高质量的临终生命，选择安宁疗护的比例较高，但若面对家属罹患重大疾病，选择尽可能延长生命的比例比自己罹患疾病时高出5.59个百分点。这一定程度上与中国儒家文化和孝道等的影响有关，中国人对父母和子女负有强烈的责任感，与我国当前的现实情境一致。

（三）中老年人偏好呈现多样化，亟须探索本土化预立医疗照护计划和发展居家安宁疗护

对症治疗和舒适照护，减轻痛苦是中老年人群临终最希望得到的服务，其次是心理辅导和帮助、家庭和社会力量支持。近1/3的中老年人选择更愿意在接近生命结束时讨论安宁疗护，世界卫生组织[28]指出，在罹患不可治愈疾病的早期引入和提供安宁疗护是最有效的。过半数中老年人认为最适合照顾临终病人的护理场所是安宁疗护机构或病房、1/3选择在家，明显高于Kang等研究中[29]老年人10.5%选择安宁疗护机构和26.0%选择居家离世的比例，一定程度上说明中老年人对安宁疗护机构的认识不断提高，对居家安宁疗护的需求不断增长。

预立医疗照护计划（advance care planning，ACP）也被称为提前医护计划或预先护理计划，是安宁疗护的重要组成部分，生前预嘱是实现ACP的重要手段和方法[30]。国内对于ACP和生前预嘱仍处于探索阶段，仅深圳市于2022年6月通过《深圳经济特区医疗条例》，将生前预嘱纳入其中，居民自主决定疾病终末期的医疗措施有了法律保障，但相比国际和我国台湾地区的安宁疗护专门立法支持还有较长的一段路要走[31]。亟须专门的国家法律或地方性法规条例，形成本土化的ACP和生前预嘱推广手段，融入以人为本的整合型健康服务体系，提高群众认知度和参与度。同时，结合日益增长的居家安宁疗护需求，亟须推广和完善以家庭病床为载体的居家安宁疗护服务[32]，将安宁疗护服务列入家庭病床和社区服务的基本公共服务清单，构建主体多元、形式多样的"门诊—住院—居家"连续性、普惠型基本安宁疗护服务体系。

--------- 参 考 文 献 ---------

[1] 李雪莹，荆丽梅，许艺帆，等.上海市社区安宁疗护试点自主服务项目开展现况研究.中国全科医学，2022，25(13)：1624-1628.

[2] 童玉芬.中国人口的最新动态与趋势——结合第七次全国人口普查数据的分析.中国劳动关系学院学报，2021，35(4)：15-25.

[3] 周喜吉,李虎虎.上海市某社区 50 岁及以上中老年人健康状况分析.上海医药,2021,42(8): 44－47.

[4] 邱淑珍,张学茹,司秋菊,等.安宁疗护视角下护理人文关怀的探索.中国护理管理,2018,18(3): 302－305.

[5] 荆丽梅,成雯郁,舒之群,等.上海市安宁疗护试点机构服务质量评价//上海市卫生健康委员会, 上海市医药卫生发展基金会,上海市卫生和健康发展研究中心.上海市卫生政策研究年度报告 (2018).北京:科学出版社,2019.

[6] Patel P,Lyons L. Examining the knowledge,awareness,and perceptions of palliative care in the general public over time:a scoping literature review. Am J Hosp Palliat Care,2020,37(6): 481－487.

[7] 滕晓涵,舒之群,荆丽梅,等.上海市医务人员安宁疗护知识水平及影响因素分析.中华全科医师 杂志,2021,20(4): 452－457.

[8] 何昭好,高星,李斌,等.医学生志愿者安宁疗护实践体验的质性研究.护理学杂志,2023,38 (08): 80－83.

[9] 荆丽梅,,李甜甜,舒之群,等.志愿者安宁疗护知信行及培训需求调查研究.医学与哲学,2020,41 (21): 30－34.

[10] 佚名.上海市卫生健康委员会等 19 部门联合印发《上海市健康老龄化行动方案(2022—2025 年)》.上海护理,2022,22(10): 44.

[11] 白海宁.上海市安宁疗护政策扩散及优化策略研究.上海:华东理工大学,2023.

[12] 殷露,杜若飞,崔盼盼,等.安宁疗护知识量表的汉化及在中老年社区居民中的信效度检验.护理 学杂志,2023,38(03): 109－112.

[13] Becker J E. Oncology social workers' attitudes toward hospice care and referral behavior. Health & Social Work, 2004, 29(1): 36－45.

[14] Sok L C, Kuai I T, Mingxia Z, et al. Revision and validation of the Hospice Care Attitude Scale. Nurs Rxiv, 2021, 20(1): 7.

[15] Joanne L W, Christopher B, Nadia S, et al. Understanding of palliative care among members of the public. Journal of Clinical Oncology, 2019, 37(31): 71.

[16] Claxton-Oldfield S, Claxton-Oldfield J, Rishchynski G. Understanding of the term "palliative care": a Canadian survey. Am J Hosp Palliat Care, 2004, 21(2): 105－110.

[17] Chung R Y, Wong E L, Kiang N, et al. Knowledge, attitudes, and preferences of advance decisions, end-of-life care, and place of care and death in Hong Kong. A Population-Based Telephone Survey of 1067 Adults. J Am Med Dir Assoc, 2017, 18(4): 367.

[18] Lin H, Ko E, Wu B, et al. Hospice care preferences and its associated factors among community-dwelling residents in China. International Journal of Environmental Research and Public Health, 2022, 19(15): 9197.

[19] 赵渊宇,王晨怡,孟恺,等.上海市市民安宁疗护认知现状调查及对策探讨.广东药科大学学报, 2021,37(6): 138－144.

[20] 解艳红,许瑛,杨舒岚,等.杭州市社区居民安宁疗护认知及影响因素分析.预防医学,2020, 32(5): 466－470.

[21] Cagle J G, Van Dussen, D J, Culler K L, et al. Knowledge about hospice: exploring misconceptions,

attitudes, and preferences for care. Am. J. Hosp. Palliat. Med, 2016, 33：27－33.

[22] Mcilfatrick S, Hasson F, Mclaughlin D, et al. Public awareness and attitudes toward palliative care in Northern Ireland. BMC Palliative Care, 2013, 12(1)：34.

[23] 尚爻,焦光源,李义庭.安宁疗护人才队伍建设的调查与思考——以北京市为例.医学与哲学,2022,43(1)：48－52.

[24] 白文辉,丁金锋,孙玫,等.临终患者真实体验质性研究的系统评价.中华护理杂志,2017,52(6)：665－671.

[25] 袁艳,陆静,陈雯,等.上海市医养结合居家护理下社区老年人安宁疗护调查分析.齐鲁护理杂志,2021,27(5)：82－85.

[26] 朱正刚,周阳,陈燕.中国传统伦理文化对临终关怀照护的影响.中国老年学杂志,2015,35(21)：6302－6303.

[27] 张鹏.中国的伦理文化与临终关怀.医学与哲学(A),2016,37(12)：27－31.

[28] World Health Organization. Palliative Care-Key Facts. https://www. who. int/news-room/fact-sheets/detail/palliative-care. ［2023－10－11］.

[29] Kang L, Liu Xh, Zhang J, et al. Attitudes toward advance directives among patients and their family members in China. Journal of the American Medical Directors Association, 2017, 18(9)：808.

[30] Goede M, Wheeler M. Advance directives, living wills, and futility in perioperative care. Surgical Clinics of North America, 2015, 95(2)：443－451.

[31] 张凤佩.癌症患者对预先指示认知状况的调查研究.太原：山西医科大学,2012.

[32] 张馨月.浅析临终患者在安宁疗护中的心身需求.中国医学伦理学,2022,35(2)：236－242.

上海市社区卫生服务中心口腔诊室发展现状及发展策略研究

陈　斌　杨　超　王　冬　吴晓霞　徐先国

【导读】　社区口腔诊室作为"家门口"口腔卫生健康服务的重要平台,承担着社区居民口腔常见病、多发病基本诊疗和保健等服务功能。为充分了解当前上海市社区卫生服务中心口腔诊室建设情况,上海市社区卫生协会配合上海市卫生健康委于 2023 年 3 月通过专项调查,收集上海市 249 家社区卫生服务中心的口腔诊室建设相关资料,在此基础上起草和印发了《上海市社区卫生服务中心标准化口腔诊室建设指导标准》,推动全市社区口腔诊室建设。本文主要对当前上海市社区卫生服务中心口腔诊室基层情况作出分析研究,为后续进一步加强建设提供对策建议。

2023 年 3 月,中共中央办公厅　国务院办公厅印发《关于进一步完善医疗卫生服务体系的意见》,明确加强社区卫生服务中心规范化建设,健全临床科室设置和设备配备。2023 年 4 月,上海市政府办公厅印发《进一步提升本市社区卫生服务能力的实施方案》(沪府办发〔2023〕7 号)[1],明确推进社区卫生高质量发展,建设布局合理、设施完善、功能完备、服务优质的现代化社区卫生服务体系,不断提升社区卫生服务能力,让人民群众就近获得更加公平可及、系统连续的医疗卫生服务。加强社区口腔诊室建设,符合社区居民"家门口"口腔卫生健康服务的实际需求,符合政府对社区卫生服务能力提升的要求,也是合理配置医疗资源,提升基本医疗同质化发展的重要方式。

一、研究内容和资料方法

(一)一般资料

2023 年 3 月 10 日至 3 月 17 日期间,通过专项调查,收集上海市 249 家社区卫生服务中心的口腔诊室建设相关信息。其中对于上海市 16 个区的分类,主要参考上海市卫生统计年鉴中,将 16 个区划分为中心城区、近郊地区和远郊地区三个区域,中心城区包括黄浦区、徐汇区、长宁区、

第一作者:陈斌,男,主管医师,上海市闵行区华漕社区卫生服务中心副主任。
通讯作者:杨超,男,上海市卫生健康委员会基层卫生健康处处长。
作者单位:上海市闵行区华漕社区卫生服务中心(陈斌),上海市卫生健康委员会(杨超、王冬、吴晓霞),上海市浦东新区张江社区卫生服务中心(徐先国)。

静安区、普陀区、虹口区、杨浦区;近郊地区包括闵行区、宝山区、嘉定区、浦东新区、松江区;远郊地区包括青浦区、金山区、奉贤区、崇明区。

（二）研究方法

经查阅文献和咨询本市各级口腔诊疗相关专家后制订《上海市社区卫生服务中心口腔诊疗服务能力调查表》,调查内容包括被调查社区卫生服务中心的口腔诊室设置、口腔诊室建筑面积、设施设备、诊疗项目、人才队伍、科研教学等方面的内容。本次调查,由各社区卫生服务中心的负责人指定相关人员进行填写,全覆盖回收全市 249 家社区卫生服务中心口腔诊室建设资料。

二、上海市社区口腔诊室的发展现状

（一）上海市社区口腔诊室设置情况和平均建筑面积情况

上海市全市 249 家社区卫生服务中心中,有 220 家设置了口腔诊室(88.4%),29 家未设置口腔诊室的社区卫生服务中心大多分布于远郊地区(表 1)。220 家设置口腔诊室的社区卫生服务中心中,平均口腔服务建筑面积 102.23±94.495 平方米,近郊地区>中心城区>远郊地区(表 2)。

表 1　2023 年上海市社区口腔诊室设置情况

区　　域	社区卫生服务中心数量（个）	设置口腔诊室情况（个/%）
中心城区	80	75(93.8)
近郊地区	109	108(99.1)
远郊地区	60	37(61.7)
全市	249	220(88.4)

表 2　2023 年上海市社区口腔诊室平均建筑面积情况

区　　域	社区口腔诊室平均建筑面积（平方米）
中心城区	86.16±52.3
近郊地区	129.99±119.134
远郊地区	53.79±35.361
全市	102.23±94.495

（二）上海市社区口腔诊室牙科综合治疗椅设置情况

220 家设置口腔诊室的社区卫生服务中心中,合计配置牙科综合治疗椅 647 张,平均每家社区 2.94±2.074 张,平均牙科综合治疗椅数量近郊地区>中心城区>远郊地区(表 3、表 4)。

表3 2023年上海市社区口腔诊室牙科治疗椅配置情况

牙科综合治疗椅数量（张）	社区卫生服务中心数量（家）
1	36
2	85
3	49
4	21
5~7	18
8~10	8
≥11	3
总计	220

表4 2023年上海市社区口腔诊室牙科综合治疗椅配置城郊差异情况

区　　域	平均每家社区口腔诊室牙科综合治疗椅数量（张）
中心城区	2.95±1.506
近郊地区	3.39±2.502
远郊地区	1.62±0.721
全市	2.94±2.074

（三）上海市社区口腔诊室设施设备配置情况

在检查设备方面,有14家配置口腔CT,67家配置X线全景机,153家配置X线牙片机;在治疗设备方面,13家配置口腔种植仪,178家配置超声洁牙机。近郊、中心城区配置情况优于远郊地区,特别是X线全景机、X线牙片机、口腔种植仪、超声洁牙机、便携式牙椅、加酶清洗机等相关设备(表5、表6)。

表5 2023年上海市社区口腔诊室主要设施设备配置情况

设　备　名　称	社区卫生服务中心数量（家）
检查设备	
口腔CT	14
X线全景机	67
X线牙片机	153

设　备　名　称	社区卫生服务中心数量（家）
治疗设备	
口腔种植仪	13
超声洁牙机	178
便携式牙椅	116
光固化灯	207
银汞调拌器	157
加酶清洗机	177

表 6　2023 年上海市城郊社区口腔诊室主要设施设备配置差异情况［单位：家（%）］

设备类型	中 心 城 区	近 郊 地 区	远 郊 地 区
检查设备			
口腔 CT	5(6.67)	9(8.33)	0(0)
X 线全景机	18(24.00)	42(38.89)	7(18.92)
X 线牙片机	59(78.67)	81(75.00)	13(35.14)
治疗设备			
口腔种植仪	2(2.67)	11(10.19)	0(0)
超声洁牙机	69(92.00)	84(77.78)	25(67.57)
便携式牙椅	17(22.67)	77(71.30)	22(59.46)
光固化灯	73(97.33)	102(94.44)	32(86.49)
银汞调拌器	56(74.67)	75(69.44)	26(70.27)
加酶清洗机	61(81.33)	93(86.11)	23(62.16)

（四）上海市社区口腔诊室开展服务项目情况

在口腔内科项目方面，可开展龋齿充填的有 214 家，根管治疗 175 家，儿童涂氟 168 家，窝沟封闭 173 家；在口腔外科项目方面，可开展各类阻生牙拔除 161 家，颌面外科小手术 104 家；在口腔修复项目方面，可开展全口活动义齿修复 131 家，固定义齿修复 132 家，可摘局部义齿修复 139 家；在口腔正畸项目方面，可开展牙齿活动矫正 20 家，固定矫正 11 家；在口腔种植项目方面，开展口腔种植修复的有 9 家。在城郊差异方面，总体上城郊差异明显，特别是义齿修复、口腔种植、口腔正畸等项目（表 7、表 8）。

表 7 2023 年上海市社区口腔诊室开展诊疗服务项目情况

开展项目名称	社区卫生服务中心数量(家)
口腔内科项目	
龋齿充填	214
根管治疗	175
儿童涂氟	168
窝沟封闭	173
龈上洁治术	168
龈下刮治术	79
口腔外科项目	
各类阻生牙拔除	161
颌面外科小手术	104
口腔修复项目	
全口活动义齿修复	131
固定义齿修复	132
可摘局部义齿修复	139
口腔正畸项目	
活动矫正	20
固定矫正	11
口腔种植项目	
口腔种植修复	9

表 8 2023 年上海市社区口腔诊室开展诊疗服务项目城郊差异情况[单位:家(%)]

诊疗服务项目	中 心 城 区	近 郊 地 区	远 郊 地 区
口腔内科项目			
龋齿充填	75(100)	107(99.07)	32(86.49)
根管治疗	65(86.67)	84(77.78)	26(70.27)
儿童涂氟	53(70.67)	89(82.41)	26(70.27)
窝沟封闭	56(74.67)	93(86.11)	24(64.86)
龈上洁治术	69(92.00)	80(74.07)	19(51.35)
龈下刮治术	40(53.33)	32(29.63)	7(18.92)
口腔外科项目			
各类阻生牙拔除	61(81.33)	79(73.15)	21(56.76)
颌面外科小手术	42(56.00)	46(42.59)	16(43.24)

续　表

诊疗服务项目	中 心 城 区	近 郊 地 区	远 郊 地 区
口腔修复项目			
全口活动义齿修复	47(62.67)	69(63.89)	15(40.54)
固定义齿修复	47(62.67)	70(64.81)	15(40.54)
可摘局部义齿修复	50(66.67)	73(67.59)	16(43.24)
口腔正畸项目			
活动矫正	12(16.00)	7(6.48)	1(2.70)
固定矫正	4(5.33)	6(5.56)	1(2.70)
口腔种植项目			
口腔种植修复	1(1.33)	8(7.41)	0(0)

（五）上海市社区口腔医师队伍建设情况

220 家设置口腔诊室的社区卫生服务中心,平均每家注册口腔医师 2.39±1.579 人,近郊地区>中心城区>远郊地区;口腔医师人均业务量方面,远郊地区>中心城区>近郊地区;在编制方面:远郊地区在编口腔医师比例高于中心城区和近郊地区;在学历方面,本科以上学历比例,近郊地区>中心城区>远郊地区;在职称方面,城郊差异无显著性(表 9、表 10、表 11)。

表 9　2023 年上海市社区口腔诊室平均配置医师情况

区　　域	平均注册口腔医师人数（人）
中心城区	2.19±1.074
近郊地区	2.85±1.879
远郊地区	1.43±0.801
全市	2.39±1.579

表 10　2022 年上海市城郊社区口腔医师人均诊疗业务量情况

区　　域	口腔医师人数（人）	2022 年业务量（人次）	人均业务量（人次）
中心城区	164	263 810	1 608.60
近郊地区	308	415 101	1 347.73
远郊地区	53	99 183	1 871.38
全市	525	778 094	1 482.08

表 11　2023 年上海市社区口腔诊室医师编制、学历、职称城郊差异情况［单位：人（%）］

项 目 类 型	中 心 城 区	近 郊 地 区	远 郊 地 区
编制情况			
在编人员	121(73.78)	226(73.38)	43(81.13)
派遣人员	12(7.32)	38(12.34)	0(0)
退休返聘	21(12.80)	11(3.57)	2(3.77)
外聘专家	10(6.10)	33(10.71)	8(15.09)
学历情况			
中专及以下	10(6.10)	5(1.62)	6(11.32)
大专	19(11.59)	29(9.42)	5(9.43)
本科	132(80.49)	255(82.79)	40(75.47)
硕士研究生	3(1.83)	19(6.17)	2(3.77)
博士研究生	0(0)	0(0)	0(0)
职称情况			
助理医师	4(2.44)	7(2.27)	4(7.55)
医师	36(21.95)	66(21.43)	12(22.64)
主治医师	102(60.20)	209(67.86)	29(54.72)
副主任医师	20(12.20)	25(8.12)	8(15.09)
主任医师	2(1.22)	1(0.32)	0(0)

三、上海市推进社区口腔诊室发展的对策建议

近年来,随着市民生活水平的不断提高,市民对"家门口"的口腔健康服务需求也在不断提高[2-5]。从调查情况来看,上海市社区卫生服务中心在口腔诊室设置方面有着一定的基础。50%以上的社区卫生服务中心可开展各类口腔修复服务项目,少数社区卫生服务中心在此基础上还配置了口腔 CT 等检查设备,可开展口腔正畸、口腔种植等服务项目。与此同时,上海市社区卫生服务中心也存在着口腔诊疗服务区域发展不平衡、部分社区卫生服务中心未开设口腔诊室、部分社区卫生服务中心口腔诊疗服务能力有限等实际问题。在城郊差异方面总体上近郊地区>中心城区>远郊地区,其中中心城区主要短板在于建筑面积不足导致服务功能得不到拓展,远郊主要短板在于人才队伍不足导致服务能力无法有效提升,但社区口腔医师人均业务量显示,远郊地区>中心城区>近郊地区,说明当前上海市城郊社区居民对社区口腔诊疗的服务需求与社区口腔诊疗能力存在不对称情况。

（一）加强社区口腔诊室建设,满足居民"家门口"口腔诊疗服务的实际需求

佘艳等[6]对上海市浦东新区居民口腔问题就诊行为的一项调查得出:居民针对口腔疾病选

择就诊机构时,49.7%选择到"社区口腔科"就医,其余依次为25.9%和22.4%的居民分别选择"口腔专科医院"和"综合医院口腔科"就诊。上述比例说明了居民对社区口腔诊疗的实际需求。2020年《上海市社区卫生服务机构功能与建设指导标准》[7]指出,鼓励通过全专结合或独立设科的方式,提供儿科、妇科、口腔科等专科常见病、多发病的初级诊疗服务。针对29家未设置口腔诊室或口腔诊疗能力有限的社区卫生服务中心,建议以区域综合性医疗机构或口腔专科医疗机构为技术依托,采取上级口腔医师下沉社区"多点执业"等形式,引入必要的口腔专业人才,加快推动社区口腔诊室建设,满足社区居民基本的口腔诊疗服务需求。同时,考虑到口腔医学人才紧缺的实际情况,为加强社区口腔人才的稳定性,所在区卫生健康行政部门,应将口腔医师纳入紧缺人才目录,参照社区全科医师、公卫医师等人员,制定相应的人才招录和激励措施政策。

(二)根据区域特征、人群结构等因素,有针对性地补足当前的服务短板

作为社区卫生服务的一项重要内容,口腔诊疗业务的开展,也是满足社区居民多样性需求的一种有效手段,特别是在鼓励中青年等人群家庭医生签约服务方面,具有一定的吸引力[8]。国家口腔疾病临床医学研究中心蔡和等[9]一篇报道指出,建议尽快建设以社区为基础、以预防为导向的中国特色口腔医疗及公共卫生体系。针对上海市城郊社区卫生服务中心口腔诊室建设发展不平衡的实际情况,各区卫生健康行政部门可在市级标准基础上研究制定有针对性的政策,推动社区卫生服务中心口腔诊疗能力提升,打造市民"家门口"的口腔诊疗服务平台,促进居民在社区卫生服务中心获得适宜的口腔诊疗服务项目,具体包括以下几点。① 推动社区口腔诊室标准化建设。从功能任务、硬件设置、服务项目、人员配置、支撑保障等方面,按照市级统一的社区口腔诊室标准化建设指导标准,加快推动社区口腔诊室标准化建设。② 提高社区口腔诊疗服务规范性。依托行业协会、专家资源,结合社区口腔诊室标准化建设,按照适宜的原则,制定符合社区口腔诊疗实际需要的诊疗技术规范标准,加强对社区口腔工作人员的专业性培训,进而进一步提升社区口腔诊疗服务规范性。③ 补齐社区口腔诊室建设短板。通过针对性调研,找出制约本区域社区口腔诊疗服务开展的困难和问题,以及在政策方面导致各区社区口腔诊疗发展不平衡的原因,补齐相应的短板,从而推动市民"家门口"的口腔诊疗服务获得感不断提升。

(三)按照社区卫生服务中心实际定位,兼顾公共卫生和健康管理功能

在提升社区卫生服务中心口腔诊疗服务能力的同时,有别于二、三级医疗机构以及口腔专科医院,还应充分考虑到社区卫生服务中心基本医疗、公共卫生、健康管理、康复护理的功能定位。作为履行政府基本公共卫生服务和健康管理工作的重要平台,社区卫生服务中心要兼顾口腔疾病预防和健康管理,本市有关行业协会、专业机构应加快出台和统一社区口腔健康档案相关标准,做好口腔健康全生命周期的管理。要促进社区口腔公共卫生服务工作的健康发展,推动社区卫生服务中心加强患者口腔健康教育,不仅能使其认识到口腔健康的重要性,同时帮助其养成良好的口腔卫生及饮食习惯,提高口腔疾病的预防控制能力。

参 考 文 献

［1］上海市人民政府办公厅.进一步提升本市社区卫生服务能力的实施方案(沪府办发〔2023〕7号).2023.

［2］刘壮.2017—2018年北京市某社区卫生服务中心口腔卫生服务状况分析.中国疾病预防控制中心,2018.

［3］唐陶然,刘若祎娆,王振,等.社区居民口腔卫生服务利用现状及其影响因素.中国当代医药,2023,30(4):153-156.

［4］胡洁,王吉天.老年人社区口腔心理及诊疗需求的调查分析.心理月刊,2020,15(15):43-44.

［5］苏娅,蔺世晨,邓赛浇,等.北京市丰台区居民口腔健康素养现状及其影响因素.华南预防医学,2022,48(10):1294-1297.

［6］佘艳,张良年,张胜冰,等.上海市浦东新区居民口腔问题就诊行为及其对社区口腔卫生服务使用现况调查.中国全科医学,2019,22(30):3742-3747.

［7］上海市卫生健康委员会.上海市社区卫生服务机构功能与建设指导标准(沪卫规〔2020〕011号).2020.

［8］孙国芳,吴侃,胡涛,等.成都市社区居民对口腔家庭医生服务模式签约意愿及其影响因素分析.华西口腔医学杂志,2022,40(1):80-85.

［9］蔡和,程怡婷,任晓琳,等.从全球性突发事件看我国口腔医疗及公共卫生体系的现状和未来发展.四川大学学报(医学版),2022,53(1):43-48.

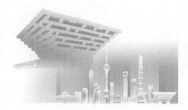

第五章

医学科创与人才发展

　　医学科技创新和人才队伍建设是"健康中国"和"健康上海"的重要内容。本章选编了上海市医院科研能力建设和中西医结合住院医师、护理人员、基层公共卫生人员、海派中医流派基层人才、上海市卫生健康直属单位组工干部队伍等人才队伍建设相关文章。《发挥高水平医院作用　推进医学科技创新——"广慈—思南"等高水平医院牵头的医学科创园区调研报告》调研了高水平医院牵头的医学科创园区运营情况,并以园区为切入,研究高水平医院开展医学科技创新和成果转化的有效实现路径。《2022 年度上海市 38 家三级医院科研竞争力分析》《2022 年度上海市区级医院科研竞争力分析》从科研竞争力总得分、强势学科及弱势学科情况、国家级科研项目等方面分析了 2022 年上海市三甲医院和区级医院的科研竞争力。《中西医结合住院医师规范化培训方案建设的探索》提出了中西医结合住院医师规范化培训标准建设方案和政策路径。《上海市护理人员发展现状、问题和对策研究》基于上海市护理人员发展现状和问题,提出围绕"增量、提质、增值、减压、保障"5 个关键词,从加强人才培养、强化素质建设、创新服务模式、改善工作条件、营造良好氛围等方面稳定护士队伍、促进职业发展空间。《上海市基层公共卫生人员岗位胜任现状与提升对策研究》通过分析基层公共卫生人员胜任力现状和影响因素,提出提升胜任力水平的政策建议。《海派中医流派基层人才培养的现状调研与对策研究》提出推进流派基层人才的规模化、长效化,提升基层人才培养的规范化、品质化,建立健全保障措施等三方面 14 点建议以促进海派中医流派基层人才培养。《上海市卫生健康委直属单位组工干部队伍建设研究》提出要紧抓"双循环"新发展格局,通过深化思想认识来努力提高组工干部政治站位,基于组工干部统筹保障机制的优化来达到开源疏浚作用,借助组工干部全链条培养模式的构建进而实现综合素质的增强,为推进健康上海建设、保障人民健康权益提供坚强保障。

发挥高水平医院作用　推进医学科技创新

——"广慈—思南"等高水平医院牵头的医学科创园区调研报告

吴凌放　陈　霆

【导读】 调研目的：以园区建设为切入，研究高水平医院开展医学科技创新和成果转化的有效实现路径。调研对象：瑞金、中山、九院、一院、仁济、十院等6家市级医院和相关医学科创园区。调研建议：① 新一轮市级医院特别是头部医院的科研建设规划布局，可充分考虑与医学科创园区建设的结合；② 优化全市学科规划布局，实现医院间优势学科错位发展，加强科研创新指标监测，建立学科规划布局的动态调整机制；③ 实施机构、项目、资金"三集中"战略，集中打造4~6家世界级高水平研究型医院，超前研究布局关键战略性医学科研重大项目"榜单"，建立统一的重大项目攻关、重大科学计划研究资金池；④ 健全鼓励和支持医学科研转化的政策制度体系，使转化过程可操作、转化结果可预期；⑤ 坚持底线思维，做到"三个不触碰"，不触碰公立医院公益性底线，不触碰医学伦理底线，不触碰国有资产管理底线；⑥ 充分利用国内国际资源，推进开放式协同创新。

中共十二届上海市委三次全会要求"强化科技创新策源功能，激发高质量发展的澎湃动力"。《上海市卫生健康设施专项规划（2024—2035年）》明确提出"全面推动市级医院临床研究，强化医工结合、产医融合，提升医学科技自主创新能力"。近年来，本市出现了由高水平医院牵头的医学科创园区这一产医融合形式。本次调研旨在了解这类园区的运营情况，并以园区为切入，研究高水平医院开展医学科技创新和成果转化的有效实现路径。

一、调研情况

（一）调研重点和对象

1. 调研重点

调研主题是"高水平医院牵头的医学科创园区"，侧重点在于"高水平医院牵头"，即以医学

第一作者：吴凌放，女，上海市卫生健康委员会规划发展处二级调研员。
作者单位：上海市卫生健康委员会（吴凌放、陈霆）。

科创园区建设为调研切入口,实质在于研究高水平医院开展医学科技创新、加快医学科研成果转化的有效实现路径。

2. 调研对象

本次调研实地走访了上海交通大学医学院附属瑞金医院、复旦大学附属中山医院、上海第九人民医院、上海市第一人民医院、上海交通大学医学院附属仁济医院、上海市第十人民医院(以下简称"瑞金、中山、九院、一院、仁济、十院")6家医院:瑞金和十院均牵头设立了医学科创园区(是本市仅有的由医院牵头设立的医学科创园区):分别是"'广慈—思南'国家转化医学创新产业园区"和"十院临床医学科创园"(表1),两个园区都设立了独立法人运作公司、成功实现企业入驻。中山、九院、仁济、一院均在医学科技创新和成果转化上有不俗成绩,"中国医院创新转化综合排行榜"上,九院2021年、2022年连续两年位列第一,中山连续两年位列第3,仁济2021年位列第13,一院2021年位列第50、2022年位列第54。

表1 瑞金和十院牵头设立园区情况

医院	牵头园区名称	园区运营公司股权情况	运营公司职能	空 间 载 体	入驻企业情况
瑞金	"广慈—思南"国家转化医学创新产业园区	医院占股51%,黄浦区政府占股49%	1. 园区管理; 2. 成果转化相关服务	中港汇(打浦路15号)47~53层,建筑面积1.3万平方米思南公馆"易思创"(复兴中路507弄2号),建筑面积2430平方米	中港汇实际入驻企业30家,涉及医疗器械、医疗服务、医疗数据、医学技术、脑机接口及人工智能;思南公馆"易思创"以初创型科创企业为主,采用共享工位方式,注册企业百余家
十院	十院临床医学科创园	医院全资控股	1. 代表医院技术入股持股; 2. 园区管理; 3. 成果转化相关服务	静安区市北高新园区(云欣路36号)4栋楼,建筑面积2.7万平方米	实际入驻医药器械研发企业11家

(二)调研医院的主要特色

本次调研的六家医院在医学科技转化方面既有共性经验(如,都设立了专业机构或由专人负责成果转化,对医学科技创新给予相应的资金扶持和平台支持),也各有特点,具体见表2。

表2 调研医院的主要特点

医院	成果转化部门	主 要 特 点
瑞金	设立学科规划与大设施管理处,下设知识产权与成果转化办公室	1. 学科综合实力强; 2. 园区与区政府合作,组织架构扎实,前景看好; 3. 依托转化医学国家重大科技基础设施,硬件支撑强
十院	科研处兼园区管理办公室;设立上海实苑科技服务有限公司,承担园区管理和成果转化服务	1. 园区公司代表医院签订转化协议,承担后续研发转化等服务; 2. 与上药集团合作,"前院后厂"模式,医院建园区(含共享实验平台等),与企业合作研发

医院	成果转化部门	主　要　特　点
中山	科研处下设成果管理和转化科	1. 学科综合实力强； 2. 把握医疗科技国产化趋势，加强与联影合作； 3. 注重创新氛围营造，搭建专利沙龙等多种形式平台促进医企合作
九院	设立学科规划处，下设成果转化办公室	1. 与整形、口腔、眼耳鼻喉、骨科等学科专长紧密结合； 2. 科研转化制度健全，医工合作研究平台多，转化成果突出； 3. 重视源头创新和有效专利挖掘
仁济	科研处设置转化岗位	1. 开展与上药集团、知识产权服务平台、上海技术交易所等多方合作； 2. 多元化举措营造转化氛围
一院	科研处设置转化岗位	1. 成立临床研究院，加强基础研究，重视源头创新，研究伊始就引入企业合作； 2. 充分发挥眼科专长，引入企业开展科研合作； 3. 南院细胞治疗拟采用"前店后厂"模式，医工合作紧密

二、关于对医学科创园区作用的认识

上海科创园区较多，但由高水平医院牵头设立的医学科创园区，目前仅有瑞金医院牵头的"广慈—思南"国家转化医学创新产业园区和十院牵头的"十院临床医学科创园"。中山医院被授予"上海市产医融合创新基地"，九院、仁济、一院结合各自特点开展医学科技创新院内外布局。

（一）对高水平医院牵头设立医学科创园区的价值认识

主要有四方面：一是为产医合作搭建平台。设立园区是从医院端发力，推动医企合作的积极探索。由具有独立法人资格的园区运营企业负责医院成果转化、技术入股等事宜，是比较新颖的医院技术资产运作方式，也为医企紧密合作提供了条件。二是有效扩充医院开展科技创新的物理空间。医院现有空间布局是以医疗为主。上海加快推进科创中心建设，高水平医院承担着医学科研创新策源的重要历史使命，设立园区可大幅扩充科技创新相关设施、设备和场所，进一步拓展医学科创物理空间。三是提升医院的科技创新氛围。十院成立园区，并辅之以相应激励政策后，整个医院的科研和成果转化氛围得到明显提升。四是争取地方政府的支持。瑞金医院与黄浦区政府共建园区，黄浦区为其出台相关支持政策，园区入驻企业使用瑞金转化医学设施可以享受区政府的资金补贴。医院与地方政府共建医学科创园区，为争取地方政府和主管单位的支持提供了条件。

基于瑞金、十院牵头的医学科创园区价值的认识，新一轮市级医院特别是头部医院的科研建设项目规划布局上，应充分考虑与园区建设的结合。

（二）医学科技创新和成果转化具有多元化实现路径

中山、九院、仁济、一院虽未设立产业园区，但科技创新和成果转化也均有不俗成绩。从这个意义上说,医院科技创新和成果转化有多元化实现路径,成立园区是促进"产医融合"的一种途径,但非必要条件。医院科技创新空间不足的问题,可以通过调整医院空间布局的方式改善,例如:九院在浦东执业点设立科教园,用于医院内部科研、教学,部分医企合作研发项目在园内开展;中山医院在新建的国家医学科创中心大楼和青浦的综合性国家医学中心,开展了科研设施布局;一院新建眼科大楼,安排3层用于与企业合作开展科研项目。其他方式也可促进医企合作,例如:中山医院与联影集团、上药集团、迈瑞集团长期战略合作,与第三方专利转化服务机构广泛联系;九院围绕医学创新与转化落地构建了院内院外医研企合作双循环;一院研发免疫状态试剂盒,初始阶段即引入广东企业合作开发。

(三)医院科技创新转化关键要素分析

梳理各医院在医学科技创新和成果转化的共性经验,有以下四个关键要素。

一是领导高度重视,专业部门推动。医院主要领导的高度重视对科技创新与成果转化工作至关重要。瑞金、中山、九院、十院都成立了专门的成果转化部门,中山医院成果转化部门有6名专职人员。

二是健全政策制度体系,使转化过程可操作、转化结果可预期。九院最具代表性,出台了职务科技成果转化管理、高价值专利培育、科技成果完成人创业企业成果转化活动审核、科技成果完成人兼职或离岗创业管理、成果转化类医用材料准入,以及科技成果转化奖励、廉洁风险防控、尽职免责等45个制度文件和81个配套表单,使转化过程中的难点和争议点有据可依。

三是完善支撑平台,基础研究和医工交叉并重。一方面,基础研究支撑平台为医院科研能力持续提升提供了保障。例如,所调研医院均建立了专病样本库,瑞金依托转化医学国家重大科技基础设施平台,建立了大规模的生物样本库和队列,一院、十院等建立了细胞治疗和基因治疗中试车间。另一方面,通过医工结合,转化亮点不断显现,九院的3D打印技术临床应用获得国内首张定制式医疗器械备案许可证,瑞金医院与企业联合研发了首台国产质子治疗系统,十院与上海硅酸盐所合作在新型纳米材料在肿瘤治疗应用上取得突破,此外,瑞金、中山、一院都参与了手术机器人、生物医用材料等研发。

四是坚持守正创新,把握前沿趋势和发挥学科优势相结合。医院的学科底蕴非短时间可以塑就,各调研医院的转化成果,较多出现在传统强势学科,例如:一院的眼科,九院的整形,中山的肝癌、心血管、放射与介入治疗、内镜,仁济的消化、麻醉等。与此同时,各医院也都有意识围绕医学科技前沿,开展定向研究,例如,所调研医院均加大细胞治疗和基因治疗的研究力度,瑞金开展了脑科学研究、一院开展了抗衰老研究。

三、关于全市层面推动医学科技创新的思考与建议

医学科技创新转化涉及"基础研究—临床研究—成果转化—临床应用"等环节。医疗机构是"临床研究"的主体,是"临床应用"的终端,是"成果转化"的关键参与者,是"基础研究"的重要支撑。围绕高水平公立医院推动医学科技创新发展这一命题,本次调研有如下启示。

（一）顶层设计与动态优化相结合

一是优化全市学科规划布局，实现医院间优势学科错位发展。临床研究需要大量病例予以支撑，相当程度上，学科布局决定了医学研究的布局。本市高水平医院集聚，疑难重症病例总量有限，若学科同质化发展极可能带来内耗。建议加强市级医院学科发展和临床研究规划布局，强化政策和资金引导，实现医院间优势学科错位发展，分散竞争赛道，提升"上海队"整体水平。

二是建立健全评价指标体系，开展指标监测，及时掌握全市医学科研创新转化进展情况，建立学科规划布局的动态调整机制，加强精细化管理。

三是优化市级医院绩效考核指标，加大医学科技创新转化的绩效考核占比。

（二）实施机构、项目、资金"三集中"战略，推动超常规发展

本市医学科研距离形成新质生产力的要求尚有差距，建议通过超常规集中投入，推动超常规发展，促进医学科技和医药产业从"跟跑、并跑"向"领跑"转变。

一是机构集中。集中力量打造4~6家世界级高水平研究型医院。将资源进一步向综合实力强、优势明显的头部医院倾斜，建设临床研究核心医院。功能定位上，建成顶尖人才蓄水池和创新要素集聚地，打造国家战略力量。建设目标上，紧扣创新型科学研究的使命，强化新领域、新技术探索，打造国之重器。人才梯队上，形成以医学科学家、研究型医生和专职科研人员为主体的创新梯队。

二是项目集中。超前研究布局关键战略性医学科研重大项目"榜单"。瞄准前沿趋势，确定本市医学科技前瞻布局的重点领域（比如人基因组学、医学新材料、细胞治疗、生物创新药、脑科学与人机接口、医学人工智能、自主研发医疗器械、中医药等），建立联合审评机制，把关键核心技术项目和"卡脖子"问题的"榜"张出来，实行"揭榜挂帅"、赛马等科研组织形式。支持本市医疗机构积极争取国家项目"揭榜挂帅"。

三是资金集中。整合现有科技、产业、医疗等领域投入资源，建立统一的重大项目攻关、重大科学计划研究资金池，完善投入持续增长机制。

（三）激励与约束并重

一是进一步健全政策制度体系，使转化过程可操作、结果可预期。近年我市先后出台《上海市促进医疗卫生机构科技成果转化操作细则》《上海市科技成果转化创新改革试点实施方案》，针对医学科技转化痛点予以政策松绑。建议推广九院、瑞金等经验，在鼓励源头创新、人才引进和创新激励、医院自研自用、研究平台建设、廉洁风险防控等方面进一步出台细化政策。

二是坚持底线思维，做到"三个不触碰"：不触碰公立医院公益性底线，确保疑难重症基本医疗开展；不触碰医学伦理底线，强化医学科研伦理审查；不触碰国有资产管理底线，医学科技创新转化过程中，涉及国有资产存量和增量投入的，要确保成果转化不造成国有资产流失。

（四）充分利用国内国际资源

最大限度利用好各类资源。一是加强与大学、科研院所、医药企业的合作,打通产业链、创新链、价值链的上、下游环节。二是依托国家区域医疗中心建设和对口支援工作,完善全国范围布局,有针对性地在全国范围积累病例。三是加强国际合作,发展国际医疗,在世界范围招募医学创新领军人才,建立开放式协同创新体系。

2022 年度上海市 38 家三级医院
科研竞争力分析

朱婷婷　牛玉宏　李　娜　丁汉升　高　红　钱文卉　金春林

【导读】　上海市三级医院科研竞争力评价是上海市卫生和健康发展研究中心联合上海市卫生健康委员会科技教育处开展的一项针对上海市公立三级医院科研发展状况的评价工作。该评价工作始于 2013 年，以"德尔菲法"建立评价体系，该评价体系全部采用客观指标以评估医院科技创新研究的真实情况，帮助决策者发现医院发展中的特色优势及存在的问题，为夯实科研实力、提升科研综合能力提供指引和参考。文章对 2022 年度上海市 38 家三级医院的科研竞争实力进行了系统分析及评价。

医学科技为临床实践提供重要的技术支撑，是医疗卫生单位可持续发展的源泉和动力。科学技术评价作为科技管理的重要手段和工作，科技技术评价在推动科技创新、优化资源配置、促进科技成果转化等方面发挥着重要作用，对于促进科技发展和社会进步具有重要意义。上海市整体医学科技创新能力近年来一直处于国内领先地位，市级公立医院在促进医疗科研的发展过程中发挥着不可替代的作用。现采用客观的评价指标体系，对上海市 38 家三级医院的科研竞争力水平进行评价分析，为医院及管理部门的科研管理决策提供客观优质的数据支持，有助于各医疗机构管理者了解自身科研实力及同行相对水平，为其在今后的工作中能够发挥优势、改进劣势提供科学依据。

一、评价对象

本次参与评价的三级医院共计 38 家（包括 34 家三甲医院和 4 家专科医院），具体名单见表 1。

基金项目：上海市医院协会医院管理研究基金课题"高质量发展形势下上海市三甲医院科研效率评价研究"（课题编号：Q2022056）；上海市卫生健康委员会卫生健康政策研究课题"关于完善上海医疗卫生机构科研竞争力评价的研究"（课题编号：2021HP88）。

第一作者：朱婷婷，女，助理研究员。

通讯作者：牛玉宏，女，研究员，上海市卫生和健康发展研究中心（上海市医学科学技术情报研究所）科研管理事务部主任。

作者单位：上海市卫生和健康发展研究中心（上海市医学科学技术情报研究所）（朱婷婷、牛玉宏、李娜、丁汉升、金春林），上海市卫生健康委员会（高红、钱文卉）。

表1 2022年度上海市纳入科研竞争力评价三级医院名单

类 别	医 院
复旦大学附属医院	复旦大学附属中山医院（以下简称"中山医院"）
	复旦大学附属华山医院（以下简称"华山医院"）
	复旦大学附属儿科医院（以下简称"儿科医院"）
	复旦大学附属眼耳鼻喉科医院（以下简称"眼耳鼻喉科医院"）
	复旦大学附属妇产科医院（以下简称"妇产科医院"）
	复旦大学附属肿瘤医院（以下简称"肿瘤医院"）
	华东医院（以下简称"华东医院"）
	上海市公共卫生临床中心（以下简称"公卫中心"）
	上海市口腔医院（以下简称"市口腔医院"）
上海交通大学医学院附属医院	上海交通大学医学院附属瑞金医院（以下简称"瑞金医院"）
	上海交通大学医学院附属仁济医院（以下简称"仁济医院"）
	上海交通大学医学院附属第九人民医院（以下简称"市九医院"）
	上海市第六人民医院（以下简称"市六医院"）
	上海交通大学医学院附属新华医院（以下简称"新华医院"）
	上海交通大学医学院附属上海儿童医学中心（以下简称"儿童医学中心"）
	上海市儿童医院（以下简称"儿童医院"）
	上海市第一人民医院（以下简称"市一医院"）
	上海市精神卫生中心（以下简称"精卫中心"）
	上海市胸科医院（以下简称"胸科医院"）
	中国福利会国际和平妇幼保健院（以下简称"国妇婴"）
海军军医大学附属医院	海军军医大学第一附属医院（以下简称"长海医院"）
	海军军医大学第二附属医院（以下简称"长征医院"）
	海军军医大学第三附属医院（以下简称"东方肝胆"）
同济大学附属医院	上海市同济医院（以下简称"同济医院"）
	上海市第十人民医院（以下简称"市十医院"）
	同济大学附属口腔医院（以下简称"同济口腔"）
	上海市肺科医院（以下简称"肺科医院"）
	上海市东方医院（以下简称"东方医院"）
	上海市第一妇婴保健院（以下简称"市一妇婴"）
	上海市皮肤病医院（以下简称"皮肤病医院"）

类　别	医　院
上海中医药大学附属医院	上海中医药大学附属龙华医院(以下简称"龙华医院")
	上海中医药大学附属曙光医院(以下简称"曙光医院")
	上海中医药大学附属岳阳中西医结合医院(以下简称"岳阳医院")
	上海市中医医院(以下简称"市中医院")
	上海市宝山区中西医结合医院(以下简称"宝山中西医")
	上海市光华中西医结合医院(以下简称"光华中西医")
	上海市中西医结合医院(以下简称"市中西医结合")
其他	上海市眼病防治中心(以下简称"眼病防治中心")

二、评价指标及权重

本文遵循权威性和公平性的原则,采用"德尔菲法"建立评价指标体系。指标体系分为投入和产出两个维度的一级指标,投入指标包括人力资源、科研项目、人才培养计划、科研基地和学科建设项目,产出指标包括产权性产出和各类奖项,具体见表2。

表2　2022年度上海市三级医院评价指标及权重

一级指标	一级权重	二级指标	二级权重
投入	0.4	人力资源	0.15
		科研项目	0.50
		人才培养计划、科研基地、学科建设项目	0.35
产出	0.6	产权性产出	0.67
		各类奖项	0.33

三、医院综合实力得分情况

(一) 2022年度上海市三级医院科研竞争力得分排名

2022年,上海市三级医院中综合实力得分第一名是中山医院,第二名是瑞金医院,第三名是市九医院,名列其后的七名医院分别为仁济医院、华山医院、肿瘤医院、市六医院、市一医院、新华医院、东方医院。具体排名及得分情况见图1。

专科类医院中,中医类三甲医院(4家)排名第一为岳阳医院,第二为龙华医院,第三为曙光医院,第四名为市中医院,相较前一年,岳阳医院上升两名;在投入产出比上,岳阳医院和龙华医院均存在较大幅度的波动,曙光医院和市中医院处于相对稳定的状态。儿科类三甲医院(3 家)排名第一为儿科医院,第二为儿童医学中心,第三为儿童医院,与前两年的排名保持一致,虽然其投入产出比的波动幅度较小,但均有所增长。妇产科类三甲医院排名第一为市一妇婴,第二为妇产科医院,第三为国妇婴,其投入产出比均存在较大幅度的波动,市一妇婴的投入产出比增长为大于 1。科研竞争力得分排名具体见表 3~5。

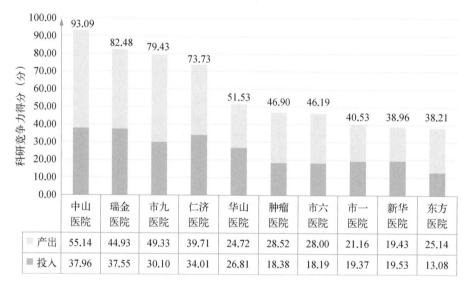

图 1　2022 年度上海市三级医院科研竞争力得分排名(前十名)

表 3　2022 年度上海市中医类三甲医院科研竞争力总得分排名

医　　院	总得分(分)	投入得分(分)	产出得分(分)	投入产出比	上一年度投入产出比
岳阳医院	15.20	6.49	8.71	1.34	0.78
龙华医院	14.24	6.35	7.88	1.24	0.60
曙光医院	11.45	6.49	4.96	0.76	0.83
市中医院	6.69	3.81	2.89	0.76	0.40

表 4　2022 年度上海市儿科类三甲医院科研竞争力总得分排名

医　　院	总得分(分)	投入得分(分)	产出得分(分)	投入产出比	上一年度投入产出比
儿科医院	20.61	7.52	13.09	1.74	1.09
儿童医学中心	13.77	6.59	7.18	1.09	1.04
儿童医院	9.34	4.19	5.15	1.23	1.06

表 5　2022 年度上海市度妇产科类三甲医院科研竞争力总得分排名

医　院	总得分(分)	投入得分(分)	产出得分(分)	投入产出比	上一年度投入产出比
市一妇婴	18.84	8.75	10.08	1.15	0.76
妇产科医院	11.71	6.05	5.66	0.94	0.63
国妇婴	5.93	3.07	2.86	0.93	1.83

(二) 近五年上海市三级医院科研竞争力排名的动态变化

总体来说,2018~2022 年位居前十名的医院相对比较稳定,中山医院、瑞金医院、市九医院、仁济医院和华山医院依然稳居前五名,肿瘤医院呈现持续进步的态势,东方医院重回前十名榜单(表 6)。

表 6　2018~2022 年上海市三级医院科研竞争力总得分排名(前十名)

年份	第一名	第二名	第三名	第四名	第五名	第六名	第七名	第八名	第九名	第十名
2022	中山医院	瑞金医院	市九医院	仁济医院	华山医院	肿瘤医院	市六医院	市一医院	新华医院	东方医院
2021	中山医院	瑞金医院	仁济医院	市九医院	华山医院	市六医院	市一医院	肿瘤医院	新华医院	市十医院
2020	中山医院	瑞金医院	市九医院	仁济医院	华山医院	长海医院	市六医院	新华医院	长征医院	市十医院东方医院
2019	瑞金医院	市九医院	中山医院	仁济医院	华山医院	市六医院	长海医院	东方医院	新华医院	肿瘤医院
2018	中山医院	市九医院瑞金医院	仁济医院	华山医院	长海医院	长征医院	市六医院	肿瘤医院	新华医院	东方医院

四、各学科综合实力得分情况分析

本文对 2022 年上海市 38 家三级医院 891 个学科的科研竞争力分值进行计算,并按照不同学科对得分前五名的医院进行排名(表 7~11)。

表 7　2022 年度上海市三级医院学科排名前五名情况(一)

排名	肿瘤学	口腔医学	儿科学	妇产科学	骨外科学	眼科学	血液病学	普通外科学	中医学
1	肿瘤医院	市九医院	儿科医院	一妇婴	市六医院	眼耳鼻喉科医院	瑞金医院	中山医院	龙华医院
2	仁济医院	同济口腔	新华医院	妇产科医院	市九医院	市九医院	市一医院	瑞金医院	岳阳医院

排名	肿瘤学	口腔医学	儿科学	妇产科学	骨外科学	眼科学	血液病学	普通外科学	中医学
3	中山医院	市口腔医院	儿中心	仁济医院	瑞金医院	市一医院	中山医院	仁济医院	曙光医院
4	东方医院	市十医院	儿童医院	国妇婴	长征医院	新华医院	市十医院	东方肝胆	市中医院
5	肺科医院	仁济医院	一妇婴	市九医院	华山医院	眼防中心	长海医院	市十医院	宝山中西医

表 8　2022 年度上海市三级医院学科排名前五名情况（二）

排名	耳鼻咽喉科学	心血管病学	整形外科学	神经外科学	内分泌病学	神经病学	感染性疾病学	精神病学	胸外科学
1	眼耳鼻喉科医院	中山医院	市九医院	华山医院	瑞金医院	华山医院	华山医院	精卫中心	肺科医院
2	市九医院	瑞金医院	眼耳鼻喉科医院	仁济医院	市六医院	瑞金医院	瑞金医院	同济医院	胸科医院
3	市六医院	新华医院	新华医院	东方医院	中山医院	东方医院	公卫中心	东方医院	中山医院
4	新华医院	东方医院	中山医院	瑞金医院	市九医院	同济医院	同济医院	市十医院	同济医院
5	长征医院	仁济医院	东方医院	长征医院	市十医院	中山医院	市六医院	华山医院	仁济医院

表 9　2022 年度上海市三级医院学科排名前五名情况（三）

排名	呼吸病学	胃肠病学	皮肤病学	医学影像学	泌尿外科学	实验诊断学	临床放射学	药剂学	超声医学
1	中山医院	仁济医院	皮肤病医院	华山医院	仁济医院	东方医院	肿瘤医院	仁济医院	中山医院
2	瑞金医院	长海医院	华山医院	中山医院	市一医院	仁济医院	瑞金医院	市十医院	市十医院
3	肺科医院	市一医院	新华医院	市一医院	长海医院	瑞金医院	中山医院	中山医院	市六医院
4	胸科医院	中山医院	长征医院	瑞金医院	中山医院	华山医院	胸科医院	华山医院	市一医院
5	东方医院	瑞金医院 东方医院	瑞金医院	市六医院	市十医院	市一医院 肺科医院	市九医院	皮肤病医院	肿瘤医院

表 10　2022 年度上海市三级医院学科排名前五名情况（四）

排名	麻醉学	肾脏病学	风湿病学	心血管外科学	急诊医学	病理学	康复医学	重症医学
1	中山医院	中山医院	仁济医院	东方医院	瑞金医院	肿瘤医院	华山医院	瑞金医院
2	仁济医院	华山医院	瑞金医院	中山医院	市一医院	市九医院	岳阳医院	中山医院

排名	麻醉学	肾脏病学	风湿病学	心血管外科学	急诊医学	病理学	康复医学	重症医学
3	市九医院	瑞金医院	长征医院	瑞金医院	中山医院	市十医院	瑞金医院	市十医院
4	瑞金医院	仁济医院	中山医院	长海医院	长征医院	中山医院	华东医院	仁济医院
5	市六医院	长征医院市六医院	市六医院	胸科医院济医院	东方医院	肺科医院	中山医院	东方医院胸科医院

表 11　2022 年度上海市三级医院学科排名前五名情况（五）

排名	核医学	老年医学	护理学	医学心理学	营养学	健康管理	输血医学	全科医学
1	市十医院	华东医院	市十医院	仁济医院	华东医院	长海医院	长海医院	中山医院
2	肿瘤医院	瑞金医院	中山医院	新华医院	新华医院	市十医院	长征医院	长海医院
3	中山医院	仁济医院	市九医院	中山医院	瑞金医院	长征医院	市六医院	仁济医院
4	瑞金医院	东方医院	龙华医院	精卫中心	市九医院	仁济医院	瑞金医院	新华医院
5	仁济医院	华山医院市六医院	市六医院	长征医院	仁济医院儿童医学中心	市六医院	市十医院	市九医院

五、部分重要指标情况分析

（一）国家级科研项目

2022 年上海市 38 家三级医院获得国家重点研发计划项目共计 116 项,较 2021 年增加 56 项;国家自然科学基金重大、重点、重大研究计划项目共计 29 项,较 2021 年减少 10 项;国家自然科学基金项目共计 1 610 项,较 2021 年增加 79 项,获得国家自然科学基金项目数排名前十的医院见表 12。

表 12　2022 年度上海市三级医院获得国家自然科学基金项目数前十名情况

排　　名	医　　院	数量(项)
1	中山医院	161
2	瑞金医院	151
3	仁济医院	148
4	市九医院	121
5	华山医院	97

续　表

排　名	医　院	数量（项）
6	肿瘤医院	79
7	市六医院	75
8	市十医院	72
9	市一医院	70
10	新华医院	69

（二）论文发表情况

2022 年上海市 38 家三级医院发表 SCI 论文共计 11 675 篇,较 2021 年增加 69 篇;篇均影响因子为 5.8 分,较 2021 年降低 0.4 分,SCI 论文累计影响因子排名前十的医院见表 13。

表 13　2022 年度上海市三级医院 SCI 论文发表前十名情况

排　名	医　　院	收录数（篇）	总影响因子（分）
1	瑞金医院	964	6 500.1
2	中山医院	963	5 814.8
3	市九医院	946	5 364.4
4	仁济医院	735	4 993.4
5	华山医院	806	4 518.3
6	市六医院	624	3 660.7
7	东方医院	518	3 432.6
8	市十医院	500	3 258.1
9	肿瘤医院	441	2 995.6
10	新华医院	531	2 913.6

（三）专利情况分析

2022 年上海市三级医院发明专利授权专利共计 675 项,其中专利合作条约（Patent Cooperation Treaty,PCT）发明专利授权 16 项,国内发明专利授权 659 项;总数较 2021 年增加 227 项。2022 年共有 22 家医院实现专利转化,共计 183 项,其中发明专利 103 项,实用新型专利 80 项;相较于 2021 年,转化总数增加 14 项。发明专利授权前十名医院和专利转化医院见表 14~15。

表 14　2022 年度上海市三级医院发明专利授权数量前十名医院情况

排　名	医　院	数量(项)
1	市九医院	116
2	中山医院	64
3	市一医院	37
4	瑞金医院	29
	长海医院	29
5	仁济医院	28
6	华山医院	27
	长征医院	27
7	东方医院	26
8	市六医院	25
9	肺科医院	23
10	市十医院	20

表 15　2022 年度上海市三级医院实现专利转化医院情况

医　院	发明专利转化数(项)	实用新型专利转化数(项)	合计(项)
中山医院	44	58	102
市九医院	22	9	31
东方医院	7	2	9
同济医院	3	4	7
市十医院	5	1	6
市六医院	3	1	4
市一医院	1	3	4
华山医院	3	0	3
华东医院	2	0	2
仁济医院	2	0	2
岳阳医院	2	0	2
肿瘤医院	1	0	1
儿中心	1	0	1
瑞金医院	1	0	1

续　表

医　　院	发明专利转化数（项）	实用新型专利转化数（项）	合计（项）
新华医院	1	0	1
儿童医院	0	1	1
公卫中心	1	0	1
精卫中心	1	0	1
市口腔医院	1	0	1
胸科医院	1	0	1
市中医院	0	1	1
长征医院	1	0	1
合计	103	80	183

（四）获奖情况分析

2022 年上海市三级医院获得中华医学科技奖共计 16 项,相较于 2021 年增加 1 项,其中二等奖 7 项,三等奖 7 项,卫生管理奖 1 项,医学科学技术普及奖 1 项;上海市科学技术奖共计 35 项,其中上海市科技进步奖 20 项,上海市技术发明奖 2 项,上海市自然科学奖 3 项,上海市青年科技杰出贡献奖 1 项,上海市科学技术普及奖 9 项;上海医学科技奖共计 43 项,相较于 2021 年减少 19 项,其中一等奖 7 项,二等奖 15 项,三等奖 19 项,成果推广奖 2 项。

六、分析与讨论

上海市医学科研竞争力评价分析工作自 2013 年启动,至今已走过第十个年头。经过多年验证,指标体系受到广泛认可,以科学的评价指标体系结合客观的数据,反映三级医院的科研发展实际情况。

从 2022 年度的相关科研数据来看,上海市 38 家三级医院的科研竞争实力排名处于相对稳定的状态,中山医院、瑞金医院、仁济医院、市九医院和华山医院以强大的科研实力,继续保持领先,位于第一方阵;肿瘤医院作为前十名中唯一的专科医院,持续进步,科研实力不容小觑。在学科排名中,肿瘤学科以绝对优势位列第一,部分辅助科室,如实验诊断学、药剂学等学科后劲十足,相比之下,往年一些非常有优势的学科,则呈现下降趋势。在重要指标上,科研项目获得数、SCI 论文发表数及专利授权数均较往年有所增加,科研实力总体上呈现稳步提升的态势。但医院间的科研实力存在一定差异,排名靠前的多数是综合性医院;此外,就学科而言,仍然存在医院之间及医院内部发展不均衡的情况;中文核心论文发表、专利转化及科研奖励获得等方面均有较大的发展空间。鉴于以上问题,提出如下建议。

(一) 夯实科研实力，助推医院高质量发展

上海市三级医院在整个上海市乃至全国的医学科研发展中占据重要位置。医学科研竞争力评价分析如同一台 X 光机，帮助医院了解自己的科研发展现状。各医院应立足于"十四五"时期关于公立医院高质量发展的要求，通过评价分析的结果发现自身的长处与短板，明确目标定位，找准方向路径，强化保障措施，激发科创活动与动力，实现科研良性发展。

(二) 加强院校合作，促进学科建设

学科建设是医院发展的核心引领，是促进科研高质量发展的总抓手，只有持续强化学科建设，才能更好带动全局工作。需要以主动管理的理念，以开拓创新思维面向国际视野、国家政策导向、医学发展与技术创新最前沿，运用科学的方法，制定具有长远指导意义又切实可行的学科发展规划，与此同时以院校协作以及其他各种合理举措，充分发挥各类资源有机融合，加快医院学科建设。

(三) 创新人才培养机制，增强科研竞争力

科研人才是医院科研的核心竞争力。医院应在"尊重医学人才发展规律"的策略指导下，从人才培养规划和人才培养基金等方面，构建全周期、全方位科研人才培养体系。一方面需要引进高素质科研人才，另一方面需要建立完善的人才培养机制，为营造良好成长环境和科学合理的晋升路径，落实激励与约束机制，扩大自身人才储备，避免出现人才断档的现象。

(四) 科研成果有效转化，树立学术影响力

科研成果管理主要涵盖成果申报、奖励、应用和推广等内容。科研管理人员作为管理活动的实施主体，一方面，需对医院科研成果这一领域的政策方针、法律法规和学科知识综合掌握，另一方面，还需在工作中运用新方法、新工具，对科研成果的管理做到系统全面。通过建立符合医院发展特色的科技成果转化平台，从专利申请、评估、转化各方面为临床研发人员提供服务，形成既懂医疗市场需求又懂医学技术的专家库，在专利申请和评估阶段给予专业性的指导，避免过度理论化的问题。此外，医院还可以通过举办各类大型论坛、会议、培训等活动，积极为医疗机构、企业界和投资机构搭建医、药、械、研、学的交流平台，宣讲展示医学科研成果，有效增加成果转化机会，真正实现科研为临床服务。

2022年度上海市区级医院科研竞争力分析

李　娜　牛玉宏　朱婷婷　丁汉升　钱文卉　高　红　金春林

【导读】　科研竞争力评价项目是上海市卫生和健康发展研究中心(上海市医学科学技术情报研究所)[本文简称"中心(所)"]联合上海市卫生健康委员会科技教育处为加强科研评价和管理开展的延续性项目。自2013年起,中心(所)每年运用全面客观的指标体系,系统评价上海市医院及学科的科研竞争实力,为各级科研管理部门了解医院科研综合能力、学科建设水平、特色优势及存在问题提供了详尽的信息和资料。

全面推动本市区域性医疗中心服务能力标准化建设对区级医院提出了更高的要求。区级医院需要不断提高医疗水平,而医疗水平的提高离不开临床科研的支撑和促进,医院的科研水平、科技成果和科技人才是衡量医院医疗和学术水平高低的重要指标。本中心(所)在上海市卫生健康委员会科技教育处的指导下,以提高区级医院的科研能力、学科发展水平,开展了延续性项目,该项目运用已建立的科研竞争力评价指标对本市区级医院科研实力进行综合评价,评价体系支持医院和学科间的横向对比,以及随时间变化的动态评估,为各级科研管理部门了解医院科研综合能力、学科建设水平、特色优势及存在问题提供详尽的数据参考依据。

一、数据来源

纳入本次评价的医院共30家,其中三级乙等医院16家、二级甲等医院14家,见表1。

表1　2022年度纳入科研竞争力评价的上海区级医院

区　域	医　　　院	等　级
宝山区	上海市宝山区吴淞中心医院(以下简称"吴淞医院")	二级甲等
	上海市宝山区仁和医院(以下简称"仁和医院")	二级甲等

第一作者:李娜,女,工程师,科员。

通讯作者:金春林,男,研究员,上海市卫生和健康发展研究中心(上海市医学科学技术情报研究所)主任。

作者单位:上海市卫生和健康发展研究中心(上海市医学科学技术情报研究所)(李娜、牛玉宏、朱婷婷、丁汉升、金春林),上海市卫生健康委员会(钱文卉、高红)。

续　表

区　域	医　　院	等　级
崇明区	上海交通大学医学院附属新华医院崇明分院(以下简称"新华崇明")	三级乙等
奉贤区	上海市奉贤区中心医院(以下简称"奉中心")	三级乙等
嘉定区	上海市嘉定区中心医院(以下简称"嘉中心")	二级甲等
金山区	复旦大学附属金山医院(以下简称"金山医院")	三级乙等
	上海市金山区中心医院(以下简称"金中心")	二级甲等
闵行区	上海市闵行区中心医院(以下简称"闵中心")	三级乙等
	复旦大学附属上海市第五人民医院(以下简称"五院")	三级乙等
青浦区	复旦大学附属中山医院青浦分院(以下简称"青中心")	三级乙等
松江区	上海市松江区中心医院(以下简称"松中心")	三级乙等
浦东新区	上海市浦东医院(以下简称"浦东医院")	三级乙等
	上海市浦东新区人民医院(以下简称"浦人民")	三级乙等
	上海市浦东新区公利医院(以下简称"公利医院")	三级乙等
	上海市浦东新区周浦医院(以下简称"周浦医院")	三级乙等
	上海市浦东新区浦南医院(以下简称"浦南医院")	二级甲等
长宁区	上海市同仁医院(以下简称"同仁医院")	三级乙等
虹口区	上海市第四人民医院(以下简称"四院")	二级甲等
黄浦区	上海交通大学医学院附属瑞金医院卢湾分院(以下简称"瑞金卢湾")	二级甲等
	上海交通大学医学院附属第九人民医院黄浦分院(以下简称"九院黄浦")	二级甲等
静安区	复旦大学附属华山医院静安分院(以下简称"静中心")	三级乙等
	上海市静安区市北医院(以下简称"市北医院")	二级甲等
	上海市静安区闸北中心医院(以下简称"闸中心")	二级甲等
普陀区	上海市普陀区中心医院(以下简称"普中心")	三级乙等
	上海市普陀区人民医院(以下简称"普人民")	二级甲等
	上海市普陀区利群医院(以下简称"利群医院")	二级甲等
徐汇区	上海市徐汇区中心医院(以下简称"徐中心")	三级乙等
	上海市第八人民医院(以下简称"八院")	二级甲等
杨浦区	上海市杨浦区中心医院(以下简称"杨中心")	三级乙等
	上海市杨浦区市东医院(以下简称"市东医院")	二级甲等

二、2022 年度上海市区级医院综合实力得分情况

上海市 30 家区级医院中,投入产出综合实力得分第一名是同仁医院,名列其后的 9 家医院及得分情况见图 1。

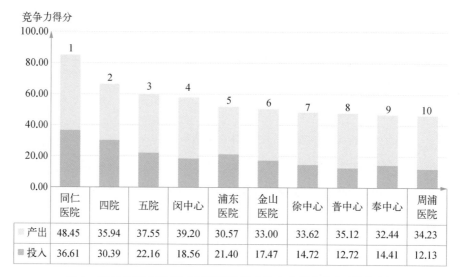

图 1　2022 年度上海市区级医院科研竞争力总得分排名(前十名)

三、各学科综合实力得分情况

将各医院科室按照教育部的学科分类合并处理,统一标准化后计算科研竞争力分值,部分学科排名前五名的医院及得分见表 2。数据显示:在区级医院中,神经病学、普通外科学、骨外科学、泌尿外科学、全科医学等学科的科研能力相对较强;营养学、口腔医学、感染性疾病学、胸外科学、风湿病学与自体免疫病学等学科的科研实力相对较弱,是医院未来需要重点督促和扶持的学科。此外,临床放射学、风湿病学与自体免疫病学等弱势学科除了人力资源外,其他指标得分几乎为 0,故涉及上述学科的医院均不纳入前五名排名,并在表 2 内标注"除人力资源外几乎不得分"。

表 2　2021 年度上海市部分学科排名前五名的区级医院(单位:分)

学 科	第一名		第二名		第三名		第四名		第五名	
	医院	得分	医院	得分	医院	得分	医院	得分	医院	得分
神经病学	四院	53.72	闵中心	15.15	五院	7.26	金山医院	5.44	同仁医院	5.32
普通外科学	徐中心	24.01	浦东医院	17.99	闵中心	16.89	奉中心	16.16	同仁医院	15.31

续 表

学 科	第一名		第二名		第三名		第四名		第五名	
	医院	得分	医院	得分	医院	得分	医院	得分	医院	得分
骨外科学	同仁医院	23.88	五院	9.26	公利医院	8.71	周浦医院	7.41	杨中心	6.40
泌尿外科学	五院	16.35	静中心	4.66	徐中心	3.58	浦东医院	3.31	普人民	2.54
全科医学	同仁医院	16.32	杨中心	12.89	闵中心	2.03	五院	0.39	吴淞医院	0.24
心血管病学	同仁医院	15.92	普中心	12.85	周浦医院	11.41	徐中心	10.77	市东医院	5.12
妇产科学	四院	15.14	同仁医院	6.68	周浦医院	3.69	奉中心	3.38	五院	1.98
呼吸病学	五院	14.69	青中心	3.25	徐中心	2.37	静中心	1.90	浦东医院	1.54
内分泌病学与代谢病学	五院	11.83	周浦医院	11.06	同仁医院	8.02	奉中心	6.89	公利医院	5.05
实验诊断学	普中心	11.31	普人民	6.95	公利医院	6.50	同仁医院	4.44	奉中心	3.71
麻醉学	四院	10.64	同仁医院	4.02	闵中心	1.39	市东医院	1.35	五院	1.20
药剂学	同仁医院	10.37	浦东医院	9.74	闵中心	5.07	普中心公利	1.95	浦人民奉中心	1.93
肿瘤学	金山医院	9.48	浦东医院	4.87	周浦医院	4.23	四院	1.66	公利医院	1.62
胃肠病学	四院	8.72	同仁医院	7.10	闵中心	5.50	松中心	3.60	静中心	3.09
重症医学	五院	8.68	静中心	0.90	闵中心	0.69	公利医院	0.39	周浦医院	0.36
康复医学	徐中心	8.52	周浦医院	5.94	四院	4.24	同仁医院	2.57	普人民	2.11
血液病学	同仁医院	7.84	静中心	5.36	闵中心	2.13	闸中心	1.67	四院	1.27
医学影像学	金山医院	7.32	嘉中心	7.22	同仁医院	5.29	五院	2.75	四院	2.31
护理学	公利医院	7.07	同仁医院	4.58	闵中心	2.82	浦人民	2.57	新华崇明	1.77
中医学	四院	6.50	普中心	2.52	静中心	2.20	金山医院	2.13	同仁医院	1.92
急诊医学	金山医院	6.00	闵中心	4.26	浦人民	2.67	青中心	1.30	四院普中心	1.25
眼科学	杨中心	5.22	金山医院	2.15	同仁医院	2.05	市北医院	1.95	浦东医院	1.13
神经外科学	奉中心	4.89	五院	4.53	普人民	2.39	同仁医院	2.02	瑞金卢湾	1.93
儿科学	同仁医院	3.80	金山医院	2.51	四院	1.49	浦东医院	1.07	闵中心	1.05
肾脏病学	闵中心	3.43	四院	2.30	同仁医院	2.27	五院	1.99	青中心	1.94
病理学	浦东医院	3.38	杨中心	1.40	闵中心	1.05	五院	0.77	同仁医院	0.66
耳鼻咽喉科学	四院	3.24	公利医院	3.07	同仁医院	0.43	青中心	0.33	普人民	0.26

续 表

学 科	第一名		第二名		第三名		第四名		第五名	
	医院	得分	医院	得分	医院	得分	医院	得分	医院	得分
临床放射学	瑞金卢湾	3.08	同仁医院	1.01	四院	0.39	静中心	0.14	除人力资源外几乎不得分	
核医学	浦东医院	2.95	四院	0.59	奉中心	0.35	杨中心 普人民	0.15	闸中心	0.10
老年医学	闵中心	1.74	四院	0.66	市北医院	0.58	闸中心	0.53	徐中心	0.38
皮肤病学	闵中心	1.67	静中心	1.57	浦东医院	1.27	周浦医院	0.81	公利医院	0.60
营养学	青中心	1.44	普人民	0.98	嘉中心	0.45	奉中心 周浦	0.30	同仁医院	0.18
口腔医学	同仁医院	1.31	五院	0.80	嘉中心	0.67	松中心	0.56	徐中心	0.53
感染性疾病学	普中心	1.27	五院	1.25	同仁医院	1.22	松中心	1.09	公利医院	0.72
胸外科学	吴淞医院	1.03	同仁医院	0.75	五院	0.52	闵中心	0.48	周浦医院	0.47
风湿病学与自体免疫病学	同仁医院	0.87	嘉中心	0.75	除人力资源外几乎不得分					

四、部分重要指标情况

（一）国家级科研项目

获得国家重点研发计划方面,四院的妇产科学、神经病学分别有1项项目获得国家重点研发计划资助。在国家自然科学基金项目方面,四院获得2项重大项目,其余均为面上、青年、专项基金项目。2022年上海市区级医院获得国家自然科学基金项目共77项,比2021年增加了2项,见表3。

表3　2022年上海市区级医院获得国家自然科学基金项目的整体情况(单位:项)

单 位	重大项目	面上项目	青年项目	专项基金项目	合 计
同仁医院	0	7	7	0	14
四院	2	6	3	0	11
金山医院	0	2	8	0	10
浦东医院	0	5	3	0	8
五院	0	5	3	0	8
周浦医院	0	2	3	0	5

单　位	重大项目	面上项目	青年项目	专项基金项目	合　计
奉中心	0	1	3	0	4
闵中心	0	2	2	0	4
公利医院	0	2	2	0	4
杨中心	0	2	2	0	4
浦人民	0	1	0	1	2
静中心	0	1	0	0	1
普中心	0	1	0	0	1
吴淞医院	0	0	1	0	1
总计	2	37	37	1	77

（二）论文发表情况

1.《科学引文索引》(*Science Citation Index*, SCI)论文发表情况

2022 年度上海市区级医院发表 SCI 论文共 1 194 篇,比 2021 年增加了 73 篇。其中:发表 SCI 论文最多的是同仁医院,共计 131 篇;在 SCI 论文影响因子方面,总影响因子最多的是四院, 共 715.5,单篇影响因子在 40~70 分的论文共计 3 篇,30~39 分的共计 2 篇,20~29 分的共计 9 篇,见表 4 和表 5。

表 4　2022 年上海市区级医院 SCI 论文发表情况(前十名)

排　名	单　　位	总 影 响 因 子	SCI 收录数量(篇)
1	四院	715.5	117
2	同仁医院	682.3	131
3	五院	556.5	111
4	闵中心	412.2	95
5	周浦医院	378.0	108
6	浦东医院	341.9	75
7	徐中心	298.9	48
8	金山医院	280.8	66
9	杨中心	272.8	61
10	奉中心	254.8	37

表5 2022年本市区级医院 SCI 高影响因子论文单位排名

单　位	科　室	篇　数	总篇数	单篇影响因子
五院	呼吸与危重症医学科	2	3	64.5
	呼吸与危重症医学科			21.1
	重症医学科	1		44.1
奉中心	内分泌代谢科	1	1	64.5
公利医院	内分泌科	1	1	37.3
同仁医院	儿科	1	3	37.3
	普外科	1		29.4
	血液内科	1		20.3
市东医院	心血管内科	1	2	28.2
	科研成果转化基地	1		20.1
四院	消化科	1	2	26.6
	脑功能与人工智能转化研究所	1		25
普人民	检验科	2	2	22.1
				22.1

2. 中文核心论文发表情况

2022年度上海市区级医院发表中文核心期刊论文共839篇。其中：发表中文核心论文最多的是普中心,共计72篇;其次为杨中心、新华崇明,分别发表58和52篇,见表6。

表6 2022年度上海市区级医院中文核心期刊论文发表情况(前十名)

排　名	单　位	中文核心期刊论文数量(篇)
1	普中心	72
2	杨中心	58
3	新华崇明	52
4	浦东医院	51
5	青中心	48
6	五院	45
7	松中心	40
8	奉中心	39

排　名	单　位	中文核心期刊论文数量(篇)
9	周浦医院	38
	金山医院	38
10	闵中心	36

（三）专利情况分析

在专利授权方面,2022 年度上海市区级医院授权发明专利为 60 项,比 2021 年增加了 16 项。其中,发明专利最多的是金山医院,为 13 项。在专利转化方面,2022 年上海市区级医院中有 8 家医院成功实施转化,专利转化数量为 22 项(发明专利转化 10 项,实用新型专利转化 12 项),比 2021 年增加了 11 项,呈现上升趋势,见表 7 和表 8。

表 7　2022 年度上海市区级医院国内发明专利授权数

单　位	数量(项)
金山医院	13
普中心	5
五院	5
奉中心	4
闵中心	4
四院	4
同仁医院	4
浦东医院	3
公利医院	3
松中心	3
吴淞医院	2
杨中心	2
浦人民	1
青中心	1
仁和医院	1
八院	1
利群医院	1

续　表

单　　位	数量(项)
市东医院	1
普人民	1
徐中心	1

表 8　2022 年度上海市区级医院国内专利转化情况

转 化 类 型	单　　位	科　　室	转 化 数 量
发明专利	奉中心	普通外科	5
	闵中心	检验科	1
	普中心	心内科	1
	同仁医院	普外科	1
	周浦医院	皮肤科	1
	浦人民	放射影像科	1
实用新型专利	闵中心	神经内科	2
		内镜中心	1
		护理部	1
		病理科	1
		科研平台	1
	五院	泌尿外科	3
	同仁医院	护理部	1
	青中心	肾内科	1
	普中心	心内科	1

（四）获奖情况分析

2022 年上海市区级医院各类科研项目获奖共 14 项,比 2021 年增加 3 项,见表 9。30 家医院中只有四院获得人才奖项,说明区级医院总体相对缺乏高端人才。

表 9　2022 年度上海市区级医院获得成果奖励情况

奖 项 类 别	奖 项 级 别	数量(个)	获奖单位数量(个)
上海市医学科技奖	二等奖	1	同仁医院(1)
			公利医院(2)
			同仁医院(2)

续　表

奖项类别	奖项级别	数量(个)	获奖单位数量(个)
上海市医学科技奖	三等奖	7	徐中心(1)
			周浦医院(1)
			杨中心(1)
	科技成果推广奖	1	徐中心(1)
上海中医药科技奖	二等奖	1	普中心(1)
	三等奖	2	普中心(1)
			四院(1)
上海中西医结合科技奖	三等奖	1	静中心(1)
华夏医学科技奖	三等奖	1	同仁医院(1)
总计		14	

五、分析与讨论

从 2022 年度的科研相关数据来看,上海市 30 家区级医院科研竞争力较以往有一定进步。同仁医院以较大优势稳居第一,四院大幅度攀升至第二,金山医院进步至第六名、周浦医院也首度跻身前十。作为区级医院里最有科研竞争力者,同仁医院投入、产出、科研项目等多维度指标均居首位。

从投入指标来看,大部分区级医院承担的科研项目数量较少,层次不高。但值得注意的是 2022 年四院获得 2 项高层次项目(国家重点研发计划项目),说明区级医院人才培养的重要性,但 2022 年获得高层次人才项目的单位仅四院,其余医院均为 0。从产出指标来看,2022 年区级医院的 SCI 论文发表数量有所提升,但总影响因子、高分论文产出仍然处于较低水平,说明 2022 年区级医院在 SCI 发表论文质量上仍然没有显著提升。在成果转化方面,2022 年区级医院的国内发明授权专利数量共计 60 项,其中成功实施成果转化项目有 22 项,说明区级医院在知识产权工作中有较好成绩。在获得科研成果奖励方面,同仁医院获得 1 项华夏医学科技奖三等奖,与以往相比有很大突破。从学科排名来看,区级医院学科强弱势差距仍十分显著。如:神经病学学科排名中,位居榜首的四院获得 53.72 分,与第二名闵中心(15.15 分)相差了约 39 分;强势学科第二名普通外科中获得第一名的徐中心为 24.01 分,与弱势学科倒数第十名耳鼻咽喉科学中获得第一名的四院(3.24 分)之间相差约 21 分。由此可见,医院学科内部存在学科布局不完善、人才覆盖学科发展不平衡等问题。

总体而言,在投入方面,区级医院高层次人才培养项目、高层次科研项目获得仍然较少;从产出方面,区级医院知识产权方面工作较以往有所进步,尤其成果转化方面;获得成果奖励的层次也有所提高,而总影响因子、高分论文产出仍然较少。近年来,综合排名仅体现了个别医院的持续进步,反映出区域内医院及学科强弱势趋势日益显著。主要问题归结于医院学科内部布局不完善,人才覆盖学科发展不平衡。建议未来在各学科领域人才均衡发展,形成整体优势。对于人才培养对象入选较多的优势学科继续做大做强,挖掘学科新的增长点和突破口,解决疑难病、复杂疾病的诊治,同时构建优势学科群,发挥学科的集聚效应。对于薄弱学科,在市级学科建设方面进行扶持,加快发展薄弱而又重要的学科,培养成为具有竞争力的学科。高层次人才可通过其自身影响力和专业号召力,加强相关学科间的交叉融合,有效整合各学科的优势资源,促进学科之间相互合作,形成整体优势。

中西医结合住院医师规范化 培训方案建设的探索

舒　静　沈宇弘　何懿蓓　王道珍　王　洪
王　欢　张　毅　高　翔　岑　珏　施建蓉

【导读】　中西医结合是中国特色社会主义卫生事业的重要组成部分。《中共中央　国务院关于促进中医药传承创新发展的意见》指出:"要坚持中西医并重、打造中医药和西医药相互补充协调发展的中国特色卫生健康发展模式。"[1]在国家卫生政策支持下,中西医结合事业取得了诸多成果。然而,由于中医西医理论体系、人才培养方式、职业发展路径有所差异等原因,中西医结合教育和人才队伍培养面临诸多难题和挑战[2-3]。中西医结合规范化培训尚未真正"规范",缺乏高水平"一体化"的师资队伍、规培教材、评价标准,以及高质量的中西医结合临床实践基地。为更好地推进中西医结合发展,中西医结合规范化培训相应的标准建设方案和政策路径亟待研究探索。

一、构建中西医规培方案建设的背景与现状

(一)中西医结合规范化培训标准现状

《中西医结合规培标准调查问卷(学员版)》选取了上海具有住院医师规范化培训资质的相关西医、中医和中西医结合医院的 201 名住院医师作为研究对象,调查结果显示西医、中医、中西医住院医师对于目前所在医院的总体培训状况比较满意,对于理论知识、临床技能和临床思维的强化比较重视,对临床综合诊疗能力提升的需求强烈,对于中医经典缺乏重视。

由此可见,中西医结合规培受众群体多,中西医规培基地试点具有可行性。住院医师对执业范围的拓展和职业发展路径拓展具有普遍需求,推行中西医结合规培标准和方案是拓展住院医师职业路径的重要路径。中西医结合规范化培训有助于提升住院医师的临床综合能力,反映出了中西医规培的必要性和培训标准制定的侧重点。因而,符合中西医结合医师执业要求的住院

基金项目:上海市进一步加快中医药传承创新发展三年行动计划项目"中西医结合住院医师规范化培训标准研究"[项目编号:ZY(2021 -2023)-0601]、"中西医结合旗舰医院建设"[项目编号:ZY(2021 -2023)-0205 -04];全国中医药高等教育"十四五"规划 2023 年度教育科研课题"以'四新'建设统领推动'中医+'+中医'复合型中医药创新人才培养"(项目编号:ZD -23 -04)。
第一作者:舒静,女,上海中医药大学副校长。
通讯作者:施建蓉,女,上海交通大学医学院党委副书记、纪委书记。
作者单位:上海中医药大学(舒静、沈宇弘、张毅),上海交通大学医学院(何懿蓓、高翔、施建蓉),上海市第六人民医院(王道珍、王洪、王欢、岑珏)。

医师规范化培训方案的制定势在必行。

（二）存在问题

1. 中西医结合临床规模有限

我国中西医结合的临床资源总量不足，床位数只占总量的1%左右[4]；同时高端人才也相对缺乏，与人民群众的医疗资源需求还相差甚远。此外，医院和研究机构在中西医结合领域的力量也相对薄弱，导致中西医结合无法得到充分推广和应用。另外，相关经费多倾斜于西医院校和西医综合性医院，中医类卫生财政拨款的占比也偏低，限制了中西医结合发展的速度和规模。

2. 中西医结合临床教育起步较晚

当前，中西医结合教育尚存在诸多问题。如中西医结合教育理念定位模糊；课程整合程度不够，中医、西医理论体系融合难度较大；实习科室、病种有较大差异，中西医结合实践基地不足，实践性较差[5]；中、西合作性研究相对较少以及中西医结合专业师资队伍薄弱都反映出中西医结合临床教育起步较晚，基础弱、发展缓慢等问题。

3. 中西医结合人员职业发展制度有待完善

中西医结合人才发展的政策存在制度缺陷，资格准入以及执业资格受限，专业认证和资质标准尚未统一。此外，由于缺少独立的中西医结合住院医师规范化培训的标准、体制机制，中西医结合医师的培养看似面面俱到实则质量参差不齐。在职业发展中，其晋升及职称评聘通道不完善，发展路径尚不明确，大多数中西医结合住院医师处于对预期未来收入及职业规划的迷茫状态[6]。

二、中西医结合规范化培训标准的维度梳理与内涵界定

（一）培训目标

为各级各类医疗机构培养合格的中西医结合住院医师。通过培训，使其具有良好的职业道德，扎实的医学理论知识和临床诊疗技术，不仅能独立承担常见病、多发病及某些疑难危重病证的诊疗工作，还具备相应的授课与科研能力。

（二）培训原则

培训应以中西医结合临床实际需要为出发点，立足于中、西医基础理论、基本知识和基本技能培训，重在中西医结合临床思维能力和临床技能的培养。

（三）培训对象

本培训标准适用于中西医结合类专业本科及以上学历毕业生；或已从事中医或者西医临床医疗工作并获得执业医师资格，需要接受培训的人员；以及其他需要接受培训的人员。

（四）培训年限

结合现行住院医师规范化培训制度设计，中西医结合住院医师规范化培训周期一般为3年，

实际的培训时间应不少于 33 个月。

（五）培训内容

培训内容主要由三部分组成，第一部分是包含公共课程在内的通识内容，第二部分是包含专业课程在内的专业学习内容，第三部分则是中西医结合的实践内容。

（六）培训方式

培训分为三个阶段，又称为"1+1+1"培训方案。第一年均在医院的中西医结合科室学习，了解本学科的基本知识及与其他学科的交叉联系点。第二年进行相关科室进科学习，两个方案中医与西医科室的轮转培训内容各有侧重。方案一以中医教学为主、西医教学为辅；方案二以西医教学为主、中医教学为辅。第三年均为跟师学习。其中，方案一的细化科室有中医内科、中医外科、中医妇科、中医儿科、针灸科、推拿科、中医康复科、中医骨伤科、中医耳鼻喉科、中医眼科、辅助科室等；方案二的细化科室有内科、外科、妇产科、儿科、急诊科、麻醉科、精神科、康复医学科、眼科、耳鼻喉科、口腔科。

（七）培训考核

中西医结合住院医师规范化培训考核包括过程考核和结业考核，两者均合格者方可颁发国家卫生健康行政部门监制的中西医结合住院医师规范化培训合格证书[7]。

三、落实中西医结合规培的具体举措

（一）充分结合现行"中医类"住院医师规范化培训制度设计

中医作为我国传统医学的重要组成部分，具有独特的理论体系和医疗技术。因而，在中西医结合住院医师规范化培训中要注意突出中医特色，强化中医特色的学习和应用，使中西医结合专业住院医师深入理解中医思想和经典理论，并将其运用到实际临床工作中[8]。制度设计中，注重中西医结合，以传统经典为基础，涵盖现代科学技术与临床实践相结合的知识体系，充分体现现行中医规培的核心要义，以提高中西医结合住院医师的整体素质和临床能力水平。

（二）制定中西医结合学科相匹配的教学内容

现阶段，中西医结合专业的教学内容设置处于无序状态，其教学框架及教材编排较为西化，没有体现中医特色。[9]要制定中西医结合学科相匹配的教学内容，做到中西医并重。根据实际情况，有序开设中西医基础理论及中西医临床实践课程，并在实际教学中及时更新与时俱进，以提升中西医结合专业住院医师的理论素养和实践技能。

（三）加强中西医结合规培基地建设

高质量基地是实现高质量临床人才培养的重要平台[9]。在部分西医综合医院、中医医院遴选试点培训基地。规培基地采用集中授课、多点跟师相结合的教学形式，培训载体为具有代表性的某种先进适宜技术推广项目。选择具有丰富中西医临床经验的临床医生作为师资队伍,以每周固定时间跟师学习为培训频次。

四、思考与总结

(一)把握重点方向

建立具有中西医结合特色的住院医师规范化培训方案及培训体系,着力培养复合型、实用型人才,是新形势下中西医结合发展的重要内容。构建起符合中西医结合专业的规范化培训方案、考核指标、标准体系,对于实现培养目标、提升中西医结合水平意义重大。[10]

(二)注重人才培养

加强中西医结合领域的人才培养,完善中西医结合教育架构体系,是弥补中西医结合教育资源不足、优化结构的重要路径。医学院校应加强中西医结合专业师资队伍建设,不断提升教学质量;中西医结合医院应注重中西结合规范化培训标准与方案的探索,着力培养中西医结合优秀人才;卫生管理部门应完善中西医结合人才的配套政策,为中西医结合人才提供良好的发展环境[10]。

(三)医教研三位一体

立足医教研三位一体,推动中西医结合教育发展,促进中西医协同创新,中医、西医院校联手是成功的关键。[11]一是建立中西医院校协作机制,加强交流与协作,从而提高中西医结合专业的水平和影响力。二是优化课程体系,将中西医结合内容贯穿人才培养全过程。三是注重科研训练,将科研创新能力纳入中西医结合人才培养的重要环节。医教研三方紧密配合、协同创新,推动中西医结合教育的发展。

参 考 文 献

[1] 中共中央　国务院关于促进中医药传承创新发展的意见. https://www.gov.cn/gongbao/2019/content_5449644.htm? ivk_sa=1024320u[2023-05-22].

[2] 李湘玉,韦细连.中西医结合临床医学专业发展战略展望.湖南中医杂志,2019,35(10):112-115.

[3] 杨传经,徐寒松,陈永华,等.中西医结合临床专业硕士学位研究生临床实践能力培养的思考.中国民族民间医药,2015,24(20):143-145.

[4] 王聪慧,冯哲,尹智炜,等.新形势下中西医结合医学的发展思考.中国工程科学,2021,23(2):169-174.

[5] 王乙,徐岩,李磊.中西医结合人才培养规格与培养现状研究——基于9所高校本科专业人才培养方案文本的分析.医学与哲学,2021,42(15):55-58.

[6] 黄敏,夏文广.全科医学住院医师规范化培训中西医结合培养管理新模式探索.经济师,2021,383

（1）：245－247.

［7］王旭,陈天明,杨大锁,等.中西医结合人才队伍建设现状及问题研究.中国卫生质量管理,2009,16（3）：112－115.

［8］李玉娟,王冰梅,朱晓婷,等.基于提升临床实践能力的中西医结合专业研究生培养模式探索.中国中医药现代远程教育,2023,21（10）：185－188.

［9］郭茜,徐寒松,陈永华,等.中西医结合临床专业学位研究生临床职业能力培养对策研究.亚太传统医药,2017,13（18）：164－165.

［10］陈永华,徐寒松,张帆,等.中西医结合临床专业研究生住院医师规范化培训初探.医学与哲学（A）,2016,37（2）：68－70.

［11］宋丽娟.立足医教研三位一体　培养中医药创新人才.中国中医药报,2021－01－07.

上海市护理人员发展现状、问题和对策研究

上海市卫生健康委员会护理人员发展研究专题调研组

【导读】　文章系统梳理了上海市护理人员队伍的管理政策、发展和流动现状,并通过现场调研、问卷调查等形式深入了解医疗机构护理队伍建设存在的问题和诉求。目前上海市护士队伍在数量和素质上有明显提升与改善,基本满足规划要求和服务需求;人员离职率可控,市内呈向基层流动趋势,其中年轻、5年以下工龄护士稳定性相对低;专科化发展成效初显,公立医院、社区对培训及发展仍存在进一步需求。基于此,围绕"增量、提质、增值、减压、保障"5个关键词,从加强人才培养、强化素质建设、创新服务模式、改善工作条件、营造良好氛围等方面提出稳定护士队伍、促进职业发展空间的政策建议。

护理工作是卫生健康事业的重要组成部分,对全面推进健康中国建设、积极应对人口老龄化具有重要意义。近年来,上海护理人员队伍进一步壮大、能力素质进一步提高,服务模式进一步创新,但与经济社会发展和人民群众日益增长的健康需求相比、与优质医疗资源扩容需要相比,护理事业发展还存在不平衡、不充分的问题。本研究聚焦护理队伍的主体——注册护士,系统梳理了上海市护理人员队伍的管理政策、发展和流动现状,并通过现场调研、问卷调查了解医疗机构护理人员队伍建设存在的问题和诉求,以期为稳定护理人员队伍、促进护理事业高质量发展提供决策参考。

一、上海市护士相关管理政策

上海市政府历来高度重视护理事业发展,在国家《护士条例》的立法指导下,积极出台政策法规,全面优化护理人员职业发展路径。

上海市护理人员实行注册管理,《关于本市办理护士执业注册有关事宜的通知》明确规定了首次注册、延续注册、重新注册、注销注册、入省变更等程序,并于2019年起允许护士多点执业。在职称评审方面,调整评审重点、加大自主权,鼓励三级医院试点开展高级职称自主评审,建立了"新入职护士—专业护士—专科护士"进阶培养培训体系,专科技能型护士、专家型和学术型护士的培养也逐步得到深化。

在执业模式方面,《上海市护士区域注册管理办法》明确市内护士区域注册概念,允许护士

多点执业。大多数医院广泛采取每日 3 班制倒班法,部分医院充分考虑护士身体状况、年龄特点、人际关系、家庭照顾及上班交通等综合因素,结合科室特点并在取得护士认同的基础上创新排班方式。在职业发展方面,上海探索开展专科护士岗位管理,开展"互联网+护理服务"、延续护理、上门护理等,探索护理专科门诊(Nurse-Led Clinics,NLCs),先行就伤口、造口、静脉三个操作性护理专科门诊项目进行规范管理。

二、护理队伍建设现状和发展诉求

(一) 护理队伍发展状况

2022 年,全市医疗卫生机构注册护士总数达 11.13 万人,占全市卫生技术人员总数的 45.21%。2022 年,每千人口*注册护士数达 4.49 人,医护比目前为 1∶1.25,比全国规划目标 1∶1.20 略高。床护比自 2019 年开始维持在 1∶0.63 以上。近年来,上海注册护士数保持逐年增长,2022 年较 2019 年增长 1.42 万人,年均增长率达 4.65%,略高于执业(助理)医师增速,但增速趋于放缓(表 1)。

表 1　2019~2022 年上海市主要卫生资源数

人 员 类 别	2019 年	2020 年	2021 年	2022 年	年均增长率(%)
卫生技术人员(万人)	21.33	22.64	23.96	24.62	4.90
执业(助理)医师(万人)	7.77	8.23	8.70	8.89	4.59
注册护士(万人)	9.71	10.31	10.87	11.13	4.65
药师等其他卫技人员(万人)	3.85	4.10	4.39	4.60	6.11
管理人员(万人)	1.41	1.43	1.31	1.34	-1.68
床位数(万张)	15.46	16.15	16.85	17.36	3.94

数据来源:上海市卫生健康统计中心。

护士队伍的学历职称结构均有所提升。大学本科学历护士的比例提高,中专及以下学历护士的比例下降;初级职称比重逐步降低,中级职称比重略有提高。

国内比较来看,上海医疗资源配置居于 4 个直辖市中等水平,医护比指标要优于北京和天津,但床护比低于北京、天津(表 2)。国际比较来看,发达国家每千人口护士数普遍达到 8 人以上,医护比范围在 1∶2.54~1∶4.77 左右,床护比美国、英国、澳大利亚 1∶4、日本 1∶1 左右,上海护士指标还存在一定差距。

---

* 本文所涉每千人口指标均按常住人口统计。

表 2 2021 年卫生人力资源配置情况各地比较

项　目	北　京	上　海	天　津	重　庆
每千人口医疗机构床位数(张)	5.95	6.44	5.00	7.50
每千人口卫技人员数(人)	13.20	9.20	8.87	7.68
每千人口执业(助理)医师数(人)	5.14	3.38	3.77	2.87
每千人口注册护士数(人)	5.67	4.17	3.41	3.55
医护比	1∶1.10	1∶1.23	1∶0.90	1∶1.24
床护比	1∶0.95	1∶0.65	1∶0.68	1∶0.47

数据来源：2022 中国卫生健康统计年鉴。

(二)人员流动流失情况

人员流动和流失情况反映不同医疗机构对护理人员的吸引力,及注册护士对执业机构及行业的归属感和认可度。"机构离职"指在岗护士离开原先执业的医疗机构;"本市流失"指在岗护士离开上海的医疗机构,包括转行和赴上海以外地区执业等情况;"市内流动"指注册护士在上海医疗机构之间的流动情况。数据统计口径是用机构离职的护士身份信息在上海市卫生人力资源信息管理系统匹配护士流入的身份信息,无法匹配者即记为本市流失,匹配成功者即能了解市内流动情况。

2019~2022 年,上海市注册护士机构离职人数从 4 656 人增长到 6 080 人,占全市注册护士总数的比例从 5.01% 增加到 5.72%。净流失比例(本市流失数/当年度注册护士总数)从 2.59% 增长到 3.69%(表 3)。2022 年市内流动为 2.03%。

表 3 2019~2022 年上海市注册护士机构离职和流失情况

项　目	2019 年	2020 年	2021 年	2022 年
注册护士机构离职数(人)	4 656	4 882	6 508	6 080
机构离职数占当年注册护士总数比例(%)	5.01	4.98	6.27	5.72
注册护士本市流失数(人)	2 402	2 629	3 425	3 925
本市流失数占注册护士总数比例(%)	2.59	2.68	3.30	3.69

数据来源：上海市卫生健康统计中心。

从 2022 年离职护士年龄和工龄构成来看,25~29 岁年龄段构成比最大(40.21%);5 年以下工龄段的护士离职构成比 46.61%。流失人员年龄和年资也呈现类似特征。

市内流动人员中,向基层医疗卫生机构流动趋势明显。市属医院流出的注册护士流向为其他医院(30.93%)、同类医院(22.42%)和区属医院(17.53%),社区卫生服务中心和民营医院则主要流向同类机构,分别为 81.46% 和 54.48%。可见,市属、区属医院向下流动比例较高,民营医院和社区卫生服务中心的注册护士主要在同类机构间流动(表 4)。

表 4　2022 年上海市注册护士市内医疗机构流动情况(单位:人)

流入＼流出	市属医院		区属医院		其他医院		社区		民营医院		其他机构	
市属医院	87	22.42%	127	20.13%	1	6.67%	3	1.46%	15	1.72%	5	10.87%
区属医院	68	17.53%	198	31.38%	9	60.00%	10	4.88%	219	25.17%	5	10.87%
其他医院	120	30.93%	18	2.85%	0	0.00%	1	0.49%	4	0.46%	0	0.00%
社区	61	15.72%	172	27.26%	1	6.67%	167	81.46%	40	4.60%	17	36.96%
民营医院	23	5.93%	65	10.30%	2	13.33%	4	1.95%	474	54.48%	6	13.04%
其他机构	29	7.47%	51	8.08%	2	13.33%	20	9.76%	118	13.56%	13	28.26%
合计	388	100.00%	631	100.00%	15		205	100.00%	870	100.00%	46	100.00%

注:"其他机构"即未开展个人数据统计的医疗机构,包括门诊部、妇幼保健机构、专科疾病防治机构等。灰色代表同级别医疗机构间流动或无法区分流动方向;深蓝色代表向下流动;浅蓝色字体代表向上流动,向上流动指低级别向高级别医疗机构流动或民营向公立医疗机构流动,向下流动反之。

(三) 需求满足和发展诉求调查

对全市医疗卫生机构开展抽样调查,从规模数量、队伍内涵和流动流失等方面分析护理人员队伍数量质量满足程度。从全市 168 家公立医院中随机抽取 33 例作为样本机构,由护士长填写,覆盖 2.5 万名护士;而社区卫生服务中心采用定额抽样,以 16 个市辖区为分层依据,各区随机抽取 6 个机构,最终纳入 96 例样本机构,覆盖 5 513 名护士。

1. 护理用人需求满足情况

对于人员数量满足程度,大部分公立医院(84.85%)和社区卫生服务中心(87.49%)认为其护理人员数量可满足当前业务量要求。分机构类别看,公立医院对数量充足程度"比较不同意"的比例从市属三级到区属二级逐级降低;而社区卫生服务中心中,虽然近郊机构护理人员平均数最多,但仍有 20% 认为其无法满足业务所需,这可能与其资源分布不均有关。具体到科室,87.88% 的公立医院认为急诊/重症护理人员数量不足,其次是外科(51.52%)和手术室(48.48%)。社区卫生服务中心科室设置与公立医院差异较大,83.96% 的机构认为全科门诊护理人员数量紧缺,其次是专科门诊(56.60%)、住院病房(55.66%)。这与上海推进社区医疗护理部门全专结合、完善护理康复住院服务等政策要求密切相关。

对于人员质量满足程度,大部分公立医院(94%)和社区卫生服务中心(96%)认为其护理人员质量可满足业务要求(图 1)。但进一步分机构类别,仍有近 1/10 的市属三级医院和少部分近郊(6.66%)、远郊社区机构(8.33%)认为其护理人员质量尚待提高。具体到科室,84.85% 的公立医院认为急诊/重症需提高人员质量,其次为外科(63.64%)和内科(42.42%)。社区样本中,72.64% 选择全科门诊,其次是专科门诊(65.09%)和住院病房(47.17%)。

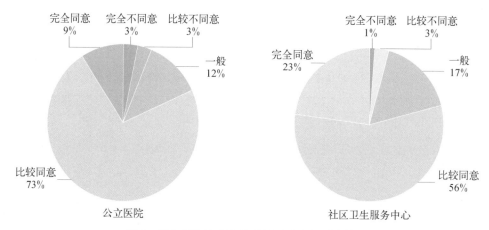

图 1　样本机构护理人员质量满足业务需求情况

离职原因调查分析显示,公立医院护理人员离职原因主要是家庭(66.67%)、工作负荷(63.64%)和工作模式(63.64%),各级公立医院特点趋同。进一步分机构类别,其他影响因素中,区属三级医院受薪酬福利影响较大(19.23%),而区属二级医院护理人员更重视个人健康(14.63%),受工作模式影响较小(9.76%),见图 2。

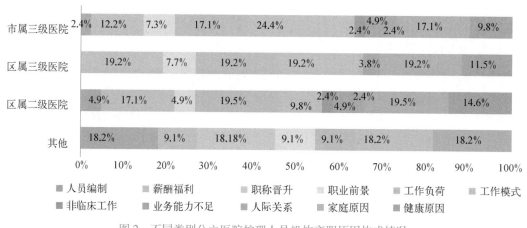

图 2　不同类别公立医院护理人员机构离职原因构成情况

2. 护理队伍建设重点事项

《关于印发进一步改善护理服务行动计划(2023—2025 年)的通知》(国卫医政发〔2023〕16 号)指出,要切实为护士减负、提高护理技术水平、推动临床护理专业化发展和护理人才培养。本调查聚焦三个方向:减少非临床工作负担、推进护理专科化发展、加强职业培训。

非临床工作是指不具备护理临床工作特点和任务、不含护理职责的工作,如病区送取标本/药物、设备设施检查维护、行政文书工作等。调查显示,日常接触的非临床工作中,75.76%的公立医院机构选择后勤,其次为医务(42.42%)和人事管理(36.36%),且大部分机构认为非临床工作给护理人员带来了额外工作负担。而对社区来说,非临床工作通常包括行政文书(76.42%)、医务工作(59.43%)和后勤(50%)等,给远郊护理人员带来的额外负担更重(45.84%)。

推进护理专科化发展方面,"开设护理专科门诊"和"加强'通识+专科'护理培训"排在前两位,在公立医院和社区卫生服务中心的普及率分别为96.97%、81.82%和74.53%、81.13%。另外,"加强临床护理学科建设"(81.82%)同样有利于公立医院护理专科化发展,这表明需要落地实践、职业培训和学科建设协同推进;而由于功能定位差异,社区护理人员对开设医护联合门诊(62.26%)的需求更大,对护理学术研究需求较小。

加强职业培训方面,"专科护理能力"培训(87.88%)、基本制度规范(72.73%)和学术科研能力(63.64%)对公立医院最实用,对社区而言,专科护理能力(85.85%)同样排在首位,其次是中医特色护理(48.11%)和居家护理服务能力(33.02%)。不同区机构结果没有明显差异。

三、护理队伍现状特点和存在问题分析

(一)建设进展

1. 护理人员数量、质量实现"双提升",基本满足服务需求

近年来上海市注册护士总量持续增长,从2019年的9.71万人增长至2022年的11.13万人,年均增长率达4.65%,略高于执业医师(4.59%)。学历层次不断提高,中专及以下的护士逐步减少,大学本科及以上学历提升至44.86%。职称方面,中级职称护士比重2021年以来增长明显,与对参与疫情防控一线的卫生专业技术人员等实施职称倾斜措施有关。样本机构问卷调查显示,护理人员数量与质量能基本满足需求。

2. 护理人员呈现"向下流动"趋势,青年护士稳定性不高

上海注册护士机构离职率和行业流失率总体处于可控水平(2022年分别为5.46%和3.52%),属于行业正常现象(一般认为行业流失率5%以下为正常水平),但仍需关注未来变化趋势。护士离职去向总体呈现向低级别医疗机构流动的趋势,社区、门诊部成为热门流入机构。市属医院、区属医院和民营医院的护士离职后往往更愿意跳槽到其他医院(含护理院等一级和未评级医院)、社区卫生服务中心和其他医疗机构(如门诊部)。离职、流失的注册护士中约7成在29岁以下,45%人员工龄5年以下。

3. 专科护理服务建设初显成效,能力培训需求较为迫切

上海市已构建了"新入职护士—专业护士—专科护士"进阶培养培训体系,且先行就伤口、造口、静脉三个操作性护理专科门诊项目进行规范管理,推动护理队伍建设迈向技术化、专业化,受到医疗机构和群众的广泛欢迎。同时一线临床护士培训需求调研结果也显示,无论是医院还是社区卫生服务机构,专科护理能力均被认为是最实用的培训内容。此外,二、三级公立医院护士更倾向于加强学术科研能力、临床护理学科建设,体现其专业价值;而社区则更倾向加强中医特色护理及居家护理服务能力。

(二)存在问题分析

1. 护士总体规模仍有提升空间,不均衡现象依然存在

从资源配置指标来看,近年来上海市医护比稳定在1∶1.25,距发达国家水平(1∶2.54~1∶4.77)仍有较大差距。若以《上海护理事业发展"十四五"规划》提出的2025年全市注册护士达

到 12 万测算,考虑每年 3.5% 左右的行业流失率,则未来 3 年粗增长率要在 6% 左右,年均需新增 7 000 名左右护士。医院之间配置差异大,优质资源扩容布局强化了新建医院对护士人员的需求。

此外,不同专科之间护理人员配置相对不均,公立医院急诊/重症、外科和手术室的护理人员数量更为紧缺,社区卫生服务机构全科门诊、专科门诊、住院病房的护理人员也相对不足。多点执业是在人员数量不能无限扩充的基础上,盘活护士存量资源的有效途径,但因工作负荷、医疗责任等问题目前多点执业政策落实不佳,尚无医院探索注册护士灵活就业模式。

2. 多重原因造成人员流失,执业环境待优化

护士离职主要因为家庭原因、工作负荷和工作模式。家庭原因作为护理人员离职的主因,与工作模式也密切相关,据关键知情人访谈,工作负荷大、"三班倒",对有家庭、尤其女性占比较大的护理队伍来说影响尤甚。除了繁重的临床护理工作外,后勤、医务、人事管理等非临床工作也给医院一线护理人员带来了额外的工作负担。

近年来为持续推动优质医疗资源扩容和区域均衡布局,部分市级医院新建分院、快速扩张,因人手准备不足,短时间内需招聘大量护理人员。不同院区相距甚远,人手难以调配,新院招聘存在困难,其中招录的非沪籍护士比例进一步增加,护理队伍稳定性有所下降。此外,上海市医学院校护理专业的外地学生数量在不断增加,由于生活成本高、离家远等原因,积累一定工作经验后流向外省市,尤其长三角地区的护士人数不在少数。

3. 护理专科化仍面临诸多障碍,服务内涵尚需拓展

目前高学历、资深护士仍需从事大量基础性护理工作(换床单、置导管等),使得职业认同感不高,无法发挥高学历护士的专业价值。样本机构普遍认为"开设护理专科门诊""加强'通识+专科'护理培训"等能有效推动护理专科化发展,而医院更侧重于"加强临床护理学科建设""放开护士'处方权'"等,社区则希望能更多开设医护联合门诊。

《上海护理事业发展"十四五"规划》提出支持医疗机构开展"互联网+护理服务"、延续护理、上门护理等,以满足多层次、全生命周期护理服务需求。但在落实过程中,受制于护理人力资源的不足,上门护理较难实现,"互联网+护理服务"则多停留在网上咨询方面,服务内涵尚未得到进一步深化。

四、对策建议

(一)以增量为基础,合理增加和配置护理人力

科学合理测算需求、跨前一步筹备和谋划。充分考虑医院发展规划,测算人员需求,制定人员招聘、后备人才培养方案,跨前一步筹备和谋划,以防短时间大量招聘造成质量、结构问题;积极与高校联动,通过协议一定数量的联合培养、定向培养名额等方式,提前招录护理专业学生在校期间来院实习,保障生源、提高岗位适应能力,进而提高队伍稳定性。同时,以院校融合的教学、实习方式深化学生对岗位性质、工作内容、服务模式认知,更加精准高效地为紧缺岗位培养适宜人才。从编制、工作模式、职业发展等多维度下功夫,稳定现有队伍。

（二）以提质为根本，全面提升护理服务硬功夫

公立医院应以高质量发展为目标，根据医院定位、自身发展水平，推动"通识+专科"、差异化专科培训两手抓。"以满足重大疾病、重点人群的临床护理需求为导向"，夯实护理人员操作基本功。社区卫生服务机构除专科护理能力培训，还应结合辖区居民实际健康需求加强居家护理服务能力等临床技能培训。

公立医院要持续完善临床护理路径、护理技术等专业标准体系，通过医联体、专科联盟等形式辐射带动各级各类医疗卫生机构护理服务能力同质化；强化学科意识、提升体系能力，以患者临床实际需求为导向，加强包括危重症、血液净化等领域护理新技术的研发、推广，开展跨领域学科合作，加强护理特色专科、薄弱专科建设。社区卫生服务中心可依托上级医疗卫生机构优质护理资源下沉或输出管理、培训及技术指导等方式提升服务能力，同时配合"全专联合"、中医"社区品牌"建设等专项工作，构建分层次、多元化的中西医护理人才培养体系。

（三）以增值为核心，谋划塑造专科护士新价值

创造条件让护士深度参与临床诊疗工作，以医护为最小单位强化团队协作；基于患者临床需求和医院护理实际水平，逐步扩大护理专科门诊试点领域和范围，细化护理专科门诊的规范管理和资质培训及认证；逐步丰富护理专科门诊内涵，探索允许取得专科护士认证的护士开具检查申请单、治疗申请单、外用类药品的处方权限，体现护士的专业价值，提升护理人员职业成就感。

（四）以减压为抓手，创造赋能护士动力新环境

一是优化工作环境。通过医务工会、护理学协会等组织团体开展关爱护士行动，持续优化护士工作环境，不断深化包括建设改善医务职工休息室等在内的职业环境优化专项工作；在有条件的情况下可对非沪籍护士提供中短期生活保障。二是增加辅助型岗位。基于护士岗位工作内容梳理，对非岗位工作内容，可通过设置辅助型岗位（如医务助理），或增加额外兼职绩效，对护士进行合理激励。三是建立"智慧"护理。通过信息化平台建立护士优化配置方案，简化业务节点操作等，实现护理管理、护理服务科学化。充分运用信息化手段整合、减少重复工作，对科室、医生、护士需要进行的文书工作开展统筹。四是完善机构后勤、支持系统，特别是后勤保障部门的下收下送，服务到病区，落实为护士人员工作"减负"。

（五）以管理为保障，提高护理人员职业获得感

一是优化薪酬分配制度，探索护士分级分类管理，建立护士岗位责任制；科学设置医护薪酬，合理控制医护待遇差距，鼓励专科化发展；鼓励对院内认定的紧缺护理岗位、夜班人员适当倾斜。二是探索更为灵活的工作模式，尤其针对育龄期护士应当制定更为人性化的排班、工作岗位调动和休假模式，切实保障育龄期妇女安全，对生活确有困难的护士，工会、科室应快速响应并开展多渠道帮扶，提升护士单位归属感。三是弘扬护理职业精神，结合"国际护士节"等重要节庆，多形式、多渠道、全方位宣传护理先进典型，弘扬正能量，增强职业荣誉感。对社会办医机构，要加强行业监管，规范用工，切实维护和保障护士合法权益。

上海市基层公共卫生人员岗位
胜任力现状与提升对策研究

张子艺　常睿捷　董寅桥　施莉莉　蔡雨阳

【导读】　突发公共卫生事件的频发给我国公共卫生体系带来了新的挑战,也对公共卫生人员的能力提出了新的要求。研究基于上海市基层公共卫生人员岗位胜任力模型,对上海市 16 个行政区 247 家社区卫生服务中心的 3 809 名公卫人员开展问卷调查,采用 Mann-Whitney U 检验、Kruskal-Wallis 检验及多因素 Logistic 回归等统计学方法分析其胜任力现状及影响因素,并提出提高胜任力水平的对策建议。

近年来,突发公共卫生事件频发,暴露了我国卫生系统对公共卫生人才的迫切需求,也进一步凸显了完善公共卫生体系建设的重要性。2020 年上海市发布的《关于完善重大疫情防控体制机制、健全公共卫生应急管理体系的若干意见》提出,到 2025 年使上海成为全球公共卫生最安全城市之一[1]。为达成这一宏伟目标,提升上海市公共卫生人员的岗位胜任力势在必行。

胜任力的概念由麦克利兰教授首次正式提出,他将其定义为真正能够区分生活成就或工作业绩优劣的深层次的个人条件和行为特征[2]。"胜任力模型"则是指完成特定工作或角色所需具备的胜任力特征的综合评级模型[3]。通过对不同岗位建立胜任力模型,不仅可以评估工作人员的胜任力情况,还可将其应用与扩展至人才的选拔、培训、绩效考核等方面。因此,本研究通过自制的胜任力模型,以上海市社区卫生服务中心的公卫人员为研究对象,测量其岗位胜任力,并分析影响因素,寻找提高胜任力的有效措施,以促进上海市公共卫生人才体系的建设。

一、研究对象与方法

(一)研究对象

研究对象为上海市 16 个行政区 247 家社区卫生服务中心的公共卫生人员,共计 3 809 人,研究对象均知情同意。

第一作者:张子艺,女,硕士研究生。

通讯作者:蔡雨阳,男,副教授。

作者单位:上海交通大学医学院(张子艺、常睿捷、董寅桥、蔡雨阳),上海交通大学医学院附属新华医院(施莉莉)。

（二）研究方法

本研究中用于测量公卫人员胜任力水平的模型是在文献研究的基础上，结合行为事件访谈法与专家咨询法构建而成。该模型包括综合能力、职业精神、专业知识、专业技能、研究与发展能力5个核心维度，各维度对应的子维度数目分别为8、7、8、15、4，共计42个子维度。模型经过信度检验，Cronbach's α系数为0.985，表明其内部一致信度较高。评分方法采用Likert 5级评分法，由被调查者根据自身实际情况进行胜任力的自评，1～5分分别代表"很差""较差""一般""较好""很好"，满分为210分，总分越高代表胜任力水平越高。本研究采用线上发放电子问卷的形式展开调查，均采用匿名自填的方式，同时向研究对象说明所有的数据及结果仅用于科学研究，与其个人工作的绩效考评、职称晋升等没有联系，保证不泄露其个人信息，以打消研究对象对于隐私方面的顾虑。

采用EpiData 3.1录入数据，应用SPSS 26.0对数据进行统计学分析，计数资料以频数和百分比（N，%）表示，计量资料采用中位数和四分位数M（P25，P75）进行描述。采用Mann-Whitney U检验、Kruskal-Wallis检验对胜任力的影响因素进行单因素分析，采用Logistic回归进行多因素分析。当P值<0.05时，差异有统计学意义。

二、研究结果

（一）上海市社区卫生服务中心公卫人员基本情况

本研究调查的3 809名公共卫生人员中，女性居多，共3 177名（83.4%）；各年龄段中，20～35岁为1 729名（45.4%），36～50岁为1 745名（45.8%），>50岁为335名（8.8%）；上海户籍者占比较高，共2 973名（78.1%）；学历为大学本科者占比最高，为2 743名（72.0%），研究生及以上占比最低，为80名（2.1%）；公卫医师及护理人员占大多数，分别为1 664名（43.7%）、1 565名（41.1%），医技、行政等其他岗位占比最低，共282人（7.4%）。

（二）上海市基层公共卫生人员胜任力现状

上海市基层公共卫生人员的胜任力总分为150.00（130.00，168.00）分，位于满分的71分位点附近（满分为210分），距离高胜任力水平还存在一定的差距。各核心维度的均分分别为：综合能力3.75（3.13，4.00）分、职业精神4.00（3.29，4.14）分、专业知识3.25（3.00，4.00）分、专业技能3.53（3.00，4.00）分、研究与发展能力3.25（3.00，4.00）分（表1）。得分最高的维度为职业精神，得分最低的两个维度为专业知识、研究与发展能力。可见上海市基层公共卫生人员有着良好的职业责任感与精神，但知识储备较为不足，在科研创新、持续学习等方面的能力也较为薄弱。

表1　上海市基层公共卫生人员胜任力各维度得分情况

核 心 维 度	条　目　数	各维度均分[M（P_{25}，P_{75}）]
综合能力	8	3.75（3.13，4.00）
职业精神	7	4.00（3.29，4.14）

续　表

核 心 维 度	条 目 数	各维度均分$[M(P_{25},P_{75})]$
专业知识	8	3.25(3.00,4.00)
专业技能	15	3.53(3.00,4.00)
研究与发展能力	4	3.25(3.00,4.00)

(三) 上海市基层公共卫生人员胜任力的影响因素

以胜任力总分为因变量,根据胜任力总分的中位数划分等级,胜任力得分≤150分(胜任力水平较低)赋值为1,胜任力得分>150分(胜任力水平较高)赋值为2。根据单因素分析结果(表2),将性别、户口、文化程度、家庭经济状况、最高学历专业、工作岗位、是否有公卫执业医师证书、职称、专业培训次数、防疫期间平均每周工作时长作为自变量,构建多因素 Logistic 回归模型。最终结果显示(表3),性别、户口、文化程度、家庭经济状况、职称、专业培训次数是公共卫生人员胜任力的主要影响因素($P<0.05$)。

表 2　上海市基层公共卫生人员胜任力得分单因素分析

变　　量		人 数	胜任力总得分$[M(P_{25},P_{75}),$分$]$	Z/H值	P值
性别	女	3 177	149.00(130.00,168.00)	−4.490	<0.001
	男	632	157.00(133.25,168.00)		
年龄	20~35 岁	1 729	150.00(128.00,168.00)		
	36~50 岁	1 745	151.00(132.00,168.00)	4.601	0.100
	>50 岁	335	152.00(135.00,168.00)		
户口	上海户口	2 973	149.00(130.00,168.00)	−2.684	0.007
	非上海户口	836	155.00(132.00,168.00)		
文化程度	大专及以下	986	146.50(127.00,167.00)[a]		
	大学本科	2 743	152.00(132.00,168.00)[b]	19.236	<0.001
	研究生及以上	80	158.50(137.25,168.00)[b]		
家庭经济状况	非常差	125	151.00(126.00,176.00)[a]		
	比较差	345	148.00(126.00,168.00)[a]		
	一般	3 085	149.00(131.00,167.50)[a]	42.658	<0.001
	比较好	235	162.00(143.00,173.00)[b]		
	非常好	19	173.00(126.00,201.00)[ab]		

续　表

变　量		人　数	胜任力总得分[M(P_{25},P_{75}),分]	Z/H 值	P 值
最高学历专业	公共卫生	1 333	154.00(132.00,168.00)ª	14.764	0.002
	临床医学	520	149.50(132.25,167.00)ab		
	护理	1 726	149.00(128.00,168.00)b		
	中医、药学、医技等其他专业	230	145.00(130.00,166.00)b		
工作岗位	公卫医师	1 664	153.00(133.00,168.00)ª	18.787	<0.001
	全科医生	298	149.00(131.00,168.00)ab		
	护理	1 565	148.00(128.00,168.00)b		
	医技、行政等其他岗位	282	144.00(128.00,167.00)b		
从事公共卫生工作年限	≤5 年	1 101	150.00(129.00,168.00)	2.264	0.520
	6~10 年	975	150.00(130.00,168.00)		
	11~15 年	798	150.50(130.00,168.00)		
	>15 年	935	151.00(132.00,168.00)		
是否有公卫执医证书	否	2 511	149.00(129.00,168.00)	−4.541	<0.001
	是	1 298	154.00(133.00,168.00)		
职称	无职称	387	146.00(126.00,168.00)ª	49.445	<0.001
	初级职称	1 561	148.00(128.00,167.00)ª		
	中级职称	1 770	152.00(133.00,168.00)b		
	副高级及高级职称	91	166.00(146.00,174.00)c		
专业培训次数	0 次	144	144.00(126.00,164.75)ª	57.655	<0.001
	1~3 次	1 292	145.00(126.00,167.00)ad		
	4~6 次	879	150.00(132.00,167.00)cd		
	7~9 次	337	152.00(134.00,168.00)cb		
	10 次及以上	1 157	156.00(136.00,168.00)b		
加班情况	经常加班	1 398	152.00(129.00,168.00)	0.866	0.649
	偶尔加班	2 016	149.00(131.00,168.00)		
	几乎不加班	395	150.00(134.00,167.00)		
防疫期间平均每周工作时长	<40 h	1 330	149.00(132.00,167.00)ª	8.657	0.013
	40~59 h	1 002	149.00(129.00,168.00)ab		
	≥60 h	1 477	153.00(130.00,168.00)b		

注：表中采用显著性字母标注法。进行两两比较后，如果两组之间有共同字母，则表示无显著性差异；若无共同字母，则表示有显著性差异。

上海市基层公共卫生人员中,男性胜任力水平高于女性($P<0.05$);非上海户籍者胜任力水平高于上海户籍者($P=0.013$);研究生及以上学历人员胜任力水平高于大专及以下学历人员($P=0.010$);家庭经济状况比较好的人员胜任力水平高于家庭经济状况非常差的人员($P<0.05$);拥有中级职称者、副高级及高级职称者的胜任力水平高于无职称者($P=0.030$;$P<0.05$);近两年参加公卫相关专业培训次数为 4~6 次、7~9 次、10 次及以上的人员胜任力水平高于未参加培训人员($P=0.031$;$P=0.027$;$P<0.05$),具体见表 3。

表 3 上海市基层公共卫生人员胜任力得分 Logistic 回归分析

变量		B	标准误	Wald X^2	P	OR(95%CI)
性别	女			(参照组)		
	男	0.473	0.101	22.055	**<0.001**	**1.605(1.317~1.955)**
户口	上海户口			(参照组)		
	非上海户口	0.242	0.097	6.183	**0.013**	**1.274(1.053~1.541)**
文化程度	大专及以下			(参照组)		
	大学本科	0.157	0.081	3.776	0.052	1.170(0.999~1.370)
	研究生及以上	0.655	0.254	6.631	**0.010**	**1.925(1.169~3.168)**
家庭经济状况	非常差			(参照组)		
	比较差	-0.133	0.215	0.381	0.537	0.876(0.575~1.335)
	一般	0.058	0.190	0.093	0.761	1.060(0.730~1.537)
	比较好	0.837	0.235	12.675	**<0.001**	**2.309(1.457~3.659)**
	非常好	0.941	0.538	3.062	0.080	2.562(0.893~7.348)
最高学历专业	公共卫生			(参照组)		
	临床医学	0.086	0.158	0.295	0.587	1.090(0.800~1.484)
	护理	0.240	0.169	2.023	0.155	1.271(0.913~1.770)
	其他专业	-0.132	0.184	0.516	0.473	0.876(0.611~1.257)
工作岗位	公卫医师			(参照组)		
	全科医生	-0.160	0.180	0.789	0.374	0.852(0.599~1.212)
	护理	-0.090	0.142	0.396	0.529	0.914(0.692~1.208)
	其他岗位	-0.094	0.162	0.335	0.563	0.910(0.662~1.251)
是否有公卫执医证书	否			(参照组)		
	是	0.110	0.121	0.827	0.363	1.116(0.881~1.415)

续 表

变 量		B	标准误	Wald X^2	P	OR(95%CI)
职称	无职称			(参照组)		
	初级职称	0.023	0.134	0.029	0.864	1.023(0.787~1.330)
	中级职称	0.297	0.137	4.722	**0.030**	**1.346(1.030~1.760)**
	副高级及高级职称	1.008	0.272	13.726	**<0.001**	**2.740(1.608~4.670)**
专业培训次数	0 次			(参照组)		
	1~3 次	0.231	0.184	1.584	0.208	1.260(0.879~1.807)
	4~6 次	0.405	0.188	4.631	**0.031**	**1.499(1.037~2.166)**
	7~9 次	0.459	0.208	4.872	**0.027**	**1.582(1.053~2.378)**
	10 次及以上	0.723	0.186	15.160	**<0.001**	**2.061(1.432~2.965)**
防疫期间平均每周工作时长	<40 h			(参照组)		
	40~59 h	-0.027	0.086	0.100	0.752	0.973(0.822~1.152)
	≥60 h	0.074	0.079	0.872	0.350	1.076(0.922~1.257)

(四) 上海市基层公共卫生人员专业培训情况

1. 培训内容分析

近两年上海市基层公共卫生人员接受的培训内容中,大多涉及公共卫生知识、传染病管理、社区慢病管理及公共卫生服务技能等,但仅有 1 467 人曾在培训中学习国家及地方政策,仅有182 人在培训过程中培养了人际沟通、科研等其他方面的能力(图 1)。

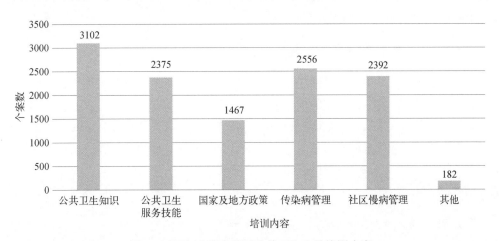

图 1 近两年上海市基层公共卫生人员培训内容

2. 培训形式分析

近两年上海市社区卫生服务中心开展的专业培训形式以单位内部培训居多,其次为到上级单位进修,仅有576人曾通过学历进修的方式参与专业培训(图2),形式相对单一。

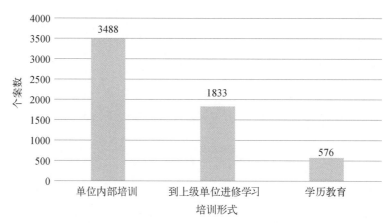

图2　上海市基层公共卫生人员接受培训的形式

三、讨论及政策建议

(一)适当提高男性、非上海户口人员任职比例

上海市基层公共卫生人员中,男性与非上海户口者占比较低,但本研究结果显示其胜任力水平高于女性与上海户口者,因此相关机构可以在一定程度上提高男性及非上海户口者的任职比例,同时依据公共卫生人员胜任力模型,加强对女性、上海户籍者各方面能力的培训。此外,考虑到女性相较于男性往往需应对更多家庭事务,且需经历妊娠期、哺乳期等特殊阶段,易造成心理状态的变化、工作与生活压力的增加,因此,针对离职较久的产后女性人员,可积极组织其参与返岗规范化培训,帮助其完成角色转变,重新熟悉工作环境与内容,缩短不适应期,减轻返岗心理压力,从知识、技能、心态等多方面提升其胜任力[4]。

(二)把控人才准入环节,鼓励在职提升学历

文化水平更高的公共卫生人员胜任力水平也相对更高,因此在人才招聘环节,可以适当提高对应聘人员的学历要求并制订相应的准入标准,除考察其专业知识与技能外,还需通过多元化的题目设置来了解其个人素质、科研素养及其职业发展规划等,最终选择最合适的人才。此外,各社区卫生服务中心还应积极鼓励引导职工参与在职学历提升教育,同时制订明确的费用报销标准,合理安排其间相关人员的工作计划与时间,帮助其维持好工作与学习间的平衡,保证在职学历教育的效果。

(三)确保应有待遇及保障,适时予以一定激励

经济收入对职工的工作积极性和满意度[5]有着较大影响,较低的收入可能使其更易产生职业倦怠。因此,建议上海市社区卫生服务中心逐步形成随工作量增加而随之调整薪资的机制,确保公共卫生在岗人员应有的待遇及福利保障。同时,还可将公共卫生人员胜任力模型中的要素

作为绩效考评的重要参考,并将考核结果与薪资、职称晋升等相挂钩,针对绩效考核结果为优的人员,可以适当提升其薪资待遇或为其提供晋升空间,反之,则适当予以其一定的惩罚。此外,对于个别家庭经济状况不理想的公共卫生人员,其所在工作单位应多加以实质性帮助,充分落实相应的临时性救助帮扶措施。通过以上策略,充分调动职工工作积极性和职业认同感,同时也有利于上海市基层长期留住公卫人才,减少人才流失。

(四)优化培训内容,创新培训形式

专业培训应以问题和需求为导向,上海市基层公共卫生人员的知识储备较为不足,研究与发展能力也较为薄弱,因此,应将专业学科知识、科研能力等作为重点培训内容,可以将培训课程分为专业知识、实践技能、学术科研等多个类别,针对每个类别设计不同的模块,并进行不同的排列组合,以满足不同岗位、不同人员的需求,并适时地进行动态调整。本研究还发现此前上海市基层公共卫生人员所接受的培训中有关应急管理、沟通、人际交往能力等方面的内容较为缺乏,而这些能力是公共卫生人员胜任力的重要组成部分,新冠感染的大流行也再次提醒着公共卫生机构及其人员提升应急处理能力以及与公众有效沟通的重要性,因此,有必要加强该方面能力的培训,以确保其具备应对突发公共卫生事件做出快速有效反应所需的技能[6]。

此外,上海市基层公共卫生人员参加的培训大多为单位内部开展,且形式较为单一,若要增强培训效果,应避免枯燥的被动灌输式教学,采取更加多元化的培训形式,如案例教学、互动式教学等,并充分结合线上教学,为公共卫生人员提供更丰富的线上教学资源以便其根据个人情况及需求随时随地选择课程开展学习。此外,还可以充分应用演讲、沙龙、小组讨论等研讨式培训,促进不同岗位、不同单位公共卫生人员之间的信息交流,提高其学习积极性与主动性。

(五)建立长期有效、科学规范的闭环式培训制度

在本研究中,近两年参加专业培训次数为0~3次人员与4~6次人员的胜任力水平并不存在显著的差异,由此可见短期少次的培训对胜任力的提高并不能发挥明显作用,且培训效果往往因人而异。因此,培训结束后必须对相关人员进行跟踪回访,从工作绩效改善情况等方面开展培训成果的检验与评估,及时发现存在的问题并加以反馈,从而有针对性地调整培训内容及计划,形成长期有效、科学规范的闭环式培训制度,确保有效提高上海市基层公共卫生人员胜任力水平。

参 考 文 献

[1] 上海市人民政府新闻办公室.关于完善重大疫情防控体制机制健全公共卫生应急管理体系的若干意见. https://www.shio.gov.cn/TrueCMS/shxwbgs/2020n_4y/content/61b6f2d6-b069-4a1e-9507-a6d92cbc28d1.html[2023 - 05 - 19].

[2] McClelland D C. Testing for competence rather than for "intelligence". The American psychologist, 1973, 28(1): 1 - 14.

[3] 彭剑锋,荆小娟.员工素质模型设计.北京:中国人民大学出版社,2003: 182.

［4］ 李荧,徐江华,明轶,等.产后返岗护士职业压力现状及影响因素研究.职业与健康,2020,36 (22)：3064－3068.

［5］ 徐明星,丁萍,王平,等.安徽省96所医院感控人员岗位胜任力现状及影响因素.中华医院感染学杂志,2022,32(9)：1421－1425.

［6］ Parry A E, Kirk M D, Durrheim D N, et al. Shaping applied epidemiology workforce training to strengthen emergency response：a global survey of applied epidemiologists, 2019－2020. Human Resources for Health, 2021,19(1)：58.

海派中医流派基层人才培养的现状调研与对策研究

贾　杨　王春艳　苏丽娜

【导读】　海派中医流派经过十余年发展取得阶段性成果,但其优质资源尚未在基层得到广泛应用。加强流派基层人才培养意义重大,但仍存在着培养模式相对单一、优质专家师资一号难求、激励保障措施缺乏等不足,故研究提出推进流派基层人才的规模化、长效化,提升基层人才培养的规范化、品质化,建立健全保障措施等三方面14点建议。

上海市 2011 年印发《上海市海派中医流派传承研究基地建设项目实施方案》,明确"海派中医流派"是"在上海近现代开放、发展过程中起源或发展、成熟于上海地区,具有某种特定医学风格,或以某一诊疗技术、特色技法的传承发扬而构成的医疗活动或医学现象。该流派应具有独特的学术思想或学术主张,有独到临床技艺和诊疗特色,有较为清晰的学术源流、传承脉络和一定的历史影响及公认度。"

为推动上海基层中医药事业高质量发展,2023 年发布的《上海市基层中医药服务能力提升实施方案(2023—2025 年)》提出:"海派中医流派全面入驻社区,提供富有特色、简便廉验的中医药服务,社区成为中医服务主阵地"。而上海市中医文献馆自 1990 年以来承担全市中医药师承教育管理工作,2010 年以来承担海派中医流派传承工程建设办公室工作,为深度融合流派传承发展和师承教育优势,以有效提升海派中医流派基层中医药人才培养的规模和质量为宗旨,对基层医疗机构、流派所在机构、大学、区卫生健康委等 8 家单位进行实地调研和深度专家座谈,发放回收 766 份网络问卷,并提出有关对策建议。

一、海派中医流派传承及基层人才培养现状

海派中医流派至 20 世纪末期,鼎盛时期的 50 余流派只余一半左右还在传承,面对这种严峻的状况,要有所对策,有所规划和部署,抓紧对流派传承的研究,推进流派传承工程[1]。2011 年至今,上海共实施了四轮"中医药事业发展三年行动计划",其重点项目包括"海派中医流派传承

第一作者:贾杨,男,研究员,上海市中医文献馆馆长。
作者单位:上海市中医文献馆(贾杨、王春艳、苏丽娜)。

研究基地建设""海派中医流派临床诊疗中心建设""流派传承创新团队建设""海派中医流派传承延伸计划"等,通过持续建设,15家流派传承研究基地在基础建设、学术传承、人才培养、文化宣传、临床研究、技术推广、专科专病建设等方面取得显著成效。流派人才辈出,数十位流派代表性传承人中,多人获"国医大师""全国名中医"称号,数百位流派骨干传承人在全国具有了一定的学术影响力。但流派优势资源基本集中在各大三级中医医疗机构、综合性医院,其建设成果尚未在广大基层得到广泛推广应用,这与目前很多基层医疗机构中医药人才缺乏、临床诊疗水平不高、优质师资带教资源缺乏形成了鲜明对比。如何扭转这种"上强下弱"的局面,推动流派优质资源向基层辐射,提升中医药优质资源可及性,是亟待解决的问题。

上海目前基层人才培养模式主要包括上海市名医工作室、上海市基层名医工作室、中医医联体建设、上海市社区师带徒项目等,其他如中医馆骨干人才培训、基层双聘人员提升班、西医学习中医在职培训班等均取得了一定成效。其中很多名医和导师就是流派团队代表性传承人或骨干成员。但以上项目中存在带教效果参差不齐、短期内无法直接使基层受益、缺乏归属感和荣誉感、培养过程缺乏监督管理、边远郊区基层带教匮乏等不足。另外,虽然海派中医流派基地建设也已在社区建设不少工作站,部分传人每月1~2次到社区进行示范带教,但也存在不足。据766份问卷统计,对上海开展流派基层人才培养现状表示十分满意的仅13.84%,满意46.48%,一般36.81%,不满意2.87%。总体满意度仅为50.32%,可见在提升其规模质量上有巨大空间。分析其问题主要表现在:

(一)培养模式仍相对单一

流派团队虽资源丰富,但基本汇聚在三级中医医院或综合性医院,社区骨干寥寥无几。这些专家工作繁忙,没有合适项目很难到社区开展有计划、有组织的示范带教,另外,流派团队前期基层人才带教的经验并不丰富,仍没有跳出既往人才培养的思维局限,且因主观能动性没有得到充分发挥,目前培养效果参差不齐。

(二)对导师及学员的激励保障措施缺乏

由于缺乏有吸引力的保障措施和个人工作繁忙,导致专家动力不足。目前部分社区给予专家固定示范带教津贴,有系统可行的人才培养规划,有品牌打造手段,也开始吸引少数流派专家入驻社区工作站。另外,市中心基层医生的跟师积极性不如远郊,部分医生表示社区全额拨款的薪酬制度导致个人临床疗效和服务患者数量差别对薪酬影响不大,跟师学习效果好坏没有与职称晋升等激励措施挂钩。而远郊对医生薪酬待遇和激励措施有一定倾斜,中医临床实践水平希望得到快速提升,故学习动力更足。

(三)部分流派擅长病种与社区需求不匹配

部分跟师学习效果欠佳主要是导师擅长病种与社区实际诊疗病种有较大差异,部分学员学习了流派经验但在基层却得不到应用,这种不匹配导致部分学员对实际跟师效果不满意。

(四)流派外治法和特色制剂无法在社区应用

部分流派尤其是针推伤和外科等部分特色诊疗技术同时配合流派传承数十年甚至上百年的

外用药、特色制剂,除在本单位应用外,其对口医联体基层单位即使有学员且会使用,但由于政策限制了流派特色方药在基层的应用,该问题普遍存在。

二、海派中医流派基层人才培养必要性分析

(一)流派学术思想和特色技术具有系统性、可重复性

海派中医流派经过三代以上传承发展,其学术思想已被系统归纳,其诊疗技术在团队内得到广泛应用,其诊疗风格具有规范性、稳定性。与单一名医经验相比,更易于掌握传播,临床疗效得到有效保障,其技术适合社区推广应用,流派的团队效应凸显。

(二)流派文化能使基层人才具有更强荣誉感、归属感

流派经代代传承,其历史文化和历代传承人崇高的医德医风、时代背景下的文化内核都具有鲜明的人文特质,可使团队成员产生强烈荣誉感和归属感,是流派传承和人才培养的重要组成部分。若基层人才较好掌握流派特色诊疗技术且在基层广泛应用并得到患者认可,可天然承担流派传承使命并享有流派品牌带来的荣誉成就,从而推动流派生生不息。

(三)有望探索创建多对多的立体式团队培养模式

以往人才培养多局限于一对一的人才培养。但海派中医流派经过十多年建设,每个团队都拥有代表性传承人、主要传承人、后备传承人,少则十余人,多则数十人。在基层人才培养过程中可分工承担不同角色如临床带教、科研指导、产品转化、学术交流、临床研究、平台搭建等,可通过团队协作给予基层团队全方位指导,整合流派资源打造基层团队。

三、意见建议

2023年国务院办公厅印发《中医药振兴发展重大工程实施方案》,指示"推进高素质人才队伍和优质高效中医药服务体系建设,提升基层中医药服务水平",基层需要大量优秀中医师,而流派团队应成为培养优秀基层中医师不可或缺的力量。据766份问卷统计,54.96%认为海派中医流派基层人才培养对上海中医药发展意义十分重要,36.68%认为重要,合计达91.64%,共识性极高。调研组根据调查研究和研究讨论,提出对策如下:

(一)探索流派基层人才培养的规模化、长效化

1. 建设海派中医流派传承学院

87.34%问卷认为需专门管理部门。课题组研究认为,应以流派基层传承人才培养为重要目标,搭建融流派学术传承、创新研究、临床诊疗、人才培养于一体的"海派中医流派传承学院",可设置各区进行资源统筹的实体性分院,通过"一总多分"的虚实结合型组织构架,1~2年内逐步推进流派基层人才培养的规模化,强化各区个性化管理,探索传承新模式。

2. 将人才培养与社区需求相匹配

统筹导师与学员资源和各社区实际需求,在人才培养项目初始阶段即强化流派团队与基层沟通,确立流派师资积极入驻社区带教门诊的固定时间、场地、跟师学员,与基层学员共同确定适合该社区的流派特色诊疗技术,推动防、治、康一体化流派基层诊疗方案的落实,形成特色诊疗技术基层使用规范。

3. 建设统一的信息化管理平台

布局中医药师承教育多功能信息平台,加强知识产权保护,建设海派中医流派数据库和各类适合基层学习推广的学习培训课件,实现海派中医流派信息共享和严格的日常管理。投入经费开发流派基层人才培养和流派成果展示的信息化管理平台,加强过程管理和成果展示。

4. 打造扎根社区的流派文化品牌

基层是百姓了解、热爱、推广中医药重要阵地,只有将流派学术特色、诊疗技术与人文魅力有机结合,才能让更多百姓成为流派的忠实粉丝,要通过流派品牌打造、文创产品传播、文化宣讲和咨询,让基层流派学员自觉成为流派宣讲员、守护者、传播者,将流派品牌长久地扎根在基层。

5. 推动基层人才全方位成长

流派在学术继承、技术推广、人才培养、学术交流、业务发展等方面给予基层全方位指导,流派团队通过工作室、医联体、专病联盟等各种形式与基层建立长期成果分享和合作机制。对流派人才培养适当向远郊倾斜。基层有很多简便易行的适宜技术,建议将流派内服方药与基层外治法有机融合,探索"全专结合"的流派基层人才培养新路径,弘扬"一师为主,多师传承"的跟师方式,通过流派与基层团队共同商议、集中学习、经典研读、病例研讨、导师带教、基层品牌建设等,推动基层人才全方位成长。

(二) 提升流派基层人才培养的规范化、品质化

1. 严格基层学员推荐选拔

社区中医力量普遍薄弱,对学员的推荐遴选一是对中医是否真正热爱,希望提升自我并尊师重道;二是要有强烈团队意识;三是不设年龄、职称等硬性条件。遴选以提交申请资料、汇报学习设想、对口专科领域、组织导师面试,双向选择为主。少设其他限制条件,拉郎配会事与愿违。

2. 重视优质师资推荐遴选

导师年龄控制在 45~60 岁间,确保有精力开展基层门诊带教。大部分认为导师应具有副高(占 40.6%)或正高(占 24.54%)职称,工作年限在 10 年(占 37.47%)或 15 年(占 24.54%)以上,或在流派内承担传承任务 10 年以上。90.73%认为导师要有丰富临床经验且疗效显著;97.86%认为要掌握流派学术和特色诊疗技术;86.95%认为要中医基础理论知识扎实;82.81%认为要有丰富传承带教经验和强烈的责任感。优质导师资源也是确保人才培养效果的关键环节。

3. 强化对流派师资培训培养

既往基层人才培养基本不涉及对师资培训和提升带教能力。但从实际看,临床经验丰富的专家不见得天然具有符合要求的临床带教能力。为提升培养效果,对师资的有效培训和严格教

学要求、加强师资培训考核和过程管理十分必要,问卷中91.64%认为有必要,共识度极高。

4. 强化基层示范带教与专病门诊建设

94.13%人员认为导师团队定期到基层门诊示范带教对基层人才培养意义重大。49.48%认为基层门诊带教应每周半天,远高于其他选项。座谈人员认为流派团队应每周固定至少半天在社区示范带教门诊,或每月至少4次有团队成员进驻基层带教、义诊、讲座培训,整体由流派带头人统筹安排。另外,建议流派团队为每个基层培养学员不少于3人,学员平均每周跟师不少于2个0.5天,其中1个0.5天可在自己单位。除按要求完成病例整理、论文撰写、论著参编、课题申报外,还应在建设期内开设2~3个流派专病门诊,加强基层专科专病建设。流派团队要帮助基层遴选优势病种,指导流派专病门诊建设,至少推广1项以上特色诊疗技术。

5. 强化项目全过程管理

问卷填报者91.25%认为需严格的过程管理。管理部门要为不同人才量身定制培养计划。46.21%认为培养周期3年较合适,33.42%认为2年。46.61%认为定期考核频次每年一次合理。调研发现,过程管理不严格会严重影响实施效果,建议从市、区、单位层面都配备专门的管理团队。

6. 强化学员集中培训

问卷中45.56%认为主管部门组织集中学习培训的时间以每年5~10天较合理。既往人才培养项目也有集中培训课程,而流派基层人才培养的集中培训更应体现出全专结合,以适合基层应用的流派特色诊疗技术为主体培训内容,兼顾对基层常见病的系统学习,包括西医常见病、慢性病诊疗方面最新进展,以保证基层医生学得实、用得上、提升快。

(三) 建立健全保障措施

1. 拓展经费筹措渠道

92.17%问卷填报者认为应由市/区财政立项资助,对流派基层人才培养给予经费支持。调研发现,多数社区采取向所在社区、街道、区卫生健康委申请专项经费。基层医生和管理人员对参与到流派基层人才培养中的愿望和诉求十分强烈,远郊基层尤为迫切。建议多方拓展筹资渠道,保障该项工作的持续开展。

2. 提升流派师资积极性

75.59%问卷填报者认为保障激励措施不足会影响流派导师团队积极性。94.64%认为流派导师到基层示范带教应给予带教津贴。调研发现,由于既往基层人才培养属工作任务,很多团队成员和导师不计报酬为基层带教门诊,但可持续性不强,相关的带教津贴应予以一定程度的保障,但具体费用应由基层与流派团队商议确定,确保双方的积极性。

3. 提升学员积极性

问卷填报者中27.42%认为基层人员对于流派基层人才培养积极性很高,46.87%认为积极性高,23.24%认为积极性一般。在影响因素方面,88.25%认为是激励机制不足,79.63%认为是保障措施不足。如何保障跟师时间、不影响绩效工资、学员能开设独立专病门诊、将流派学习与职称晋升、薪酬待遇挂钩,是基层医生关心的重点,这些问题的解决都是提升人才培养效果的重要保障,需要从上到下达成共识,共同推进。

知易行难,实践出真知。9.01%受访者认为推动海派中医流派基层人才高质量培养难度"非常难",28.59%认为"难",51.31%认为"比较难"。如何做好顶层设计,从上到下推动海派中医流派基层人才的高质量发展,是个重要的时代命题,有待我们共同解答。

参 考 文 献

［1］杨杏林.简述海派中医及其流派传承特点.中医药文化,2012,7(4):27-31.

上海市卫生健康委直属单位组工干部队伍建设研究

姚晓莹　李慧迪　陈　璐

【导读】　组工干部是各级党组织做好党的建设工作不可或缺的参谋助手,其素质、作风和形象不仅直接关系到党的组织工作的科学化和规范化水平,还关系着经济社会发展全局。如何加强卫健系统组工干部的能力建设和能力培训,切实提高系统内广大组工干部的能力水平,以适应新的形势和任务要求,已经成为当前健康上海建设必须解决的一项重点课题。本文系统梳理了当前上海市卫生健康委直属单位组工干部队伍建设情况,重点调研分析了系统内组工干部业务能力和发展情况,提出要紧抓"双循环"新发展格局,通过深化思想认识来努力提高组工干部政治站位,基于组工干部统筹保障机制的优化来达到开源疏浚作用,借助组工干部全链条培养模式的构建进而实现综合素质的增强,为推进健康上海建设、保障人民健康权益提供坚强保障。

习近平总书记强调,要"努力把各级组织部门建设成为讲政治、重公道、业务精、作风好的模范部门"[1]。"坚持新时代党的组织路线"作为党的建设的基本要求之一写入党章,为开展组织工作明确了"纲"和"本"[2]。组工干部是从事党的组织工作的主体,其素质、作风和形象不仅直接关系到党的组织工作的科学化和规范化水平,而且关系人民群众对党组织的看法,关系着经济社会发展全局。

本研究旨在了解上海市卫生健康委系统组工干部工作现状和问题,探索组工干部如何胜任新形势下的工作和发展需要,健全委系统培养锻炼组工干部的工作机制,提升委系统组工干部队伍整体素质和业务能力,为推进健康上海建设、保障人民健康权益提供坚强保障。2023 年 4~6 月,课题组对市卫生健康系统直属 21 家事业单位(含 2 家参公单位)从事组织(含组织、干部监督、党务等)、人事(含人员招录、职称评审、薪酬福利、人才培养等)等相关工作的干部队伍建设情况进行全面调研,通过问卷调查和调研访谈,掌握、分析系统直属事业单位组工干部能力建设情况,形成本研究报告。

一、市卫生健康委系统组工干部基本情况

(一)队伍结构

截至 2022 年 12 月底,市卫生健康系统直属事业单位(含参公单位)从事组织、人事工作

第一作者:姚晓莹,女,四级主任科员。
通讯作者:陈璐,女,上海市卫生健康委员会干部人事处副处长。
作者单位:上海市卫生健康委员会(姚晓莹、陈璐),上海市卫生健康委员会监督所(李慧迪)。

干部共计110人（组织干部46人、人事工作干部53人，同时开展组织和人事工作11人），队伍结构呈以下三点特征：一是以"她力量"为主的中青年党员干部队伍基础；二是管理学背景干部占据主导，医学背景相关专业组成较为集中；三是学历水平在硕士研究生及以上的比例较高。具体如下：

1. 以"她力量"为主的中青年党员队伍基础

截至2022年12月底，系统内组工干部110人；其中，女性90人（占81.82%）。从年龄分布看，平均年龄39.25岁，85后到90后成为队伍主干力量（占58.18%，见图1）。从政治面貌看，除个别从事人事薪酬的干部外，组工干部基本都是党员（含预备党员）。从相关工作年限看（从事本单位组织和/或人事工作的年限），平均工作年限8.08年，最长服务年限33年，最短不足1年。从职务承担情况看，近一半承担部门或科室主要领导职务（40.00%）。

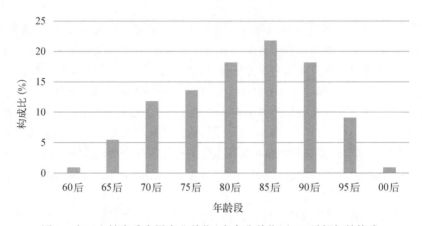

图1 市卫生健康委直属事业单位（含参公单位）组工干部年龄构成

2. 管理学背景人员占据主导地位，医学背景专业组成较为集中

从专业类别看（详见图2），具有管理学背景的人员占比最高（48.18%），其余依次为医学背

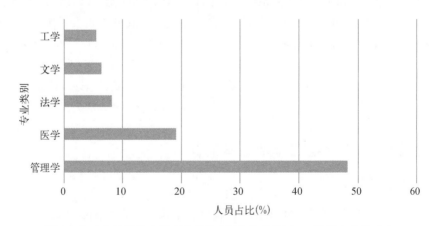

图2 市卫生健康委直属事业单位（含参公单位）组工干部专业构成*

———————————

* 仅列举人员占比超过5%的专业类别。

景(19.09%)、法学背景(8.18%)。在医学背景专业组成上(详见图3),现有组工干部医学相关专业背景组成较为集中,主要为公共卫生与预防医学类(53.13%)和临床医学类(40.63%)。

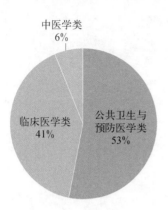

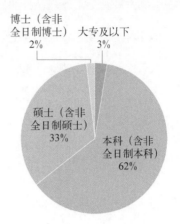

图3　卫健系统直属事业单位(含参公单位)　　　图4　卫健系统直属事业单位(含参公单位)
　　　组工干部医学相关专业组成　　　　　　　　　　组工干部学历构成

3. 学历水平在硕士研究生及以上的比例较高

从学历组成看(见图4),本科(含非全日制本科)占比最高(61.82%),其次为硕士研究生(含非全日制硕士研究生,33.64%)。超过三分之一的组工干部为硕士及以上学历;近三分之一干部在入职后继续深造(34.55%);近二分之一毕业于985和(或)211院校(49.09%)。

(二) 队伍能力建设情况

结合委属各单位实际用人情况,按比例随机抽取组工干部队伍89人(抽样队伍中,组织干部33人,人事干部45人,同时开展组织和人事工作11人),对业务熟练度、培养锻炼等相关情况开展问卷调研。截至2023年5月底,组工干部队伍能力建设情况总体呈现以下三点特征:一是业务范围较广、业务熟练度自评较高;二是政治能力培养侧重面较为集中,在职培训认可度较高;三是在职培养锻炼参与面较广、培养方式和能力诉求较为集中。具体如下:

1. 业务范围较广、业务熟练度自评较高

在业务熟练度自评上,平均得分3.92分(满分5分),自评业务熟练等级的干部占比最高(61.80%),其次为业务熟练度一般(21.35%)。在工作内容广度上[*],工作内容涉猎面在中度及以上占比最高(52.00%),其次为涉猎面一般(28.00%)。在实际承担的工作内容上[**](详见图5~图6),系统组工干部从事人事工作主要负责单位人事、编制、绩效工资等工作(87.50%),其次为职称、考核和职业资格等人事管理工作(55.36%);从事组织工作主要负责单位组织建设、党员管理、党建年度规划、主题教育等(均为59.09%)。

---

[*] 工作内容广度根据干部实际承担的业务内容类别数进行高、中上、中、中下、一般、较低六类分级,其中,承担3类业务内容为中度,承担2类业务内容为中下,承担1类业务内容为一般。业务内容类别根据干部从事组织和人事进行分类,具体参见脚注＊＊。

[**] 其中,人事口包括:① 离退休干部工作,② 干部选拔任用,③ 人才相关工作,④ 职称相关的人事管理,⑤ 编制与绩效工资等五大类;组织口包括:① 团、工、妇委会等相关工作,② 纪委、全面从严治党相关工作,③ 党建规划和年度计划工作,④ 党的主题教育和重要工作筹办,⑤ 党的组织建设和党员教育管理等五大类。

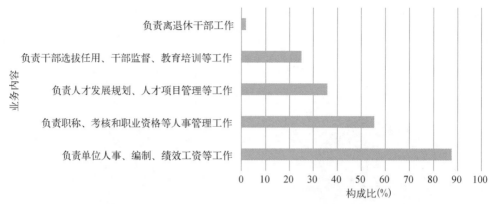

图 5　系统组工干部队伍人事口业务内容构成

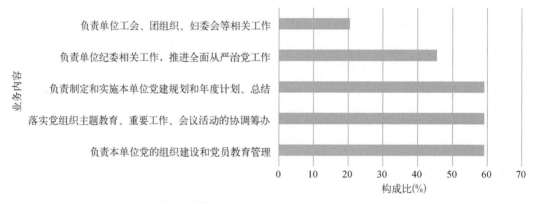

图 6　系统组工干部队伍组织口业务内容构成

2. 政治能力培养维度较为集中，在职培训认可度较高

从政治能力培养的维度看，政治立场（60.67%）、政治信仰（59.55%）、政治意识（59.55%）是当前系统内组工干部最看重的三大能力培养维度。从政治能力培养形式上看（详见图7），在职培训是当前系统内组工干部认可度最高的培养方式（47.19%），其次为在承担工作的过程中实践与学习（35.96%）。

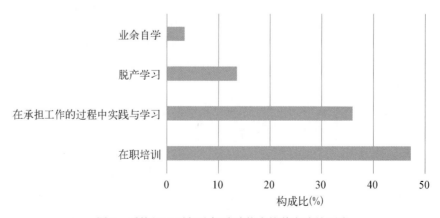

图 7　系统组工干部队伍政治能力培养方式认可度

3. 在职培养锻炼参与面较广、培养方式和能力诉求较为集中

从培养锻炼的参与情况看,绝大多数组工干部入职后曾参与过系统面上或单位内部组织的培训(87.64%)。从培养锻炼的形式上看(详见图8),业务学习培训(含理论学习)是目前系统内组工干部培养锻炼的主要方式(89.74%),其余依次为挂职锻炼(29.49%)和轮岗交流(24.36%)。从培养能力诉求的角度上看(详见图9),应急处突能力(46.07%)、调查研究能力(39.33%)和科学决策能力(37.08%)是当前系统内组工干部三大主要能力培养诉求。

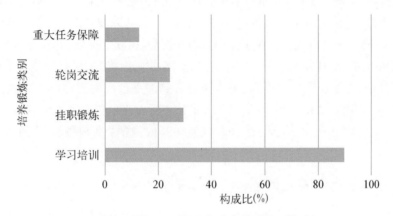

图8　系统组工干部队伍培养锻炼情况构成

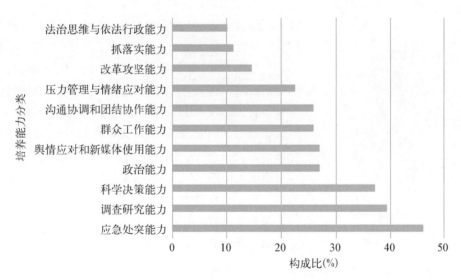

图9　系统组工干部队伍培养能力诉求构成

二、委系统组工干部队伍胜任力面临的主要问题和挑战

委系统组工干部队伍基本情况与2021年底相比变化不大。本研究采用外显因素(如知识、业务掌握程度等)和内隐因素(如社会角色认知、态度等)两大胜任力影响因素分析,发现组工干

部队伍建设仍存在不少值得关注的地方。

(一)宏观挑战日趋严峻,胜任要求日益提高

当前,我国正处于高质量发展新阶段。新时期新征程的上海卫生健康事业高品质发展也面临更多新机遇和新挑战。围绕建设系统完备、布局合理、分工明确、功能互补、连续协同、运行高效、富有韧性的整合型医疗卫生服务体系[3],医疗卫生发展方式更加注重内涵式发展、服务模式更加注重系统连续、管理手段更加注重科学化治理。党的力量来自组织[4]。组工干部为党管党员、管干部、管人才[5],是党的干部队伍中的一支重要力量,必须要找准自己的"定位"、扮演好自己的"角色",以更高的自我要求,在工作中呈现新面貌、树立新形象、胜任新挑战,比如发现和选育卫生健康人才,使其在最适合的职位上真正各尽所能,为人民健康贡献自己的力量。工作内容日趋复杂、工作要求日益提高、工作压力日趋加重已成为当前制约系统内组工干部提高工作成效的主要难点(85.39%);超过80%的组工干部表示仍需加大培养力度、增加培养机会(93.26%),尤其是业务学习教育(63.86%),其内隐的"本领恐慌""能力危机"愈发明显。

(二)部分单位仍存在组工干部队伍数量不足问题

从内部年龄结构上看,部分单位仍存在组工干部队伍建设后继乏力的现象。组工干部人数在3人及以下的单位占三分之一(38.10%,详见图10),这些单位中,年纪最轻的组工干部为40岁,年纪最大为53岁。经分析,这些存在队伍"断层"风险的单位主要具有以下三点特征:一是单位规模有限、专业性过强。由于编制有限、招录专业壁垒较高等特点,新鲜血液难以流入。二是对组工工作仍有一定的刻板印象,角色认知不到位。从外显因素看,组工干部的选人用人综合考虑因素较多,如公文写作能力、工作年限、业务知识等,在一定程度上限制了选人范围;从内隐因素看,对组工工作的认识不到位,系统规划欠缺导致"上热下冷",难以有效吸纳人才。三是单位内部组工部门、科室相关制度机制尚不完善,如党务职称仍未畅通,引才留才机制不够健全,缺乏较强的吸引力。

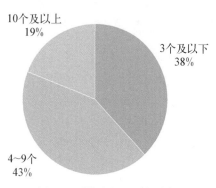

图10 系统内组工干部队伍
人数构成情况

10个及以上 19%
3个及以下 38%
4~9个 43%

(三)组工干部综合素质有待进一步提高

从系统面上看,直属单位组工干部综合素质仍有提升空间,对高学历专业人才的吸引力还有待进一步提高。一是业务范围认知不够全面。能全面认知职责范围的组工干部占四分之一(其中,人事工作12.50%,组织工作13.64%)。二是单位内部自行组织的、基于胜任力的培训锻炼,尤其是业务培训锻炼有限。超过五分之四的组工干部在入职后曾参与过系统面上和(或)单位内部组织的培训(87.64%),但仅三分之一是由单位内部自行组织和提供的(33.75%),单位的主观能动性仍有待提高。

三、提升组工干部队伍胜任力的对策建议

(一) 深化思想认识,努力提高组工干部政治站位

组工干部是各级党组织做好党的建设工作不可或缺的参谋助手。习近平总书记指出,对组工干部来说,第一位的是政治上绝对可靠、对党绝对忠诚[6]。在选配组工干部时要本着对党负责、对人民负责、对工作负责的态度,针对政治信仰、政治立场、政治历练等方面,着力把政治过硬的组工干部选出来。一是注重弘扬职业精神,主动开展关心关爱,营造干事创业良好氛围,帮助组工干部认识自身工作的重要意义。二是充分发挥上海红色文化资源教育作用,持续通过主题教育、红色寻访、先进事迹分享等形式和学习强国 APP 等平台抓好政治理论学习,引导组工干部不断提高政治判断力、政治领悟力、政治执行力,确保始终用党的最新理论成果武装头脑、指导实践、推动工作。三是紧扣引领保障高质量发展主题,把新发展理念完整、准确、全面贯彻到组织工作全过程,持续在强引领、选干部、抓党建、聚人才上奋力攻坚[7],激发组工干部树立"功成不必在我,功成必定有我"的坚定信心、坚毅勇气和坚实魄力。

(二) 开源疏浚,优化组工干部统筹保障机制

一是加强对系统单位组织工作的业务指导,着力提高服务管理水平。通过加强对组工部门的联系指导、学习锻炼、业务培训,传导压力、压实责任,推动组织部门和组工干部夯实自身建设,做好服务工作,提高管理水平。针对个别单位组工队伍建设后继乏力、相关科室制度体系不完善等情况,开展专项调研,摸清楚情况、问清楚问题、搞清楚困难,协助做好人员调配选用、交流轮岗的指导。二是根据工作需求和岗位需要,拓宽组工干部队伍来源。统筹招录政治学与行政学、马克思主义理论研究、人力资源管理等专业方向新进人员,扩大招考选拔力度,多渠道拓展组工干部"蓄水池";敢于选配知上进、懂业务、守规矩的各条线骨干承担组织工作,把组工岗位作为选拔和成就综合性、复合型人才的重要历练,深层次发掘优秀组工干部。三是打通组工干部通路,创新人才评价和聘用制度。优化分类考核体系和绩效考核指标,让思想活跃、思路开阔、进取心强、踏实肯干的干部脱颖而出,让组工干部队伍有奔头、有希望、有力量。对政治素质好、工作能力强、渐趋成熟的优秀组工干部,大胆使用,及时放到重要岗位、更高层次平台接受淬炼。

(三) 增强综合素质,构建组工干部全链条培养模式

干部素质培养是一个长期过程,不是朝夕之功[8]。长远谋划,制定卫生健康行业组工干部年度培训和能力提升培养计划,依托党校、高校等机构资源,以坚定理想信念宗旨为根本,以提高解决实际问题能力为重点,以政治理论、政策法规、业务知识和文化素养等为主要内容,对照组织工作的使命任务、组织部门的主业主责、组工干部的素质要求,紧密结合系统组工干部队伍实际和卫生健康事业发展需求,全方位、立体化开展胜任力培训,帮助组工干部练好强化政治素质、严明规则程序、加强能力素质的"基本功",促进系统组工干部素质和能力的全面提高。一是充分调动和激发各委属单位的积极性和主动性,深入开展行业、单位内外组工干部轮岗交流锻炼工作,通过安排老师带教、开展定期交流学习、在参与项目中压担子、选派年轻组工干部到上级有关部

门挂职锻炼等方式,鼓励系统单位年轻组工干部以更高站位、更广视野、更深认识、更实作风、更全能力参与到系统组织工作中,在实践历练中学"活知识"、悟"真招式"。二是强化一线锻炼,选派组工干部到项目一线攻坚、基层一线挂职、信访一线跟班[9],在实战中提高驾驭复杂问题的能力,以求在面对新问题新矛盾时,多出实招、常办好事、不求回报,确保修炼勇立潮头硬素质、练就为民服务硬本领、提升改革发展硬实力。

参 考 文 献

[1] 习近平.贯彻落实新时代党的组织路线 不断把党建设得更加坚强有力.求是,2020(15):2－5.

[2] 中国共产党章程.北京:人民出版社,2022.

[3] 国家发展和改革委员会,国家卫生健康委员会,国家中医药管理局,等."十四五"优质高效医疗卫生服务体系建设实施方案.https://www.ndrc.gov.cn/xwdt/tzgg/202107/t20210701_1285213_ext.html[2021－07－01].

[4] 中国共产党组织工作条例.北京:人民出版社,2021.

[5] 王本华.扛起"关键在人"的组工担当.人民论坛网.http://www.rmlt.com.cn/2023/0725/678745.shtml[2023－07－25].

[6] 中共中央宣传部.习近平总书记系列重要讲话读本.北京:人民出版社,2014.

[7] 柳剑.强引领 选干部 抓党建 聚人才.山西日报,2023－05－23(011).

[8] 习近平在全国组织工作会议上强调 切实贯彻落实新时代党的组织路线 全党努力把党建设得更加坚强有力.党建研究,2018(8):2.

[9] 刘冠迎.构建年轻干部选育管用全链条.http://www.pub.hebgcdy.com/sjbzlt/system/2023/06/18/030694449.shtml[2023－06－18].

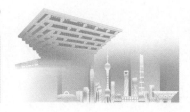

第六章

公共卫生

　　2023 年 5 月，上海市印发《上海市加强公共卫生体系建设三年行动计划（2023—2025 年）》，加快打造与具有世界影响力的社会主义现代化国际大都市功能定位相匹配的公共卫生体系。本章主要围绕学校、大型展会、小微型企业等场所，完善疾病防治综合监督管理机制与体系建设，以及数据平台助力卫生监督和信用监管等重点专题进行探讨，共收录 13 篇文章，既体现了上海市公共卫生体系整体实践水平，又聚焦机构内涵建设，全面强化公共卫生服务能力。在管理实践方面，总结了大型展会疫情风险防控管理、医疗卫生应急演练、含糖饮料管理等经验，优化小微型企业职业健康帮扶模式；在制度体系方面，构建完善学校结核病防治综合监管机制、脑卒中预防与救治服务体系、食品安全风险评估运行管理制度、卫生健康数据共享开放利用的分级分类管理体系和伤害综合监测体系；在智慧平台应用方面，构建基于智慧卫监大数据平台的公共场所卫生信用监管机制、金山区公共场所卫生许可"远程勘验"平台。此外，还就公共卫生监督技术服务机构消毒产品检验能力和扩大、新生儿遗传代谢性疾病筛查的卫生经济学开展分析研究，提出对策建议。

上海市学校传染病防治综合监管现状与对策研究

——以学校结核病防治综合监管工作为例

张　浩　孙　瑾　范力星　张黄沁　沈　鑫　江　渊

【导读】　文章以学校结核病防控作为切入点,对上海市学校结核病防治综合监管机制现状进行调查分析,分析当前学校结核病防治综合监管现状,厘清学校结核病防治综合监管中各要素的关系及薄弱环节,在促进综合监管机制创新建设方面提出针对性、合理化的策略建议,为推动提升学校结核病等有关慢性传染性疾病防控的综合监管效能提供参考。

一、研究背景

作为一种非常古老的疾病,结核病仍然是全球范围内单一传染病致死的主要原因,是当前严重危害公众健康的全球性公共卫生问题之一[1],世界卫生组织提出,要在 2035 年实现全球结束结核病流行(<10/100 000)的工作愿景。我国结核病防控情况不容乐观,是全球结核病高负担国家之一,2021 年全国结核病新发患者约 78 万人,发病率为 55/10 万[2]。近年来,肺结核一直位居上海市甲乙类法定报告传染病发病率和死亡率的前列。学校属于人群密集、环境相对密闭的场所,加之学生免疫系统发育尚未成熟、卡介苗保护效力下降等因素,容易导致结核病的传播甚至聚集性疫情发生[3-5]。

学校结核病常规防控工作是预防学校结核病疫情发生的基础。依据《中华人民共和国传染病防治法》《突发公共卫生事件应急条例》《学校卫生工作条例》《结核病防治管理办法》《托儿所幼儿园卫生保健管理办法》等法律法规,在地方政府的领导下,卫生健康(含疾控部门,下同)和教育行政部门应当依法履行相应职责,遵循属地管理原则,建立联防联控工作机制,督促落实各项防控措施。国家卫生健康委和教育部先后联合出台多项政策,完善由卫生健康和教育行政部门、医疗卫生机构和学校等组成的学校结核病防控工作网络,并制定相应工作规范,如《学校结核病防控工作规范(2017 版)》《中国学校结核病防控指南(2020 年版)》等。

国内外已有研究多以宏观的视角探讨卫生监督整体或学校结核病防控工作,针对学校结核

第一作者:张浩,男,上海市卫生健康委员会副主任、上海市疾病预防控制局局长。
作者单位:上海市卫生健康委员会、上海市疾病预防控制局(张浩),上海市卫生健康委员会(孙瑾、范力星、张黄沁),上海市疾病预防控制中心(沈鑫、江渊)。

病卫生监督现状及其问题对策研究基本空白。国内仅少量文献对学校传染病防治运行机制及监督管理对策研究、规范监督执法、探索卫生监督工作长效机制、全国学校卫生和传染病防治监督岗位人员结构分析等进行讨论[6-7]。国外仅有个别案例报道提及学校结核病疫情监管,如BARGMAN等报道一起发生于2011~2012年底美国科罗拉多州中学结核病疫情处置和监管案例,强调在学校结核病防治和监管调查过程中可能会超出当地机构的应急能力,需要大规模向上动员州县领导层,注重响应能力储备和公众参与[8]。如何全面加强学校结核病等传染病防治领域综合监管,是我国卫生健康领域今后面临的一项重要课题。

二、上海市学校结核病流行现状及综合监管成效分析

采用文献查阅、半结构化访谈、问卷调查、二手数据分析等方法获得有关资料后,通过定性和定量研究相结合,全面梳理了上海市学校结核病防治监管情况,对综合监管相关要素进行梳理后,提出有针对性、合理化的政策建议。

(一)上海市学校结核病流行现状

1. 学校结核病发病报告情况

对有关监测数据进行挖掘,结果显示,2019~2022年,全市累计报告1 074例学校肺结核病例,约为同期上海市全部新报告结核病例的4.7%。登记报告的结核病患者主要以学生为主,学生报告结核病患者数明显高于教职工。就学生群体而言,其中大学、高中、中职、初中和高职机构中的学生报告患者数明显高于小学和幼托机构报告患者数;而在教职工群体中,小学、大学及托幼机构中的教职工报告患者数据较初中、高中、中职及高职机构报告患者数高。总体而言,初中、高中、中职、高职及大学报告结核病患者数均以学生群体为主,而小学及托幼机构报告患者则以教职工群体为主。

2. 学校结核病聚集性疫情情况

对多起学校结核病聚集性疫情进行分子流行病学调查和菌株溯源分析,结果均提示学校内结核病传染源的传播风险较高[9-10]。2020~2022年,全市共计发生20起聚集性疫情,无结核病突发公共卫生事件发生。其中,累计报告2例学生结核病例的疫情有13起,2~5例学生结核病例的疫情有3起,5例及以上学生结核病例的疫情有4起。涉及学校类别分别为大学12起,初、高中4起,小学3起,培训机构1起。累计筛查接触者2 062人,共发现48例学生结核病例。其余均为散发疫情,无续发病例产生。学校结核病聚集性疫情仍时有发生,提示学校结核病防控工作仍需高度重视。

(二)上海市学校结核病防治综合监管机制现状

1. 上海市学校结核病防治工作总体情况

上海市较早建立起"医教结合"的联防联控工作机制。卫生健康、教育部门就学校结核病防控工作联合制定相关政策,先后印发《上海市学校结核病防控工作规范(2018年版)》和《上海市学校结核病防控指南(2022年版)》等,按照属地管理、联防联控工作原则,持续指导落实学校结

核病防控工作。对结核病散发疫情,卫生健康与教育部门共同做好应对处置工作,协调解决疫情应对和处置工作中出现的问题,确保工作有效开展。各相关单位和机构在强化各项常规预防控制措施的同时,采取以病例管理和密切接触者筛查为主的防控措施,严防结核病在校园内传播蔓延。

2. 学校结核病防治综合监管工作机制

近年来,上海持续推进医疗卫生行业综合监管制度建设,改革完善传染病防治监督工作的部门联动机制,充分发挥多部门工作合力,尤其是结合近年来疫情联防联控实战经验,有力推动落实了传染病防控工作的四方责任。市、区两级卫生健康部门会同教育部门强化学校卫生综合监管,组织对学校卫生管理和疫情防控工作开展常态化联合督导,持续加强学校结核病防治综合监管。随着各项防控措施的持续推进实施,上海市学校传染病的发现与控制能力得到显著提升,但亦存在部分需要进一步改进的薄弱环节。

一是推进传染病防治相关的法治体系建设。对照《中华人民共和国传染病防治法》《学校卫生工作条例》《结核病防治管理办法》等要求,本市先后制定出台了《上海市传染病防治管理办法》《上海市消毒管理办法》《上海市传染病防治行政处罚裁量基准》《上海市消毒卫生行政处罚裁量基准》等政府规章及工作规范等,并推动制定传染病防治相关的技术标准,夯实学校结核病防治综合监管法治基础。但传染病防治工作涉及面广,不同病种的传播渠道、救治需求等情况复杂,仍需对照传染病防控特点,构建更加全面立体的传染病防治工作综合监管支撑体系。

二是卫生健康、教育部门联动机制有待强化。结合学校卫生监督抽查与学校结核病等各类传染病防控工作,市、区两级卫生健康、教育部门已建立了常态化的学校卫生综合监管会商机制,多次对托幼机构、校外培训机构的卫生管理情况及采光照明措施等开展随机抽查,就学校传染病防治、疫情信息报告与应急处置、饮用水卫生等开展工作交流。但涉及传染病防治相关工作数据的互通共享、传染病防治工作线索的闭环管理等尚不够完善,常态化部门联动机制有待加强。

三是学校结核病防治责任分工落实情况有待提高。各级各类学校持续改善教学和生活环境,加强日常晨检、因病缺课登记和追踪等工作,将结核病检查项目纳入学生和教职员工体检内容。医疗机构负责结核病患者的诊断、报告和转诊,开展规范化治疗。从散发疫情调查情况看,仍存在部分学校、医疗机构通报结核病学生或患者信息不及时,传染病防治的主体责任意识亟待进一步强化。

四是学校传染病相关健康教育和培训有待加强。各级疾病预防控制机构、社区卫生服务中心会同相关教育指导机构持续加强对学校结核病防治工作质效的培训指导。但对学校结核病防治相关人员包括学生、学生家长、学校卫生老师和管理主体负责人等开展常态化培训宣教机制还不够健全,对结核病疫情监测和报告、结核病防控措施落实、学校环境和卫生条件等有关要求,仍需进一步强化宣传教育培训与指导落实。

五是学校传染病防治监管人才队伍建设仍需推进。结合上海市公共卫生体系建设三年行动计划,全市持续推进学校传染病防治工作相关人才培育与队伍建设。各级疾控机构、各社区卫生服务中心均设有专门从事学校传染病防治的工作人员。但学校卫生相关监督执法队伍的人员配置、专业能力、设施设备及工作机制保障等不够完善,仍需进一步加强监管人才队伍建设。

三、完善学校传染病防治综合监管机制的策略建议

结合疾病预防控制体系改革,进一步加强和完善对学校传染病防治多元化监管体系,推进构建机构自治、行业自律、政府监管、社会监督的传染病防治工作综合监管机制。

(一)进一步落实学校传染病防治的管理主体责任

加强卫生健康、教育部门牵头的学校结核病防治联防联控机制,建立学校传染病防治工作的自我管理机制,强化各级各类学校的主体管理意识,完善学校结核病防治的定期沟通与联合处置机制,提高学校传染病防治综合监管效能。

1. 把好校园入口关

要高度重视新生入学体检、晨午检、因病缺勤缺课信息报送统计等基础性工作;做好学生、教职工、工勤人员等学校相关人群的结核病筛查工作,充分发挥学校卫生老师在学校结核病防控工作中的第一道关口作用。

2. 强化应对处置

对学校发现的结核病疑似病例或确诊病例,学校疫情报告人要按照规范要求立即向属地疾控机构和教育行政部门报告。疾控机构应及时组织开展病例所在学校师生密切接触者的筛查工作,指导做好疑似病例隔离工作。传染病定点医疗机构要落实确诊病例的规范诊疗与信息报告。

3. 完善跟踪管理

学校应当按要求落实对患有法定传染病的学生或教职员工采取休学管理,凭复学诊断证明为学生或教职员工办理复学手续并督促学生落实后续治疗管理措施。在医疗卫生机构的指导和协助下,做好学生健康教育与心理疏导。

(二)进一步强化学校结核病等慢性传染病防治的综合监管工作机制

1. 加强学校结核病防治等慢性传染病防治工作法治保障体系

结合近年来疫情防控工作经验,按照《传染病防治法》《突发公共卫生事件应对法》制修订有关工作要求,分类分级推进完善本市有关立法支撑、规范性文件或工作标准、技术规范等,逐步明确对各级各类学校等相关单位做好结核病等慢性传染病防治工作的具体要求。

2. 完善以随机抽查为基础的学校卫生情况监管机制

要结合本市传染病防治领域监管实际,制定完善跨部门联合抽查计划。卫生监督机构严格按照相关法律法规要求,强化对学校等相关单位落实传染病防治要求的常态化监督指导,对安全隐患大、有违法违规记录的相关单位,适当增加抽查频次。

3. 加强传染病防治相关卫生监督体系建设

持续推进卫生监督机构规范化建设,完善监督机构设施用房与执法装备标准化。加强卫生健康监督执法队伍的正规化、专业化、职业化建设,强化人员履职保障,持续提升监督执法能力。

用好监督协管服务队伍,加强对学校传染病防控等情况的卫生巡查指导,开展常态化培训宣传,及时上报卫生安全隐患。

4. 加强卫生监督机构与疾控机构工作联动

全面加强对学校结核病等慢性传染病防治工作的统筹落实与协同推进。对需要卫生监督机构介入处理的相关线索,疾控机构应及时抄告卫生监督机构,强化对规范落实工作要求的监督执法。对监督检查中发现的有关问题,卫生监督机构及时反馈疾控机构,加强对相关问题整改的指导与督促。

5. 建立健康教育与专业培训长效机制

推进健康教育培训工作科学化、制度化、规范化。推动学校健康副校长工作机制,全面建设"健康校园,通过社区医生、公共卫生医生进校的方式,加强对校医和卫生老师的疾病防控宣教。加强社会监督,增强公众健康权益意识。加强健康科普教育,推进宣教方式方法创新,强化家校联动,切实提升健康教育成效。

(三)进一步推动学校结核病等慢性传染病防治综合监管数字化转型

持续推进第六轮上海市加强公共卫生体系建设三年行动计划,全面推进传染病防治综合监管工作的数字化转型。加强学校传染病防治工作信息互通共享,推进因病缺勤缺课系统、传染病疫情报告与管理信息系统等学校结核病防治相关数据汇总归集。深入推进"智慧卫监"信息系统建设,深化传染病防治监督综合监控等相关主题及具体应用场景建设,强化对学校传染病防治关键领域的全流程监管数据归集,以"高效处置一件事"为原则,推进传染病防治相关的风险预警、监督执法、事件处置一体化,全面提升全市传染病防治工作的数字化管理水平。

参 考 文 献

[1] WHO. Global tuberculosis report 2022. https://www. who. int/teams/global-tuberculosis-programme/tb-reports/global-tuberculosis-report-2022[2023 - 02 - 15].

[2] Xia Y, Chen H, Zhang C, et al. Guidelines for the prevention and control of tuberculosis in schools: recommendations from China CDC. China CDC Wkly, 2021, 3(2): 34 - 38.

[3] Wang M, Huang C, Jiang Y, et al. The study of tuberculosis outbreak in a high school—Shanghai, China, 2017 - 2018. J Public Health (Berl.), 2022, 30: 1055 - 1062.

[4] Han Z Y, Li J, Jiang Y. Transmission of multidrug-resistant tuberculosis in Shimen community in Shanghai, China: a molecular epidemiology study. BMC Infectious Disease, 2021, 21: 1118.

[5] Wang M, Zhang Y Y, Huang C, et al. A whole-genome sequencing-based study to delineate the risk and characteristics of tuberculosis transmission in an insular population over 10 years in Shanghai. Frontiers in Microbiology, 2021, 12: 768659.

[6] 侯建红,赵灿林.不忘初心 砥砺前行 努力推进学校卫生监督工作发展——云南省卫生监督校园行动概述.中国卫生监督杂志,2018,25(2): 103 - 107.

[7] 徐青.浅析学校传染病防控的运行机制及监督管理对策.疾病预防控制,2020,7(8): 260 - 261.

[8] Barg-Man C, Reyes R, Parker M, et al. Transmission of *Mycobacterium tuberculosis* in a high school

and school-based supervision of an isoniazid-rifapentine regimen for preventing tuberculosis—Colorado,
2011 – 2012. Morbidity and Mortality Weekly Report, 2013, 62(39): 805 – 809.

[9] 肖筱,陈静,李向群,等.2009—2017 年上海市学生肺结核疫情特征分析.中国防痨杂志,2020,42
(5):498 – 502.

[10] 李静,江渊,唐利红,等.上海市某高级中学学生结核病疫情的分子流行病学分析.中国防痨杂志,2017,39(5):506 – 510.

上海市大型展会疫情风险防控
管理实践与思考

陈　昕　张　浩　吴立明　吴寰宇

季雯洁　毛盛华　黄晓燕　陈　蓉

【导读】　大型展会易发生传染病暴发等公共卫生风险,尤其是新冠疫情暴发后,平衡疫情防控的要求和展会办展体验度是展会行业高质量发展面临的主要难题,相关先进实践经验需进一步总结与推广。通过对 6 届中国国际进口博览会疫情风险防控的成功经验探索,从展会的参展流程视角出发,明确各流程中潜在的防疫风险。基于风险评估的理论,提出"风险对象分离原则""疫情防控和展会服务保障组织体系、运行方案和健康促进措施相结合原则""基于参展参会流程的多点触发监测和实验室检测原则"。同时,基于对大型展会疫情防控重点措施的剖析,提出健全组织体系、加强内外联动、风险分级管理、联动开展应急处置等保障模式,相关经验可为今后大型展会疫情风险防控提供参考。

随着经济的迅速发展和交流的日益增多,各地举办大型展会的数量越来越多,规模也越来越大。作为大型活动的一种类型,大型展会参与人数众多,人群高密度聚集,容易发生意外伤害、食物中毒、传染病暴发和恐怖袭击等具有公共卫生影响的突发事件,不但影响展会的顺利举办,还可能造成严重的经济损失及社会影响[1]。其中,传染病暴发是大型展会最主要的公共卫生风险,如何将疫情防控措施与展会服务保障有机融合,保证大型展会的顺利进行是一项复杂且极具挑战的工作。因此,总结大型展会的疫情防控管理经验,为今后疾病流行下大型展会的顺利举办,避免因展会导致疫情大范围传播,减少因疫情导致展会取消或延期,是十分必要且有重要意义的。

作为我国经济发展中心,上海自 2018 年以来已成功举办 6 届中国国际进口博览会(以下简称"进博会"),展览面积最高达 36 万 m²,进场人次最多涉 181 个国家超 91 万人次。2020 年初,新冠疫情暴发并在全球蔓延,为进博会等大型展会的成功、安全举办带来更严峻的挑战。本文以

基金项目:上海市公共卫生体系建设三年行动计划(2020－2022 年)重点学科"灾难医学与卫生应急管理"(项目编号:GWV－10.1－XK23);国家社会科学基金重大项目"重大突发公共卫生事件区域医疗资源协同应急机制及调度优化方法研究"(项目编号:21&ZD128)。
第一作者:陈昕,女,上海市疾病预防控制中心主任。
通讯作者:黄晓燕,女,副研究员;陈蓉,女,主任医师。
作者单位:上海市疾病预防控制中心(陈昕、吴寰宇、毛盛华、黄晓燕、陈蓉),上海市疾病预防控制局(张浩、吴立明、季雯洁)。
本文已发表于《中国卫生资源》2023 年第 26 卷第 3 期。

6 届进博会的传染病疫情防控实践为例,从参展流程视角出发,明确各环节中的疫情防控风险,汇总提出展会疫情防控对策,为我国展会疫情防控提供实证依据与理论参考。

一、大型展会的特点

大型活动又称大型集会(mass gatherings),是指在特定地点,为了特定目的,在特定的时间内,有超过一定数量的人员参加的活动或集会[2-3],包括体育比赛活动、演唱会等文艺演出活动,展览、展销等活动,游园、灯会等活动,人才招聘会,现场开奖的彩票销售等活动。

大型展会作为大型活动的一种,与其他大型活动相比,一般具有以下特点:① 一般在固定场所举办,多为室内或半室内;② 持续一定时间;③ 需要临时搭建和拆建展台和展位等;④ 参与人员类型多,包括嘉宾及陪同人员、参展人员(参展国代表、组展机构人员、企业参展商及展位工作人员)、观展人员(交易团、专业观众)、媒体、工作人员(组委会、志愿者、专业人员、安保人员)等;⑤ 参与人员来源广,来自全国乃至全球各地。

二、大型展会疫情风险

(一)大型展会公共卫生风险

虽然大型展会的类型不同,但基本都存在以下的公共卫生风险:传染病暴发、意外伤害、食物和饮用水中毒、环境因素引发的相关疾病(热相关疾病等)、恐怖袭击、慢性疾病急性发作、媒介昆虫及动物叮咬等非传染病疾病[4]。影响大型展会的公共卫生风险的因素包括:举办地点、展会特征、参与人员的特征、持续时间、人员密度及互动程度、人员的精神状态、卫生状况及设施、环境因素、组织管理等[5]。

(二)参展流程视角下的疫情风险

大型展会参展参会人员动线主要包括"入境/入城—住宿宾馆—展馆/会议/活动现场—(住宿宾馆)—离境/离城",还包括参加其他社交活动等(图1)。主要涉及的区域包括机场/火车站/汽车站等道口、住宿宾馆、展会和活动场所及其他可能的社会面社交场所,在上述区域均存在人员聚集和人员无序流动,不同风险等级人员共用通道、动线的情况多见。

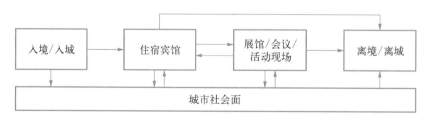

图 1　参展参会人员主要动线示意图

对大型展会的疫情风险分析可知,大型展会参与人员类型多且来源广,存在较大的传染病疫情输入风险,且可通过人员流线将疫情风险播散至住宿宾馆、展馆和其他社会面活动场所。另外,上述区域内与涉疫人员接触的其他人员、车辆等均有较高传播风险,由于高频直接或间接接触使得更多的场所成为疫情风险区域,造成巨大的社会和经济影响,这就是展会给疫情传播带来的"放大器"效应。

三、展会疫情防控对策

展会虽然会涉及多个区域,但主要的区域集中在展馆。由于展馆往往是一个相对固定的场所,因此,守住展馆门成为展会疫情防控的关键环节。围绕"守住展馆门"这一关键环节,实施动线串联风险管控策略,在道口、居住地、展馆及交通过程中减少不同风险人员或物品的交叉和接触,将风险对象尽可能进行分离,旨在降低疫情输入、传播及外溢风险。同时,通过健康监测、体温检测和核酸检测等手段及早发现感染者,在现有展会组织体系和参展流程上,增设疫情防控功能和相关区域,尽可能嵌入现有体系和流程中,旨在保证展会顺利举办的同时进一步降低疫情风险。

(一) 风险对象分离原则

在口岸现行的风险对象分离的基础上[6],分离原则主要针对区域、通道、人员等要素。针对区域,包括:不同类别人员(如参展参会人员、其他活动人员、服务保障人员等)的住宿宾馆相对分开或在同一酒店不同区域,不同风险水平的人员入住不同的指定酒店或同一酒店不同区域;不同风险水平的参展参会人员在展馆内参加会议、活动、就餐的区域分开,不同类别人员的就餐和休息区域分开。针对运行通道,包括:在机场、火车站等入城口参展参会人员通道和其他入境、入城人员通道分开;不同风险水平参展参会人员的交通工具、参展参会通道尽量分开;不同类别人员的交通工具、通道分开。针对人员,包括:不同车辆的驾驶员不混用;不同展馆功能区的服务保障人员不交叉。

(二) 疫情防控和展会服务保障相结合的展会疫情防控体系

疫情防控和展会服务保障相结合可以更好地保证疫情防控措施的落实和展会运行措施的平衡并行。

1. 疫情防控体系和展会服务保障组织体系相融合

按照"四方责任"的原则,成立以大型展会举办方为核心的领导体系,依托公共卫生专业团队的指导,大型展会服务保障的各个业务领域均参与疫情防控工作中,高效协同,将大型展会的服务保障工作体系与疫情防控体系有机结合。以进博会保障为例,上海市作为举办主体,成立了进博会城市服务保障领导小组办公室统筹展会服务保障工作,同步成立疫情防控工作专班负责进博会的疫情防控工作,专班组成成员均为参与进博会服务保障工作、与疫情防控工作相关的单位和部门,各单位和部门开展进博会服务保障工作的同时充分考虑疫情防控的要求。

2. 疫情防控方案和展会运行方案相结合

展会疫情防控方案是基于展会疫情风险分析的基础上制定的,各单位和部门面临的疫情风险种类及疫情处置流程有所不同,因此在制定疫情防控方案前要开展充分调研,在总体疫情防控方案的指导下,依托公共卫生团队专业指导,夯实属地政府、行业主管部门、展会举办单位、展会举办场所单位的疫情防控职责,制定涉及住宿、餐饮、交通、会议活动等多方面的专项疫情防控方案和应急预案。另外,在举办前召开多次沟通和培训会,使各利益相关方充分了解大型展会的具体防疫措施和要求,确保相关工作顺利开展。

3. 疫情防控措施和健康促进措施相结合

保护易感人群是传染病预防的重点措施之一,是否被感染除了取决于机体对病原体的易感性外,自身免疫力的强弱和与感染者接触的机会也是主要因素[7]。因此,加强个人防护和预防接种是大型展会中减少传染病传播的重要措施之一。为更好地保证个人防护措施和预防接种的执行效果,除了在政策层面对大型展会各利益相关方提出疫情防控责任要求外,在展会相关区域创建健康促进环境,强化卫生意识,如安排集中预防接种,设置口罩、手部消毒液等个人防护用品自助领用处,张贴个人防护措施的宣传海报,播放广播,以及组织个人防护巡查等措施,能推进疫情防控措施更有效地落实。

(三) 基于参展参会流程的多点触发监测和实验室检测手段

监测是发现潜在传染病病例的有效手段[8]。大型展会的多点触发监测除现行的入境健康申报及社会面哨点监测、零售药店监测等基础上,主要还包括人员健康监测、旅居史筛查、体温检测、症状监测等。

1. 开展全程健康监测

健康监测贯穿展会整个过程,进入展区前的健康监测可及早发现可疑病例,有效避免疫情风险进入展馆。进出展馆时的症状监测和体温检测可通过在展区、展馆、会场等入口处增设非接触式测温仪或者设置一体化验证门,在查验证件的同时,实现症状监测、体温检测、旅居史筛查等功能,可以进一步减少风险进入。同时,记录人员的进出轨迹可为后续异常情况处置提供追踪和判断依据。进入展区后,增设防疫相关区域和场所,如临时观察处置点或医疗点等,开展症状检测,及时发现和处置异常人员和可能的聚集性疫情,做到传染病早发现、早报告、早处置。离开展会后的健康监测可作为展会疫情风险是否发生传播和外溢的参考依据。

2. 适时开展核酸检测等快速实验室检测

核酸检测是在新冠病毒感染大流行背景下的重要技术手段,可以及早发现感染者,及时切断传播途径,快速控制疫情。大型展会应根据人员数量、涉及区域等实际情况,科学、合理设置核酸采样点位和检测方舱,将核酸采样流程、点位、要求嵌入人员的参展参会流程,可在道口、住宿宾馆、展区、展馆、会议活动现场出入口、停车场及展区周边等区域设置核酸采样点,同时通过分区域、分时等手段将工作人员和参展参会人员核酸检测分开,避免人员聚集。王瑞雪等[9]发现进入场馆时开展症状筛查合并24 h内核酸阴性报告及在场馆内逐日核酸检测可以有效控制疫情传播风险。这一发现提示,在新发传染病大流行的背景下,可靠的实验室检测方法也是发现传染源、切断传播途径的重要技术手段。

(四) 基于参展参会流程的异常情况报告与处置策略

异常情况的及时报告和高效处置是降低大型展会传染病传播风险的关键措施。主要包括:

① 增设防疫联络员或在现有的展会联络人机制上嵌入防疫职责,逐级上报;② 依托展会报名信息系统进行逐级上报;③ 展会现场直接向工作人员报告;④ 展会人员健康信息比对发现后及时报告主办方。基于上述途径,实现风险及时报告。

在异常情况处置时,坚持"防扩散"的原则:一是根据需要现场组建以卫生、公安、展会主办方和承办方为核心的调查队伍,细致开展流行病学调查,确保应管对象不遗漏,努力阻断传染病疫情传播;二是组建以卫生为核心,公安、交通、外联、海关等协同的多领域的转运队伍,开辟绿色通道,定点开展展会人员的医疗救治;三是组建以卫生为核心,公安、展会主办方和承办方协同的消毒处置队伍,采取科学、安全、有效的消毒措施。

四、实践经验

大型展会的召开不仅给展馆及展馆所在区域带来一定的疫情防控风险,对于整个举办城市也会带来一定的人员、场馆、物资等的协调和储备压力。因此,除了将传染病防控措施尽可能嵌入整个展会流程中,实施"面"(社会面)和"点"(展馆)的疫情风险均衡管控也是十分必要的。上海市已经成功举办了6届进博会,实现了疫情"零感染"的目标[7],证明基于参展流程的疫情防控对策及不同疫情形势下的展会疫情防控策略行之有效,可为今后的大型展会保障提供实践经验。

(一) 健全组织体系,加强内外联动

建立健全完善的展会疫情监测体系和应急指挥体系,在展会涉及区域配备多领域应急处置队伍,在国家、城市面上和展会现场专家团队的联动指导下,建立以展馆为中心的"展馆、核心区域和核心区、全市"的三道防疫线,根据疫情形势调整防疫力量和防控要点,划定风险防控圈,与属地政府、隔离和住宿酒店、场馆方密切配合,将场馆防疫和城市防疫一体推进,根据不同的疫情形势,以内为主、内外并重、以外保内模式切换、高效协同,共同落实疫情防控相关工作。

(二) 风险分级管理实现疫情不扩散、不外溢

大型展会中传染病风险不可避免,在新冠病毒感染大流行的背景下,北京冬奥会所采取的闭环管理政策有效地将风险控制在闭环管理范围内,闭环内局部传播风险可控[10],奥运村这一相对独立的区域范围是有效实施这一策略的重要基础,进一步应用到不同的疫情形势下的大型展会的传染病防控仍需谨慎。因此,在大型展会中的相关环节和区域尽可能实行风险对象分离是必要、有效、可行的。分类别集中住宿、分时/分区域就餐甚至暂停餐厅就餐、固定工作岗位、减少使用公共交通和前往公共场所的频率、严格规范消毒等措施均体现了重细节的风险分级管理的思路,能够减少展馆内风险扩散的可能性,避免疫情扩散和外溢。

(三) 展会保障体验度与疫情防控要求相结合

平衡疫情防控的要求和展会办展体验度是展会期间疫情保障需要考虑的重要因素,不同的疫情水平下,防控策略也有所不同。北京冬奥会[8]、上海进博会的保障经验均显示,疫情防控方

案或防疫手册制定前的充分调研及制定后的充分解读和培训会,使各利益相关方充分了解具体防疫措施是确保相关防疫工作顺利开展的重要基础。各参会代表和服务保障工作人员在遵循展会期间住宿、餐饮、交通等方面的疫情防控要求的前提下,获得相对较好的体验是提高措施落实依从性的重要保障,同时能保证突发事件的及时、精准处置,保证将疫情的影响降至最低。

参 考 文 献

［1］张彦平,王子军,陈贤义.大型活动的公共卫生应对.中华流行病学杂志,2008,29(7):737-739.

［2］WHO. Communicable disease alert and response for mass gatherings-key considerations. Geneva: WHO, 2008.

［3］中华人民共和国中央人民政府.大型群众性活动安全管理条例:中华人民共和国国务院令:第505号.https://www.gov.cn/flfg/2007-09/21/content_759965.htm[2022-12-12].

［4］吴茜.国际大型集会公众健康风险防控经验及对北京冬奥会启示.中国公共卫生,2020,36(12):1852-1856.

［5］许树强,王宇.突发事件公共卫生风险评估理论与实践.北京:人民卫生出版社,2017.

［6］江宁,毛盛华,文京海,等.基于风险评估和流程再造的口岸疫情风险防控管理实践.中国卫生资源,2022,25(6):785-789.

［7］上海发布.第五届进博会意向成交金额735.2亿美元,比上届增长3.9%,展会运行安全有序,实现疫情防控"零感染".https://mp.weixin.qq.com/s/2O2E5bukP6gbIqXs4kHerw[2022-12-12].

［8］张镇权,王绍华,武培丽,等.北京2022年冬奥会冬奥村公共卫生保障模式的建立与实践.国际病毒学杂志,2022,29(5):365-368.

［9］王瑞雪,王增森,田怀玉.传染病数学模型在大型活动赛事新型冠状病毒肺炎传播风险模拟中的应用.中华预防医学杂志,2022,56(8):1055-1059.

［10］沈莹,霍达,冯兆民,等.北京2022年冬奥会和冬残奥会重要防疫政策调整及其对社会面疫情防控的借鉴意义.国际病毒学杂志,2022,29(5):357-360.

医疗卫生应急演练规范化
管理的设计和实践

吴文辉　黄晓燕　黎　晶　徐　方　陈桑桑

李晋哲　吴文涛　何　懿　戴　阳

【导读】　应急演练是检验、评价和保持医疗卫生应急能力的一项重要手段,也是各类医疗卫生单位、卫生应急处置队伍教学和培训的重要科目。上海市已开展了大量的卫生应急演练项目,但其中不少存在着准备不充分、设计不合理、组织不科学等问题。为推动上海市医疗卫生应急演练工作的规范化管理,应从计划、组织、指挥、协调、控制五大管理职能出发,有效统筹全市医疗卫生应急演练组织,有力指导医疗卫生单位应急演练项目的实施。批量伤员救援、重大传染病疫情处置等市级示范性演练项目发挥了检验预案、发现问题、改进工作、完善准备、锻炼队伍、磨合机制的作用,也验证了规范化管理对于提升医疗卫生应急演练质量和效率的作用。同时,建议进一步完善医疗卫生应急预案、健全医疗卫生应急队伍、建立专业培训课程和基地等,推动医疗卫生应急演练工作高质量发展。

新冠疫情让公众进一步认识到卫生应急管理的重要性,《"健康中国2030"规划纲要》中明确提出到2030年,突发事件的卫生应急处置能力和紧急医学救援能力要达到发达国家水平。应急演练是国际公认的检验、评价和保持应急能力的一项重要手段[1],《突发事件紧急医学救援"十四五"规划》把建立"国家医疗应急演训基地建设"作为构建紧急医学救援核心任务之一[2]。与国外医疗卫生同行及国内安全生产等其他灾种管理相比,上海市在医疗卫生应急演练的规范化管理方面处于起步探索阶段[3-4]。通过规范化管理的方法和手段推进全市医疗卫生应急演练工作,将有效提升演练科学性、针对性、真实性、实用性,有助于强化卫生健康行政部门、医疗卫生应急救援队伍面对突发事件的应对处置能力。

一、研究背景和意义

医疗卫生应急演练是在虚拟突发事件条件下,启动医疗卫生应急响应机制和应对系

第一作者:吴文辉,男,教授,上海市卫生健康委员会应急管理办公室主任。
通讯作者:戴阳,女,上海市卫生健康委员会应急管理办公室副主任。
作者单位:上海市卫生健康委员会(吴文辉、黎晶、李晋哲、戴阳),上海市疾病预防控制中心(黄晓燕、徐方、何懿),上海中医药大学(陈桑桑),上海市应急管理局(吴文涛)。

统,指挥医疗卫生单位、协调联动处置单位、依靠专家团队等,执行实际事件发生时各自职责和任务的一种实践性活动,用以总结评估医疗卫生应急处置行为并调整改进应对策略和方案预案[5]。WHO将模拟演练作为《国际卫生条例》(*International Health Regulations*,IHR)核心能力的关键性评估方法,并发布了《国际卫生条例(2005)核心能力演练开发手册》(WHO,2013)《国家级核心能力验证桌面演练系列案例》(WHO,2015)[6]。在抗击新冠疫情期间,国家联防联控机制就要求针对疫情防控中存在的问题和短板,开展疫情处置全链条全要素应急演练。由此可见医疗卫生应急演练对于确保充分准备、有效应对各类卫生应急状况显得十分必要。

近年来,上海市卫生健康行政部门已制定发布了市级医疗卫生应急预案和方案100余件,组建起8 000余人的医疗卫生应急处置常规队伍和预备队伍,建立了多个综合性或专科性的卫生应急培训/实训基地[7]。市、区两级卫生健康行政部门,各医疗卫生队伍根据各自应急处置任务开展了不少的演练项目,但也暴露出上海市医疗卫生演练工作中存在的问题。首先,在全市统筹管理方面,缺少科学合理的医疗卫生应急演练规划,没有建立符合医疗卫生专业实际的演练规程标准体系,忽视了基层社区和社会公众的参与。其次,在演练科目的实施方面,缺少对于方案设计、情景设置、配合协调、预案衔接、评估完善等方面的技术指导。

医疗卫生应急演练属于卫生应急管理范畴,从国内外发展情况看,其发展趋势是规范化和科学化[8]。鉴于上海市医疗卫生应急管理系统较为完善、医疗卫生应急资源较为丰富,已具有开展推进演练规范化管理的良好基础,应尽早顺应标准化发展趋势,在统筹、规划、指导、检查全市医疗卫生应急演练工作方面开展研究,提高医疗卫生应急学科发展水平。

二、医疗卫生应急演练规范化管理的设计

(一)理清研究思路

1. 明确适用范围

医疗卫生应急演练的规范化管理研究主要适用于两方面演练。一方面,适用于自然灾害、事故灾难、社会安全事件等突发公共事件医疗卫生救援的应急演练工作[9],如重大事故的批量伤员救治、社区防灾自救互救、重大活动医疗卫生保障、灾后防疫救援等。另一方面,适用于重大传染病疫情、群体性不明原因疾病等突发公共卫生事件防控处置和医疗救治的应急演练,如新冠疫情应急处置、防控新发传染病疫情境外输入等。

2. 明确工作原则

医疗卫生应急演练工作必须依据现有法律法规及预案、方案组织实施[8]。卫生健康行政部门可将演练作为提升应对处置能力的重要方法进行系统性规划部署,各类医疗卫生单位、医疗卫生应急队伍在职责范围内开展演练活动。情景设计应从实战出发,围绕本地区、本部门面临的主要风险,采用专项演练与综合演练相结合的方式,全方位检验现有应急处置流程。要继续强化联防联控机制,调动各方面和公众力量,共同重视和参与医疗卫生应急演练工作。概括来说,可遵循"依法依规、科学全面,合理统筹、分级负责,总专结合、突出实战,协同联动、公众参与"的原则开展医疗卫生应急演练工作。

3. 明确参与主体

要从"政府、社会、个人"三个层面推动建立医疗卫生应急演练常态长效机制[8]。政府层面,应制定政策性文件为医疗卫生应急演练提供制度保障,出台指南方案为基层开展技术指导和支持。社会层面,要提高对医疗卫生应急演练工作重要性的认识,建立"一方有难、八方支援"的应急联动机制,联合专家和非政府组织开展效果评估。个人层面,要提升自救互救、个人防护、健康监测等医疗卫生应急基本技能,最大限度保障自己及家人的健康和生命安全[10]。

(二) 抓住关键环节

1. 目标计划化、管理制度化

针对医疗卫生应急演练"无计划、无规范、无指南"的现状,通过制度建设将医疗卫生应急演练纳入应急常态化工作,做到年初有计划、年中有督查、年底有总结,并在医疗卫生应急的长远规划中确定医疗卫生应急演练的发展建设目标。通过制定"管理办法+工作指南+操作手册"的方式逐步推动工作制度体系化,管理办法确定了全市医疗卫生应急演练的目的意义、适用范围、分工职责、审批流程等管理要求,工作指南确定了医疗卫生应急演练的分类、保障准备、组织实施、评估总结等工作要点,操作手册则针对不同形式、不同类型的医疗卫生应急演练项目提供了基本的、可重复的流程。

2. 组织系统化、措施具体化

完善的组织体系可以提高医疗卫生应急演练的管理效率,科学合理的组织结构可以有效协调各部门之间的工作,并检验和避免在医疗卫生实战处置中职责重叠或者职责缺失的情况[8]。市、区卫生健康行政部门统筹本行政区域内医疗卫生应急演练的组织实施和监督管理工作,并协调建立跨区域的医疗卫生应急演练协调机制。各类医疗卫生单位要结合各自任务,将应急演练作为提升能力的重要手段,有计划性地、合理地安排演练内容。

3. 决策程序化、指挥智能化

针对医疗卫生应急处置中重复出现的决策问题,通过不断模拟预案中的既定程序,可以在危机出现后,帮助其按照规定程序或者既定流程进行例行决策,从而提升处置效率和决策质量,强化协同联动、队伍拉动、专业处置、信息报告、物资准备等多环节、全流程的决策活动。另外,要持续检验现行预案的操作性、针对性、有效性,发现应急处置中存在的问题并加以改进,不断地调整完善应急预案,为突发事件的医疗卫生应急处置提供准确有效的程序和依据,确保用得上、行得通[11]。可以借鉴一些较为先进的建设经验,如美国的应急演练模拟中心选择演练软件及相关决策支持系统为突破口,提高应急演练智能化辅助决策能力[8]。

4. 作业流程化、行为标准化

为更高效进行组织管理,可将医疗卫生应急演练基本流程概括为"计划、准备、实施、评估、改进"五个阶段[3,5,12-13]。计划阶段,依据工作要点和实际需求提出计划、确定任务。准备阶段,起草演练工作方案和脚本,做好人员与技术等各项保障准备。实施阶段,推动演练各个场景有序开展,完成各项演练活动并妥善处置演练中各类突发状况。评估阶段,客观地对演练项目进行评价,查找存在的问题和不足。改进阶段,修订完善应急预案,采取措施来改进应急处置工作。将医疗卫生应急响应全过程、全环节的重要技术标准纳入医疗卫生应急演练，在医疗卫生应急演练实施前，要对所有参演人员进行培训，明确角色和职责，保证应急处置行为的标准化。

5. 控制过程化、考核要素化

要重点突出演练方案和演练脚本，有效控制演练项目的时间进程，以医疗卫生应急处置流程的各关键节点为骨干，描述应急演练的场景、起止时间、执行人员、处置行动、指令与对白、现场技术设备、视频字幕、解说词等[6,11,14]。总体策划、现场导调人员加强实施全过程的指挥控制，调度参演单位和人员完成各项应急演练任务。设定考核要素，定期对职责范围内医疗卫生单位应急演练管理工作开展情况进行检查与考核。医疗卫生演练的评估要素主要包括与法规预案的衔接一致性、情景设计的逻辑合理性、指挥体系的健全顺畅性、单位部门的配合协同性、响应行动的规范有效性、物资保障的完备可用性等[15]，可以由专家组或者专业机构来进行全面客观评估。

（三）示范演练案例解析

1. 上海市公共卫生事件应急处置预备队综合演练

为加强上海市公共卫生事件应急处置预备队应急处置能力建设，建立健全上海市海陆空一体化救援多部门联合协同处置机制，上海市卫生健康委联合上海交通大学医学院附属瑞金医院、上海市应急管理局开展"2022年上海市公共卫生事件应急处置预备队综合演练"。演练以入境码头检疫发现疑似新发传染病、因停靠导致船员受伤等为背景，采取现场实战演练与视频播放相结合的形式，围绕应急响应、心肌梗死和休克患者急救、登临检疫、流行病学调查及医学排查、批量伤员和风险人员救治及转运，现场空气卫生状况调查，现场预防性消毒和响应终止等环节，进行了全流程、海陆空立体化的医疗卫生应急处置演练[16]。

2. 长三角区域国家突发急性传染病防控队伍举行联合演练

为发挥长三角地区合作机制作用，建立公共卫生等重大突发事件应急体系，提高长三角区域卫生应急队伍协同处置能力，2022年上海、浙江、安徽、江苏三省一市卫生健康委和疾控中心在浙江省湖州市举办"长三角区域国家突发急性传染病防控队伍新冠肺炎疫情应急处置联合演练"。演练以跨区域新冠疫情为背景，模拟了疫情发现通报、密切接触者协查、联合风险评估、疫情溯源调查的长三角协同应急处置的全过程，展示了各省市流行病学调查管理、跨区域联合研判预警等信息化系统，以及疾病预防控制队伍应急处置单兵装备、高等级移动实验室、消毒机器人等新型装备、设备。通过疫情防控的信息化、数据集成和协调联动，将长三角区域的一体化互联互通和精准化防控进程充分可视化[17]。

3. 示范性演练关键要素解析

通过对以上示范性医疗卫生应急演练的分析，可以看出成功的演练需要各方面因素的支撑，包括政策支持和政府重视、科学的医疗卫生应急救援策略、依法依规应急指挥决策、部门机构间的高效协调、跨地区的交流合作、公共卫生物品和药品储备系统、公众与媒体的参与和沟通、专家和非政府组织的作用、医疗卫生应急响应能力提升等[10]。

三、小结

在医疗卫生应急管理工作中亟须转变理念,从事后处置转变为事前预防,从被动应对转变为主动缓解。开展医疗卫生应急演练是及时发现问题和短板、进行针对性改进工作的重要手段,也是提高医疗卫生救援能力、提高突发公共卫生事件防控能力的有效途径。通过规范化管理,将医疗卫生应急演练活动的安排纳入年度工作规划或者中长期规划来实施,注重演练工作的长期性和系统性,避免将其作为临时性和一次性任务。通过规范化管理,明确演练科目准备、实施、评估、改进等环节的要素,强化演练项目的针对性、科学性和实用性。在未来的医疗卫生应急演练发展中,还可以强化科技支撑,结合实景、模拟、增强现实(augmented reality,AR)等演练形式,满足各级各类医疗卫生救援队伍开展全链条、全要素的应急实战演练需要。

参 考 文 献

[1] 中共中央,国务院."健康中国 2030"规划纲要. https://www. gov. cn/zhengce/2016-10/25/content_ 5124174. htm[2023 - 11 - 10].

[2] 国家卫生健康委.国家卫生健康委关于印发突发事件紧急医学救援"十四五"规划的通知(国卫医急发〔2022〕35 号). 2022.

[3] 中华人民共和国应急管理部.生产安全事故应急演练基本规范.北京:应急管理出版社,2019.

[4] 全国公共安全基础标准化委员会.公共安全 演练指南.北京:中国标准出版社,2019.

[5] 中国疾病预防控制中心.卫生应急演练技术指南(2013 版). https://m. chinacdc. cn/xwzx/tzgg/ 201312/t20131231_92083. html[2023 - 11 - 10].

[6] WHO. WHO simulation exercise manual. geneva:World Health Organization, 2017.

[7] 上海市卫生健康委员会.建机制、强队伍,着力提升突发公共卫生事件应急处置能力 | 第五轮公共卫生三年行动计划巡礼. https://wsjkw. sh. gov. cn/gzdt1/20221024/ce76ab6a70fb4ac8a5ad6edffe 65dbf7. html[2023 - 11 - 10].

[8] 陈国华,王新华.我国应急演练现状问题及其发展对策研究//中国职业安全健康协会 2011 年学术年会论文集,2011:49 - 55.

[9] 岳俊伟,穆强,张婵,等.突发事件紧急医疗救援应急演练的组织与实施.中华灾害救援医学, 2015,3(7):391 - 393.

[10] 尚积伟,吴群红.国外重大应急演练案例解析及对中国的启示.中国卫生事业管理,2009,26(1): 63 - 66.

[11] 李亦纲,尹光辉,黄建发,等.应急演练中的几个关键问题.中国应急救援,2007,3:33 - 35.

[12] WHO. Regional Office for the Western P. Emergency exercise development. Manila:WHO Regional Office for the Western Pacific, 2009.

[13] 北京市突发事件应急委员会.北京市突发事件应急委员会办公室关于印发北京市突发事件应急演练实施指南的通知. https://www. beijing. gov. cn/zhengce/zhengcefagui/201905/t20190522_ 56853. html[2023 - 11 - 10].

［14］ 国务院办公厅.突发事件应急演练指南(国务院应急管理办公室应急办函[2009]62号).2009.

［15］ 张彦,林权益,岳会国.核与辐射事故应急演习评估要素浅析.中国核科学技术进展报告(第五卷),2017,5:53-58.

［16］ 中国民航网.龙华机场成功保障2022年上海市公共卫生事件应急处置预备队综合演练. http://www.caacnews.com.cn/1/5/202212/t20221214_1359275.html[2023-11-10].

［17］ 央视新闻.提高疫情应急处置能力 长三角区域国家突发急性传染病防控队伍举行联合演练. https://www.cn-healthcare.com/article/20211126/content-563111.html[2023-11-10].

上海市扩大新生儿遗传代谢性疾病
筛查的卫生经济学研究

肖敦明　周善炎　黄　镇　翁俊岭　罗冰星　陈英耀

【导读】　我国作为人口大国,出生缺陷已成为我国严重的公共卫生问题。上海是率先在国内开展扩大新生儿遗传代谢性疾病筛查的城市,本研究旨在开展上海市扩大新生儿遗传代谢性疾病筛查的卫生经济学研究,为串联质谱(MS/MS)技术应用和费用支付方式提供决策建议。通过构建筛查模型,比较 MS/MS 筛查与茚三酮-荧光法(以下简称"荧光分析法")的成本效果;并开展预算影响分析,测算报销 MS/MS 筛查费用对财政的影响。研究发现,对于成本效果分析,MS/MS 筛查相比于荧光分析法成本高(1 000 452 元 vs. 218 218 元)、效果好(16.47 vs. 5.93)、增量成本效果比(incremental cost effectiveness ratio, ICER)为 74 161 元/质量调整生命年(quality-adjusted life year, QALY)、小于 2022 年中国 3 倍人均 GDP;投入产出比中,每投入 1 元可获得4.23 元回报。预算影响分析显示,MS/MS 筛查相比于荧光分析法增加的财政支出分别为 2 348万元、2 213 万元和 2 085 万元,财政支出呈逐年下降的趋势。综上,MS/MS 筛查经济性好,财政可负担,建议上海市 MS/MS 筛查费用由财政支付。

筛查(screening)是疾病预防的重要手段之一,通过快速的检验、检查或其他措施,将可能有病但表面上健康的人,同那些可能无病的人区分开来。筛查检验不是诊断检验,仅是一种初步检查。对筛查检验阳性或可疑阳性者,应采用相关疾病的"金标准"(gold standard)进行确诊,以便对确诊病人采取必要的治疗措施[1]。

一、研究背景和意义

我国作为人口大国,也是出生缺陷和高发的国家,出生缺陷已凸显成为我国严重的公共卫生问题。《中华人民共和国国民经济和社会发展第十四个五年规划和 2035 年远景目标纲要》《"健康中国 2030"规划纲要》《中共中央　国务院关于优化生育政策促进人口长期均衡发展的决定》

基金项目:上海市卫生健康委员会政策研究课题"上海市扩大新生儿遗传代谢性疾病筛查及卫生经济学评价研究"(课题编号:2023HP01)。
第一作者:肖敦明,男,博士研究生。
通讯作者:陈英耀,男,教授。
作者单位:复旦大学、国家卫生健康委员会卫生技术评估重点实验室(肖敦明、周善炎、黄镇、翁俊岭、罗冰星、陈英耀)。

等国家重大战略规划,均把预防和减少出生缺陷作为重要目标。

遗传代谢病(inherited metabolic diseases,IMD)是指由于基因突变引起酶缺陷、细胞膜功能异常或受体缺陷,从而导致机体相应生化代谢紊乱,造成中间或旁路代谢产物蓄积或终末代谢产物缺乏,而出现相应的病理改变和临床症状的一组疾病[2]。尽管单一的遗传代谢病很罕见,但遗传代谢性疾病的综合发病率可高达 1:800~1:4 000[3]。一项上海的研究显示,筛查出一例苯丙酮尿症(phenylketonuria,PKU)患儿和一例先天性甲状腺功能减退症(congenital hypothyroidism,CH)患儿并采取及早的治疗措施,可避免的疾病经济负担分别为 72.6 万元和 71.3 万元[4]。

新生儿遗传代谢病筛查的技术主要包括细菌抑制试验、荧光法、高效液相色谱、比色法、MS/MS、基因测序技术等。由于遗传代谢病种类繁多,传统技术无法全面有效地筛查出多种遗传代谢病,近些年来 MS/MS 筛查和基因检测技术被应用于新生儿筛查之中,其优势是可以同时快速检测单个样品中多种遗传代谢病的分子生物标志,实现"多重检测"的目的。

新生儿遗传代谢病致残率高、经济负担重,目前,MS/MS 与基因检测技术联用在新生儿遗传代谢病筛查诊断中的临床应用价值已被证实,在中国浙江开展的新生儿遗传代谢病筛查的经济学研究中,筛查组相比于不筛查组具有经济性[5],但是上海儿童的筛查的经济性还缺少相关证据。本研究旨在比较 MS/MS 筛查新生儿遗传代谢病与荧光分析法的经济性,并开展预算影响分析研究报销 MS/MS 筛查对财政的负担,为 MS/MS 技术筛查新生儿遗传代谢病的循证决策提供经济学证据,对上海地区 MS/MS 筛查的推广具有重要意义。

二、研究方法

(一)成本效果分析模型构建

本研究从医疗卫生体系出发,基于 MS/MS 筛查新生儿遗传代谢病的筛查路径,并参考 Zhao 等[5]的研究构建了基于决策分析的筛查模型(图 1),比较 MS/MS 筛查相比于荧光分析法的成本效果。

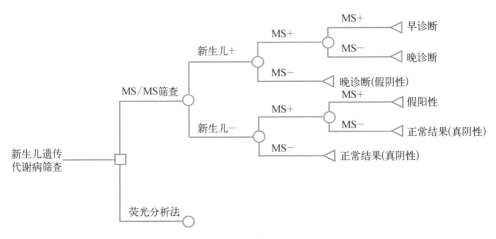

图 1　模型结构图

MS/MS 筛查组的新生儿,出生后在 72 小时内采用 MS/MS 对新生儿遗传代谢病进行检测,检测结果为阳性的新生儿会被要求在 30 天内回医院再进行一次 MS/MS 的检测,两次检测均为阳性的新生儿会做基因测序进行确诊。荧光分析法也需要筛查两次,双阳性新生儿采用基因测序进行确诊。

研究的主要结果为成本、QALY、ICER。研究基于《中国药物经济学评价指南 2020》采用 5% 的贴现率对成本和健康产出进行贴现。

(二)研究对象

上海地区患有遗传代谢病的新生儿。

(三)临床筛查数据

本研究的 MS/MS 筛查数据来源于 2010 年 12 月~2021 年 11 月上海市儿童医院的筛查数据,筛查总数为 254 207 例。由于新生儿遗传代谢病漏诊的患者比较少,假设假阴性为 0,详情见表 1。荧光分析法筛查数据来源于文献,该研究采用荧光筛查法筛查 933 828 例成都的新生儿,一共筛查出 36 例真阳性 PKU 患儿[6],为了实现两组的比较,现在将荧光分析法的数据按照筛查 254 207 例进行矫正,荧光分析法真阳性患儿=254 207×(36/933 828)≈10 例,则假阴性(漏诊)患儿为 20−10＝10 例,假设荧光分析法 PKU 假阳性患儿数据和 MS/MS 筛查数据相同,即假阳性患儿为 9 例。

表 1　临床筛查数据(254 207 例新生儿)

项　　　目	真阳性例数(例)	假阳性例数(例)
有机酸代谢病		
甲基丙二酸血症(MMA)	5	197
丙酸血症(PA)	0	26
异戊酸血症(IVA)	5	20
β-酮硫解酶缺乏症(BKD)	2	6
3-甲基巴豆酰辅酶 A 羧化酶缺乏症(MCCD)	0	29
3-羟基-3-甲基戊二酰辅酶 A 裂解酶缺乏症(HMG)	0	1
全羧化酶合成酶缺乏症(HCS)	0	1
戊二酸血症 I 型(Ga-I)	1	15
脂肪酸代谢病		
原发性肉碱缺乏症(PCD)	7	141
短链酰基辅酶 A 脱氢酶缺乏症(SCADD)	8	13
短链 3-羟酰基辅酶 A 脱氢酶缺乏症(SCHADD)	0	13

续　表

项　　目	真阳性例数（例）	假阳性例数（例）
中链酰基辅酶 A 脱氢酶缺乏症（MCADD）	3	17
极长链酰基辅酶 A 脱氢酶缺乏症（VLCADD）	3	67
肉碱棕榈酰转移酶 I 缺乏症（CPT－I）	0	6
长链 3－羟酰基辅酶 A 脱氢酶缺乏症（LCHAD）	0	6
多种酰基辅酶 A 脱氢酶缺乏症（Ga－II）	0	13
氨基酸代谢病		
希特林蛋白缺乏症（NICCD）	4	9
瓜氨酸血症 I 型（CIT－I）	0	2
鸟氨酸氨甲酰基转移酶缺乏症（OTC）	1	40
氨甲酰磷酸合成酶缺乏症（CPS1）	1	40
精氨酸血症（ARG）	0	13
高甲硫氨酸血症（MET）	8	6
枫糖尿症（MSUD）	1	8
酪氨酸血症（TYR）	0	87
PKU	20	9
总计	69	785

（四）QALY 数据

各种遗传代谢病早诊断、晚诊断的生命年和 QALY 来源于 Zhao 等[5]的研究，详情见表 2。

表 2　生命年和 QALY

项　　目	贴现后生命年		贴现后 QALY	
	早诊断	晚诊断	早诊断	晚诊断
有机酸代谢病				
MMA	13	8	8.92	1.62
PA	10	5	4.25	1.08
IVA	23	13	12.81	2.35
BKD	75	20	18.51	3.12
MCCD	71	54	18.41	4.64
HMG	71	54	18.41	4.64

续　表

项　　目	贴现后生命年		贴现后 QALY	
	早诊断	晚诊断	早诊断	晚诊断
HCS	75	20	18.51	3.12
Ga－Ⅰ	20	13	11.84	2.35
脂肪酸代谢病				
PCD	75	45	15.88	3.52
SCADD	75	65	18.51	4.79
SCHADD	8	4	4	2
MCADD	68	62	18.31	4.76
VLCADD	31	17	8.58	2.82
CPT－Ⅰ	25	14	13.39	2.47
LCHAD	8	4	4	2
GaⅡ	1	0.5	0.9	0.12
氨基酸代谢病				
NICCD	75	35	18.51	4.09
CIT－Ⅰ	68	20	18.31	3.12
OTC	32	19	15.01	3.02
CPS1	32	19	15.01	3.02
ARG	32	19	15.01	3.02
MET	75	65	18.51	4.79
MSUD	35	20	15.56	3.12
TYR	30	16	8.45	2.71
PKU	78	65	18.58	4.79

（五）成本数据

本研究从医疗卫生体系角度出发,考虑直接医疗成本,其他成本项不予计算。本研究所纳入计算的直接医疗成本包括筛查成本、确诊成本、住院成本、随访成本等。

1. 筛查成本、确诊成本和住院成本

筛查成本和确诊成本来源于上海市儿童医院,年均住院费用来源于文献。关于药品成本,由于新生儿遗传代谢病的种类较多、用药复杂,难以估算。此外,在基础分析中会进行增量分析,MS/MS 筛查组和荧光分析法的后续治疗药费大部分可以抵消,所以本研究不考虑药费,详情见表3。

表3 筛查成本、确诊成本和住院成本

项　　目	数值(元)	来　　源
筛查成本		
第一轮 MS/MS 次均费用	250	上海市儿童医院
第二轮 MS/MS 次均费用	250	上海市儿童医院
确诊成本		
基因测序次均费用	3 600	上海市儿童医院
基因咨询次均费用	80	文献[5]
儿科医生咨询次均费用	25	文献[5]
年均住院费用		
早诊断	5 000	文献[5]
晚诊断	10 000	文献[5]

2. 住院次数和比例

需要住院的新生儿遗传代谢病数据来源于上海市儿童医院,详情见表4。

表4 住院次数和比例

项　　目	早　诊　断	晚　诊　断	比　例
	每年住院次数(次)	每年住院次数(次)	
VLCADD	3	4	20%
CPT - I	3	4	80%
OTC	3	4	60%
ARG	3	4	20%
MMA	2	3	50%
IVA	2	3	10%
PA	2	3	30%
GA - I	2	3	30%

3. 随访成本

各遗传代谢病早诊断的年均随访成本来源于上海市儿童医院,早诊断患者5岁以前一年随访4次,5岁以后一年随访1次;并假设晚诊断患者比早诊断患者每年多随访2次(表5)。

表 5　随 访 成 本

项　目	单价(元)	检查项目(1 表示需要做该项检查,0 表示不需要)											
		MMA	PA	IVA	BKD	MCCD	HMG	HCS	Ga-Ⅰ	PCD	SCADD	SCHADD	MCADD
需要检查的项目													
MS/MS	250	1	1	1	1	1	1	1	1	1	1	1	1
血气	117	1	1	1	1	1	1	1	1	1	0	1	1
血氨	40	1	1	1	1	1	1	0	1	1	0	1	1
血同型半胱氨酸	120	1	1	0	0	0	0	0	0	0	0	0	0
肝功能	190	1	1	0	1	1	1	0	1	1	0	1	1
苯丙氨酸	18	0	0	0	0	0	0	0	0	0	0	0	0
甲胎蛋白	32	0	0	0	0	0	0	0	0	0	0	0	0
尿气相色谱	258	1	1	1	1	1	1	1	1	1	1	1	1
血常规	20	1	1	0	1	0	0	1	1	0	0	0	0
血生化	181	1	1	1	1	1	1	0	1	1	0	1	1
微量元素	39	0	0	1	0	0	0	0	0	0	0	0	0
超声心动图	225	0	0	0	0	0	0	0	0	0	0	0	0
心电图	20	0	0	0	0	0	0	0	0	1	0	0	0
磁共振	620	1	1	1	0	0	1	0	1	0	0	0	0
脑电图	45	1	1	0	0	0	0	0	0	0	0	1	0
尿常规	10	0	0	0	1	0	1	1	1	0	0	0	0
心肌酶谱	210	0	0	0	0	0	0	0	0	0	0	0	0
血脂	45	0	0	0	0	0	0	0	0	0	0	0	0
早诊断年均费用(元):1~5 岁		7 364	7 364	6 020	4 264	4 144	6 664	2 620	6 744	5 124	2 032	4 324	4 144
早诊断年均费用(元):5 岁以后		1 841	1 841	1 505	1 066	1 036	1 666	655	1 686	1 281	508	1 081	1 036

项　目	单价(元)	检 查 项 目											
		VLCADD	LCHAD	Ga-Ⅱ	NICCD	CIT-Ⅰ	OTC	CPS1	ARG	MET	MSUD	TYR	PKU
需要检查的项目													
MS/MS	250	1	1	1	1	1	1	1	1	1	1	1	1
血气	117	1	1	1	0	0	1	1	1	0	1	0	0
血氨	40	1	1	0	1	1	1	1	1	0	1	0	0
血同型半胱氨酸	120	0	0	0	0	0	0	0	0	1	0	0	0

续　表

项　目	单价(元)	检　查　项　目											
		VLCADD	LCHAD	Ga-II	NICCD	CIT-I	OTC	CPS1	ARG	MET	MSUD	TYR	PKU
肝功能	190	1	1	1	1	1	1	1	1	1	0	1	0
苯丙氨酸	18	0	0	0	0	0	0	0	0	0	0	0	1
甲胎蛋白	32	0	0	0	1	0	0	0	0	0	0	1	0
尿气相色谱	258	1	1	1	1	1	1	1	1	0	1	1	1
血常规	20	0	0	0	0	0	0	0	0	0	0	1	0
血生化	181	1	1	1	1	0	0	0	0	0	1	1	0
微量元素	39	0	0	0	0	0	0	0	0	0	0	0	0
超声心动图	225	0	0	0	0	0	0	0	0	0	0	0	0
心电图	20	0	0	0	0	0	0	0	0	0	0	0	0
磁共振	620	0	0	1	0	0	0	0	1	1	1	1	0
脑电图	45	0	0	0	0	0	0	0	0	0	0	0	0
尿常规	10	1	1	0	0	0	0	0	0	0	1	0	0
心肌酶谱	210	0	0	1	0	0	0	0	0	0	0	0	0
血脂	45	0	0	0	1	0	0	0	0	0	0	0	0
早诊断年均费用(元)：1~5 岁		4 184	4 144	4 184	7 304	3 984	2 952	3 420	3 420	5 900	4 720	5 904	2 104
早诊断年均费用(元)：5 岁以后		1 046	1 036	1 046	1 826	996	738	855	855	1 475	1 180	1 476	526

(六)筛查预算影响分析模型构建

采用 Excel 构建上海地区 MS/MS 筛查的预算影响分析模型,根据上海市近 10 年的常住人口出生率的变化趋势,预测 2024~2026 年上海市新生儿童的出生数量。测算 MS/MS 筛查替代荧光分析法筛查对财政的影响,详情见表 6 和图 2。

表 6　预算影响分析数据

项　目	数　值	来　源
2022 出生人数	10.8 万	文献[7]
上海近 10 年平均出生率	-5.75%	计算

续　表

项　目	数　值	来　源
医保报销比例	70%	医保局网站
MS/MS 真阳占比[①]	0.027 93%	上海市儿童医院数据
MS/MS 假阳占比[②]	0.308 80%	上海市儿童医院数据
荧光分析-PKU 真阳占比	0.003 93%	文献[6]
荧光分析-PKU 假阳占比	0.003 54%	假设和 MS/MS 筛查 PKU 的假阳性相同

① 真阳占比=真阳人数/筛查总人数;② 假阳占比=假阳人数/筛查总人数。

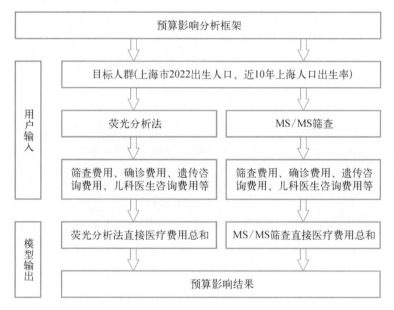

图 2　预算影响分析模型框架

三、研究结果

(一)成本效果分析结果

1. 基础分析结果

对于每位患者,MS/MS 筛查相比于荧光分析法成本高(1 000 452 元 vs. 218 218 元),效果好(16.47 vs. 5.93),ICER 为 74 161 元/QALY,小于 2022 年中国 3 倍人均 GDP(2022 年中国 1 倍人均 GDP 为 85 698 元)[8],具有成本效果(表7)。如果以 2022 年中国 3 倍人均作为阈值,则投入产出比为 1∶4.23,即每投入 1 元可获得 4.23 元回报。

表7　基础分析(成本:元;效果:QALY)

项　　目	MS/MS 筛查	荧光分析法	增量(MS/MS 筛查 vs. 荧光分析法)
总成本(元)	1 000 452	218 218	782 234
筛查成本	924 134	66 320	857 815
确诊成本	45 861	4 188	41 673
随访成本	30 456	147 710	−117 254
总 QALY	16.47	5.93	10.55
ICER(元/QALY)		74 161	

2. 单因素敏感性分析结果

本研究还对模型中的重要变量进行了单因素敏感性分析,包括临床数据、成本数据、QALY 等,其中各项参数变化范围为基础值上下浮动 10%。

单因素敏感性分析显示对结果影响最大的前三位因素分别是:第一轮 MS/MS -单次费用、PKU -真阳性病例数和 PKU -早诊断获得 QALY,详情见图 3。

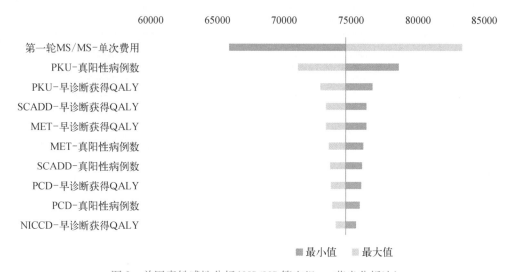

图 3　单因素敏感性分析(MS/MS 筛查组 vs. 荧光分析法)

3. 概率敏感性分析结果

概率敏感性分析中,假设成本服从 γ 分布,QALY 和临床数据服从对数正态分布,进行 5 000 次蒙特卡洛模拟,计算在不同意愿支付值下 MS/MS 筛查组相比于荧光分析法组具有成本效果的概率并绘制成本效果可接受曲线。在 2022 年全国 3 倍人均 GDP 阈值下,MS/MS 筛查相比于荧光分析法具有成本效果的概率为 100%,说明基础分析的结果是稳健的(图 4 和图 5)。

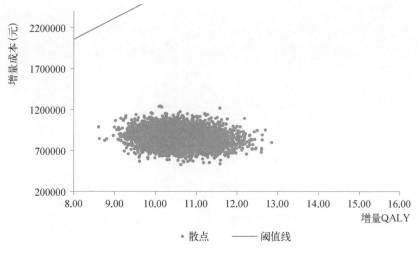

图 4　散点图（MS/MS 筛查组 vs. 荧光分析法）

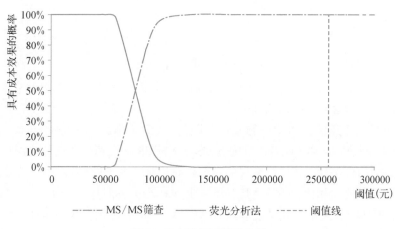

图 5　成本效果可接受曲线

（二）预算影响分析结果

如果由财政买单，2024～2026 年，荧光分析法财政支出分别为 175 万元、165 万元和 156 万元；MS/MS 筛查财政支出分别为 2 523 万元、2 378 万元和 2 241 万元；MS/MS 筛查相比于荧光分析法增加的财政支出分别为 2 348 万元、2 213 万元和 2 085 万元，财政支出呈逐年下降的趋势（表 8 和图 6）。

表 8　预算影响分析结果

项　　　目	2024 年	2025 年	2026 年
荧光分析法财政支出（万元）	175	165	156
MS/MS 筛查财政支出（万元）	2 523	2 378	2 241
财政增量（MS/MS 筛查 vs. 荧光分析法）	2 348	2 213	2 085

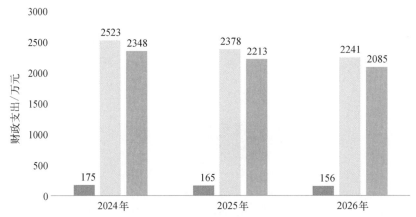

图 6　预算影响分析结果

四、结论与讨论

医疗卫生体系角度下的基础分析表明,MS/MS 筛查相比于荧光分析法成本高,效果好,ICER 小于 2022 年中国 3 倍人均 GDP 具有成本效果,敏感性分析显示结果稳健,且筛查的总费用对财政的负担可控,并且呈逐年下降的趋势。

目前,国外已广泛开展了 MS/MS 筛查新生儿遗传代谢病的成本—效果分析研究,美国[9]、加拿大[10]、英国[11]、法国[12]、澳大利亚[13]的研究表明,MS/MS 筛查新生儿遗传代谢病相比于不筛查/其他筛查均具有经济性。在中国开展的相关研究相对较少,根据 Zhao 等[5]在中国浙江开展的研究中 MS/MS 筛查组相比于不筛查具有经济性,和本研究方向基本一致。

2021 年,国务院颁发《中国儿童发展纲要(2021—2030 年)》把扩大新生儿疾病筛查病种范围,建立筛查、阳性病例召回、诊断、治疗和随访一体化服务模式作为"构建完善覆盖婚前、孕前、孕期、新生儿和儿童各阶段的出生缺陷防治体系,预防和控制出生缺陷"的策略措施之一,MS/MS 筛查的推广将助力这一策略措施的实施,扩大新生儿遗传代谢病的筛查对于减少出生缺陷、提高出生人口素质及保护儿童健康具有重大社会意义。

此外,由于数据来源的限制,本研究存在一定的局限性。第一,临床数据方面,由于研究时间和资源的限制,本研究未收集假阴性的数据,假设假阴性为 0,可能与临床实际存在一定的差异。第二,QALY 计算方面,主要基于文献获取早诊断和晚诊断 QALY,缺少针对中国人群的效用值数据。第三,成本方面,由于数据可得性的原因,本研究假设晚期诊断的年均治疗费用是早诊断的两倍,可能和临床实际存在一定的出入。

综上,MS/MS 筛查经济性好,财政可负担,建议上海市 MS/MS 筛查费用由财政支付。

参 考 文 献

[1]　李辉.临床流行病学——第二讲筛查及其应用(一).中华流行病学杂志,1996(1):55‐58.

［2］胡海利.新生儿遗传代谢病筛查与进展.中国妇幼保健,2015,30(6):4.

［3］罗小平,金圣娟.新生儿遗传代谢性疾病筛查的进展与挑战.中国儿童保健杂志,2015,23(5):2.

［4］王家军,顾学范,叶军,等.上海市新生儿疾病筛查成本效益分析.中国卫生资源,1999(4):11－13.

［5］Zhao Z, Chen C, Sun X, et al. Newborn screening for inherited metabolic diseases using tandem mass spectrometry in China: Outcome and cost-utility analysis. Journal of Medical Screening, 2021: 9691413211021621.

［6］李晓丽,王梅,李惠,等.成都市19年新生儿疾病筛查回顾性分析.四川医学,2012,33(8):1474－1477.

［7］上海市统计局,国家统计局上海调查总队.2022年上海市国民经济和社会发展统计公报. https://tjj.sh.gov.cn/tjgb/20230317/6bb2cf0811ab41eb8ae397c8f8577e00.html[2023－07－17].

［8］国家统计局.中华人民共和国2022年国民经济和社会发展统计公报.https://www.stats.gov.cn/sj/zxfb/202302/t20230228_1919011.html? eqid = a33d23500000415c00000003642fe3df[2023－07－10].

［9］Schoen E J, Baker J C, Colby C J, et al. Cost-benefit analysis of universal tandem mass spectrometry for newborn screening. Pediatrics, 2002, 110(4): 781－786.

［10］Tran K, Banerjee S, Li M H, et al. Newborn screening for medium chain Acyl~CoA dehydrogenase deficiency using tandem mass spectrometry: clinical and cost-effectiveness. CADTH Technology Report, 2006, 62.

［11］Bessey A, Chilcott J, Pandor A, et al. The cost effectiveness of expanding the UK newbom bloodspot screening programme to include five additional inbom errors of metabolism. Int J Neonatal Screen, 2020, 6(4): 93.

［12］Hamers F F, Rumeau-Pichon C. Cost-effectiveness analysis of universal newborn screening for medium chain acyl-CoA dehydrogenase deficiency in France. BMC Pediatr, 2012, 12: 60.

［13］Norman R, Haas M, Chaplin M, et al. Economic evaluation of tandem mass spectrometry newborn screening in Australia. Pediatrics, 2009, 123(2): 451－457.

上海市脑卒中预防与救治服务
体系建设情况与推进思考

谢亚男　方　堃　汪　昕　董　强

【导读】　脑卒中是严重影响我国国民经济和民生的公共卫生问题,区域组织化管理有利于脑卒中的预防和救治工作开展。文章系统回顾了上海市脑卒中预防与救治服务体系的建设背景,梳理了上海市脑卒中预防与救治服务体系目前的建设规模、建设成果和存在的不足。提出进一步工作推进应以深化医防协同融合为核心,增加急性脑梗死再灌注治疗率、推动高危人群筛查和脑卒中报病为工作重心,为上海市推进脑卒中慢病防治工作提供参考。

　　脑卒中,也称为"脑血管病",是由于脑血管意外导致的神经细胞损伤甚至死亡的一种疾病,具有高发生率、高致残率、高致死率和高复发率的特点。2019 年,我国人群的脑血管病发病率为276.70/10 万[1];2021 年城市居民脑血管病死亡率为 140.02/10 万,为第三位居民死亡原因[2];农村居民脑血管病死亡率为 175.58/10 万,在农村居民疾病死因中排名第二[3]。如图 1 所示,脑血管病的死亡率有逐年增高趋势。上海市疾控中心监测数据显示,2021 年本市户籍人口脑卒中报告发病率为 583.40/10 万,男性发病率高于女性发病率,患病风险随年龄增大呈上升趋势。因此,脑卒中是严重影响上海这座特大型城市经济、民生的公共卫生问题。

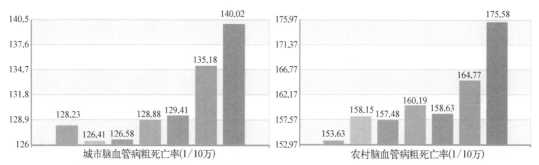

图 1　2015~2021 年我国城市及农村居民脑血管病粗死亡率(单位:1/10 万)

第一作者:谢亚男,女,主治医师。
通讯作者:董强,男,主任医师,复旦大学附属华山医院神经内科主任。
作者单位:复旦大学附属华山医院(谢亚男、方堃、董强),复旦大学附属中山医院(汪昕)。

一、项目背景与意义

脑卒中有效的预防与治疗依赖于组织化管理。2013 年,美国心脏学会/美国卒中学会(American Heart Association/American Stroke Association,AHA/ASA)发布了一份关于脑卒中卫生服务系统的政策声明[4],对于急性脑卒中发生后提出了一系列的建议,包括院前救护车转运、合理转运路径选择、建立不同级别卒中中心、依据现有指南规范诊疗流程、远程医疗体系建立等,并建议国家、省市、地区应建立脑卒中决策中心,因地制宜制定脑卒中相关卫生决策。

高龄是脑卒中发病的主要危险因素之一,随着城市发展和医疗水平提高,上海市户籍期望寿命逐年增高,脑卒中发病率和死亡率也呈逐年上升趋势。脑卒中是持续影响上海市居民健康的主要公共卫生问题之一。上海市委、市政府历来高度重视脑卒中等慢性非传染性疾病的预防控制工作和与之相关的医疗服务与质量安全。当时的上海市卫生局以实施《上海市加强公共卫生体系建设三年行动计划(2011 年—2013 年)》(沪府办发〔2011〕55 号)(本文简称"《三年行动计划》")为契机,按照医改工作的总体目标与要求,坚持"政府主导"和"全程化、精细化、高效化、绩效化、让公众放心满意"工作原则,组织开展了"上海市脑卒中预防与救治服务体系"(Shanghai stroke service system,本文简称"4S 服务体系")建设工作[5-7]。

当时,复旦大学附属华山医院已率先开展急性缺血性脑卒中静脉溶栓再灌注治疗工作,创建了"华山模式",有效验证了组织化管理对脑卒中救治的重要作用。借《三年行动计划》契机,在当时市卫生局的领导下,复旦大学附属华山医院作为上海市脑卒中预防与救治中心,牵头成立项目实施办公室,在全市建立起了由 11 家市级脑卒中临床救治中心(卒中中心)、25 家区级脑卒中临床救治中心(卒中中心)、市和区疾控中心、市医疗急救中心、当时的市健康教育所及全市社区卫生服务中心组成的"医防融合、分级诊疗、全程服务、规范管理"的 4S 服务体系,覆盖了健康教育、筛查、健康管理、干预、治疗、转诊、危重抢救和康复护理各环节,探索实践了"医防融合""精细全程"的慢性病综合防治服务与管理,建立了职责明确、衔接有序、合作互动的脑卒中预防与救治工作机制和服务体系。

二、4S 服务体系的建设情况

(一) 基于关键指标,构建数据平台,全面实时监测

上海市脑卒中预防与救治中心召集专家委员会,联合上海市神经内科临床质量控制中心,制定了脑梗死单病种关键绩效指标(key performance indicator,KPI)。基于脑梗死单病种 KPI,4S 服务体系初期探索了脑梗死结构化电子病历,软件自动抓取模块化临床 KPI 数据,并上传 4S 服务体系数据平台。

2015 年起,复旦大学附属华山医院试点开发了卒中结构化电子病历,并嵌入了医院电子病历系统。临床医师只通过填写和勾选固定的"模块",即能在完成电子病历书写的同时,完成卒中临床 KPI 数据的填写。通过预设表单及结构化的病历模板,即对病历书写"前结构化",并

同时再通过医院信息科对卒中临床 KPI 数据进行收集,定期批量上传至 4S 服务体系数据平台。

依靠 4S 服务体系数据平台,4S 服务体系形成了全市脑卒中救治服务信息化监测网络,目前可对全市 79 家医疗机构(总院和分院、各分部)缺血性脑卒中、短暂性脑缺血发作和出血性脑卒中等脑卒中重点病种 KPI,进行实时监测和质量评估。

(二)立足以点带面,推动区域联动,实现扩增覆盖

4S 服务体系建立初期,重点打造 11 家市级脑卒中临床救治中心(卒中中心)。11 家市级中心加强对口区县脑卒中救治的专家会诊、高危病例转诊抢救、人员培训等方面的技术支持和指导,不断提高脑卒中诊断和救治能力。

2017 年,25 家区级脑卒中临床救治中心(卒中中心)正式纳入本市脑卒中预防与救治服务体系。4S 服务体系覆盖上海 16 个行政区,初步打造脑卒中"黄金 1 小时急救圈"。但是远郊脑卒中临床救治中心分布稀疏,难以满足区域需求。因此,如表 1 所示,在原有的 36 家脑卒中临床救治中心(卒中中心)的基础上,4S 服务体系逐步扩大规模,将符合初级卒中中心标准的单位纳入管理,2023 年能够提供静脉溶栓等救治关键技术的单位(包括分院及分部)已达 63 家,基本实现本市脑卒中"黄金 1 小时急救圈"。

表 1　历年 4S 脑卒中临床救治体系单位数(单位:个)

年份	2014 年	2017 年	2019 年	2020 年	2021 年	2022 年	2023 年
单位数	11	36	50	54	57	60	63

(三)强调"精细全程",坚持以查促建,地图引导防治

为了进一步提高本市整体脑卒中救治服务能力和服务质量,4S 服务体系自 2019 年起制定了较为严格且全面的考核标准,并组织专家每年开展现场督查。通过"培训—督查—反馈—再培训"的方式,促进各脑卒中临床救治中心的组织架构、运行流程和临床服务能力的提高。

通过筛选,将符合基本条件的单位以"建设单位"的名义纳入 4S 服务体系中,如能通过次年考核,则更名为正式单位。自 2014 年来,4S 服务体系致力于打造覆盖全市范围的脑卒中"黄金 1 小时急救圈",于"世界卒中日"前后发布《上海市脑卒中急救地图》,至今已发布 7 版地图。上海市脑卒中急救地图的发布,方便了市民查询最近的脑卒中临床救治中心,以便在发现家人出现脑卒中症状时就近医治。

(四)强调"医防融合",推进高危筛查,提升人群健康

高危人群筛查是脑卒中预防的主要措施。4S 服务体系起草制定《脑卒中高危人群筛查方案》。依据筛查方案,全市社区卫生服务中心对辖区内人群开展脑卒中高危人群筛查。高危筛查有利于早期发现脑卒中相关危险因素,如高血压病、糖尿病、高脂血症、颈动脉粥样硬化等,早期干预,早期预防卒中的发生。

同时,各脑卒中临床救治中心开设脑卒中高危筛查门诊和脑卒中专病门诊,为人群筛查脑卒中风险,针对高危人群尽早启动生活方式干预和疾病危险因素管理,为脑卒中患者提供精准化的二级预防管理。通过专病门诊建设,力争降低脑卒中发病和复发。

基于4S服务体系数据平台和嘉定区社区卫生记录,上海市卫生和健康发展研究中心研究分析发现,脑卒中高危人群筛查还与脑卒中发病症状较轻、静脉溶栓到院至用药时间(door-to-needle time,DNT)较短及卒中后存活时间较长相关[8]。

(五) 卒中救治全流程管理,医疗质量水平赶超全国

急性脑梗死再灌注治疗,是指对发病4.5 h内的急性脑梗死患者给予静脉溶栓治疗和(或)发病6 h内的前循环大血管病变患者进行血管内治疗,治疗目的是开通闭塞血管,恢复脑血流灌注。急性脑梗死再灌注治疗有助于降低急性脑梗死患者的致残率及死亡率,改善患者生活质量,减轻社会和家庭负担。自2020年起,国家卫生健康委将提高急性脑梗死再灌注治疗率作为国家医疗质量安全改进目标之一。

4S服务体系建设初期,重点要求各脑卒中临床救治中心强调急性脑卒中的急救能力(即急性脑梗死接受静脉溶栓治疗的比例)和急性脑卒中的急救质量(DNT≤60分钟比例)两重建设。各脑卒中临床救治中心不断优化绿色通道流程,包括新冠疫情防控下脑卒中绿色通道的优化。全市静脉溶栓的关键绩效指标逐年提升,全市静脉溶栓到院至用药时间不断缩短,死亡率逐年下降(图2)。

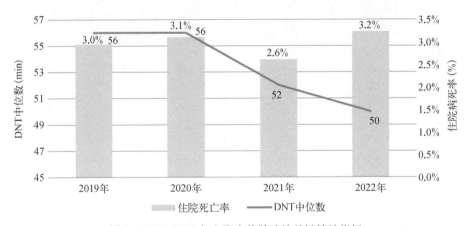

图2 2019~2022年上海市静脉溶栓关键绩效指标

急性脑梗死应用抗栓药物(包括抗血小板和抗凝药物)治疗预防卒中复发的有效性已被国内外各类指南共同推荐。然而基于指南推荐的实际临床执行情况并不乐观,尤其是对于伴非瓣膜性心房颤动急性脑梗死患者的抗凝治疗,以及对于轻型卒中及高危短暂性脑缺血发作(transient ischemic stroke,TIA)的双联抗血小板治疗。

4S服务体系在每年两次的督查推进下,重点要求各脑卒中临床救治中心强调脑卒中预防的服务质量,即急性缺血性脑卒中二级预防高危因素干预(抗栓治疗、调脂治疗、高血压病的降压治疗)的比例建设,该两项指标获得了明显提升(图3~图5)。

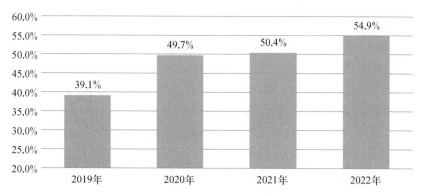

图 3　2019~2022 年上海市伴非瓣膜性房颤脑梗死出院抗凝率

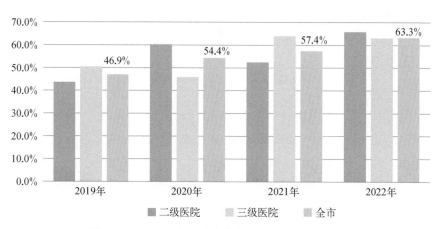

图 4　2019~2022 年上海市高危 TIA 患者双抗治疗率

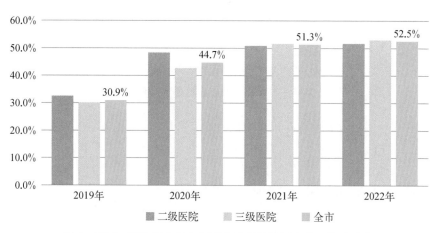

图 5　2019~2022 年上海市轻型非致残脑梗死患者双抗治疗率

近年来,上海市的脑卒中总体 KPI 均表现良好,大部分 KPI 超过全国平均水平(图6)。

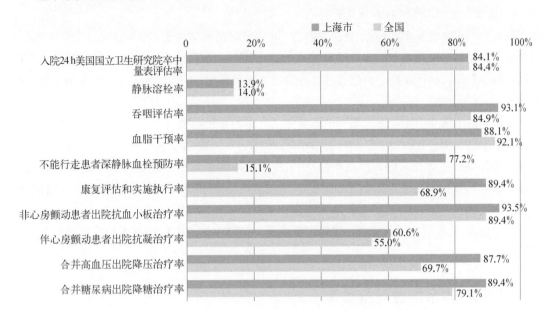

图6　2022年全国及上海市脑梗死单病种关键绩效指标结果比较

(六) 目前存在的问题与不足

1. 筛查和预防管理的持续性不足

2023年10月29日第18个世界卒中日,4S服务体系联合上海卒中学会开展脑卒中健康科普活动,主题为"卒中:防重于治"。脑卒中高危人群筛查和脑卒中早期预防管理,对于降低脑卒中发病率、减轻卒中后疾病严重程度、提高卒中后存活率都有至关重要的作用。然而,目前社区卫生服务中心对于脑卒中慢病筛查及预防管理的持续性不足。社区对人群完成第一轮筛查并建档后,针对高危人群的长期随访和预防管理尚有所欠缺,尤其是在生活方式、血脂管理、心房颤动抗凝等方面。

2. 院前识别和意识的不足,时间窗内到院率低

"时间就是大脑",缺血性脑卒中急救的关键在于时间,只有发病后黄金救治时间窗内到达医院的患者才有可能接受再灌注治疗,改善预后。然而,根据4S服务体系数据平台数据显示,2022年本市发病4.5小时内到院的脑梗死患者仅为35.4%,发病6小时内到院的脑梗死患者仅为40.9%,并且这个比例近几年无显著提升,这说明人群对于脑卒中症状的识别不足,或对于脑卒中急救意识不足。

3. 跨院转运急救绿色通道有待进一步优化

脑卒中患者高效的急救转运是影响患者预后的关键因素。目前,不同的脑卒中临床救治中心之间脑梗死再灌注治疗尚存在差距,尤其是大血管闭塞的血管内治疗。部分二级单位尚未开展急性脑梗死血管内治疗,在完成评估,甚至静脉溶栓治疗后,大血管闭塞患者需要转运至上级单位。目前跨院转运的衔接不畅,病情共享、救护车尽快转运仍存在问题,这也是导致患者不能

及时进一步救治的原因之一。

4. 回归社区的二级预防和康复干预不足

脑卒中具有高复发率的特点,首次发病后 1 年内复发的概率高达 12%~15%。脑卒中患者复发的原因往往是未控制好卒中高危因素,如高血压、糖尿病、高脂血症、未戒烟、缺乏运动、自行停药减药等。对回归社区的脑卒中患者进行长效的二级预防治疗,需要社区卫生服务中心的支持和管理。

脑卒中后的康复治疗可促进脑卒中患者恢复一定的神经功能,回归社会。轻中度功能障碍的脑卒中患者在相对较短的急性期住院治疗后,往往达不到独立生活的状态,就需要社区卫生服务中心能够提供一段时间的康复锻炼;中重度功能障碍的脑卒中患者经过一段时间康复医院康复治疗后回归社区时仍也不能生活独立,也需要社区卫生服务中心能够提供长期康复锻炼。

然而目前,社区卫生服务中心往往难以覆盖所有脑卒中患者的长期有效的二级预防及康复治疗。

三、4S 服务体系推进对策思考

慢性病防治是一项综合性的系统工程,事关民生与发展,需要政府主导、部门协作、专业技术支撑和全社会的共同参与。要以"大健康"的格局和视野,以目标人群的精准触达为目标,加强数智赋能、多元融合、系统集成,在慢性病综合防治中深化创新协同、促进成果转化,持续提升服务管理的有效性、被管理对象的依从性与获得感。

(一)通过急性脑梗死再灌注治疗率的改进,提升脑卒中救治效果的对策思考

急性脑梗死再灌注治疗是目前改善脑梗死预后的最有效治疗方式之一。然而,目前上海市仅有 1/3 的急性脑梗死患者在治疗时间窗内到达医院,而在治疗时间窗内到院脑梗死的再灌注治疗率尚不足 40%,因此,整体脑梗死(发病 7 天)的再灌注治疗率仅为 13%。针对现状,考虑进一步建设方向如下。

1. 加强健康宣传,提高整体认识,增加时间窗到院率

通过传统媒体、新媒体、公益广告、社区签约医生等多种方式,加大对普通人群的脑卒中健康宣传。以生动、有趣的科普文章或科普视频等为媒介,多渠道发布脑卒中健康知识,让广大人群,包括社区卫生服务中心医务人员,增加对脑卒中识别、救治和危害的认识,以增加患者发病后黄金救治时间窗内到院率。

2. 多学科联动,优化绿色通道,规范提升再灌注治疗

基于指南、共识和高质量循证证据,更新脑卒中临床救治中心建设标准和规范,定期开展质量控制督查,协助各中心,尤其是关键绩效指标落后的单位,准确发现目前存在问题,改进绿色通道流程,加快院内的诊疗速度,尽可能地缩短急性脑梗死到院至静脉溶栓、到院至穿刺、到院至再通时间。卒中中心的建设有赖于神经内科、急诊科、神经外科、放射科、检验科等多学科联动,需

要院级领导重视,在各项资源提供和绩效鼓励上支持医院卒中中心建设。

3. 院前-院内联动,完善转诊机制,实现高效转运

联合市医疗急救中心共建,加强对 120 工作人员培训,尽早识别脑卒中患者,优先转院至就近卒中中心。完善区域转诊机制,不具备血管内治疗条件的卒中中心与区域内医疗急救中心建立相应预报和转诊机制,大血管病变患者在完成评估、静脉溶栓后,若需进一步血管内治疗,尽快转运至区域内最近具备血管内治疗条件的卒中中心。

4. 持续推动急救地图建设,填补 1 小时救治圈的空白区域

持续推动急救地图建设,鼓励远郊公立医院尽快成立卒中中心,开通急诊绿色通道,开展静脉溶栓治疗,分担区域内脑卒中救治工作,填补远郊中仍然存在黄金时间救治的空白区域。

(二)通过高危筛查持续改进和脑卒中规范报病,提升脑卒中预防效果的对策思考

1. 持续推进社区开展高危人群的筛查和管理

加强对基层社区工作人员的培训,提高基层社区人员的脑卒中慢病管理水平。探索建立脑卒中慢病管理绩效机制,鼓励社区工作人员对辖区内人群持续开展高危人群筛查;对已确认的高危人员,基于高血压、糖尿病管理经验,进一步推进对于血脂异常、心房颤动、不良生活方式的干预。

2. 协助优化推进各级医疗机构脑血管病报病工作

支持上海市疾控中心制定本市脑卒中登记报告标准与规范,配合开展二级、三级医疗机构登记报告培训、质量控制与管理,推动二级、三级医疗机构基于脑卒中结构化病历改革,提高脑卒中规范报告质量,为掌握本市心脑血管急性事件发病水平和变化趋势,为制定心脑血管疾病预防控制政策和防治措施实施提供科学依据。

参 考 文 献

[1] 王拥军,李子孝,谷鸿秋,等.中国卒中报告 2020(中文版)(1).中国卒中杂志,2022,17(5):433-447.

[2] 中华人民共和国国家统计局.城市居民主要疾病死亡率及死因构成.https://data.stats.gov.cn/easyquery.htm? cn=C01[2023-10-27].

[3] 中华人民共和国国家统计局.农村居民主要疾病死亡率及死因构成.https://data.stats.gov.cn/easyquery.htm? cn=C01[2023-10-27].

[4] Higashida R, Alberts M J, Alexander D N, et al. Interactions within stroke systems of care: a policy statement from the American Heart Association/American Stroke Association. Stroke, 2013, 44(10): 2961-2984.

[5] 上海市卫生局.上海市卫生局关于组织开展"上海市脑卒中预防与救治服务体系"建设的通知(沪卫疾妇[2012]061 号).2023.

[6] 上海市卫生局.关于在本市建立 10 个"上海市脑卒中临床救治中心"的通知(沪卫计委医政

〔2013〕17号).2023.

[7] 上海市卫生局.关于增补上海长征医院为"上海市脑卒中临床救治中心"的通知(沪卫计委医政〔2013〕41号).2023.

[8] Li F, Chen Y, Hong L, et al. Effect of stroke screening survey on intravenous thrombolysis and long-term outcomes in acute ischemic stroke patients: the real-world evidence from Shanghai, China. Ann Transl Med, 2021, 9(17): 1363.

上海市食品安全风险评估运行
管理制度建设现状与对策

秦璐昕　刘　弘　蔡　华　吴海波　徐奕丽

【导读】　食品安全风险评估是《中华人民共和国食品安全法》确立的一项重要制度。2021年新修订的《食品安全风险评估管理规定》强调了省级食品安全风险评估的工作职责,对风险评估工作提出更高要求。文章全面梳理了国内外风险评估体系运行重要经验,围绕管理制度、工作机制、保障措施三大食品安全风险评估运行管理制度建设核心内容,结合当前风险评估体系运行管理现状,分析当前存在的关键问题并提出针对性的建设措施与对策,为科学建设上海市食品安全风险评估体系,充分发挥食品安全风险评估技术权威作用及有效支撑上海市食品安全工作提供重要保障。

一、研究背景与意义

　　食品安全不仅关系到人们的生命安全,同时也是保持国家稳定发展的关键。习近平总书记提出用"四个最严"保障"舌尖上的安全",成为十九大以来我国食品安全工作的最高原则和要求[1]。2019年,《中共中央 国务院关于深化改革加强食品安全工作的意见》提出,我国初步建立基于风险分析的食品安全监管体系和食品安全风险管控能力达到国际先进水平的总体目标[2]。随着《中华人民共和国食品安全法》[3]中食品安全风险监测、评估制度的形成,《中华人民共和国食品安全法实施条例》的出台和实施,国家食品安全风险评估专家委员会和国家食品安全风险评估中心先后成立,我国食品安全风险评估的制度框架已基本成型。2021年新修订的《食品安全风险评估管理规定》强调了省级食品安全风险评估的工作职责,对风险评估工作提出高要求[4]。

　　上海市于2021年9月由市卫生健康委正式组建成立本市食品安全风险评估专家委员会,并将上海市食品安全风险评估专家委员会秘书处设立在市疾控中心。为了充分发挥上海市风险评估在食品安全工作中的支撑作用,亟须认真梳理现有风险评估运行管理中的关键问题,并从食品安全的全局出发科学设计和系统推进本市风险评估运行管理制度建设,使之进一步完善和优化,

基金项目:2023年上海市卫生健康政策研究课题"上海市食品安全风险评估运行管理制度建设与实施路径研究"(课题编号:2023HP16)。
第一作者:秦璐昕,女,副主任医师。
通讯作者:徐奕丽,女,上海市卫生健康委员会食品安全标准与监测评估处处长。
作者单位:上海市疾病预防控制中心(秦璐昕、刘弘、蔡华),上海市卫生健康委员会(吴海波、徐奕丽)。

为有效评估预警和防范食品安全风险提供重要保障。

二、国内外食品安全风险评估体系运行重要经验

（一）国外食品安全风险评估体系概况与借鉴

纵观各国食品安全风险评估体系,因国家幅员、政治结构等原因有所不同,大致可分为三类[5]。

第一类以美国为代表。虽然食品安全的管理机构分布在不同部门的做法与我国目前的风险评估体制相似,并通过较为明确的管理主体分工来避免机构间的监管冲突,成立风险评估联盟（Risk Assessment Committee,RAC）及时交流由农业部、卫生部、环保署等各部门在各自领域开展的食品安全风险分析信息。美国 RAC 的建立给予我们启示,应通过数据信息的整合与交流,避免在风险监测与评估中出现分析空白,或是重复监测与评估,并造成资源浪费。另外,美国对食品安全风险评估信息的获得和发布制定了完善的法律体系,通过行政程序法、联邦咨询委员会法、信息公开法规制食品安全风险评估信息制度。

第二类以加拿大、丹麦、爱尔兰和日本为代表。将原有的食品安全管理部门重新统一到一个独立的食品安全机构,这一机构对食品的生产、流通、贸易和消费全过程进行统一监管,彻底解决部门间分割与不协调问题。加拿大开展风险监测评估的主体是实验室,包括官方下设的实验室、高校实验室及经认可的私人实验室。目前我国、上海市基本依靠政府的监测检验机构对食品安全进行风险监测与评估,拓展第三方机构进行检测与评估还在起步阶段。另外,日本食品安全法特别强调了要"照顾到国民饮食习惯",食品安全风险分析发达的欧美国家所制定的诸多标准,可能并不适应于亚洲的饮食习惯,应当考虑国民的饮食生活状况,制定相适应的风险监测与评估办法[6]。

第二类以澳大利亚、欧盟为代表。有一个权威的食品安全机构,统一协调食品安全事宜,但不负责具体的监管职责,主要负责政策和标准制定、部门协调等。欧盟注重食品安全风险监测与评估基本原则的制定与运用,食品安全问题新的变化层出不穷,风险监测与评估的开展需遵循原则的指导。同时,欧盟成立科学咨询委员会更着力于评估方法与标准在各国之间的协调统一。另外,欧盟强调建立食品标准必须以科学的风险分析为基础。在制度机制建设时应当对此有所借鉴。

（二）我国食品安全风险评估体系及运行现状

1. 国家食品安全风险评估体系

依照《中华人民共和国食品安全法》规定,卫生部于 2009 年 12 月组建了由 42 名医学、农业、食品、营养等方面的专家组成的国家食品安全风险评估专家委员会,主要负责起草国家风险评估年度计划、拟定优先评估项目、审议风险评估报告、解释风险评估结果等。评估委员会设立秘书处,挂靠在国家食品安全风险评估中心。评估中心于 2011 年 10 月 13 日正式挂牌成立,主要在食品安全风险监测、风险评估、食品安全标准等方面为政府提供食品安全技术支撑。在食品安全风险评估方面,除承担评估专家委员会秘书处职责外,还负责风险评估基础性工作,包括风险评估数据库建设,技术、方法、模型的研究开发,风险评估项目的具体实施等。此外,国家制定发布

《食品安全风险评估管理规定》,建立明确的工作制度和风险评估原则。同时,自2009年以来,为规范评估工作程序、数据采集和报告撰写等工作,评估专家委员会陆续制定并发布了食品安全风险评估数据需求及采集要求、食品安全风险评估报告撰写指南、食品安全应急风险评估方法指南等数十项技术规范[7]。这些技术规范的制定大大规范了风险评估工作,同时也对从事食品安全风险评估的专业人员和机构具有指导作用。

2. 浙江省、江苏省食品安全风险评估体系

浙江省、江苏省食品安全风险评估体系及其运行情况相仿,省级风险评估工作主要参照《中华人民共和国食品安全法》《食品安全风险评估管理规定》开展。省级食品安全风险评估由卫生健康部门牵头,其他部门协助,主要涉及的行政部门有公安、农业、商业、市场监管及海关等,技术机构主要是各级疾控中心。省内风险评估涉及的各行政部门、技术机构在本部门既定权责、职能范围内,结合自身优势和特点开展食品安全风险评估相关工作,尚未建立明确的分工和工作机制,工作模式尚在摸索阶段。风险评估任务主要来源于省卫生健康委制定开展、国家委托项目以及风险监测过程中发现隐患,具体风险评估工作主要由省级疾控中心承担。两省于2022年成立首届省级食品安全风险评估专家委员会,形成省级食品安全风险评估专家委员会章程,评估委员会秘书处设在省级疾控中心。风险评估运行过程中,浙江省逐步建立与国家的纵向合作机制,以项目促能力,提升省级评估能力;江苏省则注重将风险评估结果用于食品安全地方标准制修订,有效支撑监督部门开展食品安全监管。

三、上海市食品安全风险评估运行管理现状及存在问题

从国内外的风险评估体系运行管理经验看,食品安全风险评估中涉及的运行管理制度,是为完成风险评估法定职责任务而系统设计和建设的一套制度体系[8]。核心目标是为满足食品安全工作需要,保证风险评估的科学性,规范风险评估工作过程和产出,核心内容应当包括管理制度、工作机制、保障措施三方面。

近年来,按照国家食品安全风险评估的要求,上海市加快食品安全风险评估体系建设并取得一定进展,但在体系运行管理过程中依然存在一些限制整体工作的突出问题,使得制度建设与整个食品安全风险评估工作的发展需求不匹配。综合考虑风险评估运行管理制度建设的构成要素及发展现状,其薄弱环节主要包括以下几方面。

(一) 专业平台初步搭建,制度要求尚待明确

2009年,《中华人民共和国食品安全法》中明确国家实施食品安全风险评估制度,但仅规定了国家层面如何开展食品安全风险评估工作,未明确界定地方(卫生行政部门)是否承担风险评估职责。为满足地方食品安全工作需要,近年来,上海市对照国家建设思路,逐步推进风险评估体系建设。2021年修订的《食品安全风险评估管理规定》明确强调了省级食品安全风险评估的工作职责,对省级食品安全风险评估工作提出新要求。

一是关键管理制度亟待明确。按照《食品安全风险评估管理规定》及国家相关工作要求,上海市于2021年9月由市卫生健康委正式组建成立食品安全风险评估专家委员会,搭建了食品安

全风险评估专业平台。2023 年 1 月制定并实施《上海市食品安全风险评估专家委员会章程》,明确了评估委员会的工作职责、组织机构、工作机制等内容,更好落实履行省级风险评估职责做好平台基础。但对于风险评估开展原则、风险评估部门间职责、评估委员会内部管理制度等关键制度原则尚不明确,影响风险评估平台有效运行。

二是部分管理要求仍有缺失。在风险评估体系运行中缺乏一些重要的风险评估管理制度。例如,目前尚缺乏风险评估信息公开和结果、风险评估数据管理及共享共用、风险评估结果质量管理等相关制度,导致风险评估结果的社会知晓和管理应用程度不高,工作效率不高、权威性不够、影响力不强。

(二) 工作网络覆盖全面,工作机制尚不健全

自《中华人民共和国食品安全法》中风险评估制度实施以来,上海市在市、区、社区三级工作网络的基础上,整合现有资源和技术优势,逐步建立健全了"以行政部门统一领导,以疾病预防控制机构为工作主体,技术机构共同参与"的食品安全风险评估工作网络。由卫生行政部门统筹安排,疾控机构业务归口管理与落实各项风险评估工作,基于风险监测数据通过定期会商、专项评估、标准研制、政策建议等途径发挥作用[9-10]。

一是风险评估过程缺乏具体工作程序。对于项目实施中的技术要求,国家食品安全风险评估中心已制定数十项具体技术操作指南,省级风险评估可参照执行。但在计划制定、项目管理等方面,按照国家《食品安全风险评估管理规定》,仅明确了国家层面食品安全风险评估专家委员会实施风险评估工作的具体流程,省级风险评估工作实施中缺乏风险评估任务来源、计划制定、项目实施、结果利用全过程工作程序,来保证风险评估实施的规范性和产出的科学性。

二是部门间信息共享与合作不畅。上海市卫生健康委为食品安全风险评估工作的职责主体,技术支撑工作由成立的食品安全风险评估专家委员会承担,但其他食品安全相关部门(如市场监管局、农业农村委、海关等)也应参与和承担一定的风险评估职责,包括向市卫生健康委提出风险评估建议,并提供相关数据和信息。然而目前部门之间的有效工作机制尚待加强,特别是部门间的数据共享机制,使当前风险评估基础数据分散在不同部门(单位),无法进行有效整合,同时由于目前尚缺乏整合各类风险评估数据(消费量、污染、毒性、人群疾病、生产加工等)的共享平台,致使每开展一项风险评估都要从数据采集开始,严重影响工作效率。

三是与风险监测、标准制定存在脱节。风险评估与食品安全标准制修订等管理需求脱节。现阶段,食品安全标准和风险评估分别在两个体系中运行,尚未建立有效的衔接机制和程序。严重限制了风险评估的科学技术支撑作用的发挥,同时也严重影响了食品安全标准的科学性。

(三) 基础保障逐步到位,核心能力有待提升

近年来,上海市重点开展风险评估专家队伍和技术体系建设,确保在现有技术和数据的支持下满足部分风险评估工作,但对如何提升风险评估的科学性、权威性、系统性推动不够,与国外存在差距,影响了风险评估体系运行及工作产出的科学权威效力。

一是能力储备规划不足。突出表现在毒性鉴定、危害识别和风险表征等关键技术与国外存在较大差距,风险评估技术模型研发和创新不足,适合于我国饮食模式中食品优势致病菌基因型

和人群致病及其耐药性评估研究刚刚起步,数据收集挖掘和系统整合技术手段先进性不强。

二是技术资源保障尚有缺位。专业队伍、基础数据及其应用平台是实施风险评估的重要保障。总体来看,在这些技术资源方面缺乏长效投入机制,制约风险评估体系运行和工作开展,导致风险评估专业队伍支撑不足,技术和装备支撑有限,有关技术研究不深。

四、上海市食品安全风险评估运行管理制度建设措施与对策

(一)细化明确省级工作平台管理制度

一是遵循国家法律法规、政策文件要求,参照《中华人民共和国食品安全法》《食品安全风险评估管理规定》等重要文件要求,对于明确应当纳入/不纳入风险评估的原则和情形,以及风险评估项目实施过程中的技术规范,与国家要求保持一致。

二是结合实际、借鉴先进做法,明确"卫生行政部门牵头,各部门参与"的风险评估体系组织管理与职责分工;基于"食品安全风险评估专家委员会"平台,明确食品安全风险评估项目全过程管理要求,建立完善专家委员会内部运行工作制度;建立补充缺失的工作相关制度,如风险评估结果公开制度等,为风险评估工作的科学高效开展提供制度保障。

(二)优化完善体系有效运行工作机制

一是重点建立风险评估全过程工作程序。不断完善评估工作程序,建立更严格管理制度和要求。工作程序至少应包括项目来源、征集与申报、评审与立项、实施管理、验收与成果管理、监督与评估等流程规定。

二是重点建立跨地区、跨系统、跨部门的合作机制。建立食品安全相关部门间横向交流共享机制,遵照食品安全"共治共享"工作原则,建立数据统一设计、分工生产、共享共用的工作机制,消除数据孤岛,补齐数据短板。明确地方风险评估工作职责定位,强化国家、市级、区级纵向合作机制。整合社会资源,遴选能满足风险评估工作要求的优势技术机构(包括大专院校、科研院所和区级疾控中心等),纳入食品安全风险评估体系,共同提升风险评估技术能力。通过跨地区、跨系统、跨部门的合作,形成风险评估数据生产和整合应用的合力,通过建立市级风险评估数据库,解决多年来限制风险评估工作发展的数据缺乏问题。

三是重点加强监测、评估标准的业务融合机制。一方面,加强与监测业务融合的机制建设,每年风险监测计划制定实施要充分考虑风险评估需求,统筹规划设计。另一方面,推动风险评估体系与食品安全标准体系的衔接。从落实"最严谨的标准"的要求出发,探索风险评估体系与食品安全标准体系的合作机制,发挥风险评估体系在标准制定修订中的作用。例如,通过以上海市食品安全地方标准审评委员会和食品安全风险评估专家委员会为平台,实现以标准需求为导向的评估立项和以评估结果为依据的标准制定,同时积极推动工作的相互参与,有效推动风险评估体系与食品安全标准体系的共同发展。

(三)强化建立体系可持续发展保障措施

一是加强核心技术能力提升的系统规划。系统设计风险评估长远发展计划和核心技术建设

目标,借助各类科技项目,开展核心技术研究,提升风险评估精准识别能力和数据生产效率,保障风险评估工作的高效运行并为食品安全管理提供科学支撑。系统设计数据信息平台建设计划,加强数据收集和信息处理技术积累,构建风险评估数据综合分析与应用系统,实现食品危害和风险的精准识别和科学判定,提升风险评估的整体能力。

二是保障工作高效运行的资源投入机制。科学高效的风险评估工作离不开高素质的专业队伍和工作运行的资源保障。首先,在保证风险评估队伍数量、补齐专业短板的基础上,制定专业队伍与人才培训计划方案,加强本领域风险评估队伍建设。另外,利用相关政策积极探索多部门合作机制,拓展风险评估队伍建设广度和技术支撑力度;鼓励区级开展风险评估应用实践,培育基层风险评估能力和专业技术队伍,作为市级风险评估队伍的有益补充。例如,联合风险评估技术机构,借力外部人才和智力资源,开展分阶段、分领域的风险评估人才联合培养,有效提升风险评估工作整体实力。

参 考 文 献

[1] 新华社. 中央农村工作会议举行 习近平、李克强作重要讲话. https://www.gov.cn/guowuyuan/2013-12/24/content_2591046.htm[2023-07-17].

[2] 新华社. 中共中央 国务院关于深化改革加强食品安全工作的意见. https://www.gov.cn/zhengce/2019-05/20/content_5393212.htm[2023-07-17].

[3] 全国人民代表大会常务委员会. 中华人民共和国食品安全法. https://www.gov.cn/flfg/2009-02/28/content_1246367.htm[2023-07-17].

[4] 国家卫生健康委. 关于印发《食品安全风险评估管理规定》的通知(国卫食品发〔2021〕34号). 2021.

[5] Sieh N, Shuyan S, Nan L. Food safety risk-assessment systems utilized by China, Australia, New Zealand, Canada, and the United States. Food Science, 2022, 87: 4780-4795.

[6] 李宁, 严卫星. 国内外食品安全风险评估在风险管理中的应用概况. 中国食品卫生杂志, 2011, 23(1): 13-17.

[7] 任筑山, 陈君石. 中国的食品安全、过去、现在与未来. 北京: 中国科学技术出版社, 2016: 193-209.

[8] FAO/WHO. Food safety risk analysis: a guide for national food safety authorities. FAO Food Nutr Pap. 2006, 87: ix-xii, 1-102.

[9] 陆晔, 吴春峰, 何懿, 等. 上海市疾病预防控制中心食品安全体系人力资源现状与对策. 中国卫生资源, 2018, 122(4): 357-360.

[10] 吴春峰, 秦璐昕, 刘弘, 等. 上海市食品安全风险监测评估和调查处置体系现状及对策. 中国卫生资源, 2021, 24(1): 71-74.

小微型企业职业健康帮扶模式优化研究

于宏杰　何雪松　王　涛　陈小贵　周贵珍　袁　红　俞太念
叶坚清　周志俊　赵建伟　沈　月　程　静　张　宪　郝　立

【导读】 嘉定区小微企业数量多,行业分布广,职业病危害占比大,职业健康管理意识和能力普遍较差,需持续开展职业健康帮扶工作。当前虽存在一些帮扶模式,但对于嘉定区小微企业来说都存在一定的局限性。文章在现有的职业健康帮扶模式基础上,通过建立2支队伍(卫生监督协管队伍、专家团队)和 X 个部门(卫生健康委、区疾控、卫生健康委监督所、街镇及企业所在园区)参与的多方协作的小微企业帮扶团队,科学制定并落实"一企一方案",同时对帮扶效果进行评估,最终形成更适用于小微企业的、可持续的职业健康帮扶模式。结果显示,"2+X"的职业健康帮扶模式在小微企业帮扶工作中发挥了重要作用,可纳入小微企业职业健康帮扶选项。

小微企业职业健康帮扶是职业健康管理中的薄弱环节,健全长效的帮扶机制,形成一套在小微企业中可复制、可推广的职业健康管理模式对于提升小微企业职业健康水平有着重要意义。

一、引言

《国家职业病防治规划(2021—2025 年)》和《上海市职业病防治规划(2021—2025 年)》都要求开展小微型企业职业健康帮扶行动。北京、江苏等于 2021 年陆续开展了小微企业职业帮扶工作[1-2]。目前国内采取的帮扶形式有政府购买服务帮扶、结对帮扶、园区帮扶、托管式服务帮扶、项目带动帮扶等,且以政府购买服务帮扶为主要形式,即以政府购买服务方式,选取有企业职业健康帮扶能力的第三方,通过制定"一企一方案"方案,对企业进行精准指导和定点帮扶。但因第三方能提供的服务内容有限、市场供需不平衡、对现行政策把握度较低、企业配合度偏低、政府财政资金有限等因素,在一定程度上降低了帮扶效能,难以实现小微企业职业健康管理工作规范化及有效性。结对帮扶可以发挥职业健康管理能力较强且具有社会责任感的企业的示范引领作

基金项目:2023 年度上海市卫生健康委员会政策研究课题(定向类)"优化小微企业职业健康帮扶的机制研究"(课题编号:2023HP07)。
第一作者:于宏杰,男,副主任医师/副主任。
通讯作者:郝立,女,上海市嘉定区卫生健康委员会综合监督(法制)科科长。
作者单位:上海市嘉定区疾病预防控制中心(于宏杰、陈小贵、袁红、俞太念、赵建伟),上海市卫生健康委员会(何雪松),上海市嘉定区卫生健康委员会(王涛、叶坚清、郝立),上海市嘉定区卫生健康委员会监督所(周贵珍),复旦大学(周志俊),上海市嘉定区马陆镇卫生健康办公室(沈月),上海市嘉定区安亭镇卫生健康办公室(程静),上海市嘉定区安亭镇生态环境办公室(张宪)。

用,通过"一对一"的形式带动被帮扶企业提高自身职业健康管理水平,但该模式也有一定的局限性,可发挥引领作用的企业数量有限,帮扶的范围也更多局限于其下游企业。园区帮扶是从园区层面集合各方面资源,带动园区内的小微企业参与职业健康帮扶活动中,弥补了目前仅基础较好的规模企业参与职业健康帮扶的局限,但园区的资源有限,难以形成大规模的、成片式的帮扶。托管式服务帮扶为企业自主聘请专家团队或专业机构全面负责其职业健康管理工作,该模式可以为企业省去人力投入但也会加重企业经济负担。项目带动帮扶模式可以借助政府组织开展的职业病危害因素监测等项目帮扶企业,纳入项目的企业在职业健康管理方面确实得到一定的帮助,但纳入企业数量有限,另外每个项目着手点不同,每个项目执行过程中只能帮扶其着重点,难以实现对于企业的全面帮扶。

二、嘉定区小微企业职业健康管理现状

(一)嘉定区小微企业众多,职业健康危害广泛存在

2020 年嘉定区职业病危害现状调查结果显示,嘉定区小微企业数量多达 3 740 家;行业分布广泛,涉及 34 个行业,主要分布在通用设备制造业(656 家,17.42%)、金属制品业(573 家,15.22%)和专用设备制造业(367 家,9.75%)。小微企业占存在职业病危害企业总数的 90% 以上,但其职业病危害项目申报率、作业场所职业病危害因素检测率、职业健康监护覆盖率指标均低于全区平均水平。同时,小微企业职业健康主体责任意识和职业病防治相关法律意识较为淡薄,对职业健康工作的认识具有局限性,通过自主建立有效的职业健康管理机制难度较高,有必要对小微企业开展监督和健康促进活动,并制定完善的健康促进干预措施[3-4]。

(二)嘉定区已连续两年开展小微企业职业健康帮扶探索

2021~2022 年,嘉定区已经连续两年采用不同形式开展小微企业职业健康帮扶探索工作。2021 年首批选取 30 家小微企业,依托第三方服务机构进行技术扶持,2022 年开始尝试通过园区选取 30 家小微企业开展帮扶工作。在过去两年的帮扶实践中发现,依托第三方服务机构进行帮扶一方面受限于财政支持力度,在一定程度上影响到职业健康帮扶的覆盖面;另一方面小微企业的配合度不高,也影响到职业健康帮扶的效果。

(三)将卫生监督协管队伍纳入小微企业职业健康帮扶工作的可能性

卫生监督协管服务是实现基层公共卫生服务均等化的必由之路,但目前我国卫生监督协管体系仍然存在一些问题,人员编制不足、对卫生监督工作缺乏应有的重视、工作态度消极、队伍建设落后[5]。有研究显示,目前卫生监督协管人员都是兼职人员,没有统一的组织,因此建议配备专职人员[6-8],同时建议应建立健全卫生监督协管员考核制度,重点对相关法律法规、专业知识、语言沟通技巧等进行培训,提高卫生监督协管员的指导服务水平[9]。嘉定区从 2013 年开始在全市率先成立了第一支专职卫生监督协管队伍,现有人数 33 人,目前在人员招录、薪酬待遇、工作职能、业务考核等各方面已经形成了较为完善的管理体系,并形成了日常巡查机制、动态排查机制、协管稽查机制、分级考核机制、督促治理机制、跟进服务机制、培训交流机制、多维度宣传机制

等八项机制,为职业健康监管工作做出了有效补充。卫生监督协管队伍在小微企业职业健康帮扶中能够发挥服务、指导和协调作用,帮助小微企业节约职业病防护成本,实现小微企业职业健康管理工作的规范化及长效性,提高职业健康帮扶能力。

三、小微企业职业健康帮扶模式的探索与效果

本次研究结合现有多种帮扶模式的优缺点和嘉定区现状,探索将协管队伍加入帮扶团队中,与专家团队及卫生健康委、区疾控、卫生健康委监督所、街镇及企业所在园区共同参与小微企业职业健康帮扶,对纳入帮扶的 50 家小微企业开展为期半年的职业健康帮扶,并验证该模式的实际作用效果和可推广性。在实践和总结经验的基础上建立一套可复制、可推广的小微企业帮扶模式。

(一)帮扶对象的选择

嘉定区卫生健康委结合辖区重点职业病危害因素分布情况及企业职业病防治主体责任落实情况,遴选出亟须帮扶的企业,积极与企业沟通联系,在企业自愿的基础上确定最终的帮扶名单。纳入标准:①《上海市中小微型企业职业健康帮扶评估表(试行)》评估得分 70 分以下的工业企业;② 三年内未开展职业病危害因素定期检测的工业企业;③ 2019 年以来最近一次职业病危害因素检测中存在粉尘、化学毒物或噪声危害因素浓(强)度超标情况的工业企业;④ 2019 年以来有与接触粉尘、化学毒物和噪声等职业病危害因素相关的新发疑似职业病或确诊职业病病人的工业企业;⑤ 2019 年以来受到职业健康执法单位行政处罚的,整改后不达标的工业企业;⑥ 企业规模为小型或者微型。

本次研究帮扶名单共纳入辖区内 50 家小微企业,包括小型企业 25 家、微型企业 25 家。企业分布于 3 个园区,20 家企业位于安亭镇绿地经济城,20 家企业位于马陆镇马东工业园区,10 家企业位于外冈镇上海国际汽车城产业发展有限公司。

(二)职业健康帮扶模式的设计

1. 组建帮扶团队,明确职责分工及工作机制

由区卫生健康委召集帮扶模式中 2 支队伍(卫生监督协管队伍、专家团队)和 X 个部门(卫生健康委、区疾控、卫生健康委监督所、街镇及企业所在园区),明确各方职责,各参与队伍和部门分别设置一名联络员,建立帮扶通讯录。区卫生健康委负责组织保障及各部门的协调工作;卫生监督协管队伍通过"分片包干"的形式,协助企业制定"一企一方案"并指导督促企业具体落实;区疾控负责职业卫生相关培训和技术指导、项目实施、质控、项目经验总结等相关工作;区卫生健康委监督所负责相关法律法规的培训指导、质控、项目经验总结等相关工作;街镇负责辖区内的协调组织工作;企业所在园区负责企业的组织发动、协调沟通、协助项目方案落实、对表现优秀的企业建立奖励机制等工作;专家团队负责全过程培训指导等工作。

帮扶团队建立定期例会、动态跟踪、情况反馈、信息共享等工作机制,协同确保帮扶工作顺利进行。

2. 系统培训卫生监督协管队伍,提升职业健康帮扶能力

区疾控中心、卫生健康委监督所及专家团队以帮扶目标为导向共同确定卫生监督协管队伍的培训内容和考核指标,形成标准化的培训体系,对卫生监督协管队伍开展以职业病防治专业能力拓展和相关法律法规掌握度提升等为目标的系统培训。培训以理论和现场相结合的形式完成,并在系统培训前后分别对卫生监督协管队伍进行考核评估。在开展帮扶后再次考核评估卫生监督协管队伍的专业能力。对比三次考核结果以评估协管队伍在帮扶实施过程中能力的变化。

3. 全面摸底企业职业健康现状,为制定"一企一方案"奠定基础

卫生监督协管队伍与街镇、企业园区等协同以《上海市中小微型企业职业健康帮扶实施方案》中的《上海市中小微型企业职业健康帮扶评估表(试行)》和重点关注的单项指标为重点项对小微企业职业健康管理现状进行评估,评估开展从两个层面同步进行,一是企业自查,二是卫生监督协管队伍牵头开展指导协查。

区疾控、卫生健康委监督所和专家团队对20%的企业开展摸底评估质量控制,质量控制需覆盖到企业包干的每个卫生监督协管员。分别统计分析企业自查结果及协管队伍协查结果与专家质控结果的统计学差异。

4. 精准制定"一企一方案",对照方案落实帮扶工作

帮扶团队结合现场调查和资料查阅,评估被帮扶企业职业病防治主体责任落实情况及工作场所职业危害现状,全面了解被帮扶企业职业健康管理情况及企业切实的需求,对照《上海市中小微型企业职业健康帮扶评估表(试行)》中发现的问题,制定针对性的帮扶实施方案。

卫生监督协管员按照"分片包干"原则,与被帮扶企业对照方案共同落实帮扶和整改工作。在帮扶过程中,一方面,指导企业完成职业病危害项目申报,督促其组织开展职业病危害因素定期检测和现状评估,指导其定期开展劳动者岗前、在岗、离岗职业健康体检,并妥善安置有职业禁忌或疑似/确诊职业病的劳动者;另一方面,重点指导企业建立健全职业健康管理规范和制度,完善企业职业健康档案,强化职业健康管理的组织架构和职责分工,应用低污染的新技术和新材料,发放警示标识和职业卫生公告栏,督促企业落实工作场所职业危害因素的告知义务,保障劳动者的知情权,发放有效的职业病防护设施并督促劳动者合理佩戴,帮助企业识别职业病发生风险,提高企业的危害因素识别和防控能力并完善现场应急设备设施等。

区疾控中心、卫生健康委监督所和专家团队对帮扶过程和帮扶效果开展质量控制,质控企业数不少于纳入帮扶数的20%,并覆盖到"分片包干"的每个卫生监督协管员。

5. 定期召开帮扶团队沟通协调会,共同推进帮扶工作

区卫生健康委牵头,每月召集区疾控中心、卫生健康委监督所、街镇及企业所在园区、专家团队和卫生监督协管队伍召开帮扶工作沟通协调会,讨论并协商解决帮扶过程中碰到的问题和难点,推动帮扶工作顺利开展。

6. 开展帮扶效果评估,总结优化小微企业帮扶模式

运用《上海市中小微型企业职业健康帮扶评估表(试行)》对接受帮扶后的小微企业开展评估,对比小微企业在帮扶前后的职业健康管理状况:① 职业病防治管理措施。② 职业病危害项目申报。③ 建设项目职业病防护设施"三同时"。④ 工作场所职业卫生条件。⑤ 职业病危害因

素日常监测、检测和评价。⑥ 职业病防护设施和个人防护用品。⑦ 生产技术、工艺、设备和材料。⑧ 职业病危害告知。⑨ 职业卫生宣传教育培训。⑩ 职业健康监护。⑪ 应急救援和职业病危害事故调查处理。⑫ 工作实绩、重点关注的单项指标、被帮扶企业与未纳入帮扶的企业违法行为发生情况等;并与其他帮扶模式进行比较;通过访谈的形式对部分接受帮扶的小微企业开展满意度调查,综合评估多方协作帮扶模式的效果,探索更优化的、更适用于小微企业的职业健康帮扶模式。在实践和经验总结基础上建立 2 支队伍(卫生监督协管队伍、专家团队)和 X 个部门(卫生健康委、区疾控、卫生健康委监督所、街镇及企业所在园区)参与的"2+X"小微企业职业健康帮扶模式。

(三) 职业健康帮扶模式的效果

1. 卫生监督协管队伍能力持续提升

培训前卫生监督协管队伍考核平均分数为 48.7,培训后考核平均分数为 64.9,经过培训,协管队伍的专业能力得到提升;现场带教后协管队伍考核平均分数为 73.4,较培训后专业能力进一步提高(图 1)。

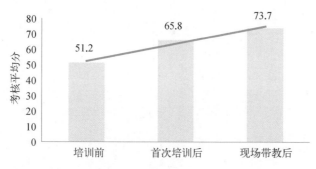

图 1　2023 年卫生监督协管培训考核成绩汇总

2. 卫生监督协管队伍协查摸底评估结果更客观

在摸底评估中,专家共抽取 20%企业(11 家)开展质控。对比 11 家企业自查、卫生监督协管协查和专家质控的结果,卫生监督协管队伍认为共涉及关键项总数 177 项,更接近专家质控结果 178 项;企业自查结果中关键项符合率和一般项标化平均分均与专家质控结果相比有统计学差异,卫生监督协管协查结果与专家质控结果相比差异无统计学意义,更具有客观性和专业性,结果见表 1。

表 1　2023 年嘉定区小微型企业职业健康帮扶企业摸底评估结果汇总

	企 业 自 查	卫生监督协管协查	专 家 质 控
涉及关键项数	176	177	178
关键项符合率	97.2% *	86.5%	88.9%
一般项标化平均分	83.2 *	67.8	61.5

* 与质控专家打分相比,$P<0.05$,差异有统计学意义。

3. 小微企业职业健康管理状况得到改善

接受帮扶后的小微企业职业病防治主体责任进一步落实,职业病防治管理措施、职业病危害项目申报、工作场所职业卫生条件、职业病危害告知等11个维度均有所提高;50家企业帮扶前后建设项目职业病防护设施"三同时"均为合理缺项,故均为100%;其中提升最显著的方面为职业病防治管理措施和职业病危害告知,提升幅度分别为40.00%和35.71%(图2)。

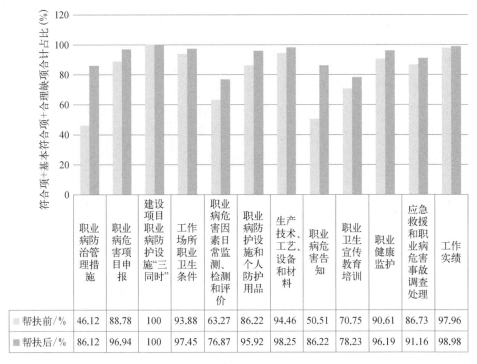

	职业病防治管理措施	职业病危害项目申报	建设项目职业病防护设施"三同时"	工作场所职业卫生条件	职业病危害因素日常监测、检测和评价	职业病防护设施和个人防护用品	生产技术、工艺、设备和材料	职业病危害告知	职业卫生宣传教育培训	职业健康监护	应急救援和职业病危害事故调查处理	工作实绩
帮扶前/%	46.12	88.78	100	93.88	63.27	86.22	94.46	50.51	70.75	90.61	86.73	97.96
帮扶后/%	86.12	96.94	100	97.45	76.87	95.92	98.25	86.22	78.23	96.19	91.16	98.98

图2 2023年嘉定区小微企业职业健康帮扶实施效果评估

4. 职业病危害项目申报率等重点关注的单项指标得到提升

帮扶后,小微企业的职业病危害申报率实现了全覆盖,危害因素定期检测完成率提升10.0%,职业健康检查完成率提升15.0%,劳动者培训完成率提升40.0%(表2);相比于区内其他企业的违法行为发生率31.3%,50家小微企业在帮扶期间对于存在的违法问题均进行了及时整改,实现了零违法的目标。

表2 嘉定区小微型企业职业健康帮扶实施效果单项指标评估

	职业病危害申报率	危害因素定期检测完成率	职业健康检查完成率	劳动者培训完成率
帮扶前	92.0%	85.0%	75.0%	45.0%
帮扶后	100.0%	95.0%	90.0%	85.0%

5. 企业满意度调查

通过与上海嘉迪机械有限公司、上海申银泵业制造有限公司、上海蓝英石材有限公司、上海焊割工具厂、上海裕瑄新材料科技有限公司等企业进行深入的访谈交流,企业表达了对该项目职业卫生帮扶工作的认可,认为帮扶团队工作认真负责,有耐心,对帮扶工作满意度较高,上海蓝英石材有限公司对其"分片包干"的协管员提出了表扬;企业提出帮扶团队考察现场,专家点对点提出的问题针对性强且很全面,并结合企业实际情况提出了解决方案,企业没有完善的方面帮扶团队现场指导、跟踪改进、及时耐心答疑,以服务指导为目的帮扶工作企业认为效果显著,建议以后继续开展此项工作;企业职业卫生管理者认为在帮扶前对职业健康档案、危害因素类型、职业病等内容一知半解,经过帮扶有了更深的理解,有利于今后的工作推进。

另外,企业还提出希望增加针对职业健康管理者和劳动者的职业卫生相关知识的可回放式的线上培训,便于利用闲余时间学习,保证企业职业健康管理工作的可持续性。

6. "2+X"帮扶模式的优势

对比嘉定区 2022 年的小微企业职业健康帮扶工作,本次"2+X"的小微企业帮扶模式具有较明显的优势。一是本次帮扶小微企业的接受度(配合度)更高,纳入帮扶的 50 家企业均配合完成了帮扶,较 2022 年显著提升(2022 年 30 家小微企业中最终完成了 23 家帮扶);二是本次帮扶在较短时间内取得了较好的帮扶效果(7 个月),较 2022 年帮扶时间明显缩短(2022 年为 15 个月),提高了帮扶效率(图 3)。

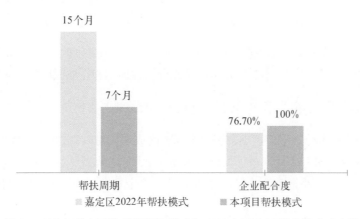

图 3　2023 年嘉定区该项目帮扶模式与 2022 年嘉定区帮扶模式对比图

四、结论

在小微企业职业健康帮扶项目开展过程中,区卫生健康委、卫生监督协管队伍、专家团队、区疾控、卫生健康委监督所、街镇、企业园区各司其职,在帮扶的不同环节发挥优势作用,通过联络员、定期例会、动态跟踪、情况反馈、信息共享等机制加强了各部门间的实时沟通交流,使得小微企业帮扶工作顺利高质量完成。

通过"2+X"的小微企业职业健康帮扶模式,企业的职业健康管理状况在多个维度得到改善,卫生监督协管队伍能力持续提高;相比于嘉定区既往的帮扶模式,企业接受度(配合度)提升,帮扶周期缩减,"2+X"模式更符合嘉定区实际,适合在全区小微企业职业健康帮扶工作中应用推广。

五、政策建议

（一）将"2+X"的帮扶模式纳入小微企业职业健康帮扶选项

本项目除了提供危害因素标识、职业卫生公告栏,帮扶团队还为企业提供免费的职业卫生培训及职业卫生管理措施现场指导等多元化服务,小微企业在指导和帮助下,不断完善职业健康管理体系,依法依规开展相关工作,提升了企业职业健康管理水平。以卫生监督协管队伍、疾控中心、卫生健康委监督所、街镇、企业园区、专家团队等多方合作、共同参与的帮扶机制更适用于嘉定区小微企业职业健康帮扶,强化了专业部门的服务作用,建议纳入帮扶模式选项。

（二）建立稳定、专业的帮扶队伍,确保帮扶的效果和可持续性

在由稳定且经过持续系统培训的卫生监督协管队伍结合日常工作参与的"2+X"帮扶模式中,卫生监督协管员在帮扶过程中发挥了重要作用,将专业指导融入现有八项机制中,由监督带动指导,提升了帮扶效果、企业配合度以及可持续性。因此,建议建立一支稳定的专业队伍,结合日常工作参与帮扶,切实提高小微企业职业健康帮扶的可持续性。

（三）充分发挥街镇和企业园区在帮扶工作中的协调作用

街镇和企业园区在小微企业职业健康帮扶各项协调工作中起到了至关重要的作用,有效提高了小微企业的配合度,建议在小微企业帮扶中充分发挥街镇和企业园区的协调作用。

（四）持续研究完善配套政策,不断提升帮扶效果

"一企一方案"中部分方案对于小微企业来说整改成本相对较高,在一定程度上影响了职业健康帮扶的效果,建议进一步研究制订可行的职业健康帮扶补贴或优惠配套政策,持续探索可行的解决方案,进一步提升小微企业的配合度,推动小微企业职业健康帮扶工作顺利开展。

（五）推广"2+X"模式,增加帮扶覆盖面

"2+X"帮扶模式有利于切实提升小微企业的职业健康管理水平和劳动者职业健康水平且具有可持续性,建议在嘉定全区乃至其他有条件区域加以推广或试点。

参 考 文 献

［1］ 苏州市卫生健康委员会.关于印发《2021年度苏州市小微企业职业健康管理帮扶工作方案》的通知(苏卫健职健〔2021〕7号).2021.

［2］ 北京市卫生健康委员会.北京市卫生健康委员会关于印发2021年小微企业职业病防治帮扶工作方案的通知.https://wjw.beijing.gov.cn/zwgk_20040/qt/202108/t20210823_2473995.html［2023-12-10］.

［3］ Sakowski P, Marcinkiewicz A. Health promotion and prevention in occupational health systems in

Europe. Int J Occup Med Environ Health, 2019, 32(3): 353-361.

[4] Proper K I, Van Oostrom S H. The effectiveness of workplace health promotion interventions on physical and mental health outcomes — a systematic review of reviews. Scand J Work Environ Health, 2019, 45(6): 546-559.

[5] 芦刚,马晓君.基层卫生监督协管体系建设的现状与对策.中西医结合心血管病电子杂志,2017, 5(26): 27.

[6] 陈雷,曹红艳,施飞.江苏省南通市开发区卫生计生监督协管服务现状与对策分析.中国卫生监督杂志,2018,25(2): 197-199.

[7] 陈晓玲,郭爱萍,朱美芬,等.上海某区医疗卫生服务机构卫生监督协管服务现况调查.中国公共卫生管理,2014,30(4): 581-582.

[8] 张丽,周世红,冯梦龙,等.成都市卫生监督协管服务管理现状及改进建议.中国卫生事业管理, 2014,31(3): 194-195,214.

[9] 石杨,刘艺华.北京城乡地区卫生监督协管工作现状分析.中国公共卫生管理,2017,33(4): 505-507.

卫生健康数据共享开放利用的
分级分类管理体系研究

道　理　夏　天　张　诚　冯　骏
周　娟　唐怡雯　张　玮　蒋璐伊

【导读】　文章系统梳理了卫生健康数据共享开放利用的现状和问题,研究制定上海市卫生健康数据共享开放的分级分类管理体系指南,根据数据的提供者、协调者和利用者的身份不同,在共享开放与隐私保护中寻找最佳平衡点,为填补相应法规政策的空白起到借鉴作用。

卫生健康数据的共享开放利用,是推进政府职能转变、深化"放管服"改革、推进数字政府建设的必然要求[1]。近年来,国家和上海市出台了多个文件要求尽快推进卫生健康数据共享开放。当前,数据泄露和数据滥用等安全风险大大降低了数据共享开放的效率。梳理卫生健康数据共享开放利用的现状、约束因素和需求,有效界定相关数据主体的责任,基于卫生健康数据的敏感性和特殊性,遵循个人信息安全保护的需求,建立本行业的数据分级分类框架和相应的使用指南,是有效的解决之道。

一、卫生健康数据共享开放利用的必要性和发展现状

数据共享开放促进利用,是数字化发展的必由之路。

1. 卫生健康大数据是国家重要性基础战略资源

随着互联网和人工智能等现代信息技术的广泛应用,健康医疗大数据已成为国家重要的基础性战略资源,有效利用健康医疗大数据可为医疗机构临床诊疗、患者信息获取、研究人员科研

基金项目:科技创新 2030—"新一代人工智能"重大项目 2021 年度项目"新冠肺炎疫情等公共卫生事件的智能流调研究"(项目编号:2021ZD0114000);科技创新 2030—"新一代人工智能"重大项目"智能流调创新应用模式研究与示范"(项目编号:2021ZD0114005);上海市 2020 年度"科技创新行动计划"技术标准项目"基于医疗健康大数据的新发重大传染病监测预警标准"(项目编号:20DZ2200400);2022年度上海市卫生健康委员会新兴交叉领域研究专项"基于人机连续问答的疾病流调与随访智能技术研究及示范应用"(项目编号:2022JC021);2020 年度上海市卫生健康委员会卫生行业临床研究专项"上海市基于医疗大数据的流感预测模型的研究"(项目编号:20204Y0188);2022 年度上海市卫生健康委员会卫生行业临床研究专项"基于机器学习的公共卫生数据可靠性评估模式研究"(项目编号:20224Y0328);上海市卫生健康委员会卫生健康政策研究课题"上海市卫生健康数据共享开放的分级分类管理体系研究"(课题编号:2023HP14);上海市卫生健康委员会青年课题"医疗新技术的应用与监管研究"(项目编号:20194Y0277)。
第一作者:道理,女,硕士,高级工程师。
通讯作者:夏天,女,硕士,主任医师。
作者单位:上海市疾病预防控制中心(道理、夏天、张诚),上海市卫生健康委员会(冯骏、周娟、唐怡雯、张玮),上海市卫生和健康发展研究中心(上海市医学科学技术情报研究所)(蒋璐伊)。

工作、管理部门行政决策等业务开展提供强有力的帮助[2]。

2. 政府数据开放平台积极推进

我国一直致力"拓展网络经济空间,推进数据资源开放共享,实施国家大数据战略",从《政务信息资源共享管理暂行办法》到《"十三五"国家信息化规划》,再到《政务信息系统整合共享实施方案》《公共信息资源开放试点工作方案》[3]。2020 年,党的十九届五中全会通过《中共中央关于制定国民经济和社会发展第十四个五年规划和二〇三五年远景目标的建议》,将"加快数字化发展"独立成段,并提出建设国家数据统一共享开放平台[4]。

3. 配套政策、标准规范连续出台

在卫生健康领域,国家卫生健康委积极统筹推进全民健康信息平台等基础设施建设,支持医疗数据共享,并先后出台《国家健康医疗大数据标准、安全和服务管理办法(试行)》《关于加强全民健康信息标准化体系建设的意见》等一系列文件,制定医院和基层医疗卫生机构信息化建设标准与规范[5]。在上海,《上海市公共数据和一网通办管理办法》《上海市公共数据开放暂行办法》先后为公共数据的共享和开放打下基础,着眼于破除信息孤岛,明确以共享为原则,不共享为例外,并要求各单位制定数据开放清单,向社会公布,与民生紧密相关、社会迫切需要的高价值数据应当优先开放;《上海市数据条例》,在"公共数据"章节特别强调要加强公共数据治理,提高公共数据共享效率,扩大公共数据有序开放,并设立"个人信息特别保护"专节,针对广大市民群众普遍关心的隐私保护问题提出了多项举措[6]。

4. 共享开放显著增长

首先是数据共享开放平台建设增多。全国一体化政务服务平台已联通 31 个省(区、市)及新疆生产建设兵团、40 余个国务院部门政务服务平台;国家科技资源共享平台包括国家基因库样本信息共享平台、国家人口健康科学数据中心和国家基础学科公共科学数据中心等国家级平台;中国卫生信息与健康医疗大数据学会启动的全国健康医疗大数据应用共享平台,并发布了"处方共享"和"AI 共享"两大应用[7]。其次是健康医疗数据共享活动增多,包括政府数据开放共享、医疗机构健康医疗数据共享、科研院校健康医疗数据共享和医药企业健康医疗数据共享,基于这些活动创建了较多互联网+卫生健康创新应用。

5. 共享应用效益明显

围绕卫生健康数据全生命周期面向业务、服务、产业化等均搭建了相关平台,为我国卫生健康数据共享应用奠定了"硬件"基础,在此基础之上的卫生健康数据共享活动的开展也逐渐规模化,实现了"政、产、学、研、用"一体化发展。具体效益体现在:与医保、医药、教育、养老、人社等多部门业务协同,节约社会成本,创造更多财富;在健康产业层面,推动医药工业创新发展,增加商业健康保险供给,推进健康相关业态融合发展[8];在卫生健康支撑与保障层面,推动公立医院高质量发展,建设分级诊疗体系,健全医疗卫生综合监管,加快卫生健康科技创新;在卫生健康服务层面,提高卫生健康服务质量,优化医疗服务模式,加强医疗质量管理,加快补齐服务短板;在公共卫生层面,提高疾病预防控制能力,完善监测预警机制,健全应急响应和处置机制,提高重大疫情救治能力;在健康影响因素控制层面,加强健康促进与教育,高效开展重点传染病防控和慢性病综合防控;在保障人群健康层面,实现生育和婴幼儿照护,妇女和儿童健康、老年人健康、职业健康、重点人群健康等高效服务。

二、卫生健康数据共享开放利用存在的问题

目前,上海市卫生健康数据共享开放利用方面安全顾虑较多,导致数据共享开放利用效果不佳。

(一) 共享宏观闭环已形成,但平台建设仍处于初级阶段

近年来,在政策的大力支持下,探索基于开放共享数据的"互联网+"卫生健康应用井喷式发展,在逐步完成商业闭环的同时,安全监管也逐渐走向体系化。但整体平台建设仍处于初级阶段,数据共享范围、业务协同效率、应用效果惠及面等仍有较大提升空间。基于共享开放数据的"互联网+"应用平台,全方位助力疫情防控,多方面向老百姓提供服务,为基层医疗带来"红利",在方便快捷、精准定位、降低成本、提高效率、加强监管等方面成效显著[9]。但发展资金来源单一、资本投入不足、盈利模式缺乏、复合型人才欠缺、信息安全仍然严峻等问题严重制约行业发展,平台创新可持续性有待提升。

(二) 安全顾虑导致共享开放效果不佳

巨大的利益驱使下,数据泄漏与滥用已成为阻碍卫生健康共享开放利用中最严重、最主要的安全问题,也是大多数其他安全问题的源头,是造成大家对数据共享和应用产生顾虑的根本原因,这些顾虑导致以下共享问题。

1. 共享数据来源少

目前共享开放数据容量、有效数据集总数、单个数据集平均容量等均有显著增长,但共享开放局限于地级及以上政府层面,医院、疾控中心、卫生监督部门、社区卫生服务中心等专业机构的共享开放缺乏。

2. 共享数据范围有限

由于卫生健康数据归属权不明确、数据高敏感性、数据专业性较高等,目前基于开放共享平台开放的卫生健康数据,往往都是公共性、低敏感性、低专业性及结果性数据,业务范围窄、颗粒度粗、完整性缺乏。

3. 数据共享效率不高

目前基于共享开放平台,卫生健康数据的共享开放仍存在几点问题:① 元数据建设仍不完善;② 无效数据占比较高且数据质量较低,影响数据准确利用;③ API 格式文件占比较低;④ 数据集更新频率较低;⑤ 数据下载量较低;⑥ 共享开放协作难度大,横向共享开放较少。

4. 数据利用效果不佳

基于开放共享平台数据开发并发布的应用产品数量较少,大多是查询类、展示类应用,缺乏全面且丰富的专业服务类应用,尚不能满足公众需求;其他非公开的数据共享利用,仅限于少数垄断企业与限定的专业机构之间,数据开放性和数据利用惠及面有限[10]。

三、卫生健康数据共享开放的分级分类管理体系研究思路

(一) 分级分类方法,可大幅提升数据共享开放利用效果

1. 数据分级分类方法受到高度重视

数据分级分类是数据安全领域的基础工程,也是数据治理工作的核心任务。对数据分级分类管理不仅提升数据共享开放精细化管理水平,也为数据安全规范、数据安全评估等方面的标准制定提供支撑。数据分级分类管理是确定数据保护和利用之间平衡点的一个重要依据,推动我国政府逐步从"政府信息公开"向"政府数据开放"探索前进。

2. 国家相关政策法规指引

近年来,《中华人民共和国民法典》《中华人民共和国网络安全法》《中华人民共和国个人信息保护法(草案)》等法律从不同视角对一般数据、个人信息、敏感信息、隐私权等不同分类数据的处理和安全保护进行了规定[11]。2021年9月1日起施行的《中华人民共和国数据安全法》,明确规定国家建立数据分类分级保护制度,对数据实行分类分级保护,也就意味着在法律层面,数据分类分级工作已成为政府、企事业单位等行业开展数据处理活动必须遵守的义务。相关政策法规指引着构建符合卫生健康行业特征的重要数据分级分类标准或指南[12]。

3. 地方成功案例实证

在中央政策的引导下,各省市陆续推动地方性政务数据、公共数据分级分类共享开放相关政策的研究制定,加快落地实践。地方成功案例为卫生健康领域结合行业特征制定分级分类指南提供了经验和参考[13]。

由此可见,卫生健康数据共享开放的分级分类管理体系/指南的形成,可提升卫生健康数据的精细化管理,有利于实现数据安全利用,规避潜在风险。

(二) 构建体系指南框架

以政策文件、法律法规和标准体系为引领,以卫生健康数据共享开放需求为导向,紧紧围绕数据共享开放的应用场景,形成卫生健康数据共享开放的分级分类管理体系指南框架(图1),推动卫生健康数据安全高效地共享开放利用,提升数据资源的社会价值和经济价值。

(三) 分级分类原则

1. 合法合规原则

卫生健康数据的分类分级应遵循有关法律法规及部门规定要求,满足卫生健康领域的数据安全管理要求。

2. 分类多维原则

数据分类具有多种视角和维度,应遵循便于数据管理和使用的角度,从多个视角进行分类。

3. 分级明确原则

数据分级应明确各级别界限,最大化覆盖数据全层级,保证不同级别的数据采取对应的管理措施。

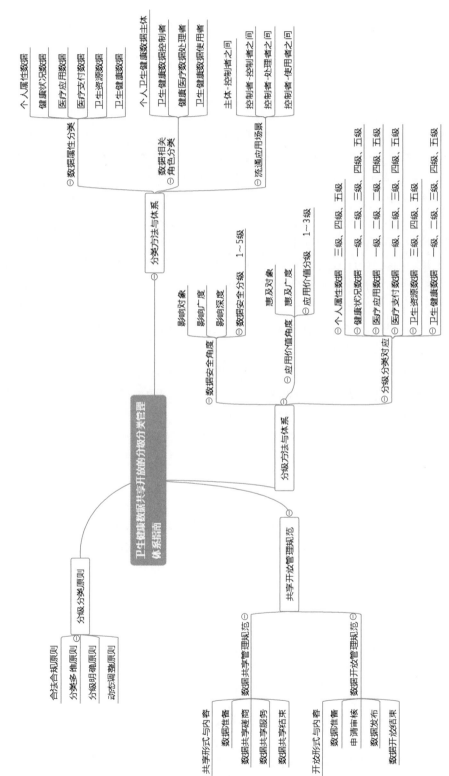

图 1　卫生健康数据共享开放的分级分类管理体系指南框架

4. 动态调整原则

数据的类别级别可能因时间变化、政策变化、安全事件发生或不同应用场景的敏感性变化而发生改变,因此需要对数据分类分级进行定期审核并及时调整。

（四）分类方法与体系

根据卫生健康数据种类丰富、来源广泛和应用场景复杂的特点,研究的管理指南采用多维度分类法,维度包含数据属性、数据相关角色和流通应用场景等。

1. 按数据属性分类

卫生健康数据可以分为个人属性数据、健康状况数据、医疗应用数据、医疗支付数据、卫生资源数据及卫生健康数据等类别。

（1）个人属性数据:能够单独或者与其他信息结合识别特定自然人的数据。

（2）健康状况数据:能反映个人健康情况或同个人健康情况有着密切关系的数据。

（3）医疗应用数据:能反映医疗保健、门诊、住院、出院和其他医疗服务情况的数据。

（4）医疗支付数据:医疗或保险等服务中所涉及的与费用相关的数据。

（5）卫生资源数据:可以反映卫生服务人员、卫生计划和卫生体系的能力与特征的数据。

（6）卫生健康数据:关系到国家或地区大众健康的公共事业相关数据。

2. 按数据相关角色分类

针对特定数据特定场景,相关组织或个人可划分为以下四类角色。对任何特定组织或个人,围绕特定数据,在特定场景或特定的数据使用处理行为上,其只能归为其中一个角色。

（1）个人卫生健康数据主体:个人卫生健康数据所标识的自然人。

（2）卫生健康数据控制者:能够决定卫生健康数据处理目的、方式及范围等的组织或个人。

（3）健康医疗数据处理者:代表控制者采集、传输、存储、使用、处理或披露其掌握的健康医疗数据,或为控制者提供涉及健康医疗数据的使用、处理或者披露服务的相关组织或个人。常见的处理者有:健康医疗信息系统供应商、健康医疗数据分析公司、辅助诊疗解决方案供应商等。

（4）卫生健康数据使用者:针对特定数据的特定场景,不属于主体,也不属于控制者和处理者,但对卫生健康数据进行利用的相关组织或个人。

3. 按流通应用场景分类

基于不同角色之间的数据流动,开放共享的数据流通使用场景可分为以下四类:① 主体-控制者之间数据流通使用;② 控制者-控制者之间数据流通使用;③ 控制者-处理者之间数据流通使用;④ 控制者-使用者之间数据流通使用。

（五）分级方法与体系

根据卫生健康数据涉及个人隐私和应用价值潜力巨大的特点,研究的管理指南采用多维度分级法,维度包含数据安全角度和应用价值角度。

1. 从数据安全角度分级

根据数据重要程度和风险级别及对个人卫生健康数据主体可能造成的损害及影响的级别进行划分。数据级别主要取决于数据发生泄漏、篡改、丢失或滥用后的影响对象、影响广度、影响深度等因素。

2. 从应用价值角度分级

根据数据开放共享应用后可能获取的价值的级别进行划分,主要取决于数据共享开放应用后的惠及对象和惠及广度等因素。

(六) 共享开放管理规范

1. 数据共享管理规范

需明确数据共享的形式、内容,如数据共享者之间的角色关系、共享的数据内容等。在整个数据共享过程中,分为数据准备、数据共享磋商、数据共享服务、数据共享结束等几个环节。

2. 数据开放管理规范

需明确数据共享的形式、内容,如数据开放形式根据不同的数据内容分为完全开放、依申请开放和领地开放。在整个数据开放过程中,分为数据准备、申请审核、数据发布、数据开放结束等几个环节。

四、政策建议与展望

(一) 积极推动在各级各类卫生健康机构建立分级分类管理体系指南

在各级各类卫生健康机构从数据源头上建立分级分类管理体系指南,采用"零信任"——目前新一代的网络安全防护理念,即认为数据只要采集存储与管理,就可能发生数据泄露并引发因数据泄露导致的各种安全问题,分别从决策到技术、从制度到工具、从组织架构到安全技术等通盘考虑,推动分级分类数据治理,提供数据开放清单,从长效发展角度推动卫生健康数据共享开放的全面落地。

(二) 进一步提升卫生健康数据的数量、质量及互联互通

利用高科技数字化技术和网络技术,加快医院、疾控中心、社区卫生服务中心等专业机构数据开放共享平台建设,尤其是日常业务关键数据集,对不同类型的数据集标注不同的开放类型和属性,建立各数据集之间互联互通性,并相应配备差异化的开放授权协议,定期对共享数据进行监管和更新,及时剔除高缺失、低容量、低价值的数据集。

(三) 进一步加强数据利用与生态培育

数据资源的最大特点是具有重复利用性和增值性,可以在不同的用户中创造不同的价值。从创业融资、项目孵化、战略投资、资源对接、人才培养等角度吸引更多科技企业和专业技术人员参与,建立配套的流通规则、孵化规则、运营规则等,并逐步形成总体数据利用生态,提升利用主题覆盖的多样性,从而更高效地促进科学研究与数字经济发展。

参考文献

[1] 胥婷,于广军.健康医疗大数据共享的应用场景及价值探析.中国数字医学,2020,15(7):1-3.

[2] 娄培,刘莉,陈先米,等.基于问卷训查的医疗数据分类分级研究.中华医学图书情报杂志,2018, 27(6)：22 - 27,80.

[3] 新华社.中共中央关于制定国民经济和社会发展第十四个五年规划和二〇三五年远景目标的建 议.2020.

[4] 中共中央　国务院."健康中国 2030"规划纲要.https：//www. gov. cn/zhengce/2016-10/25/content_ 5124174. htm？ eqid = ac00b02f000027f90000000464586447[2016 - 10 - 25].

[5] 上海市卫生健康委员会.关于贯彻落实《上海市人民政府关于加强本市疾病预防控制体系建设 的指导意见》的通知.http：//wsjkw. sh. gov. cn/zhgl2/20191028/0012-66101. html[2019 - 10 - 27].

[6] 上海市人民政府办公厅.上海市人民政府办公厅关于转发市卫生健康委等四部门制订的《上海 市加强公共卫生体系建设三年行动计划(2020—2022 年)》的通知.http：//www. shanghai. gov. cn/ nw48505/20200825/0001-48505_65151. html[2020 - 11 - 28].

[7] 国家卫生健康委员会.关于加强全民健康信息标准化体系建设的意见.http：//www. nhc. gov. cn/ cms-search/xxgk/getManuscriptXxgk. htm？ id = 4114443b613546148b275f191da4662b [2020 - 10 - 10].

[8] 朱烨琳,胡红林,王雨晗,等.关于美国医疗服务提供方向个人开放健康医疗信息的研究.中国数 字医学,2016,11(12)：9 - 12.

[9] 李慧敏,陈光.论数据驱动创新与个人信息保护的冲突与平衡——基于对日本医疗数据规制经 验的考察.中国科学院院刊,2020,35(9)：1143 - 1151.

[10] 李玉亮.数据分类分级的现状与发展.中国信息安全,2021,12(5)：55 - 56.

[11] 国务院办公厅.国务院办公厅关于促进"互联网+医疗健康"发展的意见(国办发[2018]26 号),2018.

[12] 道理,夏天,张诚,等.新时代上海市疾病预防控制体系的信息化建设.中国卫生资源,2022,25 (1)：126 - 128.

[13] 曹慧琴,张廷君.城市政府数据开放平台发展的影响因素及提升建议.城市问题,2020(12)： 100 - 109.

上海市伤害综合监测体系
建设现状与对策思考

徐乃婷　彭娟娟　郑　杨　施　燕　吴国柱　吴立明

【导读】　2008 年起,我国逐步建立伤害综合监测制度,从多个来源收集死亡、住院、门急诊以及未就诊伤害的信息,绘制伤害"金字塔",描述伤害发生的全貌。《"健康中国 2030"规划纲要》明确提出"建立伤害综合监测体系"。上海市伤害监测工作一直走在全国前列,已将伤害监测纳入疾病综合监测体系建设的重要内容并持续推进。文章系统回顾国内外伤害监测进展,全面梳理上海市伤害综合监测体系建设的历程、现况和不足,提出开展专题调查拓展监测深度、依托信息化建设推进数据共享机制、综合部门需求加强伤害数据可及性和政策转化等建议,为进一步完善伤害综合监测体系建设提供依据。

　　伤害是全球关注的公共卫生问题,是致残、致死的主要原因之一,伤害监测是掌握伤害发生、发展状况的主要途径。上海市始终重视伤害监测和预防干预工作。近年来,贯彻落实"健康中国""健康上海"规划纲要,巩固健全伤害综合监测体系,加强伤害风险评估,针对性提出并推动落实伤害防制策略措施。

一、背景和意义

(一) 伤害是严重威胁居民健康的重要公共卫生问题

　　伤害是一个全球性的公共卫生问题,具有高发生率和高致残率的特点。WHO 报告指出,2019 年非故意原因和暴力导致的伤害夺走了全球 440 万人的生命(WHO 2022 年 11 月发布)。5~29 岁人群前 5 位死亡原因中有 3 个与伤害相关,分别为道路交通伤害、凶杀和自杀[1]。2021 年,伤害位居我国人群死因顺位的第五位(死亡率 46.90/10 万),占全人群死亡的 6.61%[2];在上海市户籍人口死因中,伤害位居第五位(死亡率 44.95/10 万),在 0~14 岁人群中居首位。值得关注的是,每发生一例因伤导致的死亡,同时会伴有更多的因伤住院、因伤致残等其他结局发生。据估计,中国每年在伤害方面消耗的直接医疗费用约为 650 亿元人民币,每年造成的

第一作者:徐乃婷,女,主管医师。
通讯作者:吴国柱,女,上海市疾病预防控制局卫生和免疫规划处副处长。
作者单位:上海市疾病预防控制中心(徐乃婷、彭娟娟、郑杨、施燕),上海市疾病预防控制局(吴国柱、吴立明)。

生产力损失达 1 260 万年,超过呼吸系统疾病、心血管系统疾病、传染性和肿瘤性疾病造成的损失[3]。

(二) 伤害监测的重要意义与国际进展

1989 年,第一届世界伤害预防与控制大会在瑞典斯德哥尔摩举行,会议提出开展伤害预防行动,许多国家和国际组织将完善伤害监测作为解决伤害问题的优先领域。伤害监测系统的信息来源众多,如伤害相关死亡、住院、门急诊就诊等,还有来自警方、急救(救护车)、消防等部门的数据等。目前,在全球范围内,伤害监测主要通过以医院为基础建立的伤害监测系统,如美国国家电子伤害监测系统(national electric injury surveillance system,NEISS)、加拿大医院伤害报告和预防项目(Canadian hospitals injury reporting and prevention program,CHIRPP)、英国家庭事故监测系统/休闲事故监测系统(home and leisure accident surveillance system,HASS/LASS)等。2020年,美国疾病控制与预防中心(Centers for Disease Control and Prevention,CDC)发布了《伤害和暴力预防的数据科学策略》(*Data Science Strategy for Injury and Violence Prevention*)[4],进一步指导提升伤害监测系统的利用,以控制日益增加的伤害疾病负担。

(三) 我国伤害综合监测体系发展

我国政府日益重视伤害造成的健康和社会影响,各部门采取积极措施预防和控制伤害的发生、致残和致死。2008 年,中国疾控中心提出了以全国伤害监测为基础的工作思路,即以门急诊伤害就诊患者病例信息为基础,利用现有疾病监测系统死因监测工作中的伤害死亡信息及伤害住院病例信息,结合定期开展的人群伤害流行状况调查,综合反映我国伤害流行整体情况。同年,国家市场监督管理总局缺陷产品管理中心与中国疾病预防控制中心慢性非传染性疾病预防控制中心合作,开始了以全国伤害监测系统为基础的我国产品伤害监测试点工作[5]。2016 年,中共中央、国务院印发并实施《“健康中国 2030”规划纲要》,明确提出“建立伤害综合监测体系,开发重点伤害干预技术指南和标准”的要求,将伤害监测和预防工作对维护人民健康的重要性提升到了新的战略高度。《“十四五”国民健康规划》《中国儿童发展纲要(2021—2030 年)》等文件进一步推进伤害监测体系建设,并强调应加强儿童伤害监测工作。目前,我国伤害监测信息主要来源于全国死因监测和全国伤害监测工作,后者于 2019 年被纳入基本公共卫生服务项目。

二、本市伤害综合监测工作

为客观、真实反映上海市伤害流行特征,上海市建立并不断健全伤害综合监测体系,一方面根据“伤害金字塔”原则,建立地区层面的监测系统,覆盖到死亡、住院、门急诊就诊及未就诊的病例[6];另一方面基于“伤害谱”的概念,建立起了多部门协同的伤害监测系统,如针对生产安全事故、消费品质量安全事故、残疾结局等的监测。伤害谱是分析伤害的有利工具,描述从宿主暴露于有害物质,继而事件发生直至发生伤害及可能导致的失能和/或死亡的全过程,有助于决策者制定伤害的三级预防措施[7]。

（一）上海市伤害监测体系发展

上海市最早从 2005 年起在社区卫生服务中心试点开展社区伤害监测工作,之后在综合性医疗机构推进伤害门急诊哨点监测、住院病例监测工作,经过近 20 年的探索发展,依托政策、人力、物力和信息化等保障,目前已基本实现了对"伤害金字塔"中不同严重程度伤害的描述。为贯彻落实《"健康上海 2030"规划纲要》提出的"建立伤害综合监测体系"要求,充分掌握除死亡以外的严重受伤需要住院治疗的发生和流行情况。2020 年,上海市卫生健康委组织制定并印发了《上海市伤害住院病例登记报告办法》(沪卫规〔2020〕13 号,本文简称"《办法》"),在已开展死因监测工作的基础上,进一步完善了覆盖全市的伤害综合监测体系。《办法》自 2021 年 1 月 1 日起施行(图 1)。

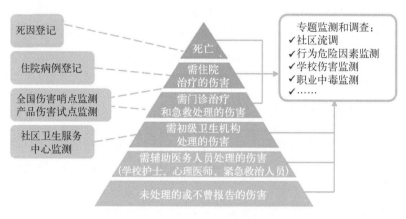

图 1　上海市伤害监测体系

1. 率先试点开展社区伤害监测工作,建立起三级伤害预防专业队伍

2005 年 5 月,上海市率先在社区卫生服务中心开展伤害监测工作。上海市疾控中心组织全市每个区县分别选择 2~3 家社区卫生服务中心开展伤害监测工作,首批共 54 家社区卫生服务中心参与。2013 年,社区伤害监测已覆盖至全市 200 余家社区卫生服务中心。以此为基础,上海市逐步建立起了市—区—社区三级伤害条线专业人员队伍。

2. 首批纳入全国伤害门急诊监测点,积极探索医院伤害监测信息化

2005 年,松江区被列为首批全国伤害监测点,开展伤害门急诊监测工作。2015 年和 2019 年,闵行区和长宁区先后加入全国伤害监测点。目前,这 3 个区每年上报伤害病例总计 12 万例左右。依托全国伤害监测点建设,上海市积极探索伤害监测信息化工作,松江区于 2014 年率先实施网络报卡,即结合健康档案和区域卫生信息平台建设,实现了卫生业务工作同步,医生作出"伤害"诊断后,即会触发伤害报病卡填写模块,伤害信息采集过程简单、明晰,提高了工作效率。

3. 伤害住院病例登记报告网络覆盖全市,掌握严重伤害发生情况

2010 年,上海市在全国率先开展伤害住院监测,首批共 11 家监测医院,包括 1 家三级医院和 10 家二级医院。2014 年,伤害住院病例登记信息化项目被纳入上海市基于市民电子健康档案的卫生信息化工程全市拓展项目,2016 年完成部署并启动试运行[8]。2020 年,为建立健全上海市

伤害住院病例登记报告管理制度,切实掌握不同类型原因致严重伤害事件的发生水平和变化趋势,上海市卫生健康委组织制定并实施《办法》,在全国率先以省级为单位全面施行伤害住院病例的登记报告,将伤害监测纳入健全疾病综合监测体系建设的重要内容。上海市各有关单位和医疗机构认真推进落实,截至2022年12月31日,上海市108家各级各类医疗机构开展登记报告工作,信息化报告率达74%,年报告病例数量超过10万例。

(二)伤害监测系统的多部门利用

1. 在伤害防控领域已形成稳固的多部门合作基础

多部门利用是伤害监测系统可持续发展的重要因素。近年来,上海市卫生健康行政部门积极联合教育部门、质量监督部门、公安部门、妇女儿童工作委员会等政府部门和群团组织,以及高校、医院、企业、行业协会和非政府组织等,合作开展伤害防控工作,推动将监测和专项调查研究结果转化为干预策略和政策促进[8]。

2. 依托产品伤害监测,拓展部门协同监测

2011年底,松江区成为全国产品伤害监测点之一,每周/季度上报产品伤害监测数据,至今累计收集信息20万余条。近年来,上海市积极探索建立本地区的产品伤害监测体系,贯彻落实国务院《质量发展纲要(2011—2020年)》,会同上海市质量技术监督局整合产品伤害监测、缺陷产品召回等并与质量安全监管模式有机结合,着手社区产品伤害和缺陷信息监测系统建设[9]。医院"医疗信息"成为"上海市产品伤害和缺陷信息监测系统"的主要组成部分。

三、存在问题和不足

(一)基于医院开展伤害事件信息收集具有局限性

以医院为基础的监测具有可以掌握严重病例、适时监测和确定趋势,以及实施成本低、资料可靠性高等优势,同时也存在一定的局限性,如可能会低估伤害的负担、缺少针对各类伤害的专题危险因素监测、受伤者对伤害事件的描述可能存在偏差等。此外,在火灾、交通、职业性事故中,专业主管部门对伤害事件发生情况往往能更及时、准确地掌握信息。

(二)伤害数据收集缺乏统一标准和方法

伤害数据的收集涉及多个部门,如公安、卫生健康、教育等,目前各部门对伤害相关数据的收集没有统一的标准和方法,影响了数据的准确性和完整性,不利于风险评估及后续伤害防制策略制订。同时,目前上海市通过医院伤害监测系统收集受伤者在院情况,无法获取伤害导致的伤残及后续康复等信息,对伤害风险及其危害性的评估不够全面。

(三)从监测结果转化到伤害预警和干预机制有待完善

伤害预防工作涉及多个相关的政府部门。目前,卫生健康和疾控部门主要参与事故发生后的受伤者调查,并以监测和调查报告的形式开展部门间交流,对伤害监测结果的转化缺乏主导,伤害风险预警和综合干预机制有待完善。

四、思考和建议

1. 进一步完善本市伤害监测系统,拓展重点人群和重点伤害监测工作深度

在现有伤害核心数据监测基础上,探索开展道路交通伤害、跌倒、故意伤害、儿童伤害和产品伤害等专题监测。落实《上海市伤害住院病例登记报告办法》,定期开展伤害专题调查,准确掌握全市居民伤害流行特征,评估环境与行为等相关危险因素。

2. 依托信息化建设,推进数据共享机制建设

充分挖掘伤害信息可能的不同来源,研究制订统一的伤害数据收集标准和规范,探索利用大数据平台获取伤害发生、诊疗和结局等信息并加以整合分析,进一步提升数据的及时性、准确性和丰富性。

3. 建立多部门协同工作机制,推动伤害防控策略转化

建立伤害综合防制工作机制,公安、卫生健康、教育、疾控等部门协同开展伤害监测和风险评估,联合残联、保险机构等收集伤害长期后果,推动专题事故和伤害情况的信息共享。加强伤害风险评估,积极推动伤害监测数据利用和转化,为相关部门研究制定伤害预防控制策略、评价措施效果等提供科学依据。

参 考 文 献

[1] WHO. Preventing injuries and violence:an overview. https://www.who.int/publications/i/item/9789240047136 [2022 - 11 - 28].

[2] 中国疾病预防控制中心慢性非传染性疾病预防控制中心,国家卫生健康委统计信息中心.中国死因监测数据集 2021.北京:中国科学技术出版社,2021:27.

[3] Duan L, Ye P, Juanita A H, et al. The burden of injury in China, 1990—2017: findings from the global burden of disease study 2017. Lancet Public Health, 2019, 4:449 - 461.

[4] Centers for Disease Control and Prevention. Data science strategy for injury and violence prevention. https://www.cdc.gov/injury/pdfs/data-science/Data-Science-Strategy_FINAL_508.pdf[2020 - 08 - 01].

[5] 段蕾蕾,吴凡,杨功焕,等.全国伤害监测系统发展.中国健康教育,2012,28(4):338 - 341.

[6] HOLDER Y,PEDEN M,KRUG E,等.伤害监测指南.段蕾蕾,译.北京:人民卫生出版社,2006:6.

[7] 汪媛,段蕾蕾,邓晓,等.伤害综合监测方法学研究.中国健康教育,2012,28(4):248 - 251.

[8] 彭娟娟,徐乃婷,施燕,等.基于电子健康档案伤害住院病例登记系统构建与应用.中国公共卫生,2022,38(12):1636 - 1640.

[9] 陆志瑜.国内外产品伤害监测与预防干预体系现状分析.质量与认证,2020(5):88 - 89.

上海市基于智慧卫监大数据平台的公共场所卫生信用监管机制研究

袁璧翡　张　帆　杨　艳　王广丽　梁思思

【导读】　2019 年 7 月,国务院办公厅印发《关于加快推进社会信用体系建设构建以信用为基础的新型监管机制的指导意见》(国办发〔2019〕35 号),提出"以加强信用监管为着力点……建立健全贯穿市场主体全生命周期,衔接事前、事中、事后全监管环节的新型监管机制"[1]。文章认为应从监管职责入手,在事前审批、事中监督、事后奖惩中以信息化手段为支撑,依托智慧卫监大数据平台,融入信用管理措施,构建全流程、标准化、精准式公共场所信用监管机制。

在大力推进"放管服"改革的背景下,公共场所的准入实施告知承诺制,公共场所经营者进入市场的数量大大增加,但各个经营者的卫生管理情况参差不齐,构建以信用为基础的新型监管机制,强化事中事后监管,能够填补行业门槛降低后的监管空白,提升监管效能。2022 年上海市卫生监督部门建成了智慧卫监大数据平台,为信息化背景下的公共场所卫生信用监管机制研究奠定了基础。

一、研究背景和意义

(一) 信用监管的提出与发展

信用监管最先是由西方经济学家提出,对信用监管的研究主要集中在金融领域。他们认为信用监管的目的是控制交易过程中的风险,消除信息不对称的情况所制定的管理策略[2]。我国的信用监管演化与应用同样也起源于金融领域。广义来说,信用监管是政府对信用市场的监管。在《信用　基本术语》(中华人民共和国国家标准 GB/T22117—2008)中,认为信用监管是政府主管部门对信用主体、信用服务机构及信用活动实施的监督管理[3]。狭义上,信用监管是政府进行行政监管的措施,是行政机关对相对人的公共信用信息进行记录、归集、使用,并按照一

基金项目:上海市卫生健康委员会政策研究课题"智慧卫监环境下公共场所卫生数字化信用监管指标体系研究"(课题编号:2023HP64)。

第一作者:袁璧翡,女,主管医师,上海市卫生健康委员会监督所环境卫生监督科科长。

通讯作者:张帆,男,上海市卫生健康委员会监督所所长。

作者单位:上海市卫生健康委员会监督所(袁璧翡、张帆、王广丽),上海市浦东新区卫生健康委员会监督所(杨艳、梁思思)。

定指标体系开展评价、评级、分类,进而分别采取激励或惩戒等措施,实现政府规制目的的行为[4]。

2018 年上海市公共场所实施卫生许可告知承诺制改革,事前审批的事项愈加精简。公共场所经营主体与信息量的日益增长,使得过去以现场办理、专项整治的监管方式越来越难以适应时代和群众的要求,事中事后监管面临更大的挑战。在公共场所监管领域范围内,实施以信用监管为核心的新型监管制度,在公共场所信用信息的基础上,实现有限监管、分类监管、精准监管,发挥信用作用,强化政府、市场、社会对公共场所经营主体的约束力,显得尤为重要。

(二) 智慧卫监大数据平台是大数据背景下公共场所信用监管的基础

智慧卫监大数据平台是 2022 年由上海市卫生健康委员会监督所牵头建立,为加强对公共场所等监管对象的事中事后监管,而建立的统一的信息共享和业务联动的大数据监管平台。在公共场所监管中,首先,在事前环节,平台依托法人库、公共场所一户一档等基础数据库,与“一网通办”平台实现数据对流,归集公共场所经营主体数据信息供市、区两级卫生监督部门共享使用;其次,在事中环节,智慧卫监大数据平台是公共场所监管实施“双随机、一公开”机制和日常监督运作的载体。市、区两级卫生监督机构对公共场所的监督检查、监督抽检等行政检查事项的结果均能归集到平台大数据库。事中、事后的两大基础功能为公共场所实施信用监管提供了庞大便捷的数据库。

二、公共场所卫生信用监管机制

(一) 公共场所卫生信用监管的主要环节

实施信用监管机制的主要环节主要包括四部分:信用信息归集、信用信息评级、信用信息应用、信用修复[5]。公共场所卫生信用监管的实施主要包括以下几个方面。

1. 信用信息归集

信用信息归集是实施信用监管的基础。常规来说,信用信息归集渠道分别为行政主体主导、企业自行申报、第三方或公众通过曝光与投诉产生的信用信息。公共场所卫生信用归集主要包括卫生监督部门的许可管理、监督管理及行政处罚、企业自查上报,以及其他卫生相关的投诉举报信息。

2. 信用信息评级

信用信息评级是公共场所经营主体声誉形成的基础,对于卫生监督部门而言,不同的公共场所信用状况是监管部门采取差异化监管措施的依据。公共场所卫生信用信息的评级指标是根据《公共场所卫生管理条例》及其实施细则及有关标准规范,运用 SWOT 分析模型和德尔菲专家咨询相结合的方式构建的。主要包括 5 个一级指标、12 个二级指标(表 1),并采用模糊层次分析法建立权重指标体系。公共场所卫生管理信用情况根据评级指标,将总得分>85 分设置为 A 级(高信用),60 分≤总得分≤85 分设置为 B 级(中信用),总得分<60 分设置为 C 级(低信用)。

表1　基于智慧卫监的公共场所信用指标

序　号	一级指标	二　级　指　标
1	企业自律和诚信	(1) 告知承诺履约情况 ① 办证后是否如期提交材料(检测报告等) ② 现场核查卫生设施是否符合卫生要求 (2) 卫生自查 ① 是否有开展并申报、记录是否如实 ② 是否有问题整改情况记录 (3) 智能设备的应用(如智能芯片、消毒间安装监控装置并能回看、卫生质量在线监测设备、智能消毒净化设备等)
2	政府主导监督监管	(4) 量化等级结果 (5) 日常监督抽检结果及其整改情况 (6) 卫生行政处罚情况(近2年) (7) 发生健康危害事件 (8) 非法开展医疗行为
3	社会监督	(9) 媒体曝光、投诉举报是否属实(近2年)
4	其他部门	(10) 行业内不良行为
5	征信记录	(11) 失信主体 (12) 经营异常名录

3. 信用信息应用

信用信息的应用主要包括信用奖惩和信用分级监管。在公共场所信用监管中,信用奖惩分别为差异性的事前信用承诺制度和行政处罚自由裁量机制,信用分级监管主要是指基于风险的分级监管机制。

一是差异性的事前信用承诺制度。结合部门行政权力清单,梳理公共场所许可信用承诺事项,根据信用分级实施差异化的容缺机制,高信用公共场所扩大容缺范围,低信用公共场所不允许适用事前承诺制。

二是差异性的行政处罚自由裁量机制。不同信用级别的公共场所经营者在发生轻微违法行为时,在行政处罚裁量基准的范围内,不同信用级别的公共场所实施差异性的处罚裁量。

三是基于风险的分级监管机制。对信用状况良好的公共场所经营者主体提供"排他性"的奖励措施,实现较少的现场监管,对信用状况差的市场主体实施"近距离监管",构成一种有的放矢的"精准监管"。

4. 信用修复

公共场所卫生信用修复包括信用信息修复和信用行为修复。公共场所经营者通过增加自我管理能力,规范开展自查并上报,通过大数据、可视化等监控设备对关键卫生环节进行监管,并主动将监管结果上传至卫生监督机构加强监督的行为,改善了自身信用状况,称之为信用信息修复。信用行为修复是通过积极改正违法行为等失信行为,消除违法行为带来的负面信用影响,再次改善了自身信用状况的过程。

(二) 公共场所卫生信用监管运行机制

公共场所卫生信用监管运行机制主要包含了以承诺为基础的践诺监管、以信用评级为依据的分类监管、针对违法风险的精准监管,同时还有跨部门实施的联动监管等,嵌入到卫生健康管理部门的日常行政监管工作中,实现"事前管标准、事中管检查、事后管处罚"的目标。

三、基于智慧卫监大数据平台的公共场所卫生信用监管的运行实例

借鉴大数据技术,结合公共场所信用监管进行协同推进,是新形势下提升公共场所卫生行政监管效率、建设服务型政府的重要尝试。智慧卫监大数据平台,以精准业务协同为重点,推进信用在公共场所卫生管理中的应用,对不同信用的公共场所经营者采取限制或激励的措施,构建了一个在事前、事中、事后全覆盖的无死角的公共场所信用体系。

(一) 自动评定公共场所卫生信用等级

智慧卫监大数据平台是市、区两级卫生监督部门开展公共场所卫生事中事后监管的综合监管平台,拥有卫生许可、监督检查、行政处罚、投诉举报、企业自查上报等子系统。该平台将分散在各个卫生监督业务系统的数据进行了归集和整合,形成公共场所卫生信用数据池。利用智慧卫监大数据平台的数据快速归集、共享和处理能力,通过数据对标,将公共场所信用信息评级指标体系嵌入智慧卫监大数据平台,主动在智慧卫监大数据平台各个数据库中抽取对应公共场所的相关指标数据和信息,自动赋分,自动形成公共场所信用精准画像,高效精准地形成公共场所信用等级。

(二) 大数据背景下的信用信息利用

以数据共享为重点,智慧卫监大数据平台构建了体系化、标准化的全市公共场所卫生数据库,在该平台上公共场所信用评级、信用档案等一系列信用产品得以实现。在智慧卫监大数据平台的调度和推送下,卫生监督机构可以便捷地利用信用评级和信用档案开展事中事后监管。

在行政许可等事前监管中,根据评级结果实施差异化容缺机制。对信用状况良好的 A 级(高信用)公共场所经营者,在行政许可的办理时进行最大范围的告知承诺,包括卫生检测等关键卫生指标的申报材料不齐全但书面承诺在规定期限内提供的,可以采取容缺受理的措施。B级(中信用)公共场所经营者,在行政许可办理时实行适当的容缺受理,关键卫生指标的申报材料不得容缺。C级(低信用)公共场所经营者,不得采用容缺受理。

在事中监管过程中,利用大数据分析技术,建立随机抽查抽取规则,实施不同频率的抽查原则。A级(高信用)单位减少抽取频率,每四年抽取一次;B级(中信用)单位每两年抽取一次;C级(低信用)单位每年抽取一次。

在事后处罚的过程中,对于不同信用评级的公共场所实施裁量幅度的差异化。对于 A 级(高信用)单位,在自由裁量的范围内可取低档的裁量幅度;对于 B 级(中信用)单位,在自由裁量范围内可取中档的裁量幅度;对于 C 级(低信用)单位,在自由裁量范围内给予高档的裁量幅度。

(三)高效的信用修复

公共场所经营者在发生违法行为等失信行为后,通过积极地采取措施整改违法行为、消除违法后果后主动提交整改结果或采取更高效的措施开展严格的自我监管等信用修复行为,智慧卫监大数据平台均可以及时获取整改信息,自动修复信用评级。

四、基于智慧卫监大数据平台的公共场所卫生信用监管机制的障碍和对策

(一)信用监管机制中大数据应用障碍

1. 公共场所信用数据归集缺乏全面性

公共场所卫生数据主要来源于卫生监督部门行政执法过程中产生的各类数据,包括行政许可、行政检查、行政处罚及投诉举报处理。以许可登记信息为例,在告知承诺制下,一些信息经营主体无须现场提供,基层部门在录入行政审批信息时将法人等统一社会信用代码和公民身份信息等主体识别数据填写错误,或相关信息未能及时上传录入智慧卫监大数据平台,这就为公共场所信用的准确归集带来较大难度。

2. 大数据分析能力尚处起步阶段

智慧卫监大数据平台汇集了卫生监督的各个业务平台,但平台之间数据缺乏统一报送标准,主体之间的唯一性识别还存在偏差,在使用过程中会出现各个数据撞库后,对象不一致的情况。其次,各平台数据报送的时间周期参差不齐,导致数据失真和读取困难,对于公共场所信用评级和信用档案的动态建立造成影响,存在失实的隐患。此外,平台的数据分析主要以结构性数据为主,但智慧卫监大数据平台上还存在大量图片、音视频等非结构化和半结构化的数据信息,智慧卫监大数据平台缺乏对这些数据的利用分析能力。

3. 市、区两级数据割裂,信用结果利用率不高

目前智慧卫监大数据平台实现了市、区两级公共场所卫生监督部门的许可、监管数据的统一和归集,完成上游数据链的统一和协调。但是各区卫生健康委及卫生健康委监督所对智慧卫监大数据平台的数据利用不高,信用信息共享度不高,造成了信用数据无法向下传递形成监管闭环的问题。各区目前还是各自为政,根据自身监管经验开展辖区公共场所监管,市、区两级公共场所监管机构未能根据信用信息开展业务协同。

4. 与其他委办局的信息共享较少

打通信息壁垒,实现公共场所经营主体全生命周期的数据共享是实施信用监管的目的,也是实施业务协同和联合惩戒的前提性工作。目前智慧卫监大数据平台公共场所信用数据主要来自卫生健康部门,市场监管、环境保护及行业主管单位的数据尚未能有效共享和利用。

（二）基于智慧卫监大数据平台的公共场所卫生信用监管的对策思考

1. 统一数据标准，提高信息归集效率

推进公共场所卫生监管信用监管顶层设计，完善信用信息归集和共享机制。以统一社会信用代码为信用信息归集的共同标识和依据，形成以公共场所基本信息数据库（一户一档数据库）为基础，行政许可、处罚等各个业务管理系统为核心的公共场所信用监管数据库。编制统一的数据录入格式和标准，特别是对于难以识别的非结构性数据建立转化标准，完善数据利用。加强行政许可、行政处罚等重要信用信息的发布规则，通过公共信用信息覆盖归集，实现信用信息实时归集，及时利用。

2. 加快打通市、区两级卫生监督机构的智慧卫监通道

加快建设区级卫生监督机构的智慧卫监大数据平台，打通信用监管市区通道，在公共场所监管领域形成全市统一的信用监管标准。提高区级监督机构利用公共场所信用信息开展分类监管的能力。形成全市统一的公共场所信用归集、信用信息共享和信用信息利用的机制。

3. 促进公共信用监管的多元共治

通过与市政府一网统管数据中心的数据对接，加快公共场所卫生监管信用信息入湖，促进与市场监管、环境保护、行业主管部门数据共享，建立联合激励和惩戒备忘录，推动公共场所信用监管的多元共治。

参考文献

[1] 国务院办公厅.国务院办公厅关于加快推进社会信用体系建设 构建以信用为基础的新型监管机制的指导意见（国办发〔2019〕35号）.2019.

[2] 吴晶妹.从信用的内涵与构成看大数据征信.首都师范大学学报（社会科学版），2015,6：66-72.

[3] 国家市场监督管理总局,中国国家标准化管理委员会.信用 基本术语.北京：中国标准出版社,2008.

[4] 袁文瀚.信用监管的行政法解读.行政法学研究,2019(1)：18-31.

[5] 龙源.基于以信用为核心的市场监管机制建设研究.上海：中共上海市委党校,2019.

含糖饮料管理政策研究与实践思考

沈丽萍　孙　卓　汪正园　史泽环　宋　琪　曲梦影　陆　伟

买淑鹏　马雯青　刘　力　袁微嘉　臧嘉捷　徐奕丽

【导读】　近几十年,全球含糖饮料产销不断增长,我国居民含糖饮料摄入不断增加,尤其是儿童青少年和中青年群体。过多摄入含糖饮料会增加龋齿、超重肥胖、糖尿病、心血管疾病等发生风险,加重疾病负担。征税、限制市场营销、健康教育、食品包装正面标识是国际上管理含糖饮料过多摄入问题的常见措施。其中,含糖饮料税是较强制的措施,社会支持氛围营造和税制研究尚在探索中;限制含糖饮料营销有一定成效,我国已采取学校含糖饮料售卖管控,但互联网等渠道营销仍需关注;健康教育是行为改变的基础,国民含糖饮料认知与摄入行为存在"知行不一",深圳与上海试行的含糖饮料健康提示标识是针对认知薄弱点和行为指导的良好尝试;含糖饮料包装正面标识契合国民对健康食物选择指导的迫切需要,社会支持度高,具有较好的应用前景。

一、政策背景

（一）过多摄入含糖饮料的公共卫生风险已较为明确,我国含糖饮料摄入高速增长,亟须探索行之有效的控制策略

WHO 将含糖饮料(sugar sweetened beverages,SSBs)定义为所有含游离糖的饮料,并建议游离糖摄入所提供的能量不超过总能量的 10%,最好不超过 5%[1]。越来越多的研究证据表明,过多摄入含糖饮料会增加龋齿、超重肥胖、糖尿病、心血管疾病、痛风、癌症等慢性病发生风险,加重疾病负担[2-3]。

近几十年,全球含糖饮料生产和消费呈增长趋势。亚太地区虽然销售总量低,但上升趋势明

基金项目:上海市公共卫生重点学科"新兴饮食方式下营养和新型污染物风险评估"(课题编号:GWVI - 11.1 - 42);上海市卫生健康委员会健康上海行动专项"上海市居民主要营养健康危害因素的综合干预"(项目编号:JKSHZX - 2022 - 03);上海市公共卫生体系建设三年行动计划优秀学科带头人"基于真实场景的含糖饮料健康提示标识环境干预效果评估"(课题编号:GWVI - 11.2 - XD22);上海市健康科普人才能力提升专项青年英才(项目编号:JKKPYC - 2023 - B12);上海市加强公共卫生体系建设三年行动计划项目(2023—2025 年)(项目编号:GWVI - 4)。

第一作者:沈丽萍,女,公共卫生执业医师。

通讯作者:徐奕丽,女,食品安全标准与监测评估处处长。

作者单位:上海市疾病预防控制中心(沈丽萍、孙卓、汪正园、史泽环、宋琪、曲梦影、陆伟、买淑鹏、马雯青、臧嘉捷),上海市卫生健康委员会(刘力、袁微嘉、徐奕丽)。

显[4]。我国饮料类年产量从 2000 年的 1 490 万吨快速增加到 2022 年 18 140 万吨,其中含糖饮料占比较高;而在此期间我国居民含糖饮料日均消费量也迅速上升[5-6]。中国居民营养与健康状况监测数据显示,2010~2012 年我国 18 岁以上成人含糖饮料消费率为 50.1%,其中摄入频率≥1 次/周者占比 15.3%[7];6~17 岁儿童青少年摄入频率≥1 次/周者占比 75.5%,日均摄入量为 181 g[8]。2018 年中国居民食物消费量调查结果显示[9],我国 3 岁及以上城市居民含糖饮料消费人群平均消费量为 162.89 g/天,儿童青少年及中青年消费率及摄入量均更高。过多摄入含糖饮料威胁国民健康,亟须探索行之有效的控制策略。

(二)征税、限制市场营销、健康教育及包装正面标识是国际上管理含糖饮料过多摄入问题的有效措施

作为导致慢性非传染性疾病的重要的可改变的危险因素,从 2004 年起,WHO 陆续发布《饮食、身体活动与健康全球战略》《预防和控制非传染性疾病的"最合算措施"以及其他推荐干预措施》《促进健康饮食的含糖饮料税收政策手册》《保护儿童免受食品营销的有害影响》等多部文件,呼吁各国采取措施以管理居民过多摄入含糖饮料问题。目前全球已有 80 多个国家采取相关措施,研究发现对含糖饮料征税、限制市场宣传和营销、健康教育和包装正面标识等措施具有一定成效。

(三)我国出台多项政策倡导各方积极"控糖",亟须探索适合我国国情的干预手段

为改善国民营养健康水平,我国陆续发布《国民营养计划(2017—2030 年)》《健康中国行动(2019—2030 年)》等政策文件,要求广泛开展以"减糖、减盐、减油"为核心的"三减"行动,中小学校限制含糖饮料等食物售卖,积极推动在食品包装上使用营养标识信息,逐步将居民每日添加糖摄入量控制在 25 g 以下。控制含糖饮料过多摄入虽已逐渐得到国家层面关注和重视,但相关措施还局限在常规健康教育和中小学校内售卖管控方面。亟须探索适用于我国居民文化特点和营养素养的干预手段,为相关政策的制定提供证据支持。

本文总结国内外含糖饮料管理政策实施的先进经验,对相关政策在我国应用的适用性和可行性进行思考,为贯彻落实《国民营养计划(2017—2030 年)》和《健康中国行动(2019—2030 年)》等有关要求探索思路,及早控制含糖饮料这一新兴健康危险因素,促进国民营养素养和健康水平提升。

二、含糖饮料管理政策研究进展与实践思考

(一)含糖饮料税是国际上控制含糖饮料摄入最有效政策之一,但在我国的施行路径尚在探索中

含糖饮料税被视为减少含糖饮料消费的最有效政策之一[10-11],通过影响消费模式和产品供应,降低消费者添加糖摄入量,进而减少与过多糖摄入相关的疾病和死亡[12-13]。WHO 在《预防和控制非传染性疾病的"最合算措施"以及其他推荐干预措施》等多项文件中建议各国对含糖饮料

征税以减少其摄入,从而降低相关疾病的风险。2022 年,WHO 发布《促进健康饮食的含糖饮料税收政策手册》,进一步总结相关证据,从税制设计、实践等方面给予具体指导。在 WHO 的呼吁和推进下,尽管面临着饮料行业的反对,截至 2022 年 5 月,超过 85 个国家和地区已经采取了含糖饮料税收政策[14],覆盖世界人口的 51%[15]。

在含糖饮料税收政策设计中,税收类型、税收结构、征税环节、应税产品和税率等是需要纳入考虑的关键维度。而相关税制的确定,需要根据我国实际情况,在调查分析含糖饮料价格与消费行为关联的基础上开展,还需关注税收涉及部门、行业等利益方反应,提升公众对税的察觉性与支持度,并持续关注公众消费行为变化和经济环境的走向,及时调整政策以维持政策有效性。第九届全球健康促进大会上发布的《上海健康促进宣言》和《健康城市上海共识》中指出,立法和财政措施是促进公众健康有效的干预措施,其中就包括对含糖饮料征税[16]。但含糖饮料生产、销售相关行为体繁多,税制设计及管理相对复杂,而我国对含糖饮料征税的社会支持环境也尚需完善,具体施行措施也尚在探索之中。

(二) 限制含糖饮料营销具有一定成效,我国也有类似政策,但营销渠道不断扩展对其带来新的挑战

含糖饮料等可通过电视、社交媒体、互联网等营销渠道,对儿童青少年等敏感人群的食物选择偏好、饮食行为、食物摄入量和健康结局造成不利影响[17-18]。限制含糖饮料等不健康食品的市场营销已成为国际公认的促进和保护儿童健康的关键措施。WHO 相继发布《关于向儿童推销食品和非酒精饮料的一系列建议》《保护儿童免受食品营销的有害影响》,建议各国政府通过有效政策规范食品的市场营销。截至 2022 年 5 月,英国、墨西哥、新加坡、加拿大、智利等 60 多个国家出台相关政策,并取得一定成效[19]。

我国目前主要采取在中小学校等儿童青少年聚集场所限制含糖饮料供应的策略。《健康口腔行动方案(2019—2025 年)》和《营养与健康学校建设指南》等文件中都指出限制中小学校及托幼机构销售高糖饮料。但我国尚未出台针对电视、社交媒体、互联网等其他儿童青少年活跃的传播媒介的含糖饮料营销限制策略。近期,北京协和医院一项研究发现[20],儿童青少年通过看电视暴露于不健康食品营销的程度较高,且这类营销集中于儿童专属频道。除此之外,生活化情景短视频等趣味营销或软性广告植入、利用大数据进行定向营销等新兴营销方式的出现,进一步加剧和固化了儿童对含糖饮料的消费习惯。亟须出台相关政策全面监管电视、社交媒体、互联网(短视频、直播)等渠道进行的含糖饮料营销。

(三) 含糖饮料健康教育与环境干预是改变行为的有效措施,含糖饮料认知与摄入行为"知行不一"亟待解决

1. 当前含糖饮料健康教育的痛点在于针对性的行为指导欠缺

提高人群营养认知水平能有效减少含糖饮料消费。但目前我国居民含糖饮料健康风险高认知与含糖饮料高摄入行为并存,意味着相关健康知识并未有效转化成行为。2021 年中国成人含糖饮料相关知识知晓率调查显示,超过 80% 居民知晓过多摄入含糖饮料的健康危害[5],但居民含糖饮料摄入仍然处于快速上升趋势,这种"知行不一"现象可能是由于当前健康教育趋于"笼

统",行为改变指导欠缺针对性,居民对饮料含糖量、每日添加糖摄入限量的认知水平低。如何进一步提升公众营养知识,促进知识向实践技能转化,最终达到含糖饮料认知与摄入行为"知行合一"还有待探索。

2. 健康提示标识,是针对含糖饮料认知薄弱点和指导选择行为的良好尝试

与常规健康教育相比,含糖饮料健康提示标识可提供简明清晰的指导信息,有益于进一步强化公众对含糖饮料营养价值低、含糖量高、摄入需限量的认知,并指导其饮料购买行为[21-22]。2020 年深圳规定碳酸饮料的销售者应当在货架或者柜台上设置符合标准的健康损害提示标识,这是我国首次在销售区域设置含糖饮料提示标识。标识应用后调查显示,超过 80% 消费者表示如果看到标识会少买、不买含糖饮料或者选择低糖或无糖替代品,同时还会劝阻其家人或朋友喝含糖饮料[23]。

2021 年《上海市人民政府关于深入推进爱国卫生运动的实施意见》(沪府发〔2021〕6 号)提出,要"推进在酒精、含糖饮料货架或者柜台上设置符合要求的健康警示标识"。基于上海居民含糖饮料消费情况及营养知识知晓率现状,考虑标识形状、颜色、文本和图形等核心要素,上海市制定了提示过多摄入含糖饮料健康危害的红色标识,提醒每日添加糖摄入限量的橙色标识,以及指导消费者看懂营养成分表、了解饮料含糖量的绿色标识,并进行了试点应用。应用后初步分析显示,标识可提高居民每日添加糖摄入限量的知晓,正确率从 26.62% 提升 35.46%;此外,标识得到 2/3 居民的关注与思考,可引起社会互动。

含糖饮料健康提示标识用醒目的文字、图示,有针对性地对居民含糖饮料认知薄弱点和选择行为进行指导,促进知识向实践技能转化。这也为进一步探索、推行更具指导作用和健康效益的含糖饮料包装正面标识营造社会支持氛围、提供证据基础。

(四) 含糖饮料包装正面标识兼具有效性和可行性,在我国具有较好的应用前景

1. 含糖饮料包装正面标识现状及成效

食品包装正面标识通常在食品包装正面,简明呈现其总体营养信息。食品包装正面标识有益于增强消费者对食品营养信息的理解,指导食品选择;促进行业改进配方,增加更健康食品供应,营造良好的食品环境[24-25],被 WHO、世界心脏病联盟等国际权威机构推荐为促进健康饮食、减少与饮食有关的慢性非传染性疾病的重要干预措施。全球已有 30 多个国家实施食品包装正面标识。

目前,全球范围内适用于含糖饮料的食品包装正面标识主要有以下几类:① 健康建议标识主要为自愿标识,如新加坡的"Healthier Choice"、中国的"聪明选择"标识等。② 警示标识多为强制标识,目前智利、墨西哥等国家监管层面规定饮料中被视为"高"含量的阈值,所有超过限值的饮料都必须在包装正面的八角形黑色警示标识内标明"高热量/饱和脂肪/糖/钠"信息。研究表明,贴有警示标识的饮料购买量下降了 23.7%[25]。③ 分级评分标识一般通过字母和/或颜色显示饮料的含糖量等营养信息,如新加坡营养分级标识、英国交通信号灯标识等。以新加坡营养分级标识为例,根据含糖量和饱和脂肪量,新加坡将饮料分为 A(深绿色)、B(浅绿色)、C(橙色)、D(红色)四个等级。A 级含糖量和饱和脂肪含量最低,D 级最高,评为 C 级和 D 级必须在饮

料包装上贴标识。该标识的应用使得居民更倾向于选择评级较好的饮料,可减少居民从饮料中摄入的糖含量[26]。

2. 我国居民迫切需要简明醒目标识指导选择,含糖饮料包装正面标识社会支持度较高

一项在我国六省市开展的调查研究显示,近一半的调查对象欠缺健康食品(低盐、低糖、低脂)的选择能力,超过60%的调查对象希望有简明、醒目的标识指导选择[27]。2023年,通过上海市卫生健康委官方网站和“上海发布”微信公众号平台发布《含糖饮料健康提示标识的制作样式及设置规范(征求意见稿)》,向居民征集对含糖饮料健康提示标识的意见,共收集1 079份问卷。分析结果显示,95%居民支持在含糖饮料销售区域规范设置符合要求的健康提示标识。关于张贴位置,居民认为应在含糖饮料外包装(91.75%)、奶茶店(81.46%)、线上售卖场所(78.41%)等重点区域设置标识(图1)。征集意见中,针对标识制作样式,43.2%的意见认为应对饮料采用分级标识。

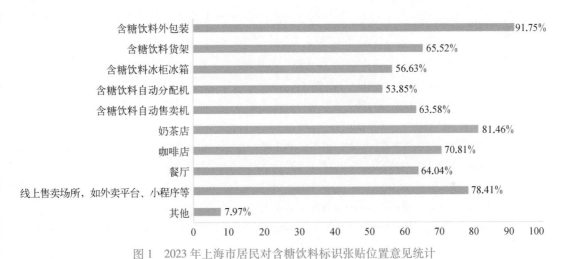

图1　2023年上海市居民对含糖饮料标识张贴位置意见统计

三、含糖饮料管理政策建议

含糖饮料包装正面标识以简明易懂的图文信息,指导居民优化选择,理性选择饮品,可减少含糖饮料摄入,具有重要的健康效益。基于上海市社会经济水平和居民营养素养、健康意识特点,探索试行含糖饮料的包装正面标识政策可行性较高。首先,含糖饮料包装正面标识符合国家完善营养标识体系建设要求,是我国多维度“控糖”政策的重要组成部分;其次,前期其他国家含糖饮料包装正面标识政策丰富的实施经验,对上海市试点具有重要借鉴意义;最后,含糖饮料包装正面标识契合当前居民对健康食物选择指导的迫切需要,社会支持度较高。

综上,基于含糖饮料消费高速增长趋势及其较为明确的公共卫生风险,全球80余国家采取征税、限制市场营销、健康教育、包装正面标识等措施管理含糖饮料过多摄入问题,以提升消费者对含糖饮料认知,指导其选择健康饮料。含糖饮料健康提示标识针对含糖饮料认知薄弱点进行

健康教育,有助于促进居民含糖饮料认知与摄入行为"知行合一",为进一步探索更具指导作用和健康效益的含糖饮料包装正面标识营造社会支持氛围、提供证据基础。鉴于居民对饮料选择行为指导的迫切需求,对含糖饮料包装正面标识较高的支持度,以及其产生的良好的健康效益,含糖饮料包装正面标识具有较好的应用前景。

参 考 文 献

[1] WHO. Guideline：sugars intake for adults and children. Geneva：World Health Organization，2015.

[2] Huang Y, Chen Z Y, Chen B, et al. Dietary sugar consumption and health：umbrella review. BMJ，2023，381：e071609.

[3] 沈丽萍,汪正园,范菁,等.含糖饮料的健康危害及控制策略研究进展.环境与职业医学,2023,40(7)：769 - 774.

[4] Popkin B M, Hawkes C. Sweetening of the global diet, particularly beverages：patterns, trends, and policy responses. The Lancet Diabetes & endocrinology, 2016, 4(2)：174 - 186.

[5] 丁彩翠,仇玉洁,袁帆,等.2021 年中国 18~64 岁居民含糖饮料相关知识水平及影响因素.环境与职业医学,2023,40(7)：743 - 748,755.

[6] 孙卓,汪正园,沈丽萍,等.提高对添加糖健康危害的认识,加强对其过量摄入的控制.环境与职业医学,2023,40(7)：737 - 742.

[7] 郭海军,赵丽云,许晓丽,等.2010—2012 年中国 18 岁及以上成人含糖饮料消费状况.卫生研究,2018,47(1)：22 - 26.

[8] Gan Q, Xu P, Yang T, et al. Sugar-sweetened beverage consumption status and its association with childhood obesity among Chinese children aged 6 - 17 years. Nutrients, 2021, 13(7)：2211.

[9] 潘峰,栾德春,张彤薇,等.我国 3 岁及以上城市居民含糖饮料消费状况及其游离糖摄入评估.中国食品卫生杂志,2022,34(1)：126 - 130.

[10] Andreyeva T, Chaloupka F J., Brownell K D. Estimating the potential of taxes on sugar-sweetened beverages to reduce consumption and generate revenue. Preventive medicine, 2011, 52(6)：413 - 416.

[11] Muth N D, Dietz W H, Magge S N, et al. Public policies to reduce sugary drink consumption in children and adolescents. Pediatrics, 2019, 143(4)：e20190282.

[12] Goiana-Da-Silva F, Cruz-E-Silva D, Gregório M J, et al. The future of the sweetened beverages tax in Portugal. The Lancet Public Health, 2018, 3(12)：e562.

[13] Scarborough P, Adhikari V, Harrington R A, et al. Impact of the announcement and implementation of the UK Soft Drinks Industry Levy on sugar content, price, product size and number of available soft drinks in the UK, 2015 - 19：A controlled interrupted time series analysis. PLoS Med, 2020, 17(2)：e1003025.

[14] WHO. WHO manual on sugar-sweetened beverage taxation policies to promote healthy diets. 2022.

[15] Hattersley L, Mandeville K L. Global coverage and design of sugar-sweetened beverage taxes. JAMA Network Open, 2023, 6(3)：e231412.

[16] 段蕾蕾,喻彦,张军,等.第九届全球健康促进大会平行论坛议题简报(一).健康教育与健康促

进,2017,12(1):34-41.

[17] World Cancer Research Fund International. Building momentum: lessons on implementing robust restrictions of food and non-alcoholic beverage marketing to children. 2020.

[18] Russell S J, Croker H, Viner R M. The effect of screen advertising on children's dietary intake: a systematic review and meta-analysis. Obesity Reviews, 2019, 20(4):554-568.

[19] WHO. Policies to protect children from the harmful impact of food marketing. Geneva, 2023.

[20] 相林,唐玉香,雷南,等.北京市儿童青少年不健康食品电视营销暴露程度及其影响.中国学校卫生,2023,44(7):974-978,984.

[21] Scully M, Morley B, Wakefield M, et al. Can point-of-sale nutrition information and health warnings encourage reduced preference for sugary drinks?: An experimental study. Appetite, 2020, 149:104612.

[22] Gupta A, Billich N, George N A, et al. The effect of front-of-package labels or point-of-sale signage on consumer knowledge, attitudes and behavior regarding sugar-sweetened beverages: a systematic review. Nutrition reviews, 2021, 79(10):1165-1181.

[23] 李艳艳,李妍,卢文龙,等.销售场所设置含糖饮料健康提示标识的效果评估.环境与职业医学,2023,40(7):749-755.

[24] Díaz A A, Veliz P M, Rivas-Mariño G, et al. Food labeling in Ecuador: implementation, results, and pending actions. Rev Panam Salud Publica, 2017, 41: e54.

[25] Taillie L S, Reyes M, Colchero M A, et al. An evaluation of Chile's law of food labeling and advertising on sugar-sweetened beverage purchases from 2015 to 2017: a before-and-after study. PLoS medicine, 2020, 17(2): e1003015.

[26] Shin S, Puri J, Finkelstein E. A randomized trial to evaluate the impact of Singapore's forthcoming Nutri-Grade front-of-pack beverage label on food and beverage purchases. Int J Behav Nutr Phys Act, 2023, 20(1): 18.

[27] 闫睿杰,胡奕奕,张竞雯,等.中国6省(直辖市)居民选择预包装食品能力与包装正面标识偏好关系.中国公共卫生,2022,38(11):1429-1434.

上海市公共卫生监督技术服务机构
消毒产品检验能力现况调查

朱慧珺　苏　怡

【导读】　为掌握上海市公共卫生监督技术服务机构消毒产品检验能力现状,于2021年8~11月,采用信息查询、问卷和现场调查的方法对上海市公共卫生监督技术服务机构中具备消毒产品领域资质的检验检测机构进行调查,对机构基本情况、专技人员、业务能力和业务开展等进行描述和分析,为完善对该类机构的指导与管理提供科学依据。调查机构34家,结果显示上海市第三方机构在消毒产品检验能力储备、人员能力等方面有待进一步提升,应加强技术能力储备、优化技术人才培养、拓展消毒产品业务领域。建议相关部门加强对机构的指导和引导,进一步加强质控机构管理协调职能,推动公共卫生监督技术服务机构健康发展。

消毒产品在传染病预防控制过程中应用广泛,其产品质量、功效和安全性备受重视。常见的消毒产品包括消毒剂、消毒器械、指示物、卫生用品等。随着"放管服"政策的推进,我国对消毒产品的监管模式从卫生行政许可[1-2]转向卫生安全评价[3-5],检验报告是卫生安全评价报告的重要组成部分。以往消毒产品卫生行政许可检验由卫生系统认定的部分国家级及省级疾病预防控制机构承担,2014年起向市场化机制转变,检验机构通过实验室资质认定可在批准的检验能力范围内从事消毒产品检验活动。因此近年来社会第三方检验检测机构(本文简称"第三方机构")逐渐进入消毒产品检验领域,新冠疫情期间发展加速,为行业注入了新鲜血液,但同时机构能力良莠不齐,给消毒产品卫生管理带来新挑战。2018年上海市卫生健康委成立上海市公共卫生监督技术服务质量控制中心[6]以加强对本市卫生监督技术服务机构的规范化管理,引导行业健康发展。本研究通过对上海市公共卫生监督技术服务机构(本文简称"机构")在消毒产品检验领域的情况开展横断面调查,掌握其能力和业务开展情况,为完善机构引导与管理提供科学依据。

基金项目:上海市加强公共卫生体系建设三年行动计划(2023—2025年)"公共卫生监管技术服务监测与评价体系建设"(项目编号:GWVI-5)。

第一作者:朱慧珺,女,助理研究员。

通讯作者:苏怡,女,副主任医师。

作者单位:上海市疾病预防控制中心(朱慧珺、苏怡)。

本文已被《中国卫生资源》录用。

一、对象与方法

（一）调查对象

面向注册地为上海，为上海市、区两级卫生监督部门提供技术服务的检验检测机构中具有消毒产品领域检验资质的机构开展调查，共 35 家机构，其中企业制机构 18 家、事业制机构 17 家。企业制机构皆为民营检验检测机构（本文简称"民营机构"），无外资机构和国有机构；事业制机构为市、区两级疾病预防控制机构（本文简称"疾控机构"）。

（二）调查方法

采用信息查询、问卷调查和现场调查相结合的方法。信息查询指在国家市场监督管理总局和上海市市场监督管理局网站查询机构消毒产品领域检验资质及能力。问卷调查表由四部分内容组成：一是机构基本情况，包括注册资金、从业人数、场地设施等内容；二是专技人员情况，包括从事消毒产品检验的专技人员性别、年龄、学历、专业、职称及人员培养等；三是业务能力，包括机构资质、业务范围和检验能力。业务范围和检验能力指检验的消毒产品种类、涉及的检验领域和参数方法，以通过资质认定的检验方法数计；四是业务开展情况，以 2019~2020 年出具的消毒产品检验报告数为统计单位，按委托方性质分为社会委托和政府委托，社会委托指企事业单位或个人委托，政府委托指市区两级卫生监管部门委托，包括行政执法委托。选取 11 家机构开展现场调查，核实完善调查信息。

（三）统计分析

用 Excel 2010 录入并建立数据库，用 SPSS 25 进行统计学分析，对计数资料采用卡方检验或 Fisher 精确检验，用 Spearman 相关进行相关分析，检验水准 $\alpha = 0.05$。

二、结果

（一）基本情况

共发放调查问卷 35 份，回收 34 份，问卷回收率 97.1%。其中民营机构占比 52.9%（18/34），疾控机构 47.1%（16/34）。34 家机构注册资金 100~6 001 万元，从业人数 7~1 015 人，消毒产品检验专技人员 5~64 人，工作场所 80~50 000 m^2，实验室面积 2~35 000 m^2。不同机构在资金规模、人员和场地设施等方面差距悬殊。民营机构和疾控机构的从业人数和实验室面积存在明显差异（$P < 0.05$），检验检测行业属于高技术服务业[7]，按照我国中小企业划型标准规定[8]中对技术服务业的划型标准，民营机构中 5.6% 为微型企业（<10 人），66.6% 为小型企业（10~<100 人），11.1% 为中型企业（100~<300 人），16.7% 为大型企业（≥300 人），因此民营机构以小微企业为主。而疾控机构从业人数均在 100 人以上。83.3% 的民营机构实验室面积为 2 000 m^2 以下，87.5% 的疾控机构实验室面积为 2 000 m^2 以上。基本情况详见表 1。从业人数和消毒产品检验专技人员数占从业人数的比例之间存在高度负相关（$r = -0.89$，$P < 0.05$），机构规模越大，消毒产品专技人员所占比例越小。

表1 2021年上海市机构基本情况

项 目	最小值	中位数	最大值	分 组	民营机构 (n=18)		疾控机构 (n=16)		合计 (n=34)		F 值	P 值
					数量(家)	占比(%)	数量(家)	占比(%)	数量(家)	占比(%)		
注册资金(万元)	100	781	6 001	<500	2	11.1	3	18.8	5	14.7	1.629	0.711 7
				500~<1 000	7	38.9	6	37.5	13	38.2		
				1 000~<2 000	4	22.2	5	31.2	9	26.5		
				≥2 000	5	27.8	2	12.5	7	20.6		
从业人数(人)	7	106	1 015	<10	1	5.6	0	0	1	2.9	24.162	<0.05
				10~<100	12	66.6	0	0	12	35.3		
				100~<300	2	11.1	14	87.5	16	47.1		
				≥300	3	16.7	2	12.5	5	14.7		
消毒产品检验专技人员数(人)	5	17	64	<10	1	5.6	4	25.0	5	14.7	2.761	0.506
				10~<30	11	61.1	8	50.0	19	55.9		
				30~<50	5	27.7	3	18.8	8	23.5		
				≥50	1	5.6	1	6.2	2	5.9		
工作场所面积(m²)	80	3 876	50 000	<2 000	11	61.1	0	0	11	32.4	2.133	0.482
				2 000~<5 000	4	22.2	3	18.8	7	20.6		
				5 000~<10 000	2	11.1	8	50.0	10	29.4		
				≥10 000	1	5.6	5	31.2	6	17.6		
实验室面积(m²)	2	1850	35 000	<1 000	9	50.0	0	0	9	26.5	19.311	<0.05
				1 000~<2 000	6	33.3	2	12.5	8	23.5		
				2 000~<5 000	2	11.1	12	75.0	14	41.2		
				≥5 000	1	5.6	2	12.5	3	8.8		

注:为保证占比总和为100%,对占比数据进行了处理,数据保留至小数点后一位,部分数据不进行四舍五入。

(二) 技术人员配置与人才培养

34家机构消毒产品检验技术人员共833人,男性占47.7%,女性占52.3%,67.2%为40岁以下,65.4%学历为本科及以上,31.4%毕业于卫生相关专业,中级及以上职称占46.3%。从性别、年龄、学历、专业、职称分布来看,民营机构和疾控机构的人员存在明显差异($P<0.05$),相比于疾控机构,民营机构的人员男性占比较多,年龄结构更年轻,学历相对较低,毕业于卫生相关专业的较少,无职称人员占比较高(表2)。

表2 2021年上海市消毒产品检验技术人员配置情况

项目	民营机构(n=506)		疾控机构(n=327)		合计(n=833)		χ^2值	P值
	人数(人)	占比(%)	人数(人)	占比(%)	人数(人)	占比(%)		
性别								
男	272	53.8	125	38.2	397	47.7	19.201	<0.05
女	234	46.2	202	61.8	436	52.3		
年龄(岁)								
<30	224	44.3	43	13.2	267	32.0		
30~<40	184	36.4	109	33.3	293	35.2		
40~<50	50	9.9	108	33.0	158	19.0	172.778	<0.05
50~<60	26	5.1	67	20.5	93	11.2		
≥60	22	4.3	0	0	22	2.6		
学历								
大专及以下	245	48.4	43	13.2	288	34.6		
本科	226	44.7	235	71.9	461	55.3	114.79	<0.05
硕士	34	6.7	41	12.5	75	9.0		
博士	1	0.2	8	2.4	9	1.1		
专业								
公共卫生	19	3.7	92	28.1	111	13.3		
卫生检验	9	1.8	142	43.4	151	18.1	404.979	<0.05
其他	478	94.5	93	28.5	571	68.6		
职称								
无职称	242	47.8	18	5.5	260	31.2		
初级	111	22.0	76	23.2	187	22.5		
中级	121	23.9	170	52.0	291	34.9	195.407	<0.05
副高	27	5.3	35	10.7	62	7.4		
正高	5	1.0	28	8.6	33	4.0		

34家机构均制定年度培训计划,培训内容涉及理论知识、实验操作、质量体系、生物安全等,5.6%(1/18)的民营机构每年还会组织符合工作年限及工作经历要求的人员进行外部职称申报,帮助更多的员工取得中级职称,充实机构技术人才梯队。但在现场调查阶段发现技术人员仍存在专业知识薄弱,实际操作不娴熟,对质量体系管理、生物安全防护不够了解的情况。

（三）业务能力

34家机构均获得国家或省级检验检测机构资质认定（CMA）。55.9%机构（19/34）获得实验室认可（CNAS），民营机构中比例为27.8%（5/18），疾控机构比例较高，为87.5%（14/16）。

消毒产品因种类、用途各异，检验项目繁多，涉及理化、微生物和毒理领域。调查结果显示，可以开展一次性使用卫生用品类产品检验的机构比例为97.1%，消毒剂为73.5%，而其余产品能检验的机构较少，尤其是生物和化学指示物、灭菌物品包装物，只有两三家机构可以开展。部分机构将消毒产品生产企业生产环境中空气、工作台表面和工人手表面细菌菌落数、紫外线灯辐照强度等项目归为消毒产品检验能力，本次调查将生产环境的相应内容也一并纳入。64.7%机构可以开展消毒产品生产企业生产环境检验，其中民营机构83.3%，疾控机构43.8%（表3）。

表3　2021年上海市机构消毒产品检验业务范围（按产品类别）

检验产品类别	民营机构（家）（占比）（$n=18$）	疾控机构（家）（占比）（$n=16$）	合计（家）（占比）（$n=34$）
消毒剂	9（50.0%）	16（100.0%）	25（73.5%）
消毒器械	3（16.7%）	6（37.5%）	9（26.5%）
生物和化学指示物	1（5.6%）	1（6.3%）	2（5.9%）
灭菌物品包装物	2（11.1%）	1（6.3%）	3（8.8%）
卫生用品	17（94.4%）	16（100.0%）	33（97.1%）
消毒产品生产企业生产环境	15（83.3%）	7（43.8%）	22（64.7%）

调查结果显示，1家（2.9%）机构仅具备消毒产品理化检验能力，2家（5.9%）机构仅具备微生物检验能力，29家（85.3%）机构同时具备理化和微生物检验能力，只有2家（5.9%）机构同时具备消毒产品理化、微生物和毒理学领域检验能力。

机构检验能力表内消毒产品相关检验项目分散在不同领域，主要有以下几类：① 消毒产品；② 消毒/消毒效果；③ 日用消费品；④ 疾病防控。各机构检验能力数（按方法）7~344项，差异悬殊；85.3%的机构检验能力数少于30项，只有5.9%的机构检验能力数达到100项以上，民营机构和疾控机构间无明显差异（表4）。

表4　2021年上海市机构消毒产品检验能力（按方法）

分组（项）	民营机构（$n=18$）		疾控机构（$n=16$）		合计（$n=34$）		F值	P值
	数量（家）	占比（%）	数量（家）	占比（%）	数量（家）	占比（%）		
<10	3	16.7	1	6.3	4	11.8		
10~<30	11	61.1	14	87.4	25	73.5	4.033	0.256
30~<100	3	16.7	0	0.0	3	8.8		
≥100	1	5.5	1	6.3	2	5.9		

27家(79.4%)机构以微生物污染、有效成分含量、紫外线辐照强度测定等简单项目为主,5家(14.7%)机构除以上项目外还可以开展微生物杀灭、模拟现场试验、现场试验等功效指标检验。部分机构选择分包不具备能力的项目,但对分包项目实施质量难以把控,造成一定风险。仅有2家(5.9%)机构能力较为全面,可以开展多类别消毒产品不同领域的检验项目,其中1家具备一至四阶段毒理学评价[9]能力,另一家仅具备第一、二阶段部分毒理学评价能力,无法完全满足"三新"消毒产品[10]全阶段检验需求。

(四)业务开展情况

55.9%(19/34)机构2019~2020年未开展消毒产品检验业务,41.2%(14/34)机构消毒产品年检验业务额占总业务额比例不超过5%,2.9%(1/34)占比达到50%。调查显示,机构主营业务更多集中于环保、食品、化妆品等其他业务,消毒产品业务只占较小部分。

34家机构2019~2020年总报告数为2838份,其中社会委托报告占90.6%,政府委托报告占9.4%。2020年(1846份)较2019年(992份)报告数有明显的增长,增幅主要来自民营机构。两年报告总量中,民营机构占比51.8%,疾控机构48.2%。政府委托报告主要来自疾控机构。数据详见表5。

表5　2019~2020年上海市机构年出具消毒产品检验报告数(单位:份)

分　组	民 营 机 构		疾 控 机 构		合　计
	2019年	2020年	2019年	2020年	
社会委托	285	1 170	597	519	2 571
政府委托	9	7	101	150	267
小计	294	1 177	698	669	2 838

民营机构中22.2%机构在2019~2020年间未出具消毒产品检验报告,61.2%机构两年间出具总报告数低于100份,3家(16.6%)机构报告数100~1 000份,其中1家机构报告数达到1 000份,机构间差异较大。调查结果显示疾控机构逐渐退出检验市场,可能与疾控机构职能调整,取消了几乎所有疾控机构收费自留技术服务项目[11]有关,职能调整后疾控机构主要承担卫生行政部门技术支撑职能,详见表6。其他省市疾控也有类似情况。例如,王睿等报道天津市某疾控机构健康相关产品检测量逐年下降,其中消毒产品从2009年的340件减少到2019年的32件[12]。

表6　2019~2020年上海市机构消毒产品检验报告分布

分组(份)	民营机构(n=18)		疾控机构(n=16)		合计(n=34)	
	数量(家)	占比(%)	数量(家)	占比(%)	数量(家)	占比(%)
0	4	22.2	15	93.8	19	55.9
<30	10	55.6	0	0	10	29.4

分组（份）	民营机构（$n=18$）		疾控机构（$n=16$）		合计（$n=34$）	
	数量（家）	占比（%）	数量（家）	占比（%）	数量（家）	占比（%）
30 ~<100	1	5.6	0	0	1	2.9
≥100	3	16.6	1	6.2	4	11.8

三、讨论

（一）检验能力有待进一步提升

34 家机构中企业制机构数占比 52.9%，低于上海（82.6%）和全国（73.24%）的企业制机构占比[13-14]，其中小微检验检测机构比例为 72.2%，低于全国的 96.31%[14]，规模尚可。2018 年以来，我国连续出台多项检验检测行业政策，旨在大力推动检验检测产业发展[15]。在这样的大环境下，第三方机构加大能力建设、拓展业务领域，积极参与市场竞争，关注政府购买服务项目，打破了原来国有或事业制检验检测机构为主的格局，其中民营机构具有价格较低、服务便捷、决策高效等优势[16]，逐渐进入消毒产品检验领域。民营机构 2020 年消毒产品检验报告数较 2019 年呈明显增加，可能与 2020 年消毒产品应用范围扩大，需求激增有关[17]，但业务高度集中于少数机构。

消毒剂、消毒器械和抗抑菌制剂类卫生用品检验涉及理化性能、微生物杀灭效果和安全性试验，需要配置理化、微生物和毒理学实验室，生物和化学指示物及灭菌物品包装物检验还需购置抗力仪等专用仪器设备。一次性使用卫生用品则以检验细菌总数等简单微生物污染指标为主。第三方机构一般根据市场需求从盈利的角度来拓展能力，目前上述设备和相关专业人员的配置率较低，检验能力不足。随着政府简政放权的改革进一步深入和传染病防控工作的日益强化，第三方机构承接政府委托检验任务也越来越多。因此不管从硬件配置和人才培养等方面，均需要加大投入和力度，以满足政府对消毒产品的监管要求和市场对消毒产品检测的需求。

（二）加强行业规范引导

34 家机构中事业制机构数占 47.1%，高于上海（14.84%）和全国（20.87%）的事业制机构占比[13-14]；事业制机构虽仍保留消毒产品检验资质，但大多已不开展社会委托业务。随着疾控机构渐渐回归政府指令性工作，第三方机构承接的消毒产品检验服务将越来越多，包括政府公共卫生监督执法委托检验，其结果数据的准确性和规范性将直接影响监督执法的公正性。因此对于承担公共卫生监督的技术服务机构应加强检验质量的规范管理，需要着重在以下几方面予以强化。

1. 提升检验能力储备和品牌建设

目前，对各类消毒产品均能进行全项检验的第三方机构可以说是凤毛麟角，这与机构在消毒产品领域重视和投入不足有关。同时，调查发现有民营机构近几年在消毒产品领域扩展较多项目，但是接到的委托却寥寥无几。可能与检验能力不全、无法满足委托方的需求有关，也可能是品牌公信力不足。建议第三方机构不仅要强化消毒产品领域技术能力的储备，保证检验能力、检验质量;而且更要通过优质过硬的检验品质,提升市场美誉度和认可度,提高在检验检测行业的话语权。

2. 加强专业技术人员的引进和培养

调查中发现,在技术人员配置方面,公共卫生和卫生检验专业的人才缺乏,绝大部分机构配置的都是其他专业的人员,基础理论薄弱,技术水平较低。第三方机构技术人员的高级职称比例较低,晋升卫生系列职称难度较大。高层次人才的匮乏不仅会影响新项目新技术的拓展,还会因带教力量薄弱限制其整体人员水平的提升,一旦技术骨干离职甚至会影响到常规工作的开展。因此,建议要进一步加强相关专业技术人才的引进和培养,通过良好的待遇和发展空间引进对口的专业技术人才,强化对最新的检验项目、标准、技术知识和能力的培训。优化技术人才考核和职业发展制度,形成良性的人才引进、培养和使用机制。

3. 探索检验检测业务创新

机构发展壮大不能仅局限于样品的常规检验,更要在方法、标准等基础性工作上发力,提升机构竞争力。可结合检验检测业务,掌握领先的核心技术,更多参与国际标准、国家标准、行业标准、地方标准或团体标准的制、修订。同时可以为客户提供个性化的服务,如为诸多有转型升级需要的企业提供研发阶段的技术服务,助力企业的转型升级。

4. 加强对机构的指导和引导

结合本次调查中发现的实验室布局、设备耗材管理、检验和相关记录、人员档案、技术人员专业度等方面的问题和短板,质量控制机构应进一步强化对检验检测机构的行业管理和业务指导。相关部门发挥力量对机构加强指导和引导,可建立和通过信息化平台和手段实现对相关机构的智慧化、信息化管理,实现信息及时共享,监管智能有效。同时,可建立机构诚信服务指标体系,实现根据风险程度分类管理,促进行业自律[18]。

四、结论与不足

调查发现上海市第三方机构在消毒产品检验能力储备、人员能力等方面都有待进一步提升,应加强技术能力储备、优化技术人才培养、拓展消毒产品业务领域。同时建议进一步发挥卫生监督技术服务质控机构的管理协调职能,建立机构检验质量评估体系,加强对机构的指导和引导,培养一批技术先进、服务优质、行为规范、质量可靠的技术服务机构,推动公共卫生监督技术服务机构的健康发展。

本次调查范围仅限于上海市为公共卫生监督提供技术服务的检验检测机构,未全面掌握外省市该类机构消毒产品检验能力。此外,如何多维度精准评估机构消毒产品检验综合能力仍需进一步探索。

------------------------------ 参 考 文 献 ------------------------------

[1] 中华人民共和国卫生部. 消毒管理办法. https://www. gov. cn/zhengce/2002-03/28/content_5713759. htm2002[2022 - 12 - 12].

［ 2 ］ 中华人民共和国传染病防治法.北京：中国法制出版社,2004.

［ 3 ］ 中华人民共和国卫生部.卫生部关于印发《消毒产品卫生安全评价规定》的通知.http://www. nhc. gov. cn/bgt/s10639/200911/9a205b46d5574975a6ce68fc6f35137b. shtml[2022－12－12].

［ 4 ］ 国家卫生计生委.卫生计生委关于印发消毒产品卫生安全评价规定的通知(国卫监督发〔2014〕36号).2014.

［ 5 ］ 顾健.我国《消毒产品卫生安全评价规定》的修订.中国卫生监督杂志,2014,21(5)：405－409.

［ 6 ］ 上海市卫生和计划生育委员会.关于成立上海市公共卫生监督技术服务质量控制中心的通知. https://wsjkw. sh. gov. cn/zhjd2/20180907/0012-62256. html[2022－12－12].

［ 7 ］ 国务院办公厅.国务院办公厅关于加快发展高技术服务业的指导意见. https://www. gov. cn/ zhengce/content/2011-12/16/content_5553. htm[2023－08－02].

［ 8 ］ 工业和信息化部,国家统计局,国家发展和改革委员会,等.关于印发中小企业划型标准规定的 通知(工信部联企业〔2011〕300号).2011.

［ 9 ］ 中华人民共和国卫生部.卫生部关于印发《消毒技术规范》(2002年版)的通知(卫法监发〔2002〕282号).2002.

［10］ 国家卫生计生委.利用新材料、新工艺技术和新杀菌原理生产消毒剂和消毒器械的判定依据(国 卫通〔2013〕9号).2013.

［11］ 曾光.论公共卫生和疾病预防控制系统改革.中国应急管理科学,2020(3)：4－8.

［12］ 王睿,张明月,谢永玲,等.2008—2019年天津市某疾病预防控制中心健康相关产品检测动态分 析.职业与健康,2020,36(16)：2293－2296.

［13］ 上海市场监督管理局.出具报告3 954万份！检验检测行业快速发展. https://mp. weixin. qq. com/s/uAW-0GWehFl8s730_t8GTw[2022－12－12].

［14］ 国家市场监督管理总局.2021年度全国检验检测服务业统计数据发布. https://www. samr. gov. cn/rkjcs/sjdt/gzdt/art_1aa33b8db5da495eb9f84a22d81e4342. html[2023－12－01].

［15］ 杨立伟,宗海云,张楷,等.中国检验检测行业发展现状及趋势探析.中国市场,2022(33)：13－16.

［16］ 陈岳飞,赵鑫,朱凌瑾.我国检验检测行业的实然困境与发展对策.中国检验检测,2021,29(4)：8－11.

［17］ 国家卫生健康委办公厅.国家卫生健康委办公厅关于部分消毒剂在新型冠状病毒感染的肺炎疫 情防控期间紧急上市的通知. https://www. gov. cn/zhengce/zhengceku/2020-02/04/content_ 5474520. htm[2023－08－07].

［18］ 杨颖华,张霞,陈健,等.上海市第三方公共卫生监督技术服务机构能力现况调查.中国卫生资 源,2020,23(2)：158－162.

金山区公共场所卫生许可"远程勘验"平台应用现状与思考

吴丽丹　杨丹溪　蔡纪平

【导读】 "互联网+"作为新型发展手段,已成为推进行政审批制度改革的必然趋势。互联网、大数据与云计算等现代信息技术为行政审批改革举措提供了技术支撑,借助大数据技术实现数据共享,通过网上虚拟政府的设置,实现政务流程再造,打破了空间、时间上的壁垒。文章系统梳理了国内外对"远程勘验"的相关概念及推进经验,调研分析了金山区"远程勘验"的发展基础和资源优势,对其整体运行效果进行分析、总结,提出相关对策建议,拓展"远程勘验"应用范围。不断提高行政审批效能,推进行政审批服务逐步向规范化、便利化、智慧化发展,为企业、群众提供更加便捷优质舒适的政务服务,进一步提升、优化本区营商环境,助力区域经济发展。

一、研究背景与意义

(一)"放管服"审改的深入推进和政府数字化转型的启动

2001年国务院下发《国务院批转关于行政审批制度改革工作实施意见的通知》(国发〔2001〕33号),随着审改深入推进,2015年5月12日,国务院召开全国推进简政放权放管结合职能转变工作电视电话会议,首次提出了"放管服"改革的概念。2020年政府工作报告中提出,"放管服"改革纵深推进。《2020年上海市深化"放管服"改革工作要点》《2023年上海市推进政府职能转变和"放管服"改革工作要点》文件要求:转变政府职能,推进简政放权,以业务流程再造为抓手,与"一网通办"改革、优化营商环境工作协同联动,推进城市数字化转型,促进营商环境迈向更好水平,更大激发市场活力和社会创造力,为推动经济社会高质量发展提供强劲动力。

随着数字时代的到来,政府数字化转型是推动经济高质量发展、公共服务质量提升的重要引擎。行政审批改革作为数字政府建设的重要领域,应逐渐从原先的技能化向智能化转型,创新"互联网+政务服务"模式,从而实现政务服务从"群众跑腿"向"数据跑路"的根本转变[1]。党的十八届五中全会公报提到:"实施网络强国战略,实施'互联网+'行动计划,发展分享经济,实施

基金项目:上海市卫生健康委员会政策研究课题(自选类)"基于公共场所卫生许可'远程勘验'平台应用的效果评估"(课题编号:2023HP35)。
第一作者:吴丽丹,女,四级主任科员。
作者单位:上海市金山区卫生健康委员会监督所(吴丽丹、杨丹溪、蔡纪平)。

国家大数据战略"。"互联网+"作为新型发展手段,已成为推进行政审批制度改革的必然趋势。

(二)"远程勘验"的现实需求

新冠疫情期间,由于人员的流动受到了很大的限制,现场办理审批许可及勘验工作也遇到了困难,金山区卫生健康委审核窗口也遇到了同样的问题。为解决问题,相关工作人员在进行充分讨论后决定将许可量较大、审核内容相对简单的公共场所卫生许可现场审核工作改为"线上"方式,即通过"远程勘验"的方式完成审核工作。工作人员利用微信视频"面对面"查看勘验内容,此举有效解决了因人群聚集而导致的病毒传播,受到了申请人的认可和欢迎。

"远程勘验"作为一种新型政务服务模式已探索应用于全国行政审批服务改革工作,在 2022 年初始,全国各地区行政审批局(如陕西省铜川市耀州区行政审批服务局、河北省邯郸市广平县行政审批局、山东省滨州市无棣县行政审批局、河北省保定市莲池区行政审批局、江苏省无锡经济开发区行政审批局等)积极探索"远程勘验"行政审批服务模式。

随着社会经济快速发展,市场主体持续快速增长,对于政务服务的需求呈现出了个性化、多样化的新特点,对政务服务的体验感、精准化提出了更高的要求,传统的现场审查方式已不能满足当前市场主体的多元化发展需求,且卫生执法人力不足,已难以满足当前的公共卫生执法需要,迫切需要打破原有的执法思维和执法方式。

(三)"远程勘验"在线审查模式助力卫生许可再提效能

目前,金山区纳入"远程勘验"的主要为辖区内高频次、低风险的理发、美容、旅店三个行业(公共场所卫生许可共 7 类 20 个行业)。2023 年 1 月至 9 月,共计发起"远程勘验"187 件,已办结 147 件,待办 40 件。在已办结的 147 件任务中,理发店 61 件、美容店 62 件、旅店 24 件。在勘验过程中存在退回整改数为:理发店 18 件,首次合格率 70.5%;美容店 8 件,首次合格率 87.1%;旅店 14 件,首次合格率 41.7%。该模式下的办证时间从过去承诺的 4 个工作日缩短至当天办结,大幅减少申请人跑腿次数和办事成本。抽取自 2019 年 11 月 1 日新国标实施以来的 2020~2022 年理发、美容、旅店三个行业部分档案,与 2023 年作比较,可以看到 2020~2022 年首次现场审查至准予许可决定平均天数分别为 6.1 天、6.4 天、5.9 天,而 2023 年在采用"远程勘验"之后首次远程现场审查至准予许可决定平均天数缩短至 2.5 天,可以看到在使用"远程勘验"平台之后行政审批时限显著缩短,许可效能有了明显的提升。

"远程勘验"解决了现场勘验中存在的人员接触、交通不畅、位置难寻、反复踏勘、申请人和工作人员时间安排冲突等问题,同时还减少了行政成本,缩减了办公开支。

二、金山区公共场所行政许可审批工作现状

近年来,金山区卫生健康委始终坚持"以人民为中心"的发展理念,联合政务中心,紧紧围绕"金心卫您办"窗口服务品牌建设,立足"小窗口"、做优"大服务"。探索"三问"服务法,创新"310 快办""蓝盾云窗""提前服务""远程勘验"等服务举措,实现"服务渠道多元化、服务方式数字化、服务内涵丰富化、服务效能高速化"的窗口服务能级迭代升级,让更高效便捷、更温暖优质

的政务服务不断提升人民群众的获得感和满意度。

2023 年初,"远程勘验"应用平台已正式上线,由金山区政务办联合区卫生健康委联合开发。服务平台上线于"随申办市民云"APP 金山旗舰店(金心服)——"远程勘验"服务专栏。本文通过资料分析、问卷调查与专家访谈相结合的方式,调研了金山区行政许可工作的现状及公共场所"远程勘验"运营至今存在的问题和面临的挑战。

(一) 金山区卫生监督执法人员人力与办件量不对称

金山区公共场所卫生许可年均办件量在 1 500 件左右,其中新证年均约 400 件、延续年均约 300 件,新证和延续许可过程中都需要依法进行现场勘验。而负责公共场所现场审核工作的人员仅 3 人,人员数目与工作量严重不对称。

(二) 金山区地域广,公共场所分布散,执法成本较高

公共场所卫生许可是依申请办理,因金山区地域广、分布散的因素,使得现场勘验无法集中,勘验路线无法整合安排,造成现场勘验过程中大部分的时间花费在路途上,交通及时间成本较高。

(三) 许可规范标准相对滞后,"远程勘验"欠缺规范化

目前,对于在行政审批方面的远程勘验相关的法律法规规章都没有明确规定。通过网上查询以及文献检索,虽然部分地区有与远程勘验相关的新闻报道,但仅有 2022 年广西《南宁市行政审批局关于印发南宁市行政审批局远程视频勘验电子数据采集操作规则的通知》(南审批规〔2022〕3 号),明确了通过远程视频勘验方式对行政许可实质内容核实的程序,以及核查时产生的电子数据的采集、存储、利用工作的相关规定。

三、金山区推行"远程勘验"的战略建议

"远程勘验"这一执法模式具有一定的创新性,打破了传统的现场勘验模式,利用现代信息技术手段开展行政许可执法活动,这是对公共卫生行政审批管理体系的开拓性的创新。笔者通过大量实践,并结合问卷调查和访谈,大量搜集第一手资料数据,再结合查阅研究文件,根据当前政务服务数字化转型的发展趋势,从公共卫生行政审批流程实际情况出发,将现场勘验这一行政审批过程中技术最复杂、耗时最长、风险最大的环节转化为数字化操作,通过经验总结,提出可操作、实践性较强的对策,从而达到推动卫生行政部门在"互联网+政务服务"背景下优化行政审批流程、提高行政审批效能的目的,进一步促进公共卫生行政审批管理体系的长远发展。

(一) 基本思路

充分利用上海领先的信息技术,与金山区政务服务办公室密切协作,以金山区理发店、美容店、旅店"三小行业"为突破口,进行平台搭建。通过对国内外现状研究,对服务相对人、平台研发人员及后台工作人员访谈、问卷调查,精准获取"远程勘验"平台在使用过程中的优势及薄弱

点,及时调整方式方法,确保"远程勘验"规范化、合法化。

1. 充分利用基础资源,持续深入审改创新工作

金山区卫生健康委与政务中心通过座谈、协调,开发了"远程勘验"平台,将公共场所卫生许可作为试点,创新推出"随申办市民云"金山旗舰店——"远程勘验"服务平台。"金山区公共场所卫生许可'远程勘验'技术规范"也成了上海市卫生健康委制定的2023年度上海市卫生健康标准储备项目。金山区政务中心也以此为契机,会同相关部门计划制定"金山区'远程勘验'地标"工作,后续将把医疗机构校验工作纳入"远程勘验",持续拓展"远程勘验"业务。

2. 注重用户体验感,及时沟通解疑惑

"远程勘验"的重点服务对象为公共场所申办人,公共场所申办人员存在文化差异、年龄差异,对信息技术的接受度都不同。我们在软件的开发过程中,应充分考虑上述因素,为软件的可行性、可推广性做好准备工作。通过"远程勘验"服务,可实现公共场所卫生许可申办前预审查功能,能及时高效地对申办人进行远程指导服务。以申办人的实际需求为出发点,在线提供专业咨询指导服务,如现场卫生布局、卫生设备设施是否符合相关卫生要求,如何规划符合卫生要求的经营场所布局等。通过"远程勘验"服务平台应用,为申办人提前"导航指路",帮助其减少开业前盲目投资或整改的经济损失,有效为企业群众纾困解难,降低企业群众申办制度性成本,提高一次办理成功率。

(二)推进策略

1. 突破传统思维,转变服务方式

转变传统认知,树立智慧许可理念。打破传统服务框架,运用数字化技术、数字化思维、数字化认知,推动行政审批服务数字化转型,切实优化办理事项流程、降低办事成本、提高办事效率。在行政审批实施过程中,以便民利民为宗旨,优先考虑运用信息化技术,践行"不见面""零跑动""全程网办"等服务承诺。

2. 坚持底线思维,控制许可风险

目前对于在行政审批方面的远程勘验相关的法律法规规章都没有明确规定,但就远程勘验而言只替代了以往现场勘验的方式,并没有改变审查勘验内容,因此,远程勘验的方式是可行的。但必须考虑到"远程勘验"的方式存在不足,因此,对比较复杂的审查勘验内容的许可项目就目前而言还是应采取谨慎态度,从而控制审核许可风险。我们相信,随着远程勘验平台功能的完善,申请人对项目许可条件的掌握、诚信的提高,"远程勘验"许可项目的范围也将不断拓展。

3. 加强平台开发,满足双方需求

搭建"远程勘验"服务平台是建立全过程数字化的行政审批服务模式、推进行政审批改革的关键步骤。从网上可办到全程网办,对于行政审批全过程各个环节都提出了更高的要求,因此加大"远程勘验"服务平台开发力度,才能满足双方需求。不断开发新的信息技术,增加新的服务功能,比如可增加实时定位、3D视角、在线测绘等功能服务,增加服务器信息存储、信息处理、信息分析功能,搭建"远程勘验"服务信息技术大集合、大框架。

4. 强化宣传培训,扩大使用范围

(1)加大宣传,强化培训:"远程勘验"实施的困难度很大一部分原因是申请人文化程度参差

不齐,操作能力有待加强。因此,加大宣传,提高群众对"远程勘验"的了解,对其开展培训指导工作。灵活运用各种宣传渠道,通过制作宣传片、发放宣传资料、平台操作提示等形式,开展宣传指导工作。

(2)需求导向,提升体验:以服务对象在政务服务中的实际需求为导向,依托信息化、数字化技术,解决行政审批服务的难点、堵点,从而为服务对象提供便捷、高效、优质、舒适的申办体验。以用户视角重新审视服务项目,加快推进"远程勘验"从政府视角向用户视角转变,大力开展远程勘验"主题式、场景化"建设。服务内容也应充分考虑企业和群众可能涉及的范畴,提前准备服务政策、服务标准、服务主题等,促进"远程勘验"服务项目向更加人性化、优质化、智能化发展。

(3)规范建设,完善平台:"远程勘验"平台仍需不断完善、不断维护。同时,信息系统应用反馈机制需常态化。"远程勘验"系统界面须友好且符合时代审美,原有的服务功能需要不断完善,新增的服务功能既需要贴合用户需求等,且各项服务功能也须符合相关行政审批要求。

5. 制订相应标准,规范操作流程

每个机制的高效运行都需要有一定的操作规范和判定标准,制订标准化、规范化的"远程勘验"系统操作指南是一项重要工作,是"远程勘验"服务有效实施的制度保障。通过不断实践经验的总结,制订合法合规、行之有效、可普及推广的操作规范、标准是一项重要工作,对"远程勘验"工作推进、拓展具有深远意义。

参 考 文 献

[1] 张鹏,臧东祥,牛军宝.行政审批数字化转型发展思考.甘肃科技,2021,37(19):43-44,159.

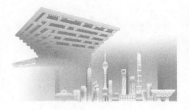

第七章

医疗服务与监管

2023年,上海市医疗服务与监管聚焦"健康上海"战略部署,更好服务保障人民健康。本章共收录10篇文章:《探索打造"组团式"公共卫生援建模式——以对口支援凉山州艾滋病等重大传染病防治为例》为"组团式"公共卫生援建工作提供参考和借鉴;《上海市医疗卫生对口支援发展现状与对策思考》就医疗卫生对口支援工作提质增效提出具体建议;《上海市上下级医疗机构用药衔接研究》以高血压为例提出上下级医疗机构用药衔接的对策建议;《上海市危重孕产妇救治体系评估与思考》对危重孕妇救治体系进行评估并提出思考建议;《上海市卫生信访服务评价机制及保障策略研究》强调信访评价是提高信访管理效能的重要保障;《上海市数字化转型下的医疗领域"放管服"改革实践与思考》提出以数字化手段赋能医疗领域"放管服"改革;《上海市医疗机构信用监管制度实施现状与思考》对优化全市医疗机构信用监管制度提出有益建议;《上海市浦东新区社会办医疗机构在线监管平台发展现况及思考》提出推动在线监管平台高质量发展的具体建议;《药品应急保障国内外经验及启示》结合国内外经验为完善我国药品应急保障工作提供思路;《欧洲创新药品管理准入协议应用现状及启示》为我国创新药品医保准入支付制度提供借鉴思路。

探索打造"组团式"公共卫生援建模式

——以对口支援凉山州艾滋病等重大传染病防治为例

张 浩 吴立明 吴国柱 刘 杰 郑轶玲

【导读】 以上海"组团式"对口凉山彝族自治州(本文简称"凉山州")公共卫生援建为例,以艾滋病等重大传染病防治为切入点,采取"专业支撑-多病共防-市区协同"的公共卫生援建模式,探索开展公共卫生人才"组团式"帮扶,提升地区公共卫生人才服务保障水平和人民总体健康水平,推动援建工作取得实效,为"组团式"公共卫生援建工作提供参考和借鉴。

一、背景及意义

"组团式"援建是国家重要战略部署,是深化习近平总书记关于深化东西部协作和定点帮扶工作的重要举措,上海市"组团式"公共卫生援建立足当地实际,坚持"中央要求、当地所需,上海所能",通过"专业支撑-多病共防-市区协同"的"组团式"公共卫生援建,全力提升受援当地的人民健康水平。

凉山州是我国最大彝族聚居地,也是我国艾滋病流行最为严重的地区[1-2]。以上海对口援建的凉山州布拖、普格两县为例,2021年两县人类免疫缺陷病毒(human immunodeficiency virus, HIV)感染者/患者与常住人口比值均超过1%,被列为全国艾滋病疫情六个重点县之一。同时,当地结核病、丙型病毒性肝炎(简称"丙肝")和梅毒等传染病疫情也不容乐观。凉山州现存四病(艾滋病、结核病、丙肝、梅毒)感染者基数大、流动性强,加之合并机会性感染和耐药患者数量日益增加,当地四病防治工作面临巨大压力。

2017年9月,国家卫生和计划生育委员会启动了凉山州艾滋病防治与健康扶贫攻坚第一阶段行动(2017~2020年)[3],上海市承担对口援建凉山州布拖县的工作任务。2020年底,凉山州已全面打赢脱贫攻坚战,圆满实现艾滋病防治和健康扶贫攻坚第一阶段工作目标。根据国家卫生健康委有关部署,为切实做好巩固拓展脱贫攻坚成果同乡村振兴有效衔接,2021年7月,上海市启动实施援建凉山州艾滋病等重大传染病防治攻坚第二阶段行动(2021~2025年),帮扶范围由布拖县扩大至布拖和普格两县。防治病种由艾滋病扩展至艾滋病、结核病、丙肝和梅毒。

第一作者:张浩,男,上海市卫生健康委员会副主任,上海市疾病预防控制局局长。
作者单位:上海市卫生健康委员会、上海市疾病预防控制局(张浩、吴立明、吴国柱、刘杰),上海市疾病预防控制中心(郑轶玲)。

近年来,布拖和普格县艾滋病、结核病、丙肝和梅毒等的防治取得明显成效。通过在西部地区公共卫生援建工作,探索实践出行之有效、可推广、可复制的"上海经验""上海方案"。

二、主要实践措施

(一)聚焦当地实际,整体谋划推进

1. 明确援建目标

根据国家卫生健康委有关部署,2019年和2021年上海市卫生健康委与凉山州人民政府分别签订了《上海市卫生健康委凉山州人民政府对口支援艾滋病防治和健康扶贫攻坚行动合作协议》和《对口技术支援凉山州艾滋病等重大传染病攻坚第二阶段行动备忘录》,共同研究制定了《上海对口支援凉山州艾滋病防治和健康扶贫攻坚行动实施方案》,明确了支援凉山州布拖县、普格县以提高其艾滋病、结核病等重大传染病综合防治能力,巩固预防母婴传播工作成效的工作目标,进一步细化行动路径,拆分明确年度援建工作计划,并有序、有力地推进实施。

2. 调研当地所需

上海市卫生健康委领导多次带队,组织上海专家等赴凉山州布拖县和普格县,深入当地疾控、传染病治疗、妇幼保健三线专业机构和乡镇村组实地走访调研,梳理了解艾滋病防控等现况和"瓶颈"问题,撰写完成1份调研报告和8份专项工作建议。

3. 完善管理制度

建立当地、现场驻点协调小组等定期沟通机制,完善驻点工作制度和工作保障制度,强化驻点工作队日常管理,保证各项工作任务按期推进。

4. 落实经费保障

2019~2023年累计支持拨付专项工作经费661万元,切实保障对口援建工作顺利开展。

(二)整合多方优势,探索援建模式

1. 对接专业机构,多领域齐组团

按照"当地所需,上海所能"原则,充分整合上海市疾控中心、妇幼中心、公共卫生临床中心等市级专业机构力量,围绕艾滋病、结核病、梅毒和丙肝防治,在母婴传播阻断、传染病诊治等重点领域,对凉山州受援县疾控、妇幼计生和人民医院三线机构开展对口帮扶。

2. 强化市区联动,实行优中选优

上海市卫生健康委组织推进市区两级协同联动,采用"市区轮动、按批包干"方式选派精兵强将赴凉山州进行现场驻点援建。根据实际需求采用"长短结合"模式进行援建,大于6个月的长期驻点队员主要聚集全面推进实施各项援建任务,确保工作延续性且兼顾当地薄弱亟须;3~5个月的短期驻点队员主要侧重母婴传播阻断、抗病毒治疗等专项重点技术指导带教。

截至目前,累计已选派8批次59名上海市公共卫生专业机构业务骨干人员,其中高级职称占28.8%,中级职称占62.7%,初级职称占8.5%;杨浦区、宝山区、奉贤区、徐汇区和青浦区等8个区选派优势学科领域的专业骨干赴当地驻点,成功建立了市级机构组团、区级机构联合分批包干的驻点援建工作模式。

(三)加强"造血功能",助力当地提升

坚持"请进来、走出去",打造一支"带不走"的公卫队伍。以当地实际需求和薄弱短板为导向,整合驻点队员和上海专家团等专业资源,以"师带徒"、现场带教等多种形式,赴受援县对三线机构(疾控、妇幼计生、抗病毒治疗机构)专业技术人员开展能力培训和技能带教。同时,邀请接收两县专业骨干前往上海市疾控中心、公共卫生临床中心等考察进修,帮助两县专业人员提升综合防治能力和公共卫生视野。同时,依托信息技术手段,搭建统一远程医学平台,实现直通"高速路"。此外,上海市在每年的"中国医师节"会派出多学科知名专家专程前往受援县开展义诊活动,让受援县人民群众在家门口就能享受到全国顶级专家高品质的医疗服务。截至目前,累计现场培训260余次,培训专业机构人员7 300余人次等,受援县专业骨干来沪进修学习70人次,上海专家团86人次赴受援县现场带教近400人次当地专业人员。

三、主要成效

近年来,受援县艾滋病等重大慢性传染病防治工作取得明显进展,艾滋病疫情快速增长的势头得到了有效遏制。

(一)受援地区工作指标取得显著提升

截至2022年底,第二阶段防治攻坚行动17项核心指标中,布拖、普格两县大众、感染者艾滋病防治知识知晓率、常住人口艾滋病年检测覆盖比例、艾滋病感染者发现率、艾滋病抗病毒治疗覆盖率、艾滋病母婴传播率、肺结核患者成功治疗率、梅毒患者接受规范治疗率等14项指标提前均达到2025年目标,达标率达82.35%。

(二)受援地区工作人员能力明显提升

两县受援机构技术人员重大传染病防治专业知识水平明显提升,2022年布拖、普格两县受援机构技术人员专业总体考核合格率分别达到63.8%和74.4%。对受援县人员满意度调查显示工作整体满意度为92.34%。

(三)受援地区重大慢性传染病防治能力明显提升

两县探索建立"四病共防"规范化门诊,其中规范化性病门诊和丙肝专科门诊已建成并投入使用。母婴保健技术水平大幅度提高,HIV感染孕妇实现孕前、孕时、产时和产后在同一机构内诊疗。此外,指导普格县人民医院引入"猪尾型导管腹腔引流术"等新技术,成功开展5例手术。协助布拖县人民医院筹建支气管镜室,建立纤维支气管镜操作人才梯队,填补当地该项技术领域空白。

四、下一步思考建议

上海市公共卫生"组团式"援建在对口技术支援凉山州艾滋病等重大传染病防治的实践中

发挥了显著的作用。后续,将在对口援建中持续实践探索,不断优化完善,总结凝练公共卫生"组团式"援建经验,形成工作模式,在后续工作中推广复制,为公共卫生援建其他领域提供参考。

参 考 文 献

---

［1］方超.凉山彝族自治州昭觉县农村地区艾滋病防治问题研究.昆明:云南师范大学,2021.

［2］龚煜汉,王启兴,南磊,等.凉山州农村地区15~60岁人群艾滋病感染状况分析.中国疾病控制杂志,2014,18(12):1132-1135.

［3］刘玉芬,唐雪峰,韩孟杰,等.凉山州艾滋病防治攻坚行动成效与展望.中国艾滋病性病,2022,28(12):1339-1344.

上海市医疗卫生对口支援
发展现状与对策思考

何国跃　韩　程　沈越非

【导读】　对口支援是促进地区协调发展、实现共同富裕的重要举措,体现了我国社会主义制度的优越性。上海市卫生健康系统按照党中央国务院的要求和上海市委市政府的统一部署,坚持"中央要求、当地需求、上海所能"原则,助推青海省、云南省、西藏自治区(本文简称"西藏")、新疆维吾尔自治区(本文简称"新疆")等地区医疗卫生事业发展。文章梳理了近年来上海市医疗卫生对口支援主要措施及成效,分析了对口支援存在的不足和原因,提出要深入推进医疗人才"组团式"对口支援工作;充分发挥白玉兰远程教育培训的作用;优化调整青海、西藏支援队伍的方案;切实发挥医学院和医疗机构等培训基地作用;在受援地继续实施医疗惠民项目等措施,为医疗卫生对口支援工作提质增效提供参考。

一、研究背景及意义

对口支援即经济发达或实力较强的一方对经济不发达或实力较弱的一方实施援助的一种政策性行为。对口支援是中国的伟大创举,是"先富带动后富"的典型方式[1],是中国特色社会主义的伟大实践,也是社会主义制度集中力量办大事优势的具体体现,对推动东西部区域协调发展、实现乡村振兴、促进共同富裕具有重要意义。

经过40多年的改革开放,中国东部特别是沿海地区率先发展并取得一系列举世瞩目的成就,但西部等内陆地区因区位条件限制、政策因素的影响、经济产业基础薄弱、历史文化发展影响、生态环境脆弱等原因,出现了区域性失衡加剧的问题,东西部差距逐渐拉大。共同富裕是中国特色社会主义的本质要求,是人民群众的热切期盼。1979年,国家边防工作会议召开,在会上首次提出了对口支援政策,即组织内地发达省、市实行对口支援边境地区和少数民族地区,相应出台了东部发达省市对口支援民族各省区的方案,标志着我国对口支援工作正式启动。

党的十八大以来,以习近平同志为核心的党中央把逐步实现全体人民共同富裕摆在更加突出的位置,组织实施了人类历史上规模最大、力度最强的脱贫攻坚战,完成了消除绝对贫困的艰

第一作者:何国跃,男,一级调研员。
作者单位:上海市卫生健康委员会(何国跃、韩程),上海市长宁区卫生健康委员会监督所(沈越非)。

巨任务[2]。并对加强和改进对口支援工作提出了一系列新理念、新思想、新要求,为做好新时代对口支援工作,全面推进乡村振兴,实现共同富裕提供了根本遵循方针。

二、上海市医疗卫生对口支援发展现状

(一)基本概况

上海市卫生健康系统坚决贯彻落实党中央国务院、市委市政府对口支援指示精神,主要承担了对口支援西藏日喀则市、青海省果洛藏族自治州和青海省中医院、新疆喀什市和克拉玛依市、云南省、贵州省遵义市、重庆市万州区、湖北省夷陵区等地区对口支援任务[3],以及支援四川省凉山州艾滋病防治和公共卫生能力提升,与大连开展振兴东北对口合作,与福建省三明市、安徽省六安市革命老区开展对口合作等任务[4]。

按照"中央要求、当地需求、上海所能"相结合的原则,上海整合全市医疗卫生资源,聚焦弱项短板,坚持问题导向,不断加大医疗帮扶力度。特别是党的十八大以来,上海市医疗卫生对口支援工作共投入资金约46.3亿,开展援助项目1 656个,派出2 696名医疗卫生专家开展对口支援工作(半年以上),在学科建设、人才培养、医院管理、公共卫生服务等方面持续精准发力,各受援地医疗卫生事业发展取得长足进步,人民健康水平显著提升。

(二)上海市医疗卫生对口支援主要措施及成效

1. 推进"组团式"医疗帮扶,持续打造区域医学高地

一是深化"以院包科"建设。复旦大学附属中山医院、复旦大学附属华山医院、上海交通大学医学院附属瑞金医院、上海交通大学医学院附属仁济医院等20余家三甲医院与新疆喀什地区第二人民医院、西藏日喀则市人民医院建立"以院包科"帮扶关系,先后帮助新疆喀什地区第二人民医院和西藏日喀则市人民医院创建三甲医院,目前正向"强三甲"目标迈进。另外,还助力青海省果洛藏族自治州人民医院于2023年2月5日正式晋升为"三级乙等"综合医院,实现果洛藏族自治州卫生事业重要突破。二是推进"五大中心"建设。新疆喀什地区第二人民医院国家级胸痛中心已完成急性心肌梗死患者急诊介入手术135例,危重症救治成功率达98.6%;危重儿童和新生儿救治中心成功完成南疆首例新生儿大动脉调转术。上海首创的医疗人才"组团式"支援模式,得到中共中央组织部、国家卫生健康委等部委的肯定,并已向全国推广。

2. 注重医疗人才培养,不断增强"造血"功能

上海采用"请进来、走出去"的办法,具体通过援派专家导师带教、接受来沪进修培训、开展远程教学、专家赴受援地举办讲座等形式为受援地培养各层级医务人员。一是建立不同层次学历教育体系。2017年起,上海开始为喀什地区定向培养医学本科生。2020年后又相继开始定向培养研究生以及招收高职医学生。在新疆喀什地区比较系统地构建起"高职-本科-研究生"的卫生人才学历教育体系。二是组织高水平学术论坛。在西藏已连续8年举办医学珠峰论坛,先后邀请超过600名全国知名专家开展学术讲座102场次,为西藏培养医务人员5万余人次。三是开展针对性培训带教。根据当地疾病谱特点为西藏、青海省、新疆等地培训肿瘤、心血管、糖尿病、眼科等重点专科人才。

3. 开展医疗卫生信息化建设,让群众"好看病、看好病"

上海与西藏日喀则及云南省、青海省果洛藏族自治州、新疆喀什市和克拉玛依市各医疗卫生机构基本实现了信息互联互通,资源共享。一是建立远程诊疗系统。上海投入 2 160 万元在日喀则市人民医院建立远程影像诊疗中心,自开通以来已成功开展远程医疗咨询 370 余例、疑难病例会诊 135 例、远程病例讨论 300 多例。上海全面升级喀什地区第二人民医院远程诊疗系统,利用大数据和人工智能技术,实现肿瘤病专病诊疗模式的创新和突破。二是构建数字化"智慧医疗"平台。2022 年,成功建设日喀则市人民医院互联网医院(珠峰互联网医院)。在青海省果洛藏族自治州打造医疗卫生信息化技术标准,建成覆盖 1 家州级公立医院、6 家县级公立医院、45 家乡镇卫生院的健康智慧云平台。

4. 开展医疗卫生惠民项目,增强群众健康"获得感、幸福感"

一是开展新疆"三降一提高"项目。在上海市的帮助下,新疆喀什市"三降一提高"工作成效显著,当地传染病发病率、孕产妇死亡率、婴幼儿死亡率多年持续下降,"三降一提高"项目入选第九届全球健康促进大会交流案例。二是开展云南健康扶贫项目。上海借助支援云南省贫困县的三级医院的力量[5],为云南万名建档立卡贫困户开展健康体检活动。三是开展惠民专病项目。在西藏等受援地开展"光明行"白内障筛查、"姊妹情"妇女两癌筛查、"格桑花之爱"小孩先心病等项目。四是开展巡回医疗项目。上海市卫生健康委已连续多年组织市三级医院专家赴西藏、新疆、青海、云南等受援地开展巡回医疗活动,着力解决当地群众地方病、常见病诊治难的问题,惠及各族群众 10 万余人。

(三)上海市医疗卫生对口支援存在的不足

1. 医疗人才"组团式"支援布局有待进一步优化

通过对长宁区卫生健康委、上海市第六人民医院等支援单位的走访调研,与上海援青医疗队连线调研,以及赴青海省果洛藏族自治州的实地考察调研,发现医疗人才"组团式"援青方案有待优化。作为一家综合性三甲医院,上海市第六人民医院从 2022 年开始就派出 5 名专家"组团式"帮扶青海省果洛藏族自治州甘德县人民医院。但甘德县人口仅 5 万左右,每天门诊量仅几十人,存在资源"过剩"现象。而果洛藏族自治州人民医院是三级乙等医院,门诊、手术、培训需求量相对较大,当地希望援助州医院的力量进一步加强。

2. "组团式"援藏专家的选派专业侧重和精准度有待提高

通过对第八批援藏医疗队的调研,发现在"组团式"援藏专家的选派上存在专业不精准对接的问题。在与援藏队员进行视频连线中也了解到目前在"组团式"援藏专家的选派上,一定程度上存在上海援藏专家与当地医院岗位需求存在专业匹配度不够精准的问题。在选派下一批援藏队员时要更紧密结合当地专业疾病谱特点,同时结合当地专业需求,确定医疗人才的培养方案以及具体措施。

3. 受援地基层医务人员队伍能力建设薄弱

通过在西藏、新疆、青海等地的实际走访发现,各受援地特别是县医院普遍存在医务人员短缺、执证率偏低、人才留不住等问题。例如,青海省果洛藏族自治州玛沁县人民医院,全院医生49 人,取得执业医师资格者 24 人,占比为 48.97%,当地乡镇卫生院医务人员执证率更低,许多助理医师其至是无证人员单独从事医师执业活动,造成了很大的医疗安全隐患。受援地基层医务人员能力低严重制约了当地医疗卫生事业的发展。

(四) 上海市医疗卫生对口支援存在不足的原因分析

当前,上海市医疗卫生对口支援主要涉及"医疗人才"组团式布局有待优化、"组团式"医疗专家的选派专业精准化有待提高以及受援地基层医务人员能力建设薄弱等情况。提升对口支援工作成效,人是关键性因素。近年来,上海持续增加外派医疗专家数量,每年已有700多名专家(其中400余名在云南)赴各受援地驻点帮扶,但医疗服务水平仍旧不高。

1. 支援面较广,派出医院压力较大

除承担党中央国务院指定的7个地区对口支援任务外,上海市卫生健康系统近年来还承担了安徽省六安市、福建省三明市等地的革命老区的对口合作任务,同步实施的对口支援项目多,每年市区两级医疗机构需要派出多个医疗专家团队到受援地开展对口支援工作。此外,上海医疗卫生系统长期以来不仅需要满足全市人民的卫生健康服务需要,还要承担大量来自全国其他省份的患者,医护人员承受的工作强度、工作压力较大,一定程度上增加了医院派出医疗人才的难度。

2. 需求量较大,专业匹配难度较高

上海是我国卫生健康事业发展水平较高的地区,各受援地卫生健康系统对上海的期望值很高,都希望上海有更多的医院与当地医院建立结对帮扶关系,并希望上海派出更多医生进行驻点帮扶。各受援地虽然医疗基础设施建设近年来取得长足进步,但在人才队伍方面还很缺乏,很多学科都处于空白或者起步阶段,尤其是对妇科、儿科、眼科、皮肤科等专业的需求量较大。但上海本身其实对上述专业的医疗人才也很缺乏,这在一定程度上增加了选派专家的匹配难度。

3. 医疗服务水平不强,与东部地区差距还较大

在上海持续的"组团式"医疗帮扶下,西藏、新疆、青海省等受援地的医疗服务能力有了阶段性提升,但从全国三级公立医院绩效考核和县医院医疗服务能力第三方评估结果上看,受援医院与西部地区平均水平还存在差距。卒中、胸痛、创伤等急诊急救五大中心建设和特色重点专科建设尚处于起步阶段,亟待进一步加强高原病研究与防治工作,着力解决高原医学研究的重大课题。上海市在提升受援地医院管理水平、深化"以院包科"支援工作机制、优化人才激励和考核机制等方面还有待加强,医疗帮扶工作依然任重道远。

三、上海市医疗卫生对口支援对策建议

(一) 深入推进医疗人才"组团式"对口支援工作

深化西藏日喀则市人民医院、新疆喀什地区第二人民医院"以院包科"内涵建设,着力打造一流临床诊疗中心,推动支援医院向"强三甲"目标实现跨跃式发展,青海省、云南省等地持续开展"组团式"县医院帮扶,推动基层医疗卫生服务能力提升。

(二) 优化调整青海省及西藏援外队伍的方案

根据青海省果洛藏族自治州当地所需,调整援青方案。一是由上海市第六人民医院、复旦大

学附属儿科医院、上海市第一人民医院和黄浦区相关医院等市区两级力量"以院包科"帮扶果洛藏族自治州人民医院;二是上海市第六人民医院"组团式"支援任务由原来对口帮扶甘德县人民医院,调整为牵头帮扶果洛藏族自治州人民医院;三是甘德县人民医院由上海市长宁区相关医疗机构派出队员进行对口帮扶。此外,优化日喀则市人民医院新一批"组团式"援藏医疗人才方案,将熟悉公立医院绩效考核、医院日常管理的人才加入选派计划,进一步增强选派专家的专业匹配度和精准度。

(三)充分发挥白玉兰远程教育培训的作用

针对西藏等受援地区与上海相距遥远,当地基层医务人员很难大批量长时间来沪进修培训的情况,要充分运用信息化手段,大力推进远程培训,在受援地增加远程诊疗培训点的布设,并向基层医疗卫生机构延伸,甚至可以进一步向科室延伸,使更多的受援地基层医务人员在当地就能得到上海名医名师的指导,做到岗位工作和学习提升两不误。

(四)切实发挥医学院和医疗机构等培训基地作用

实施全周期医疗卫生人才培养工程,为受援地持续培养初级、中级和高尖精等多层次医疗卫生人才。完善定向医学本科生、研究生学历教育,增加当地医疗卫生事业发展内生动力,实现由"输血"到"造血"的转变。

(五)在受援地继续实施医疗惠民项目

医疗惠民项目的开展,有效减少了西部各族群众因病致贫、因病返贫的情况发生。今后,上海市卫生健康系统在对口帮扶(合作)工作中,将持续关注受援地妇女儿童和老年人等重点人群的健康保障,让惠民项目在更大范围更广地域推进实施,尽可能惠及更多西部群众,解决当地群众急难愁盼的问题,铸牢中华民族共同体意识。

参 考 文 献

[1] 黄基鑫,赵越,雷聪等.从全面小康到共同富裕:对口支援的作用、经验与展望.经济与管理研究,2022,43(2):15-29.

[2] 中华人民共和国中央人民政府.习近平:在全国脱贫攻坚总结表彰大会上的讲话.https://www.gov.cn/xinwen/2021-02/25/content_5588869.htm[2023-12-20].

[3] 上海市对口支援与合作交流工作领导小组办公室.关于印发调整后的上海市东西部协作和对口支援结对关系表的通知(〔2021〕23号).2021.

[4] 上海市卫生健康委员会.对口七省区市健康扶贫工作汇报.2018.

[5] 国家卫生健康委员会,国家乡村振兴局,国家中医药局,等.关于印发"十四五"时期三级医院对口帮扶县级医院工作方案的通知(国卫医函〔2021〕262号).2021.

上海市上下级医疗机构用药衔接研究

王海银　魏　馨　郝佳君　王江娜　金春林　倪元峰

【导读】　国家基本药物制度是药品供应保障体系的基础。做好上下级医疗机构用药衔接，是切实保障生产供应的重要抓手。《健康中国行动（2019—2030年）》中明确提出将针对心脑血管疾病、癌症、慢性呼吸系统疾病、糖尿病这四类重大慢性病开展防治行动。其中，高血压患病率呈上升趋势，疾病负担大，防控严峻。文章以高血压为例，基于国家药品使用监测数据库，构建用药衔接系数新测算方法，系统测量及评估2021年上海市上下级医疗机构用药衔接的现状、问题及挑战，提出要提升各区高血压用药的均衡性，优化不同区域的用药衔接水平；加强高血压药品合理使用培训，开展药品使用效果监测系统建设；构建用药的社会网络平台，加强区域中心的协调功能，为上海市推进上下级医疗机构用药衔接提供决策参考。

一、研究背景

高血压防治是全球重要的公共卫生议题，该疾病全球患病人数超过10亿，患病率在1990～2019年翻了一番，预计未来还会继续增加[1]。在全球范围内，47%的女性高血压患者和38%的男性高血压患者接受了治疗。女性高血压患者的控制率为23%，男性高血压患者的控制率为18%[2]。在中国，高血压患病率为27.8%，但高血压患病率仍在大幅上升，只有不到一半的人知道自己的病情，40.7%的人正在服用降压药，只有15.3%的人血压得到了控制，形势十分严峻[3]。

有研究显示，高血压药物治疗的可及性、成本、供应链和质量等问题是影响高血压防控的重要因素之一[4]，尤其是在不发达及资源匮乏的地区。中国政府倡导通过国家基本药物制度，以及促进上下级医疗机构用药衔接，来提升药品的可及性及合理水平。在此策略基础上，中国政府构建了药品使用监测数据库，形成了药品使用管理的信息化基础。各地试点探索了多种促进各级医疗机构用药衔接的措施[5]，但总体来看，尚缺乏科学测量用药衔接程度的方法体系及实证研究。

本文在国家机构监测数据的基础上，开发构建一套测算衔接度的方法，并以上海市为例开展案例实证研究，以期为上海及国家药品用药衔接管理提供决策支撑。

基金项目：上海市2021年度"科技创新行动计划"自然科学基金项目"省域尺度下长三角区域医疗服务价格空间格局及关联机制研究"（项目编号：21ZR1458800）。

第一作者：王海银，男，副研究员。

通讯作者：倪元峰，男，上海市卫生健康委员会药政管理处处长。

作者单位：上海市卫生和健康发展研究中心（上海市医学科学技术情报研究所）（王海银、金春林），上海市卫生健康委员会（魏馨、倪元峰），浙江大学（郝佳君），江西中医药大学（王江娜）。

二、上海市上下级医疗机构用药衔接现状研判

本文数据来自国家卫生健康委国家药品使用监测数据库,采集周期为 2021 年 1 月 1 日至 2021 年 12 月 31 日,样本为上海市所有公立医疗卫生机构高血压药品使用情况。内容涵盖药品配备的通用名、剂型、规格、药品使用剂量、药品费用及生产企业等情况。研究在基层医疗机构与二级医院、三级医院共有药品比例的基础上,整合考虑了用药强度、用药机构频率等指标,开发构建频率强度复合系数及相对比下的新的测算公式以用于衔接现状测量及评价。

(一) 基本情况

2021 年上海市抗高血压用药共有 143 种,总销售金额约为 30.5 亿,约占上海市药品费用的 4.2%。76% 的药品属于国产药,89% 的药品由非上海的厂家生产。上海市高血压治疗主要用药类别为钙通道阻滞药(calcium channel blocker,CCB)、血管紧张素 Ⅱ 受体阻滞剂(angiotensin Ⅱ receptor blocker,ARB)和血管紧张素转化酶抑制剂(angiotensin converting enzyme inhibitor,ACEI)类,其中用药频度最大的药品是左氨氯地平片剂 2.5 mg,销售金额占比达到了 11%。

基层、二级和三级医院使用的降压药品种类和数量接近,均约 120 种。基层医院销售金额占总量最多,三级医院次均费用最高,不同层级之间的抗高血压用药结构存在差异,表现在 ACEI、ARB 及其他机制类药品选择上。各区域间用药种类接近,但使用种类及金额不均衡,浦东新区占比最高,崇明区占比最低(图 1)。

按照"药物通用名+剂型+规格+厂家"划分的降压药有 340 种,其中,170 个厂家只供应一种药品,占所有厂家的 74%,有超过 13 个厂家供应 4 种以上药品,占比约为 6%。用药频度前十的药品均为医保目录内国产药,销售金额第一的药品为进口药,销售金额前十的多数为非基本药物。

(二) 上下级医疗机构用药结果

1. 总体情况

基层医疗机构与二级、三级医院的衔接系数处于较高水平。其中,基层医疗机构与二级医院用药衔接系数为 85%,明显高于其与三级医院以及二级医院与三级医院的衔接水平(表 1)。

表 1　2021 年上海市基层医疗机构与二级医院、三级医院用药衔接系数(单位:%)

机 构 类 型	基层医疗机构	二 级 医 院	三 级 医 院
基层医疗机构	100	85	66
二级医院	—	100	70
三级医院	—	—	100

2. 区域情况

上海各区基层医疗机构与二级、三级医院的用药衔接系数分布不均,分区系数明显低于总体

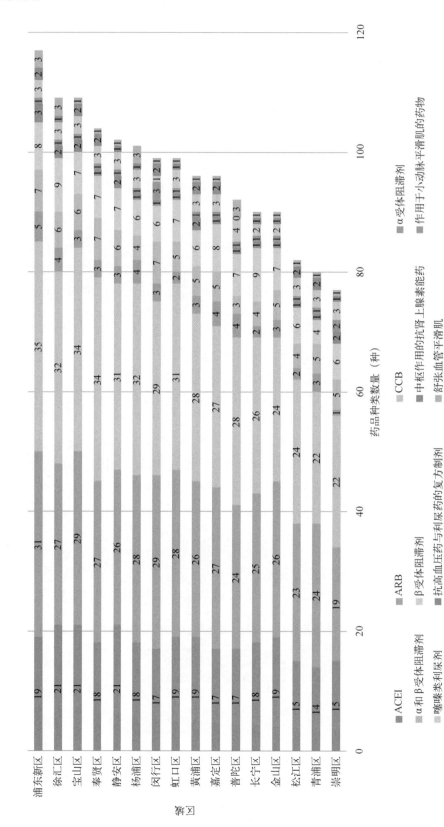

图 1　2021 年上海市分区域降压药使用类目

水平。与二级医院的衔接系数中,青浦区、嘉定区、宝山区、闵行区、静安区为前五位。与三级医院的衔接系数中,徐汇区、黄浦区、崇明区、闵行区、浦东新区为前五位(表 2)。

表 2　2021 年上海市各区基层医疗机构与二级医院、三级医院用药衔接系数(单位:%)

区　域	基层医疗机构与 二级医院	基层医疗机构与 三级医院	二级医院与 三级医院
青浦区	79	48	48
嘉定区	71	—	—
宝山区	71	34	38
闵行区	64	54	63
静安区	63	48	61
浦东新区	61	52	69
松江区	60	49	59
虹口区	60	48	58
崇明区	60	54	53
普陀区	60	45	58
杨浦区	60	43	61
黄浦区	57	55	56
金山区	56	48	52
奉贤区	53	43	48
长宁区	53	48	51
徐汇区	51	55	45

3. 前 20 位代表药品情况

基层医疗机构、二级医院及三级医院前 20 位用药占比最高的均为 ARB 类药物,占 45%~50%;排位第二类药物均为 CCB 类药物,占 25%~40%,且其占比随着医院级别的降低而逐渐降低,三级医院最低为 25%;第三类药物是 β 受体阻滞剂,占 5%~10%,二级、三级医院高于基层医疗机构;其后是 ACEI 类药物,二级、三级医院占比相同,基层医疗机构缺乏(图 2)。

从具体用药来看,基层医疗机构前三位用药分别为左氨氯地平片剂 2.5 mg、氨氯地平片剂 5 mg 及氯沙坦氢氯噻嗪片剂复方 62.5 mg;二级医院分别为左氨氯地平片剂 2.5 mg、氨氯地平片剂 5 mg 及硝苯地平控释片 30 mg;三级医院分别为美托洛尔缓释片 47.5 mg、硝苯地平控释片 30 mg 及氨氯地平片剂 5 mg(图 3)。

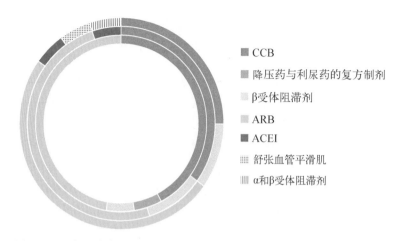

图例：
- ■ CCB
- ■ 降压药与利尿药的复方制剂
- □ β受体阻滞剂
- ■ ARB
- ■ ACEI
- ▦ 舒张血管平滑肌
- ▥ α和β受体阻滞剂

图 2　2021 年上海市基层医疗机构及二级、三级医院前 20 位用药结构比较

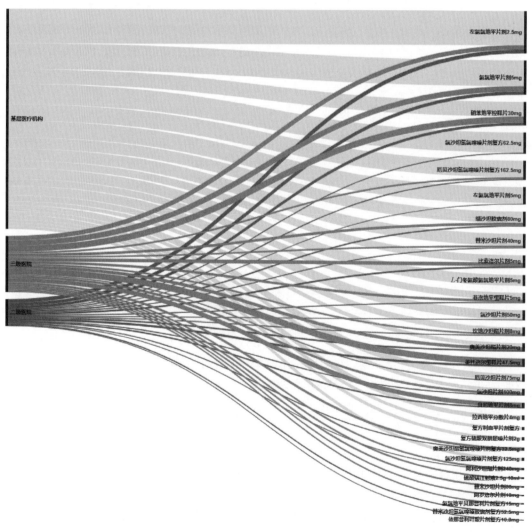

图 3　2021 年上海市基层医疗机构及二级、三级医院前 20 位用药强度分布

三、讨论与分析

（一）上海市高血压用药衔接水平高，与带量采购、延伸处方政策相关

本研究发现，上海市基层医疗机构与二级、三级医院高血压用药衔接度比较高，分别为85%和66%。一项青岛市的研究发现，其基层医疗机构与二级、三级医疗机构的药品共有比例为42.55%、33.34%[6]，全国县域医联体用药目录衔接2020年仅为41.31%[7]。Huajie等利用社会网络分析方法发现，基层医疗机构的医生在网络中处于边缘位置，与中高级别医院的医生的联系程度很弱，患者倾向于在同一级别的医院内流动[8]。Shusuke Hiragi等比较了日本不同规模的医疗机构的高血压用药，发现医疗机构的规模与降压药的数量和种类呈正相关，且大型医院和小型医院更倾向于使用肾素-血管紧张素-醛固酮系统抑制剂（RAASis）作为首选药物[9]。上海市基层医疗机构与二级、三级医疗机构的衔接水平高可能与以下几个方面原因相关：一是测量指标及方法不同，以往研究仅考虑共有药品比例，未考虑使用强度及频率的调整。二是药品带量采购提升了各级医疗机构用药的一致性，Zheng Zhu等发现自2018年中国国家集中采购政策实施以来，已经降低了294种药品的价格，其中包括降压药，平均降价超过50%。这些药品的使用质量也从集中采购前的50%提高到90%以上[10]。一项上海药品带量采购政策评估共收集9个品种、21个品规的集采降压药，其仿制药替代率由19.03%升至63.39%[11]。三是上海延伸处方政策，促进了各级医疗机构处方的一致性。2015年上海提出建立二级、三级医疗机构与社区卫生服务中心可衔接的用药机制，对经家庭医生转诊至上级医院的签约居民，如其确实需要延续上级医院长期用药医嘱以维持治疗的，在回到签约家庭医生处就诊时，可根据上级医院用药医嘱开具相同药物。一项评价研究显示政策实施后二级、三级医院高血压患者就诊次数、医疗费用、处方数量和药物费用均有下降趋势[12]。

（二）上海市高血压用药结构相对合理，与国家临床指南及国际研究相近

本文研究发现，上海市用药结构模式与国家临床指南及国际研究基本一致，主要为CCB、ACEI及ARB类药物。例如，国家心血管病中心等编写的《国家基层高血压防治管理指南（2020版）》中指出最常用于降压的是二氢吡啶类CCB，如氨氯地平、硝苯地平缓释片或控释片、非洛地平缓释片等，ACEI和ARB两类药物降压作用明确，尤其适用于伴有心力衰竭、心肌梗死后、糖尿病、慢性肾脏疾病的患者，有充足证据证明其可改善预后[13]。Nada等综述全球2010~2020年的高血压处方模式发现，CCB、ACEI和ARB是最常用的降压药，而利尿剂（尤其是噻嗪类）和β受体阻滞剂则较少使用[14]。Verda等系统评价了2000~2018年低收入和中等收入国家降压药的用药模式发现，CCB是最常用的降压药，其次是肾素-血管紧张素系统阻滞剂（ACEI和ARB）、利尿剂和β受体阻滞剂[15]。从具体用药品种来看，三级医院用药最多的是美托洛尔缓释片47.5 mg，该药为第二代高选择性 β_1 受体阻滞剂的代表性药物，在抗心力衰竭、治疗高血压、控制冠心病心绞痛等多个方面应用非常广泛，反映了与三级医院特征相匹配的用药结构。基层医疗机构及二级医院用药最多的则为CCB类的氨氯地平。

（三）上海市高血压用药各区域间差异明显,各层级衔接水平仍待提升

本次研究各区域衔接水平均低于总体水平,其原因与样本汇总下药品覆盖率直接相关,即在越大的样本量下,涵盖的药品种类越多,共有的比例概率即越高。从各区的分布来看,未显示出明显的用药结构分布趋势。其中,与二级医院相比,多个郊区的系数较高。与三级医院的衔接系数中,多个中心城区系数较高。这与上海市公立医院的分布相关,即在郊区三级医院相对偏少,基层医疗机构与区域中心医院等二级医院互动较大,衔接系数较高;中心城区三级医院偏多,社区卫生服务中心与三级医院衔接相对较多。

四、政策建议

（一）提升各区高血压用药的均衡性,优化不同区域的用药衔接水平

本次研究发现,在降压药使用及配置、衔接系数上,区域差异明显。这些差异可能与各区域降压药规范采购、医院准入等系列因素相关。建议政府加强区域结构协调,进一步评估使用差异带来的健康及依从性影响,从宏观上加强药物合理配置。其次,从衔接特点来看,城区的三级医院、郊区的二级医院衔接相对较好,建议根据区域特点,结合区域医联体建设,以衔接相对好的区域为标杆,进一步提升衔接较差区域的管理。

（二）加强降压药合理使用培训,开展药品使用效果监测系统建设

从用药结构来看,基本符合指南要求。但根据上海人群及疾病谱特点,老年人多存在多病共存、多药联用的情况,高血压用药为长期用药,各类降压药也存在不同的价值及不良反应,而对于这些信息,目前信息系统尚缺乏指标及监测。建议进一步根据各类药品的适应证及特点,开展合理用药的培训,提升精准用药水平。另外,建议国家进一步优化信息监测系统,对相关的控压效果、不良反应进行监测,为后续开展药品临床综合评价提供基础数据。

（三）构建用药网络平台,加强区域中心协调功能

用药衔接的基础既包括药品可及,也包括慢性病人群管理的专业医生团队之间的协同。当前的诊疗格局下,基层医疗机构的医生在网络中多处于边缘位置,与中高级别医院医生的联系弱,这不利于患者治疗的衔接流动,一定程度上存在无序就医及资源浪费等现象,建议未来进一步加强本市药师队伍的网络平台建设,特别是基层医疗机构药师与二级医院、三级医院间的互动平台,为高血压用药的有序衔接提供基础支撑。

------------------------------ 参 考 文 献 ------------------------------

［ 1 ］ Mancia G, Cappuccio F P, Burnier M, et al. Perspectives on improving blood pressure control to reduce the clinical and economic burden of hypertension. J Intern Med, 2023, 294(3): 251 - 268.

［ 2 ］ NCD Risk Factor Collaboration ［NCD-RisC］. Worldwide trends in hypertension prevalence and progress in treatment and control from 1990 to 2019: a pooled analysis of 1201 population-representative studies with 104 million participants. Lancet, 2021, 398 (10304): 957 – 980.

[3] Shi Z, Sun X, Yan A F, et al. Growing burden of hypertension in china: causes, challenges, and opportunities. China CDC Weekly, 2020, 2(40): 776 – 779.

[4] Schutte A E, Jafar T H, Poulter N R, et al. Addressing global disparities in blood pressure control: perspectives of the international society of hypertension. Cardiovasc Res, 2023, 119(2): 381 – 409.

[5] 张琦,许志红,张玲,等.基于区域医疗联合体的社区高血压患者的健康管理效果研究.中国全科医学,2015,18(1): 81 – 84.

[6] 石文杰,宋燕,甄天民.青岛市公立医疗机构用药结构及用药衔接分析.中国医药导报,2020,17(36): 61 – 64.

[7] 赵锐,石秀园.我国医疗联合体上下用药衔接的困境分析及对策建议.中国卫生经济,2022,41(11): 13 – 16.

[8] Hu H, Zhang Y, Zhu D, et al. Physician patient-sharing relationships and healthcare costs and utilization in China: social network analysis based on health insurance data. Postgrad Med, 2021, 133 (7): 798 – 806.

[9] Hiragi S, Sato N, Uchino E, et al. Association between the size of healthcare facilities and the intensity of hypertension therapy: a cross-sectional comparison of prescription data from insurance claims data. Hypertens Res, 2021, 44(3): 337 – 347.

[10] Zhu Z, Wang Q, Sun Q, et al. Improving access to medicines and beyond: the national volume-based procurement policy in China. BMJ Glob Health, 2023, 8(7): e011535.

[11] 屈茹楠,高岸,范国荣,等.国家带量采购政策对上海某院原研和仿制降压药使用状况的影响.中国药业,2022,31(15),10 – 15.

[12] 汤真清,何江江,唐密,等.上海市药物使用联动机制对医疗机构门诊服务利用结构的影响:基于中断时间序列模型.中国全科医学,2019,22(28),3415 – 3419.

[13] 国家心血管病中心国家基本公共卫生服务项目基层高血压管理办公室,国家基层高血压管理专家委员会.国家基层高血压防治管理指南2020版.中国循环杂志,2021,36(3),209 – 220.

[14] Abdelkader N N, Awaisu A, Elewa H, et al. Prescribing patterns of antihypertensive medications: a systematic review of literature between 2010 and 2020. Explor Res Clin Soc Pharm, 2023, 11: 100315.

[15] Arshad V, Samad Z, Das J, et al. Prescribing patterns of antihypertensive medications in low- and middle-income countries: a systematic review. Asia Pac J Public Health, 2021, 33(1), 14 – 22.

上海市危重孕产妇救治体系评估与思考

闵 琛 陆 珺 张 蕾 秦 敏 张 炜

【导读】 上海早在 2007 年确定了上海交通大学医学院附属仁济医院、上海交通大学医学院附属新华医院、上海市第一人民医院、上海市第六人民医院和上海市公共卫生临床中心 5 家医疗机构为首批市级危重孕产妇会诊抢救中心,实行危重孕产妇对口划片区管理。2016 年,随着国家生育政策调整,上海又提出新增上海交通大学医学院附属瑞金医院、复旦大学附属中山医院 2 家综合实力雄厚的医疗机构为市级危重孕产妇会诊抢救中心。10 余年来,已逐步形成"覆盖全市、分片负责、及时响应、应对有序、有效救治"的"5+2"危重孕产妇救治体系,为保障母婴安全做出了积极贡献。上海地区孕产妇死亡率从 2007 年的 12.67/10 万下降至 2022 年的 3.42/10 万,近 5 年两次低于 2/10 万(2018 年 1.15/10 万,2021 年 1.60/10 万)。文章从母婴安全保障工作成效、危重救治体系构建运行以及危重中心建设管理情况 3 个方面 16 项指标对上海市危重孕产妇救治体系近 3 年情况进行评估,并提出思考建议。

孕产妇死亡率是衡量一个国家和地区社会、经济发展水平的重要指标之一,也被列为联合国千年发展目标之一。上海自 2007 年设立市级危重孕产妇会诊抢救中心(本文简称"危重中心")以来,经过 10 余年的建设发展,已形成"覆盖全市、分片负责、及时响应、应对有序、有效救治"的危重孕产妇救治体系,为危重孕产妇及时、规范、高效的救治提供了强有力保障,极大提高了危重孕产妇救治成功率,也为保障母婴安全、降低孕产妇死亡率做出了积极贡献。

一、主要工作成效

上海地区孕产妇死亡率从 2007 年的 12.67/10 万下降至 2022 年的 3.42/10 万,近 5 年两次低于 2/10 万(2018 年 1.15/10 万,2021 年 1.60/10 万),已连续多年保持世界发达国家和地区领先水平。2020 年、2021 年、2022 年上海地区孕产妇死亡率分别为 3.66/10 万、1.60/10 万和 3.42/10 万;全市危重孕产妇抢救成功率分别为 99.0%、99.5% 和 99.1%。

第一作者:闵琛,女,主治医师,四级调研员。
作者单位:上海市卫生健康委员会(闵琛、张炜),上海市妇幼保健中心(陆珺、张蕾、秦敏)。

二、危重孕产妇救治体系运行情况

（一）建设情况

早在 2007 年，上海市卫生局通过公开招募、集中评审，确定上海交通大学医学院附属仁济医院、上海交通大学医学院附属新华医院、上海市第一人民医院、上海市第六人民医院和上海市公共卫生临床中心 5 家医疗机构为首批市级危重孕产妇会诊抢救中心，其中上海市公共卫生临床中心专门收治合并传染性疾病的孕产妇。10 余年来，先后制定印发《关于交通大学医学院附属仁济医院等 5 家市级医疗机构为"上海市 5 家危重孕产妇会诊抢救中心"的通知》（沪卫疾妇〔2007〕104 号）、《关于进一步加强本市孕产妇保健和医疗救治工作的通知》（沪卫疾妇〔2010〕48 号）、《关于进一步加强危重孕产妇抢救报告工作的通知》（沪卫计疾妇〔2013〕14 号）、《上海市母婴安全行动计划（2018—2020 年）》（沪卫计妇幼〔2018〕48 号）、《关于进一步加强本市母婴安全保障工作的通知》（沪卫妇幼〔2019〕4 号）等文件，明确了危重中心的组织架构、设施设备、人员配备、区域划分、转会诊流程等工作要求；规范和加强了危重孕产妇抢救报告工作，并将危重孕产妇报告管理指标纳入考核评比。要求各危重中心：一是在人员安排、设备配置和分配机制等方面给予全力支持；二是发挥综合性医院优势专科力量，充实母婴安全多学科救治专家库，开展多学科综合诊治；三是加强院际沟通，开展孕产妇重症监护病房建设，不断提高产科并发症、合并症的临床救治能力和水平。

近年来，随着国家生育政策调整，高龄、高风险、多产次孕产妇逐年增多，且孕产妇合并症的疾病谱不断改变，又新增上海交通大学医学院附属瑞金医院、复旦大学附属中山医院 2 家综合实力雄厚的医疗机构为市级危重中心，进一步充实和加强危重孕产妇救治力量。

上海始终坚持政府主导，加大对危重孕产妇救治体系的投入，2016 年出台的《上海市妇女健康服务能力建设专项规划（2016—2020 年）》分别给每家危重中心投入近 2500 万，用于危重中心和重症孕产妇监护病房建设。各危重中心通过对孕产妇重症监护病房改造、抢救设施设备升级，不断提升危重孕产妇救治服务环境。同时，各危重中心所属辖区根据救治危重孕产妇数量、救治情况等给予专项经费支持和补贴，近 3 年累计支持危重孕产妇救治经费 870 余万元。

（二）服务和指标情况

各危重中心接受来自全市对口划片区的急危重症孕产妇转会诊，外院转入孕产妇比例、高龄孕产妇比例等逐年提高或保持稳定。其中，高龄孕产妇比例平均为 21.2%；上海市公共卫生临床中心作为全市收治患传染性疾病的危重孕产妇会诊抢救中心，2022 年新冠疫情期间，承担了新冠病毒感染孕产妇的救治任务，外院转入孕产妇比例高达 84.6%，在"大上海保卫战"中实现了新冠感染孕产妇零死亡、所生新生儿零感染。各危重中心年分娩量产科医师配比、年分娩量助产士配比、产科医师床位比均逐年提高或保持稳定。

危重孕产妇病情复杂多样，救治难度大，各危重中心高风险孕产妇比例、早产儿发生率较高，整体保持平稳波动；紧急剖宫产率均能控制在 30 分钟内；巨大儿发生率、足月新生儿窒息率逐年降低或基本保持稳定。

在发生危重孕产妇抢救时,各危重中心产科安全管理办公室响应及时,均能在15分钟内到位;抢救中涉及的重症监护、麻醉、内科等快速反应团队到位最短5分钟,最长10分钟;与市、区两级血液中心建立良好沟通和协调机制,充分保障全市危重孕产妇救治紧急用血需要,抢救用血均在30分钟内到位;市、区120急救中心积极支持,危重孕产妇转运急救车辆到位时间均短于10分钟。

(三) 管理情况

1. 制定流程标准

早在2012年,上海市就制定了孕产妇保健工作规范,2021年又进行了修订,对危重孕产妇报告、转会诊、救治、评审等工作流程和规范进行了明确。《上海市妇女健康服务能力建设专项规划(2016—2020年)》专门设置了危重孕产妇会诊抢救中心、重症监护病房建设与管理标准两个项目[1],对场地、设施、设备、人员,以及收治标准和流程等都提出了科学、具体、可操作的规定,进一步完善和提升危重孕产妇救治和管理体系。

2. 开展风险评估

各危重中心均与对口划片区建立良好的孕产妇风险筛查、评估诊治流程,形成了包括孕情排摸、围产保健、产科重症防治、危重救治等在内的围产期全生命周期一体化保健管理体系,保证了孕产妇风险筛查评估率达100%。严格按照《上海市孕产妇保健工作规范》要求,加强高风险孕产妇的精细化管理,做到早筛、早诊、早治,红、橙、紫色孕产妇比例稳中有降。

3. 优化设施布局

各危重中心急诊、产房设施设备和布局流程均符合国家有关要求,急诊、产房设有手术室,手术用品齐全,以应对可能发生的紧急手术需求。其中,3家危重中心充分考虑危重孕产妇救治的特殊性、重要性及紧迫性,在院区改造中将产科设置在靠近重症监护科及手术室的楼层区域,方便发生危重孕产妇抢救时能迅速转运、紧急手术。

4. 调整对口网络

随着国家生育政策调整、上海城市经济发展、区域合并以及"五个新城"建设规划人口导入等,在原有5家危重中心的基础上,新增上海交通大学医学院附属瑞金医院、复旦大学附属中山医院2家危重中心,形成"5+2"危重救治网络,根据服务需求、服务能力、区域特点,前瞻性调整优化危重孕产妇会诊抢救中心对口区域划分。

5. 加强业务培训

各危重中心均成立了危重孕产妇抢救专家组,专家组涵盖学科全面;通过线下授课、会诊、线上教学、电话会诊、线上会诊等多种形式对对口划片区助产医疗机构医务人员、危重孕产妇进行技术指导和救治,组织相关救治培训,3年累计培训588场,不断提升医务人员的知识储备及综合救治能力。

6. 定期实地调研

近3年来,上海市卫生健康委每年均会同市妇幼保健中心组织有关管理及临床专家深入各危重中心进行实地调研、现场交流,从管理团队到救治专家团队组建、从布局流程到设施设备等软硬件方面开展精细化指导;同时了解各危重中心运行情况、存在困难等,现场协调并提出破解之策,进一步提升各危重中心综合救治与管理水平。

三、思考与建议

(一) 面临的主要问题

一方面,全市出生人口呈逐年下降态势。2016 年开始实施全面两孩政策,虽生育政策效应短期释放,但由于生育意愿降低、育龄妇女数减少、初育年龄上升等因素,全市出生人口从 2012 年高峰时的 23.96 万降至 2022 年的 11.69 万。近 3 年年均分娩量最高的危重中心约为 3 600 例,最低的约为 350 例,与国家对试点省份提出的省级危重孕产妇会诊抢救中心年均分娩量大于 4 000 例存在距离。

另一方面,高龄、高风险、合并基础疾病的孕产妇逐年增多,产科临床救治风险大,各危重中心均为综合性医疗机构,绩效分配更多注重工作量的考虑,产科人才队伍不够稳定,人才梯队建设亟待加强。近 3 年产科医师床位比最少的 1 家危重中心达 1 : 4.6,与国家对试点省份要求的 1 : 3 存在较大差距,产科医师流失较为严重。

(二) 对策与建议

在当前及今后一段时期,出生人口数量可能继续降低的大背景下,如何更好提高出生人口数量和质量,进一步关口前移,减少危重孕产妇数量和占比,建议可在危重孕产妇救治体系评估中增设或完善相关指标,做好政策引导。

一是将单纯反映出生人口数量的年分娩量指标去除或调整权重,增加产科开展"健康生育、适龄生育"科普宣传、适龄健康孕产妇占比指标,引导各危重中心在做好危重孕产妇救治的同时,运用产科优势医师资源,加大对公众的科普宣传力度,推动更多的育龄妇女选择在最佳年龄、最佳健康状况时生育,提高出生人口数量和质量。

二是将高风险孕产妇占比等指标细化,增加产科并发症占比、产科合并症占比等反映危重中心综合救治能力、提供高质量服务等指标,对指标权重进行动态调整,引导各危重中心加强对口划片助产机构的指导和培训,逐步减少危重孕产妇数量和占比,尤其是产科合并其他系统疾病的危重孕产妇数量,更好保障母婴安全。

三是将加强产科人才队伍建设,保障可持续、高质量发展作为重点评估内容,在考核评估指标制定方面予以更多关注和考虑。例如,将危重中心所在医疗机构对产科等危重孕产妇救治相关学科在科室绩效分配、人才梯队建设、医务人员职称晋升上的政策倾斜纳入评估考核指标,推动产科学科发展和人才队伍建设,为做好母婴安全保障工作提供支撑。

---------------- 参 考 文 献 ----------------

[1] 上海市健康委员会. 关于落实《上海市妇女健康服务能力建设专项规划(2016—2020 年)的实施意见》(沪卫计妇幼〔2018〕6 号). 2018.

上海市卫生信访服务评价
机制及保障策略研究

王月强　汤真清　谢春艳　袁　斌　刘洪国

【导读】　卫生健康信访是行政信访在卫生健康领域的一种表现形式。信访评价是规范卫生健康信访高质量发展、提高信访管理效能的重要保障。上海市卫生健康信访工作根据国家信访局、上海市信访办的管理要求,推进源头治理,重视数据分析,强化信访工作责任,在信访评价方面取得了积极进展。但也存在一些如信访考核指标设定偏硬、信访考核内容不能突显医疗行业特点、信访评价方式方法相对简单、信访评价结果难以有效运用等问题。因此,应当在充分熟悉信访考核评价政策的基础上,从信访评价功能价值塑造、创新卫生健康信访评价指标体系、以评促建、重视卫生信访投入、优化信访评价技术、落实考核结果运用等方面提出相关保障策略和政策建议。

一、卫生健康信访评价理论基础与政策依据

(一)卫生健康信访

信访是民主社会中公民与公共权力之间的一种互动活动形式。卫生健康信访作为行政信访的一种表现形式,其法律内涵已由原卫生部发布的《卫生信访工作办法》进行了清晰表述,即"卫生信访,是指公民、法人或其他组织采用信函、电话、传真、电子邮件、走访等形式,向卫生行政部门反映情况,提出意见、建议或者投诉请求,依法由卫生行政部门处理的活动"。

(二)卫生健康信访评价

作为行政管理基础理念,信访评价归属于政府绩效评估的研究范畴。本文认为卫生健康信访工作评价是按照某种特定的评估程序,运用全面、系统和科学的绩效评估指标体系,对卫生健康行政部门及相关医疗机构某一时间段内的信访工作业绩进行客观、公正和准确评估的活动。其中,信访工作评价指标是卫生健康信访评价的核心组成,是最有效、最具操作性的评估模型,所

基金项目:上海市卫生健康委员会2023年度政策研究课题(定向类)"上海市卫生信访服务评价机制研究"(课题编号:2023HP21)。
第一作者:王月强,男,助理研究员。
通讯作者:刘洪国,男,上海市卫生健康委员会信访办公室主任。
作者单位:上海市卫生和健康发展研究中心(上海市医学科学技术情报研究所)(王月强、汤真清、谢春艳),上海市卫生健康委员会(袁斌、刘洪国)。

以确定指标的内容和权重就变得相当关键,是决定指标体系客观先进与否的要素。

信访评价是规范卫生健康信访高质量发展、提高信访管理效能的重要保障。卫生健康行政信访评价是各级卫生健康行政部门依法行政、联系人民群众的有力抓手,也是突破传统压力型考核机制、落实信访工作考核的创新探索。卫生健康信访工作绩效考核具有较强的专业性和一定程度的敏感性。优化信访工作绩效考核,对着力破解信访难题、促进卫生事业科学发展、提高医疗卫生服务质量、增进医患和谐互信、维护人民群众健康权益和构建社会主义和谐社会具有十分重要的意义。

(三)信访评价政策依据

1. 国家层面

2005 年,国务院发布的《信访条例》规定:"各级人民政府应当建立健全信访工作责任制。"2014 年,中共中央办公厅、国务院办公厅印发的《关于创新群众工作方法解决信访突出问题的意见》指出:"健全科学合理的信访工作考核评价体系、改进和完善考核方式。"2016 年,中共中央办公厅、国务院办公厅制定的《信访工作责任制实施办法》规定:"各级党政机关应当以依法、及时、就地解决信访问题为导向,建立健全信访工作考核评价机制,制定科学合理的考核评价标准和指标体系,定期对本地区、本部门、本系统信访工作情况进行考核。考核结果作为对领导班子和领导干部综合考评的重要参考。"2022 年,中共中央、国务院印发的《信访工作条例》规定:"坚持落实信访工作责任。""每年对信访工作情况进行考核。考核结果应当在适当范围内通报,并作为对领导班子和有关领导干部综合考核评价的重要参考。"2022 年,国家信访局印发的《信访事项办理群众满意度评价工作办法(试行)》规定了群众满意度评价,明确信访人(即评价主体)对各级党委和政府信访部门以及有权处理的机关、单位(即评价对象)处理信访事项工作情况作出评价。

此外,2019 年、2023 年的《国务院办公厅关于加强三级公立医院绩效考核工作的意见》,都规定了"满意度评价相关指标",将满意度评价分为门诊患者满意度、住院患者满意度、医务人员满意度。其中,信访案件的办理能直接反映上述人员的满意度情况。

2. 上海市层面

2018 年,中共上海市委办公厅上海市人民政府办公厅印发的《上海市信访工作责任制实施细则》规定:"各级党政机关应当以依法、及时、就地解决信访问题为导向,建立健全信访工作考核评价机制,制定科学合理的考核评价标准和指标体系,定期对本地区、本部门、本系统信访工作情况进行考核。"2021 年,《上海市人民建议征集若干规定》(本文简称《规定》)正式施行,成为全国首部省级人大专门为人民建议征集制定的地方性法规。《规定》将主动征集放在更加重要的位置,"积极听""主动征""认真办"的制度效能进一步释放,有力保障市民群众对城市发展和治理的知情权、表达权、参与权和监督权。

总之,在国家和上海市政府高度重视信访考核的背景下,各级党委、政府不断建立健全"信访工作绩效考核评估制度""信访系统创建人民满意窗口考核办法""信访工作点评机制"等机制,围绕制度建设、工作目标完成情况、服务环境建设、信访效能、队伍建设及责任落实等层面进行绩效考核评估。这些信访工作考核的决策部署,都为明确信工作评价的发展方向、构建信访工作评价指标体系等提供了政策依据。

二、上海市卫生健康信访评价的工作成效与存在的问题

（一）工作成效

近年来,上海市卫生健康系统认真落实中央关于信访工作的决策部署,贯彻国家卫生健康委及上海市委、市政府的工作要求,加强信访工作目标责任考核,全面提升卫生健康信访工作能级与效率,为维护群众合法权益、促进社会和谐做出了积极努力与贡献。

1. 强化信访工作责任,着力提升工作落实力度

加大目标责任考核力度,加强信访基础业务规范,办理质量与效率得到提升,平均办理周期缩短。进一步完善初次信访事项函告制度、信访人办理联系制度、办理质量回访制度和实地专项督导制度、满意度测评制度,努力提高信访事项办理的群众感受度。

2. 及时高效办理涉疫信访事项,助力疫情防控

新冠疫情期间,组建专项工作组收集汇总市民反映集中、关注度高的难点、堵点问题,第一时间沟通协调解决问题。应对市民诉求量激增、焦点突出、问题急迫,不断畅通信访渠道,各单位积极协调资源,及时回应并解决群众血液透析、放化疗、配药、就医等"急难愁盼"的诉求。

3. 重视数据分析,加强人民建议征集转化

依据国家信访系统上海分系统(本文简称"国网系统")、上海市 12345 市民服务热线的卫生专线,对信访数据进行定期汇总与分析,定期刊发卫生信访工作动态,分析与挖掘卫生健康系统信访主要诉求、问题与原因。健全人民建议征集转化机制,梳理具有普遍意义与价值的人民建议,从信访件中汲取民智民慧,推动将人民建议转化为政策文件,做好政府决策"参谋"。

（二）存在的问题

虽然全市卫生健康信访工作取得了积极成效,但仍存在一些问题,主要表现在以下几个方面。

1. 信访工作责任落实需要进一步加强

部分单位接访、处理群众来信等机制还不够健全,没有形成领导定期听取信访工作汇报的机制,工作流于制度和形式,责任制未落实到位。部分单位接待处理群众合理诉求方式较为简单,群众工作不够深入,与群众沟通、解释、疏导工作不到位,容易激发矛盾。

2. 信访基础业务办理规范程度亟须优化

在受理办理规范性方面,极个别单位存在超期受理情况,部分单位初信办理联系率低,办理联系情况登记不规范,网信公开回复率低,缺少办理记录、通话记录、答复意见书送达凭证等信访件办理方式附件等内部附件材料不齐全的情况。在答复意见规范性方面,部分单位存在格式不规范、内容不清、电子章错用等情况。

3. 信访事项群众满意度有待提高

部分单位对于群众满意度评价件办理不够重视,未能按照"三到位一处理"的要求做深做细群众工作,未能积极引导信访人参与评价,群众"应评尽评"率、群众"应满意尽满意"率不高。对

信访事项中人民群众反映的工作意见与政策建议重视不足,对于从信访事项与数据中进行深度分析做得还不够。

4. 信访队伍建设存在薄弱环节

部分单位信访人员或纠纷接待人员队伍薄弱,专职人员比例不高,信访工作人员任务繁重、心理压力大,信访津贴等待遇未得到全面落实,信访工作人员变动比较频繁,对信访工作和流程不熟悉,影响办理质量和办理效率。

5. 信访评价效能有待进一步提高

在信访功能方面,受制于上级政府考核体制,卫生健康信访考核评估主要着眼于工作落实、解决群众的信访诉求,而辅助科学决策功能还有待进一步强化发挥,没有站在治理体系和治理能力现代化的高度,促使信访回归权益维护本位,通过信访工作评价的价值发现与"以评促改"功能提升信访治理效能。

6. 信访评价指标体系与实施需要加强优化

在评价主客体选择及指标体系构建方面,卫生健康信访工作评价存在主体单一、第三方参与评价评估机制尚不健全、现行考核评价中指标设计不合理导致评价客体对象错位等问题。例如,片面强调以息访人数、降访情况等数量指标进行考核评估,区卫生健康部门缺少对个别信访事项处理的法律授权,但是仍要面对信访数量的考核或追责。此外,部分指标不科学,考核存在"逆导向"思维,如"无信访"指标确实能说明卫生信访治理有一定成效,但存在信访并不意味着治理失败。因此,需要构建定性与定量指标相结合的综合性信访工作评价体系。

三、完善上海市卫生信访评价的政策建议

(一)正确认识信访评价的功能价值,提升卫生健康现代化治理高度

信访工作评价是对新时代信访工作考核制度的优化发展。卫生健康信访评价是基层政府实施公共管理总体绩效的重要组成部分,其绩效考核的内容和指标体系设置的缺失将关系到各级卫生健康行政部门及其工作人员、各级医疗机构能否认真履行职责,关系到当地卫生健康事业高质量发展,关系到公立医院党的执政基础和社会的稳定发展。卫生健康信访服务评价要树立正确的评价导向,发挥评价的"指挥棒"作用,坚持"以人民为中心"的政府理念,围绕健全领导体制、理顺工作机制、完善责任体系等不断深化信访制度改革,推动信访工作高质量发展,积极适应国家治理体系和治理能力现代化的新形势新要求,最终形成与时代特征、法治要求、人民群众期待同频共振的卫生健康信访工作新格局。

(二)适应信访工作总体规律和发展趋势,创新"信访规律、卫生特色"的指标评价体系

压力型考核机制,就是上一级行政机关为了完成其所要求达成或者承诺达成的信访指标,而将这一指标向下一级行政机关传达,进行量化分解和指数型考核[1]。在现有压力型考核体制下,卫生健康系统的信访评价要突破惯性工作模式,处理好"传统"与"创新"的工作关系。一方面,要认真审视现阶段本市信访的规律性业务指标,夯实信访案件转送、信访事项受理、信访满意度

调查、信访矛盾化解等基础业务办理,合理设定基础类、规定化和固定性评价指标。另一方面,也要坚持创新性思维,对信访人反映的情况、提出的建议意见类事项,应当认真研究论证。对科学合理、具有现实可行性的建议,应当采纳或者部分采纳,并予以回复。根据新时期信访理念的转变,努力适应并精准对接人民建议征集、信访法治化等本市信访工作的重点领域和未来趋势,创设信访源头治理、来信来访建议等新兴业务指标,同时更要兼顾卫生健康领域的业务特色和工作实际,在市信访办统一考核的基础上适时突出卫生健康信访的行业指标。

(三)重视卫生健康信访的建设投入,努力减轻信访评价对象的考核负担

信访考核评价是一项全面系统的政府工程。根据《信访工作条例》的要求,卫生健康信访评价需要有一定的人力、物力、财力的基础投入。在信访人员保障方面,要适当增加各级政府、医院的卫生健康信访工作岗位,配备与新医改形势任务相适应的工作力量,加强岗位培训和能力建设,建立健全信访督查专员制度,落实建立健全年轻干部和新录用干部到信访工作岗位锻炼,打造高素质专业化卫生健康信访干部队伍[2]。在经济保障方面,各级党委和政府应当为信访工作提供必要的支持和保障,所需经费列入本级预算;同时,要加大卫生健康信访工作人员的岗位津贴和绩效,激励和提高卫生健康信访人员的积极性与创造性。在基础设施方面,应当提供信访必要的办公设施、接待场所和信息化设备。建议进一步加强卫生健康信访工作信息化、智能化建设,依规依法有序推进信访信息系统互联互通、信息共享,及时将信访事项录入信访信息系统,使信访、来信、来访、来电在网上流转,方便信访人查询、评价信访事项办理情况。加快形成电子化、智能化的信访评价系统,减少基层单位不必要的纸质材料,缩减人工查询、资料存档等环节流程,保证信访数据留痕,切实减轻卫生健康信访评价负担,推动"网上信访"平台的发展和完善,通过信息技术、网络技术等科技手段,运用科技软件的特定程序来保证采集考评数据的规范、真实、便利,全面提高信访工作绩效考评方式的技术含量,推动信访工作绩效考评持续、健康、良性发展。

(四)加强信访源头治理、综合治理,优化信访协同评价方式

"基层是群众信访的源头,又是解决信访反映问题的关键。"[3]随着本市医药卫生体制改革进入深水区,卫生健康信访的政策性问题随之增多。卫生健康信访属于被动性的工作机制,很多信访问题和事项不以受访机关意志和能力为转移。信访机关虽不能简单拒绝来信来访,但是可以从信访工作中发现有关政策性问题,应当及时向本级党委和政府报告,并提出完善政策的建议,将工作重心从事后处理转移到事前预防上来,采取定期与不定期相结合的方式,及时捕捉苗头性、倾向性矛盾纠纷和信访隐患,按照"发现得早、化解得了、控制得住、解决得好"的要求,妥善将其化解在萌芽状态和初始阶段。同时,卫生健康信访评价应当注重信访矛盾化解的综合治理,与卫生行政复议、医患纠纷人民调解委员会、政府法制部门等进行有效衔接和综合治理。在信访考核评价方式上,建议改变传统的在卫生健康行政系统内部的"以上对下"的单一评价模式,充分发挥工会、共青团、妇联等单位群团组织,律师、医生、人民调解员等职业群体,高校、科研等机构院所的第三方力量,对卫生健康信访开展协同评价,更好地保证评价结果的公正、公开和公平。

(五) 严格落实信访考核领导责任,优化考核结果运用

根据《信访工作条例》工作要求,进一步明确和压实卫生健康信访的领导责任与岗位责任,推动法治思维方式在信访领域的运用,提高信访法治化水平,将依法解决信访作为评价领导班子和领导干部信访工作绩效的依据。同时,克服"为评价考核而评价考核"的形式主义和应付性心理,加强完善卫生健康信访评价结果运用,对评价指标进行技术性设计和灵活处理,将卫生健康信访评价与医院等级评审、公立医院绩效考核、政府绩效考核、精神文明单位创建等相关联,提高信访评价的权威性和操作性。

------------------------------ 参 考 文 献 ------------------------------

[1] 颜克伟.当前信访制度的困境及创新.中共云南省委党校学报,2010,2(11):128-130.

[2] 胡厚翠,单培.新时代基层信访工作的理论蕴涵与有力举措——以合肥市为例.陕西行政学院学报,2020,34(1):89-94.

[3] 张明栋.实施信访标准化管理 构建信访新秩序.经济视野,2015,(11):78-80.

上海市数字化转型下的医疗领域
"放管服"改革实践与思考

周　婷　张国梁　郑　宸

【导读】　在数字化转型大背景下,我国的数字医疗产业蓬勃发展,对医疗领域"放管服"改革的对象、内容、手段都提出了新的要求。上海作为创新发展的先行者,在推动医疗领域数字化转型与"放管服"改革等方面成绩斐然,但仍面临规模、技术、行业接受度等方面的挑战。文章系统梳理了国内数字化转型下医疗领域"放管服"改革的先进经验,提出以数字化手段赋能医疗领域"放管服"改革,以"放管服"改革推动数字医疗产业高质量发展,促进上海数字医疗发展。

一、研究背景与概念内涵

（一）社会经济发展背景

1. 我国数字医疗的快速发展

在新冠疫情以及国家政策的双重驱动下,我国互联网医院迎来爆发式增长。据国家卫生健康委数据,截至 2021 年 6 月,全国互联网医院已达 1 600 余家,其中仅 2021 年上半年增加超 500 家[*]。线上医疗服务的群体规模也在不断扩大。据第 50 次《中国互联网络发展状况统计报告》显示,截至 2022 年 6 月,我国在线医疗用户规模达 3 亿,较 2021 年 12 月增长 196 万。数字医疗的快速发展,使政府医疗领域"放管服"的对象发生了新变化,对"放管服"内容提出了新要求,也为"放管服"手段提供了新形式。

2. 上海数字医疗规模及区域分布

根据上海医疗服务信息便民查询系统[**]数据显示,截至 2022 年 3 月上海市已接入互联网诊疗服务监管平台的医疗机构共有 143 家。从医院的机构等级来看,在此 143 家拥有互联网诊疗服务的机构中,45 家为三级医疗机构(约占 31%)、15 家为二级医疗机构(约占 11%),其余 53 家为一级医疗机构(约占 37%)、30 家为社会办医疗机构(约占 21%)(图1)。

第一作者: 周婷,女,副研究员。
作者单位: 上海社会科学院经济研究所(周婷、郑宸),复旦大学(张国梁)。
* 截至 2021 年 6 月,我国互联网医院超过 1600 家(资料来源: www. xinhuanet. com)。
** 资料来源: 上海市医疗信息服务(https://soyi. sh. cn)。

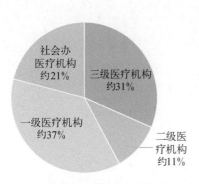 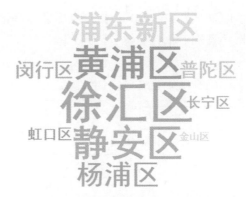

图 1　上海市互联网医院类型分布　　　图 2　上海互联网医院区域分布数量词云

从互联网医院的分布区域来看,已开展互联网诊疗服务的 45 家三级医疗机构主要集中在中心城区,五大新城仅有 1 家。具体分布如下:徐汇区 9 家,黄浦区、静安区各 7 家,浦东新区 6 家,杨浦区 5 家,普陀区、闵行区各 3 家,虹口区、长宁区各 2 家,金山区 1 家(图 2)。

(二) 医疗领域"放管服"的内涵

党的十八大以来,医疗领域加快推进"放管服"改革,2017 年《国家卫生计生委关于深化"放管服"改革激发医疗领域投资活力的通知》(国卫法制发〔2017〕43 号)从放权、监管、服务三个角度规划了医疗领域"放管服"改革的方向[1]。

医疗领域的放权改革是指精简行政程序,优化医疗机构准入政策环境,主要包括简化审批程序、提升开放水平两层内涵;医疗领域的监管改革主要指加强对医疗领域的监管,规范行业秩序,从重点监管公立医疗卫生机构转向全行业监管,从注重事前审批转向注重事中事后全流程监管,主要包括加强医疗服务质量和安全监管、加强医疗卫生机构运行监管、加强医疗卫生从业人员监管、加强健康产业监管等内涵;医疗领域的服务改革是指转变政府职能,为医疗行业提供高质量政府服务,主要包括运用信息化手段推动审批服务便利化以及推动优质医疗资源共享等内涵。

二、上海市数字化转型下的医疗领域"放管服"改革

(一) 改革方向与举措

1. 推进医疗领域管理智能化,强化监管和服务

上海市以智慧卫监、公共卫生智能化监管和医疗管理数字化转型为路径进行了多项改革,同时开展了"证照分离"(图 3)的全覆盖工作,并推行信息公开与传播机制,优化了审批服务和信息公示。

2. 推进医疗服务"一网通办",提高服务效率

近几年,上海市积极推动"一网通办"改革,全面实现行政审批、公共服务事项的线上办理,大大降低了居民的办事成本,同时也提升了行政效能。在此框架下,市级卫生健康审批事项已全面实现"零跑动",还成功推出了"一次都不排"的信用就医模式,并广泛开展了门诊、急诊、住院

等全环节的脱卡支付。2020年,医疗付费、出生登记以及医疗费报销都实现了"一件事",进一步优化了医疗服务流程,并提高了服务效率。

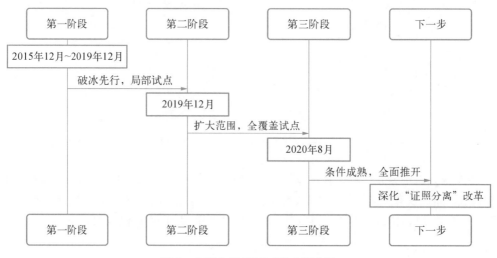

图3 上海市"证照分离"改革进程

3. 支持医疗机构开展互联网医疗服务

上海市致力于推进"互联网+"医疗服务,包括建设互联网医院服务总平台、完善移动诊疗系统和远程医疗体系,以及推动互联网医院品牌化、特色化发展等。截至2020年底,上海市互联网医院累计开展互联网诊疗服务8.61万人次,开具处方4.75万余张。同时,上海市还着力开展面向居民的家庭医生签约、健康管理等智能化服务,至2022年末,全市家庭医生签约居民累计超过920万人[*]。

(二)改革效果与成就

1. 互联网医院规模扩张

到2023年,上海市已拥有119家互联网医院,其中包括48家三级医疗机构和28家二级医疗机构,以及43家一级社区卫生服务中心和非公立医疗机构,市级三甲医院建设的互联网医院在科室、医生数量以及诊疗人次方面都实现了成倍增长,互联网医院已经在上海市的医疗体系中占据了重要的位置。

2. 医疗服务水平提升

2023年上海市级医院已有6 000多名医生注册成为线上诊疗医生,200多个专科在网络上提供服务。与此同时,社区卫生服务中心的门诊量已经超过全市门诊量的1/3,特别是家庭医生签约制度的实施,使得签约居民在社区的就诊率达到了近60%。

3. 医疗行业营商环境持续优化

常态化放权,为区域发展赋能。聚焦重点区域,将21项市级卫生健康许可事项委托下放浦

---

[*] 2022年上海市国民经济和社会发展统计公报_统计公报_上海市统计局(sh.gov.cn)。

东新区实施,占市级事权总数的70%;按照"能放尽放"的原则,将建设项目预防性卫生审查事权下放各区,并且纳入全市以工程建设项目审批管理为核心的一体化联审平台,实现线上办理、线下综窗受理、全程联合办理的模式,重点支持"临港新片区"集中行使建设项目行政审批权;持续将护士注册、医疗广告审查、消毒产品生产企业卫生许可的受理、发证(限于"一业一证"改革)等事权下放到区级层面,目前各区承接情况良好,极大地促进了市场活力,有效提升了企业、群众办事便捷度。同时,上海市拓宽了告知承诺事项,尤其在公共卫生监管领域,探索实行基于企业自查的信用承诺制度。

三、外省市数字化转型下的医疗领域"放管服"改革的先进经验

(一)银川市:以"放管服"思路打造全国数字医疗产业高地

1. 取消规划布局,放宽准入条件,激发投资热情

一是取消无法定依据的前置条件和规划布局,不指定办公场所选址和依托实体医院选择,企业可根据自身所需选取办公场所和签约实体医院;二是将经营场所面积由500平方米降至200平方米,放宽准入准营门槛和减轻企业负担。

2. 优化审批服务模式,承诺容缺办理、电子证备案提高审办效率

一是创新推出"1230"审批服务改革新模式,全市政务服务工作按照"1145"计划全面提升政务服务水平*;二是将互联网医院设置与执照注册和执业登记实施"三步合一",即企业一次性上传、提交一套材料上传、一网上传;三是针对提交申请资料中办理时间较长的网络许可备案证明和信息系统安全三级等级保护证明实行承诺容缺办理。

3. 开通互联网医师个体经营户注册绿色通道

银川市全面为互联网医师开通注册个体户的"绿色服务"通道,个体户《营业执照》实施全程网办、不见面、电子证照等审批服务模式,每个医师的注册地址均统一办理在该互联网医院营业执照所在办公场所即可。

(二)浙江省:政府数字化转型便民惠民,"数字药监"精密智控药品安全风险

1. 围绕医疗便民惠民推进政府数字化转型

一是实现"两卡融合、一网通办",上线集监管与服务功能于一体的省互联网医院平台,打造省级统一的健康服务门户;二是推广"出生一件事",提供"一表申请、一站受理"的集成服务,实现出生医学证明、预防接种证、公安户口登记、医保参保、社保卡申领等多证联办。

2. "数字药监"实现药品药械生产销售全过程监控

"数字药监"平台运用大数据、人工智能、区块链技术,探索"AI+监管"模式。一是远程监控智能抓拍功能。集成药品温湿度在线监控、药品物流管理、关键岗位与环节监控管理等系统,建

---

* "1230":"1"即企业开办一日办结;"2"即不动产登记两日办结;"3"即项目报批控制在30个工作日内;"0"即由"最多跑一次"向"零跑路"转变。"1145":"11"即全力打造一流营商环境、办好全国政务服务大会;"4"即深入推进放管服、"1230"第三轮审批制度、商事制度和工程建设项目审批制度四项改革;"5"即实施好智慧政务升级、政务服务标准化、改革宣传推广、党建品牌创建和干部素质提升"五项工程"。

立感知信息与监管间的联系,提高监管效率;二是重点药品生产企业智慧监管"黑匣子"工程。在企业安装用于接收存储关键数据的"黑匣子",做到关键数据自动收集、数据内容智能校验、风险信号及时预警;三是信用管理功能。构建企业信用评价模型,推动跨行业、跨领域、跨部门失信联合惩戒,并向社会开放。

(三)海南省:优化注册审批,探索数字医疗多种支付方式

1. 加快数字疗法产品 * 注册审批

一是制定数字疗法产品分类监管和注册审批指导文件,在部门网站列示数字疗法注册审批相关的监管政策和指导文件;二是建立第二类医疗器械数字疗法产品注册辅导专项通道,由专人负责数字疗法产品技术咨询,提高审批通过率;三是出台数字疗法鼓励发展目录,建立特定种类数字疗法绿色审批通道。

2. 鼓励探索多种支付方式

一是鼓励探索"数字疗法+商业保险"产品创新,鼓励将数字疗法产品纳入保险机构的保险产品设计体系;二是鼓励将数字疗法纳入医疗服务项目技术规范和收费范围,合理制定数字疗法收费标准;三是支持探索数字疗法与医保支付方式改革相结合,探索数字疗法与推进按病种付费相结合的有效形式。

3. 规范发展与其他保障

一是吸引数字疗法相关协会或分支机构落地,制定行业标准,建立信息交流平台;二是强化数据安全监管,加强数据资源利用;三是加强数字疗法人才保障,鼓励海南相关院校增设数字疗法课程和专业,落实海南省人才落户、住房、医疗等服务保障政策。

四、上海数字化转型下的医疗领域"放管服"改革面临的挑战

(一)规模挑战

首先,上海作为全国超大城市之首,常住人口规模达到近 2 500 万人,数字化转型过程需要将所有医疗机构和患者都纳入考虑范围之内;其次,人口基数大导致医疗需求多样化,这要求数字化方案可满足各种各样的需求;最后,大规模的服务也需要大量信息化基础设施如硬件设备、网络连接、数据中心等的投入和维护。

(二)技术挑战

首先,数据互通性和互操作性问题。医疗服务涉及的机构包括各级医院、卫生部门、保险公司、药品供应商等,如何让这些不同的系统之间实现数据的高效共享和流转,是一个重大的技术挑战。其次,数据安全和隐私保护问题。在数字化转型的过程中,大量的医疗信息和个人健康数据将被电子化,须确保这些数据不被非法获取和利用,避免对个人隐私的侵犯[2]。最后,技术更

---

* 根据国际数字疗法联盟的定义,数字疗法(DTx)是向患者交付由高质量软件程序驱动、基于循证医学证据的治疗性干预措施,用以治疗、管理、预防医学问题或疾病。DTx 软件可被独立使用,或与其他药物联用,亦可通过软件+人工协同的方式优化患者护理及健康成果。

新的速度和技术维护的难度问题。医疗信息化技术更新迅速,须确保系统的稳定性和安全性,在保证服务质量的同时及时跟进新的技术和标准。

(三) 行业接受度挑战

首先,随着新的数字化工具和技术的引入,医护人员需要通过更新自身的技能和知识来提供更好的服务。然而,医疗机构内部可能缺乏相应的培训资源和专门知识,从而阻碍新技术的采纳和应用。其次,医疗领域的行业传统和路径依赖也可能成为转型的障碍。在一些情况下,医生和护士不愿意接受新的、不熟悉的技术,可能更倾向于坚持使用他们熟悉的、传统的工作方式,这种对变化的抵制可能会阻碍数字化转型的进程。

五、上海市数字化转型下医疗领域"放管服"改革的政策建议

(一) 以数字化手段赋能医疗领域"放管服"

1. 审批数字化优化服务流程

简化审批流程,实现医师备案、经营注册等事项"全覆盖、全流程、全在线"的"一网通办、全程网办",对于耗时较长的事项可采取承诺容缺办理,压缩审批时长;利用数据共享方式,汇集各类医疗企业电子证照和基础信息,实现审批前置要件的电子证照的复用,大幅精简办事申报材料[3]。

2. 监管数字化智控潜在风险

建设全市医疗领域数字化监管平台,加强医疗健康服务全流程监管。大力推行医保智能审核和实时监控,将临床路径、合理用药、支付政策等规则嵌入医院信息系统,实施事前提示、事中提醒、事后处置的动态监控,实现对定点医药机构、医保医师、参保人员诊疗和就医行为全过程监控,全面提升医保智能化监管水平。

3. 服务数字化推动资源整合

畅通部门、区域、行业之间的数据共享通道,加快建设市区两级全民健康信息平台,健全医院信息平台功能,规范数据采集,完善全员人口、电子健康档案、电子病历数据库,强化跨行业医疗健康大数据整合,促进全民健康信息共享应用。

(二) 以"放管服"改革推动数字医疗产业高质量发展

1. 鼓励实体医院开展数字医疗服务

依托实体医院开展互联网医院建设,适度降低数字医疗行业的准入门槛,允许医疗机构使用互联网医院作为第二名称,在线开展部分常见病、慢性病复诊[4];鼓励医联体搭建互联网信息平台,开展远程医疗、健康咨询、健康管理服务。

2. 健全数字医疗标准体系,强化数据信息安全

健全本市医疗健康数据资源目录和数据标准体系,实施数字医疗标准的规范管理;落实数据信息安全法律法规,严格执行信息安全和健康医疗数据保密规定,建立健全个人隐私信息保护制度。

3. 加强数字医疗服务质量监管

依托医疗机构、医学科研机构、企业,尽快制定数字医疗质量管理办法和质量标准,加强医疗健康服务全流程监管;推进网络可信体系建设,数字医疗服务产生的数据要全程留痕、可查询、可追溯,满足行业监管需求。

4. 加快数字医疗相关人才培养

鼓励高等院校开设相关专业、健全相关学科建设,多层次培养各类数字医疗人才;大力引进数字医疗领域专门人才、学科带头人和领军人物;整合高等院校、科研院所、企业、医疗机构、社会组织等单位教育资源,建立医疗健康教育培训云平台,提供多样化的教学资源[5]。

参 考 文 献

[1] 李军鹏.十九大后深化"放管服"改革的目标、任务与对策.行政论坛,2018,146(2):11-16.

[2] 曹艳林,王将军,陈璞,等.人工智能对医疗服务的机遇与挑战.中国医院,2018,22(6):25-28.

[3] 张成福,谢侃侃.数字化时代的政府转型与数字政府.行政论坛,2020,27(6):34-41.

[4] 曹艳林,魏占英,陈伟,等.互联网医疗相关概念.中国医院,2016,20(6):1-2.

[5] 傅卫,黄二丹.构建以人为本整合型医疗卫生服务体系研究.北京:社会科学文献出版社,2020.

上海市医疗机构信用监管
制度实施现状与思考

周益众　田志伟　孙心怡　卢泽昌　朱亚捷　侯立丽　吴　宏

【导读】　信用监管是提升社会治理能力和水平、规范市场秩序、优化营商环境的重要手段。2021年5月,上海市卫生健康委发布《上海市医疗机构信用信息管理办法》,并自2021年6月15日起施行。《上海市医疗机构信用信息管理办法》实施以来,上海市在推动医疗机构信用监管制度落实落地过程中进行了有益的探索和实践,取得了一定的成效,但在实施中也存在不少问题和痛点。文章聚焦上海市医疗机构信用监管制度实施现状与实践,在梳理分析制度实施过程中的问题与不足的基础上,借鉴相关制度建设与做法经验,提出政策建议,以期进一步优化全市医疗机构信用监管制度措施,积极推进医疗卫生行业综合监管制度有效落实,持续推动医疗行业规范、有序、健康发展。

一、研究背景

信用监管是提升社会治理能力、规范市场秩序、优化营商环境的重要手段[1]。创新信用监管模式,推动以信用为基础的新型监管机制在卫生健康领域的实施已成为完善医疗卫生行业综合监管制度的重要抓手。2017年,《国家卫计委关于印发医疗卫生信用信息管理暂行办法的通知》(国卫监督发〔2017〕58号)明确了医疗卫生信用信息的定义、归集及应用方式等内容[2]。次年8月,《国务院办公厅关于改革完善医疗卫生行业综合监管制度的指导意见》(国办发〔2018〕63号)在"创新监管机制"中明确提出"建立健全医疗卫生行业信用机制"的要求[3]。2019年,《中华人民共和国基本医疗卫生与健康促进法》正式颁布,信用监管被首次列入卫生健康法律之中[4]。

上海市积极推动开展医疗机构信用监管相关工作。2021年5月,上海市卫生健康委发布《上海市医疗机构信用信息管理办法》(本文简称《办法》)[5]。《办法》实施以来,上海在推动医疗机构信用监管制度落实落地过程中进行了有益的探索和实践,取得了一定的成效,但实施中也

基金项目:2022年上海市卫生健康委员会卫生健康政策研究课题项目"优化本市医疗机构信用监管制度的思路研究"(项目编号:2022HP90)。
第一作者:周益众,男,博士。
作者单位:上海市卫生健康委员会监督所(周益众、孙心怡、卢泽昌、朱亚捷、侯立丽),上海财经大学(田志伟),上海市卫生健康委员会(吴宏)。

存在不少问题和痛点。

本文聚焦上海市医疗机构信用监管制度实施现状与实践,通过文献分析、知情人访谈、专家咨询和问卷调查等方法的综合运用,在梳理分析制度实施中的问题与不足的基础上,借鉴典型地区和相关部门信用监管制度建设与实践经验,针对性地提出相关政策建议,以期进一步优化医疗机构信用监管制度措施,积极推进全行业综合监管制度有效落实,持续推动医疗行业规范、有序、健康发展。

二、医疗机构信用监管制度实施中的主要问题

课题组运用问卷调查等方法,分别对全市各区卫生健康行政部门、各级各类医疗机构进行调查,重点对信用监管制度的执行情况、医疗机构对相关制度规范的知晓与认知情况及信用评价对其执业行为纠正(纠偏)的预期等进行了调查分析,各区卫生健康行政部门调查表共回收有效问卷16份,医疗机构调查表共回收有效问卷1 690份,并进一步结合文献分析、访谈调查和专家咨询等,对全市医疗机构信用监管制度实施中的主要问题和困境进行了梳理分析。

(一)医疗机构信用监管制度的宣传培训有待进一步加强

调查显示,《办法》发布后,上海市16个区中,有2个区未对辖区医疗机构组织开展过医疗机构信用监管制度相关规范的宣传;有5个区未对辖区医疗机构组织开展过医疗机构信用监管相关制度规范的培训(表1),仅1个区对辖区各类型医疗机构[设定三级医疗机构、二级医疗机构、民办医院、社区卫生服务机构、门诊部、诊所、村卫生室、内设医疗机构、护理院(站)共9种类型]进行过信用监管相关的专题培训。

表1　2022年上海市各区卫生健康行政部门对信用监管制度的落实情况($n=16$)

序　号	调　查　项　目	选　项	区数(个)	构成比(%)
1	是否对医疗机构组织开展过医疗机构信用监管相关制度规范的宣传	是	14	87.50
		否	2	12.50
2	是否对医疗机构组织开展过医疗机构信用监管相关制度规范的培训	是	11	68.75
		否	5	31.25
3	对信用评级较好(信用等级评价为A、B级且有增信信息)的医疗机构是否采取相应的激励措施	是	10	62.50
		否	6	37.50
4	对信用评级较差(信用等级评价为C、D级)的医疗机构是否采取相应的惩戒措施	是	10	62.50
		否	6	37.50
5	对信用评价为D级的医疗机构是否实行信用等级主动公开	是	2	12.50
		否	14	87.50

续　表

序　号	调 查 项 目	选　项	区数(个)	构成比(%)
6	是否将医疗机构信用评价结果推送给相关行业学会、协会	是	4	25.00
		否	12	75.00
7	区相关行业学会、协会是否根据医疗机构信用评价结果对相应主体采取激励或惩戒措施	是	1	6.25
		否	15	93.75
8	是否有过医疗机构信用信息跨部门(医保、市场、药监、民政等)运用情况或案例	是	1	6.25
		否	15	93.75

在对医疗机构的调查中,也反映出医疗机构对信用监管制度的知晓认知程度有待提升。调查显示,1 690 家被调查医疗机构中,仅 369 家(21.83%)知晓本机构 2021 年度信用评价结果(表 2),主要的信息获取渠道为市、区卫生行政部门(监督机构)公布以及通过"双随机、一公开"检查事项获知。此外,课题组在调查表中设置了 4 题对调查对象信用监管制度相关知识认知情况进行调查(每题应答情况见表 2,序号 2~5)。调查结果显示,4 题全部答对的只有 18 家机构,仅占被调查医疗机构数的 1.07%;这 18 家机构中,二级医疗机构 2 家,一级医疗机构 2 家、未定级医疗机构 14 家。

表 2　2022 年上海市被调查医疗机构的应答情况($n = 1\,690$)

序　号	调 查 项 目	选　项	机构数(家)	构成比(%)
1	是否知晓本机构 2021 年度信用评价结果情况	是	369	21.83
		否	1 321	78.17
2	按本市医疗机构信用信息管理制度,是否能正确判断增信信息	是	145	8.58
		否	1 545	91.42
3	按本市医疗机构信用信息管理制度,是否能正确判断评价标准	是	33	1.95
		否	1 657	98.05
4	结合信用等级评价结果,是否能正确判断医疗机构具有增信信息可以获得哪些激励	是	399	23.61
		否	1 291	76.39
5	按本市医疗机构信用信息管理制度,是否能正确判断医疗机构如存在依法执业自查异常信息将会带来哪些后果	是	609	36.04
		否	1 081	63.96

(二) 医疗机构信用监管制度措施实施可操作性有待改进

调查显示,信用信息(评价结果)运用方面,分别有 6 个区未依据《办法》规定,对信用评级较好和信用评级较差的医疗机构采取相应的激励措施和惩戒措施。实施的奖惩措施中,最主要的监管激励手段为随机监督抽查中降低其监督检查频次;最主要的惩戒措施为将医疗机构列为重点监管对象,提高其监督检查频次。而在信用评价结果的信息披露方面,仅有2个区对信用评价为D级的医疗机构实行信用等级主动公开(表1)。

这一方面说明各区卫生健康行政部门对信用监管制度的执行力不一;另一方面反映出,现有制度规范的可操作性不强,对具体激励惩戒措施的应用场景及流程、对象、范围等规定不明。例如,《办法》规定,在实施行政许可中,对于信用评价较好的医疗机构根据实际情况给予优先办理、容缺受理、告知承诺等简化程序等便利服务措施,但如何进行优先办理、可以容缺哪些材料、可实施告知承诺的许可项目有哪些等都没有明确;对于信用评价较低的C、D级医疗机构在实施行政许可时列为重点审查对象,然而如何进行重点审查也无据可查,如何进行信用修复也未做具体规定。

(三)信用评价结果在行业组织及跨部门运用方面的政策执行力弱化

调查显示,12个区卫生健康部门未将医疗机构信用评价结果推送给相关行业学会、协会(如区医学会、区卫生工作者协会等);仅有1个区的行业学会(协会)根据医疗机构信用评价结果对相应主体采取激励或惩戒措施(表1)。这主要因为《办法》对行业学会、协会信用信息管理和运用方面仅做鼓励性要求,即鼓励卫生相关行业学会、协会依据章程对守信主体采取重点推荐等激励措施,对失信主体采取业内警告、批评、取消会员资格等惩戒措施,而未做硬性规定。

此外,《办法》实施后,仅有1个区开展过医疗机构信用信息跨部门的运用(表1)。调查显示,23.96%的被调查医疗机构认为信用评价结果运行机制需要优化。评级结果缺乏跨部门跨区域共享、运用和实施联合惩戒的机制,影响了医疗机构信用监管制度的有效实施。就制度本身而言,《办法》仅是卫生行业主管部门制定的规范,而医疗机构的监管评价主体涉及医保、市场、药监等多个部门,由于规范的效力层级问题,《办法》确定的奖惩措施基本仅在本市卫生行业部门内应用,对跨部门的信用评价信息推送传递、归集和运用较难予以落实。

(四)医疗机构信用评价方式有待进一步完善

《办法》对医疗机构信用信息的定义为,市、区卫生健康行政部门以及法律法规授权的具有管理公共事务职能组织,在依法履行职责过程中产生或者获取的,可用于识别医疗机构信用状况的数据和资料[5]。这里可用于识别医疗机构信用状况的数据和资料应当既包括卫生行政部门及相关具有管理公共事务职能组织在依法履行职责过程中产生的信用信息,也包括其他具有管理职权的行政部门(如医保局、市场监督管理局、药监局等)在行使对医疗机构的监督管理过程中所产生、并提供给前者的各类信用信息。但《办法》同时又规定,医疗机构信用评价方式是以医疗机构不良执业行为记分分值为核心,综合考虑医疗机构依法执业自查情况、市公共信用评价信息等情况,对医疗机构的信用等级进行动态评价[5]。因此,当前医疗机构信用评价机制主要基于医疗机构不良执业记分情况,评级结果仅能反映卫生主管部门对医疗机构的监管信用评价情况(主要反映依法执业状况)。调查显示,31.07%的被调查医疗机构认为信用评价方式和规则需要完善。事实上,这一评价方式(机制)将医疗机构信用信息的内涵进行了狭隘化的处理,使评价结果无法体现多部门综合监管评价的结果。

三、完善医疗机构信用监管制度和推动制度有效实施的相关政策建议

信用监管作为一项新型的监管机制安排,其核心目的在于通过在制度实施过程中更好地提升医疗机构对执业行为纠正(纠偏)的预期来推进守法守信执业。调查显示,《办法》实施以来,医疗机构对信用监管制度的推行、根据信用评价结果对医疗机构实施分类管理、信用评价结果进行社会公布(公示)、卫生健康领域医疗机构信用评价结果与其他部门(如医保、市场、药监、民政等)共享等都持积极态度,认为十分必要(评分均在8.5分以上,1分代表没有必要,10分代表非常必要,下同)。医疗机构普遍认为信用评价对提升本机构执业行为自我纠偏的主动性具有作用(平均评分8.71分)。但医疗机构信用监管制度实施中存在瓶颈,且亟待完善优化。基于上述梳理分析,课题组进一步通过专家咨询、文献研究等,依托现有信息平台和技术条件,提出了完善医疗机构信用监管制度和推动制度有效实施的政策措施与建议。

(一) 及时制定出台配套文件细化明确相关要求

建议围绕《办法》中的信用应用措施(奖惩措施),及时制定出台相关的配套文件,对优先办理、容缺受理、告知承诺、信用修复、异议处置以及重点审查机制等从应用场景、管理流程、实施对象和范围、条件等方面予以细化明确,确保信用监管制度能够有效落地实施。例如,在告知承诺方面,河北省药监局编制形成了《河北省药品监督管理系统实施告知承诺制行政许可事项清单》,明确自2022年12月1日起药品监督管理领域的14项业务办理事项采取"承诺免于实质审查"的方式实施告知承诺,并具体规定了相应的流程和条件[6]。此外,对评价结果异议处理、信用修复申请和反馈等事项可借鉴广东省的做法,提供相应的信用管理格式文书,并在制度中予以具体明确[7]。

(二) 市政府层面适时出台医疗机构信用监管相关制度规范

建议在市政府层面出台上海市医疗机构信用监管相关制度规范,进一步拓展医疗机构信用信息归集的范围,打通部门壁垒,归集医保局、市场监督管理局和药监局等各相关部门(实际承担医疗机构日常监管工作的部门)的信用信息,通过市公共信用信息平台统一归集和利用,实现多部门信用信息归集共享、联合激励、联合惩戒的信用监管新模式和真正意义上的综合监管。同时,建议报请市政府适时启动《上海市医疗机构管理办法》的修订工作,将医疗机构信用监管相关内容以独立章节的形式纳入其中,通过政府规章的形式明确各部门的职责分工以及医疗机构信用监管数据归集、评价标准和评价原则等内容。

(三) 优化医疗机构信用评价机制和规则

在归集共享多部门信用信息的基础上,优化重构医疗机构信用评价机制和规则,结合各部门日常监管职责与监管内容,借鉴国内外的成熟经验和做法,围绕医疗机构守法履约情况等维度,系统科学设置医疗机构信用评价指标体系并确定评价规则,使评价结果能够更加全面客观地综

合反映医疗机构的信用状况。

（四）完善相应的政府绩效考核推动制度有效落实

进一步提升各级卫生健康行政部门、监督机构对医疗机构信用监管制度的执行力,从卫生行政部门、卫生监督机构的层面制定完善相关的绩效考核指标,明确将制度规范的培训宣传、信息推送、信用归集、信息质量、评价结果运用等纳入考核要求,推动医疗机构信用监管制度更好落实。

（五）推动长三角区域内医疗机构信用监管评价结果共享互认

建议上海市有关部门会同周边相关省份以合作备忘的模式,确立长三角区域内医疗机构信用监管评价结果共享互认、信息互通和信用评价结果的跨区域运用,实施区域内基于信用信息的医疗机构联合奖惩,进一步推进长三角区域卫生健康一体化发展。

参 考 文 献

［1］国务院办公厅. 国务院办公厅关于加快推进社会信用体系建设构建以信用为基础的新型监管机制的指导意见. https://www. gov. cn/zhengce/content/2019-07/16/content_5410120. htm［2022 - 11 - 12］.

［2］国家卫生计生委. 国家卫生计生委关于印发医疗卫生信用信息管理暂行办法的通知. http://wjw. xiangyang. gov. cn/zwgk/zc/tzgg/201903/t20190326_1612984. shtml［2022 - 12 - 03］.

［3］国务院办公厅. 国务院办公厅关于改革完善医疗卫生行业综合监管制度的指导意见. https://www. gov. cn/zhengce/content/2018-08/03/content_5311548. htm［2022 - 09 - 17］.

［4］全国人民代表大会常务委员会. 中华人民共和国基本医疗卫生与健康促进法. http://www. npc. gov. cn/npc/c2/c30834/201912/t20191231_304414. html［2022 - 09 - 20］.

［5］上海市卫生健康委员会. 上海市医疗机构信用信息管理办法. https://wsjkw. sh. gov. cn/zcfg2/20210517/3c99672999f742509952b2d90a1fbeb1. html［2022 - 09 - 30］.

［6］河北省药品监督管理局. 河北省药品监督管理局关于落实深化行政许可告知承诺制改革的通知. http://yjj. hebei. gov. cn/directory/web/hbpda/xxgk/zfxxgk/zhce/ztfl/fgsp/20221101125339135. html［2023 - 03 - 28］.

［7］广东省卫生健康委员会. 广东省卫生健康委医疗卫生信用信息管理办法(试行). http://wsjkw. gd. gov. cn/zwgk_zwwgk_jcgk/content/post_3937096. html［2023 - 03 - 26］.

上海市浦东新区社会办医疗机构
在线监管平台发展现况及思考

濮诗婷　刘　艳　杨向东　刘　畅

【导读】　物联网、云计算、大数据的发展带动卫生监督信息平台的成熟与完善。基于公共卫生信息化发展的需要,多地开展"互联网+卫生监督"的应用探索。上海市浦东新区卫生健康委监督所于 2019 年 10 月正式启用社会办医在线监管平台,以预警为媒介实现对患者诊疗数据的全覆盖筛查。借助监测规则的逻辑判定,该平台实现了对收费信息未公示、医务人员未执业注册、超范围开展精神病诊断等多种违法违规行为的捕捉,但运行期间也暴露出数据质量不稳定、预警查实率低、监测规则僵化等问题。为提升预警效率、高效识别诊疗风险,平台可考虑建立数据质量评判标准、完善预警分类处置方案、建立迭代更新的规则库以推动在线监管平台高质量发展。

卫生监督信息包括卫生行政法律法规、被监督单位基础信息、监督处罚信息、卫生监测数据信息等,反映着一个地区的公共卫生安全状况及监督管理水平。为了更好地挖掘卫生监督信息的价值,上海市浦东新区卫生健康委监督所以社会办医疗机构患者诊疗数据为切入点,以监测规则为手段,以预警推送为媒介,助力提升监管的数字化水平。

一、研究背景

(一)卫生监督在线监管政策背景

2001 年 12 月 25 日,国家信息化领导小组首次提出了"政府先行,带动信息化发展"的口号,确立了发展电子政务的重要地位。2003 年 7 月 22 日,卫生部印发的《卫生部关于印发〈全国卫生信息化发展规划纲要 2003－2010 年〉的通知》(卫办发〔2003〕74 号),开始推进卫生电子政务的建设。2006 年,《卫生部关于印发〈卫生监督信息系统建设指导意见〉的通知》(卫监督发〔2006〕514 号),为卫生监督信息化发展指出四大发展方向:搭建卫生监督信息网络平台、规范

基金项目:2023 年上海市卫生健康委员会卫生健康政策研究课题"数据生命周期视角下社会办医疗机构综合监管数据治理研究"(课题编号:2023HP54)。
第一作者:濮诗婷,女,四级主任科员,上海市浦东新区卫生健康委员会监督所团支部书记。
通讯作者:刘艳,女,副研究员,上海市浦东新区卫生健康委员会监督所副所长。
作者单位:上海市浦东新区卫生健康委员会监督所(濮诗婷、刘艳、杨向东、刘畅)。

卫生监督信息标准体系、建立卫生监督数据信息交换平台、提高卫生监督信息系统业务软件开发应用的效率与质量。2010 年，随着移动互联网、物联网、云计算、大数据等信息化技术的发展，卫生监督信息报告系统和日常业务系统开发完成，并从辽宁、安徽、浙江、广东、陕西五个省点逐渐推广至全国，形成国家、省、地市、县级的四级业务平台架构。

随着卫生监督信息平台开发及应用的日趋成熟，其承载的功能也越发多样，包括行政审批、移动执法、在线监测、信息上报、政务公开、举报处置、绩效考核等。2020 年，国家卫生健康委联合国家中医药管理局组织成立专家团队，联合研究制定了《全国公共卫生信息化建设标准与规范（试行）》，针对公共卫生信息化发展的短板与不足，梳理出监督执法服务管理中非现场监督、互联网医疗监督、信用信息归集等 34 项建设指标，鼓励卫生监管信息化的创新发展。浦东新区卫生健康委监督所先试先行，整合归集社会办医疗机构的患者诊疗数据，综合研判，建立"互联网+卫生监管"的在线监管平台，探索加强卫生监督综合执法能力建设。

（二）卫生监督在线监管应用及意义

卫生监督的在线监管对于实现全过程监管，推动卫生执法高质量发展有着重要意义。借助监测监控设备的介入，卫生监督能够实现对监测指标的全面实时掌握，综合掌握被监督对象的卫生状况；实现对特定场所、特定时间的风险预测，满足突发事件的应急处置和快速响应要求；实现对重大活动的卫生安全保障，实现执法数字化、智能化和科学化。

卫生监督在线监管应用丰富，涉及在线监测、实时监控、非现场执法等多个方面。尼日利亚将物联网的监测传感器与智能城市整合，实现智能监管[1]；人工智能和地理信息系统（geographic information system，GIS）联合孕育出 Geo spatial AI，从空间数据中心提取信息[2]；通过物联网收集环境信息、建立评价参数[3]都是"互联网+监管"的体现。乌兰察布市将移动执法终端和在线监测监控设备相结合，建立大数据归集和共享平台，实现实时调查、风险预警、远程统筹的监管目的[4]。深圳市建立的"智慧卫监项目"，打造了一个融合日常监管、应急调度、数据分析、便民查询、规范培训和绩效考核六大功能的综合性信息化平台，一方面接入生活饮用水、游泳场所水质、医疗废物、放射卫生、餐饮具集中消毒和酒店客房清洁六大在线监测系统，实现远程、实时的监管，另一方面开展执法全过程记录，实现执法的规范和公开[5]。上海市在世界博览会（本文简称"世博会"）期间，依托空间地理信息技术和在线监测技术，在世博园区及附近设置 30 个生活饮用水水质在线监测点和 80 个空气质量在线监测点，实现世博期间园区水质和空气质量的实时监督保障[6]。但本文提及的上海市浦东新区社会办医疗机构的在线监管仅涉及数据的在线归集和分析、风险预警的推送和处置。

二、上海市浦东新区社会办医疗机构在线监管平台应用现况和困境分析

（一）上海市浦东新区社会办医疗机构在线监管平台应用现况

1. 上海市浦东新区社会办医疗机构在线监管平台简介

上海市浦东新区社会办医疗机构在线监管平台正式启用于 2019 年 10 月，是以医疗机构诊疗数据综合分析为基础的风险推送平台。该平台的数据源有机构诊疗数据、市级业务平台、六个

双事中事后监管平台和国家民科系统。其中,机构诊疗数据是数据分析的基础,分为门诊记录和住院记录两部分,包括就诊记录、处方、收费、医嘱等信息。国家民科系统是核查医务人员行医资质的系统,与医务人员执业注册、备案信息相关联。市级业务平台和六个双事中事后监管平台则联合提供医疗机构的基础信息和历史监管信息,包括医疗机构的诊疗科目、执业范围、监督处罚记录等,并与在线监管平台互联互通,构成对医疗机构的综合监管。

该平台以预警为媒介探索医疗机构的全过程监管。平台预设七大智能模型(图1),分别是超预警费用、科目超许可、人员超资质、设备无证照、技术超范围、逾期未校验和新冠防控监测,共计37项预警指标。预警指标分为提示类和问题类两种。提示类预警集中在逾期风险提醒,如校验逾期提醒、证照逾期提醒等,问题类预警则直接推送问题,如人员无资质、超许可执业等。根据监测因子和监测规则的设置,预警分为高、中、低风险三级,风险高低决定处置期限。预警一旦被诊疗数据触发,即智能推送至业务平台,执法人员根据业务平台的预警推送规则、诊疗数据明细和医疗机构信息等信息分别采用电话核查、在线核查、实地核查等方式完成预警的处置及反馈。

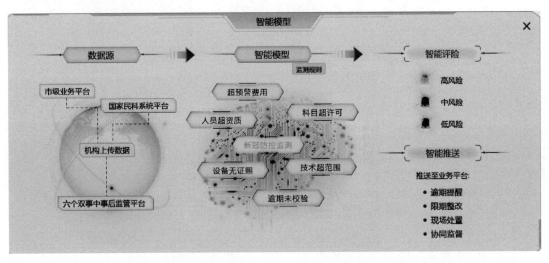

图1　上海市浦东新区社会办医疗机构在线监管平台模型设置

2. 上海市浦东新区社会办医疗机构在线监管平台预运行概况

本文梳理了2019~2022年的37项预警推送明细,结果发现:4年间,仅27项预设预警指标产生共计83 322条有效推送记录(图2)。其中,有208条预警经核查后发现确实存在相应风险,预警查实率为0.25%。借助该平台识别出的诊疗问题包括收费信息未公示、医务人员未执业注册、超范围开展精神病诊断、医疗文书书写不规范、收费与公示价格不符、超权限开具抗菌药物处方等。

该平台通过监测规则实现诊疗数据的全覆盖筛查,精准识别无资质人员、助理医师独立执业、超范围执业等问题,大大降低诊疗风险,提高了监督效率。以无资质人员预警指标为例,2020年该预警指标推送3 417条,查实89条,经过执法人员的监管和指导,2022年该预警指标推送降低为595条,查实18条,显示无资质人员执业风险有了显著的控制。

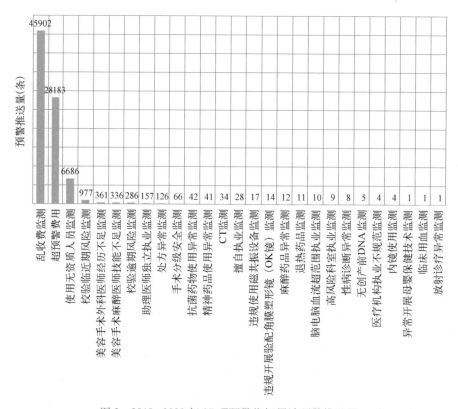

图 2　2019~2022 年 27 项预警指标累计预警推送量

（二）上海市浦东新区社会办医疗机构在线监管平台预警分析

上海市浦东新区社会办医疗机构在线监管平台在探索全过程监管的过程也遇到了诸多困境。本文从数据质量、预警推送数量和预警规则设置三个方面进行简要分析。

1. 数据质量分析

从数据收集角度出发，该平台依赖医疗机构自主上传的诊疗数据，对于数据真实性、准确性和及时性难以保证，且受限于国家民科系统的操作权限，民科系统和平台的数据同步仅靠人工导入导出，数据来源不稳定。

从数据利用角度出发，预警处置缺少规范统一，填写内容格式不一，存在信息空缺、内容描述模糊、缺少追踪复查、数据错误等问题。数据质量参差不齐，既不利于后期追踪复查，也制约着预警数据的深入分析和挖掘。

2. 预警推送数量分析

上海市浦东新区社会办医疗机构在线监管平台预警逐年递增，固然实现了风险的全面捕捉，但也带给了基层执法人员巨大的处置压力。预警数量从 2019 年的 5 903 条发展到 2022 年的 27 444 条，查实数量却仅从 8 条增加到 22 条，查实率由 0.14% 降至 0.08%。

本文对历年预警数量最多的指标进行梳理排序（表 1），结果发现：① 历年推送数量最多的预警指标有着明显的同质性；② 该三项预警指标推送数量总和占据当年预警数量的 90%，甚至

95%以上;③乱收费监测和超预警费用推送数量高,但无行政处罚案件。

表1 2019~2022年预警数量推送最多的前三项指标及推送数量

排名	2019年	数量	2020年	数量	2021年	数量	2022年	数量
1	乱收费监测	2 514	超预警费用	6 964	乱收费监测	22 621	乱收费监测	16 473
2	超预警费用	2 028	乱收费监测	4 294	超预警费用	9 381	超预警费用	9 810
3	使用无资质人员监测	1 302	使用无资质人员监测	3 417	使用无资质人员监测	1 372	使用无资质人员监测	595

收费类预警的设置因监测规则的缺陷,推送数量多但查实率低,消耗了执法人员的大部分监督精力,制约着预警推送的精确性和准确性发展。

3. 预警规则设置分析

预设的监测规则缺少用户自定义模块,不能灵活适用于多个应用场景。以超预警费用为例,监测规则为"超均次费用7倍"即触发预警。一刀切的判定标准无法识别打包收费信息,无法识别数据上传空白,也无法满足综合性医院、门诊部、诊所各形各色收费项目。

除了监测规则的僵化,平台也面临着信息同步缓慢的问题。对机构来说,平台无法自动更改价目。对医务人员来说,平台无法实时同步民科系统的执业注册信息。这导致了信息同步期间,大批量的重复预警被触发、被派送、被处置、被反馈。效率低下的人工筛查显然挫伤着在线监管平台的使用积极性。

三、上海市浦东新区社会办医疗机构在线监管平台发展建议

(一)基本思路

上海市浦东新区社会办医疗机构在线监管平台是借助预警推送探索非现场执法的新型监管模式。其分析对象为社会办医疗机构的患者诊疗数据。其初步发展设想为,从诊疗风险出发,借助预设的监测规则识别违法违规行为,实现对患者诊疗的全过程监管。

为实现该设想,平台应紧扣"提高预警查实率"的目标,贯彻三步走的发展思路。第一步,理清原始数据,建立跟踪回溯机制,保证数据质量;第二步,区分预警类型,分类分型处置,提高处置效率;第三步,重视监测规则迭代更新,建立规则的生命周期,提高预警推送精准性。

(二)发展建议

1. 建立数据质量评判标准

数据平台更新同步频率低,数据内容空缺模糊制约着数据的回溯和挖掘。首先,理清原始数据源,实现跨平台的数据统一和实时更新,减少信息流转程序中造成的伪错误预警。其次,参考《信息技术 数据质量评价指标》(GB/T 36344—2018),从数据规范性、完整性、准确性、一致性、时效性、可访问性六个指标入手建立数据质量评判标准。最后,基于评判维度建立数据跟踪、维

护和修复制度,全方位提高数据质量,为做好数据分析提供坚实基础。

2. 完善预警分类处置方案

预警类别影响处置流程。可系统性地将预警指标分为服务预警和事件预警两类。服务预警指的是有发展成为违法违规行为可能性的预警,此类预警的推送对象为社会办医疗机构,预警目标为警示提醒。事件预警指的是存在违法违规行为的预警,此类预警的推送对象为卫生行政执法部门,预警目标为教育处罚。完善预警分类原则,规范预警处置流程是卫生行政部门贯彻"教育与处罚相结合"的良好体现,对于提高监管效能有着重要意义。

3. 建立迭代更新的规则库

监测规则和监测因子对于预警推送的准确率有着至关重要的作用。受限于更新不畅、应用场景多样、用户需求不一等问题,实际应用问题重重。为更好满足用户需求,提高预警推送准确性,可统计归纳用户需求,建立自定义规则库,给予用户灵活调整的空间。同时,建立规则的生命周期,随应用场景的不同实现监测规则的更新迭代,与监管专项和时事热点结合,增加监测规则的灵活性,以拓宽风险识别的广度和深度。

参 考 文 献

[1] Kunle O J, Olubunmi O A, Sani S. Internet of things prospect in Nigeria: challenges and solutions, 2017 IEEE 3rd International Conference on Electro-Technology for National Development (NIGERCON). Owerri, 2017.

[2] Kamel B M N, Peng G, Vopham T. An overview of GeoAI applications in health and healthcare. Int J Health Geogr, 2019, 18(1): 7.

[3] Zhang Z P, Zhang S X. Application of internet of things and naive bayes in public health environmental management of government institutions in China. Journal of Healthcare Engineering, 2021, (3): 1-7.

[4] 王惠韬. 乌兰察布市公共卫生监督执法现状、问题及对策研究. 呼和浩特:内蒙古大学,2019.

[5] 蔡本辉. 立足综合监管再探智慧新径——深圳市卫生监督局加快推进"互联网+监管"建设经验交流. 中国卫生监督杂志,2019,26(6): 503-506.

[6] 刘瑾奕,张帆,胡兵,等. 上海世博会卫生监督生活饮用水和空气质量在线监控预警系统设计与实现. 中国卫生信息管理杂志,2011,8(6): 39-43.

药品应急保障国内外经验及启示

陈 文 吴文辉 蒋虹丽 赵 康

翁冰冰 费 凡 朱家琪 李晋哲

【导读】 药品应急保障是突发公共卫生事件响应和处置能力的重要内容,是事关社会稳定的战略性问题。文章基于文献研究,介绍了美国在药品应急保障的主要管理部门组织结构及其功能,同时结合关键知情人访谈,对上海市、江苏省和陕西省三地药品应急保障的实践情况与现实问题加以整理,结合国内外经验,提出相关政策建议,以期为完善我国药品应急保障工作提供思路。

药品应急保障是突发公共卫生事件响应和处置能力的重要内容。2020 年 6 月,中央全面深化改革委员会第十三次会议审议通过了《关于健全公共卫生应急物资保障体系的实施方案》(发改综合〔2020〕895 号)[1],紧紧围绕打造医疗防治、物资储备、产能动员"三位一体"的保障体系。各地也将药品作为重要的应急物资,落实相关工作安排。本文基于文献研究,介绍了美国的战略准备和响应管理局职能及其如何确保药品应急保障。文中还对上海市、江苏省、陕西省三地相关政策进行收集、整理,结合关键知情人访谈,总结具体做法,讨论障碍与问题,为完善药品应急保障相关工作提出政策建议。

一、美国药品应急保障实践

(一)美国战略准备和响应管理局的发展历程及组织架构

美国战略准备和响应管理局(Administration of Strategic Preparedness and Response,ASPR)是联邦政府设立的机构之一,在面临自然的或人为的灾难与突发公共卫生事件时,ASPR 负责全国医疗与公共卫生方面的应对、准备和恢复工作[2-3]。

ASPR 相关职能可以追溯到 20 世纪 50 年代。2006 年《大流行与全方位灾害准备法案》(Pundemic and All Hazards Preparedness Act,PAHPA)颁布后,美国卫生与公众服务部(Department of Health and Human Services,HHS)设立了准备和应对助理部长办公室(Office of the Assistant

第一作者:陈文,男,教授。
作者单位:复旦大学(陈文、蒋虹丽、赵康、翁冰冰、费凡),上海市卫生健康委员会(吴文辉、朱家琪、李晋哲)。

Secretary for Preparedness and Response),负责管理国家灾害医疗系统、医疗预备队和生物医学高级研究与发展管理局等部门。2018年起,办公室新增对国家战略储备的管理与监督职责。2020年办公室进一步扩充职能,确保关键医疗用品等公共卫生物资的生产与供给。2022年办公室开始承担HHS协调行动和应对的部分责任;7月,HHS将办公室从顾问角色转为业务部门,改名为战略准备和响应管理局(ASPR),美国ASPR的组织框架见图1[4-5]。

当前,ASPR作为独立机构,与美国疾病预防与控制中心(Centers for Disease Control and Prevention,CDC)、食品药品监督管理局(Food and Drug Administration,FDA)、联邦医疗保险和医疗补助服务中心(Centers for Medicare & Medicaid Services,CMS)等相互协作,共同维护药品应急保障[6]。

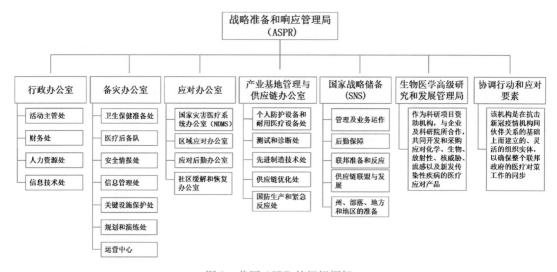

图1　美国ASPR的组织框架

(二)美国ASPR在药品应急保障中的职责

1. 管理国家药品战略储备

ASPR管理的国家战略储备(strategic national stockpile,SNS)是联邦政府为应对公共卫生安全威胁进行的物资储备,包括医药器械战略采购、储备、按需投送等。经联邦政府同意后,SNS向州/地方政府快速投送应急药品、基本医疗用品、药品器械等。2023年10月,共有250余名专业人员参与SNS管理工作,包括公务员、公共卫生专家和企业承包商等,工作内容有储备库房管理、临床护理、医疗后勤和运营、质量控制、财务管理、信息技术、战略规划、培训演练、政策沟通等[6]。

SNS有三种储备方式。第一种是预先配置储备(forward placement project),用于非常紧急的情况,以化学剂解毒剂包的形式存储在集装箱,储备规模及范围确保全国90%居民、在1小时内获得救治。第二种是12小时速达应急包(12-hour push packages),确保灾害发生后12小时内,联邦政府能调运此类药品到国境内任何地方,目前储备量可以满足30万市民、10天用药需求。应急包内有抗生素、静脉注射设备、成人及儿童呼吸维持设备、伤口护理和医疗外科用品、化学解毒剂、疫苗等,常设在交通枢纽附近的、保密的战略地点。第三种是管理型库存(managed inventory），分成政府管理（stockpile managed inventory）和供应商管理（vendor managed inventory，VMI），联邦政府发出调运决定后，24~36 小时可送达事发地点，常作为速达应急包的补充。其库存占到 SNS 总库存的 90%。

美国实行"地方—州—联邦"三级应急管理，各州和大城市的公共卫生部门都制订了配套计划，规定如何与 SNS 进行物资对接，当地有专业人员指导后续现场工作[6]。如果事态严重，地方政府可以逐级向上提出申请。经评估并获得联邦政府授权同意后，SNS 将药品送达事件地区。以速达应急包为例，应急技术咨询小组（Technical Advisory Response Unit，TARU）协助地方工作人员进行应急包的接收、分发、使用、补充和回收，TARU 常由 5~7 名药剂师、后勤专家和应急事务处理官员组成，地方部门还会征募志愿者参与辅助工作。SNS 应急药品审批及供应流程见图 2。[7]

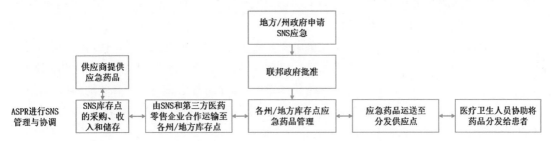

图 2　SNS 应急药品审批及供应流程

2. 资助应急药品研发

ASPR 下设的生物医学高级研究与发展管理局（Biomedical Advanced Research and Development Authority，BARDA）是生物防御科研项目资助机构，其使命是开发并供给医疗措施，应对化学、生物、放射性、核物质及流行性感冒与新发传染病的威胁。BARDA 负责管理"生物盾牌计划"，与医药产业合作，支持包括药品、疫苗、检测试剂、医用防护物品等医疗措施的高级研发[8]，资助经费投入巨大。例如，BARDA 与 136 家企业及科研机构合作，研发了 128 项新冠病毒感染预防和治疗相关产品，包括 13 款疫苗、65 种检测试剂、19 类药品、15 款疫情网络技术管理系统、20 种人类血液新冠病毒检测技术和 5 种疫苗外敷接种技术，其中多项治疗药品通过了 FDA 特殊审评审批[9]。

3. 协调药品供应保障

强大的、富有韧性的公共卫生供应链对国家公共卫生安全具有重要意义，基于这一认知，美国正在扩大公共卫生产业基础，促进政府、学界和私营部门合作开发创新的解决方案，弥补供应链关键环节的缺陷。为此，ASPR 下属产业基地管理和供应链办公室（Office of Industrial Base Management and Supply Chain，IBMSC），通过投资医疗产业基地建立多样化、高效的公共卫生供应链，确保包括药品在内的应急医用物资的生产、供应和恢复[10]。

ASPR 下属的 HHS 协调行动和响应要素（HHS Coordination Operations and Response Element，H-CORE）汇集了政府官员、公共卫生专家及医药企业等利益相关者，与 BARDA、SNS 等合作协调药品应急保障。例如，H-CORE 领导新冠疫苗、治疗药物的采购与分发，确保向公众提供疫苗、药品、检测试剂及个人防护用具等[11]。

二、我国部分地区的药品应急保障实践

（一）上海市实践

上海市出台了一系列文件,如《关于印发建立健全上海市公共卫生应急物资保障体系的实施意见的通知》(沪发改粮〔2020〕13号)、《上海市人民政府办公厅关于印发〈上海市应急管理"十四五"规划〉的通知》(沪府办发〔2021〕18号)[12]等,提出积极开展应急管理的思路和落实方案。在应对突发公共卫生事件时,上海市各部门各有分工。上海市卫生健康委负责收集医疗机构的药品需求,报予市商务委与市经济信息化委;同时,市商务委负责统计社会需求,并进行采购,经上海市信委动员、组织本地企业的生产。上海市药监局监管药品质量,协调企业生产,上海市医保局执行国家规定支付相应医药费用。

在疫情常态化管理阶段,上海市卫生健康委牵头拟定包括药品在内的76种专用医用物资清单,上海医药集团负责储备清单内的药品,上海市财政局划拨资金,对储备企业予以"贴息贴费"补助。同时,上海市已建立实施了药品储备轮库机制,确保储备药品均处于有效期,且储备总量保持不变。经信委着重落实产能储备、技术储备,持续性重点支持研发抗肿瘤药物、疫苗、抗病毒药物、器械等创新产品,促进提升本土医药企业创新能力。

（二）江苏省实践

江苏省由江苏省发展改革委与江苏省工业和信息化厅(本文简称"江苏省工信厅")形成指导性药品储备目录;江苏省政府协调江苏省卫生健康委等12个成员单位负责医疗机构短缺药物供应保障工作,分为"临床短缺"和"临床易短缺"两类情况,短缺信息来自医院监测平台和经营企业上报。

2020年,江苏省发展改革委发布《关于印发健全公共卫生应急物资保障体系实施办法的通知》(苏发改经贸发〔2020〕1281号)[13],结合江苏省实际,梳理完善并动态更新"两清单"即需求清单和供给清单,摸排具有公共卫生应急物资生产保障能力的省内企业情况,制定"两目录"。常态化疫情防控阶段,江苏省实行政府主导、分级分类的储备机制,医疗机构储备为主,省、市政府储备为补充。

基于专家论证和机构的功能定位,各类医院形成具体的储备清单,主要储备抗病毒药物等专病用药、急抢救类药品和慢性病用药等。配合医疗机构使用库存日报告系统上报的监测情况,在获得物资后,江苏省粮食和物资储备局优先保障可使用天数少的医疗机构需求。

（三）陕西省实践

2021年经修订,陕西省下发《陕西省工业和信息化厅 陕西省财政厅 陕西省卫生健康委员会关于印发〈省级医药储备管理办法〉的通知》(陕工信发〔2021〕86号)[14]。按照《省级医药储备管理办法》,陕西省工信厅负责组织制定省级药品储备计划,安排监督及管理年度省级医药储备补助资金,执行省政府下达医药储备调用指令,提出调用中央医疗服务的申请等。陕西省卫生健康委提出储备品种和数量意见,向省政府提出动态医药储备的申请。陕西省财政厅安排监

督及管理年度省级医药储备补助资金。医药储备实行有偿调用,按照企业储备、银行贷款、政府补贴、市场运作、自负盈亏的原则。陕西省设立了医药储备专项资金,列入省级财政预算,用于医药物资贴息等。

药品以实物储备形式为主,由省内四家国有流通企业承担储备任务,省内具有相关医药产品能力的生产企业作为产能储备,对储备计划外的品种还预留一定的资金储备。药品储备品种方面,由陕西省卫生健康委基于紧急医学、综合医学等专业专家建议形成目录,储备的数量由陕西省工信厅确定。

在应对突发公共卫生事件时,陕西省增加了便利医疗机构和居民采购药品的方式,如放宽医院线下采购药品限制,建立医疗机构与储备企业直通信息的网络,允许药品拆零销售等。此外,陕西省还积极培育大型现代物流企业,实现多仓协同。

(四)我国药品应急保障的困难与挑战

当前我国药品应急保障上仍存在以下问题。第一,应急保障体系快速响应仍有待加强,国家、区域与地方需要更多"一盘棋"考虑,部门协调配合程度有待提高。第二,药品储备的品种、数量和结构可进一步优化,部分储备品种日常用量较少,超过效期后药品的处置无明确规定。第三,药品应急保障工作以政府的行政安排为主,企业积极、主动参与保障的机制设计比较有限。第四,药品应急储备的资金保障多采取一事一议,缺少明确的制度规定。第五,药品应急保障的专业支持不足,如信息化系统不完善,需要人工填报数据,应急保障药品合理使用的关注度较低。

三、政策建议

药品是各类自然和人为突发事件紧急状态下急需的重要物资,复杂形势下药品应急保障的工作应未雨绸缪,不断完善政府在制度、体系与能力建设、预案准备以及资源整合等方面的职责,发挥医药人员的专业优势,充分调动企业的参与积极性,做好全社会的准备与广泛动员。

(一)完善药品应急保障的制度、体系与能力建设

将突发事件的响应和处置置于国家和地方安全战略高度,优先做好应急保障相关的制度与体系建设。对于药品应急保障的领导决策机构及其平时、战时职责,予以明确和细化。加强分析,梳理形成不同性质突发事件时的响应流程与工作举措。

形成科学研判和决策机制,建立应急状态下相关部门的统筹、协调和沟通机制,进行日常化演练。确定并落实有法可依的资金保障机制,整合政府和社会的资源。根据可能发生的灾难和突发事件性质,以及应急药品供应的时效要求,做好药品储备的品种、数量、储备形式与布局的综合计划。

(二)发挥医药人员的专业优势

形势研判、应急药品分配、药品合理使用等应更多依赖医药专家、应急与公共卫生管理专家等,建立多方参与的应急保障专家委员会。形成由专业人员兼职构成的应急保障队伍和人员网

络,加强常态下应急队伍综合演练。

规定医药专业人士指导应急药品在事发地的分配、使用与回收,确保紧缺物资的有序、合理使用。重视专家科普的作用,用好传统科普平台,开拓覆盖社会面、群众喜闻乐见的科普形式,持续提高居民在合理用药方面的健康素养。

(三)调动企业积极性,动员社会参与

制定行业发展规划,鼓励并资助企业开展应急药品的研发。落实药品战略储备的政府投入。丰富信息化管理手段,在日常信息化建设中加强对物流、仓储、使用等信息统计的功能开发。实行储备药品轮库机制,应用现代物流和智能化技术,提升药品供应链的稳健性。

探索让社会力量更好参与药品应急保障。形成政府战略储备、医疗机构储备、企业储备和家庭储备的多层级结构,提高社会成员对突发事件的应对能力,在社区、单位建立志愿者预备役队伍,增加社会韧性。

参 考 文 献

[1] 国家发展和改革委员会.《关于健全公共卫生应急物资保障体系的实施方案》(发改综合〔2020〕895 号). https://www.ndrc.gov.cn/fzggw/jgsj/zhs/sijudt/202006/t20200630_1232737.html〔2023-10-10〕.

[2] HHS. Health and Human Services Agencies and Offices. https://www.hhs.gov/about/agencies/hhs-agencies-and-offices/index.html 〔2023-10-10〕.

[3] ASPR. Administration for Strategic Preparedness and Response. https://aspr.hhs.gov/Pages/Home.aspx〔2023-10-01〕.

[4] Adashi E Y, O'mahony D P, Cohen I G. Should the Administration for Strategic Preparedness and Response Lead the National Response to a Public Health Emergency? JAMA Health Forum, 2023, 4(1): e224824.

[5] ASPR. Organization Chart. https://aspr.hhs.gov/AboutASPR/ProgramOffices/Document 〔2023-10-15〕.

[6] ASPR. Strategic National Stockpile. https://aspr.hhs.gov/sns/Pages/default.aspx 〔2023-11-11〕.

[7] 蒋丰,田侃.美国药品应急管理体系现状及启示.中国药物经济学,2021,16(6):16-20.

[8] ASPR. Biomedical Advanced Research and Development Authority. https://aspr.hhs.gov/AboutASPR/ProgramOffices/BARDA/Pages/default.aspx 〔2023-11-21〕.

[9] ASPR. COVID-19 PORTFOLIO. https://www.medicalcountermeasures.gov/app/barda/coronavirus/COVID19.aspx 〔2023-10-01〕.

[10] ASPR. Office of Industrial Base Management and Supply Chain. https://aspr.hhs.gov/IBMSC/Pages/default.aspx 〔2023-11-21〕.

[11] ASPR. H-CORE: HHS Coordination Operations and Response Element. https://aspr.hhs.gov/h-core/Pages/Default.aspx 〔2023-11-21〕.

[12] 上海市人民政府.关于印发《上海市应急管理"十四五"规划》(沪府办发〔2021〕18 号). https://

www. shanghai. gov. cn/nw12344/20210816/7c35057f10ff46a1a47f1be37e1a01f9. html[2023 - 11 - 05].

[13] 江苏省发展和改革委员会. 关于印发《健全公共卫生应急物资保障体系实施办法》(苏发改经贸发〔2020〕1281 号). https://fzggw. jiangsu. gov. cn/art/2020/12/18/art_285_9608209. html[2023 - 11 - 10].

[14] 陕西省工业和信息化厅. 关于印发《陕西省医药储备管理办法》(陕工信发〔2021〕86 号). http://www. shaanxi. gov. cn/zfxxgk/zcwjk/szfbm_14999/xzgfxwj_15008/202208/W020220809545651508840. pdf[2023 - 11 - 11].

欧洲创新药品管理准入
协议应用现状及启示

石　瑛　丛鹏萱　谢春艳　王美凤　王海银

【导读】　医疗技术的提高带来了创新药品的蓬勃发展,加快创新药品医保准入支付对提高患者可及性有重要意义。欧洲国家在这方面有多年实践经验,文章研究了欧洲 28 个国家创新药品管理准入协议,对其背景、内容、覆盖面、配套法律、有效期、特点 6 个方面进行介绍,总结其优缺点,为我国创新药品医保准入支付制度提供经验借鉴。

随着科技的发展,越来越多的创新药品被研发出来,许多国家政府为了提高患者的创新药品可及性、减少医保预算影响、促进企业新药研发积极性,都在积极探索创新药品医保准入支付制度,以实现患者、医保和药企的多方共赢。本文对欧洲 28 个国家创新药品管理准入协议进行了研究分析,为我国建立健全创新药品医保支付制度提供参考意见。

一、研究背景

依据资料可获得性原则,本文选取了英国、法国和德国等 28 个欧洲国家(国家名单见表1)作为研究对象[1-12],约占据欧洲国家总数的 62.2%,且欧洲 5 个区域均超过半数的国家纳入此次研究。研究发现,欧洲高度关注创新药品,1993 年欧盟理事会第 2309/93/EC 号法令[13]规定了创新药品的定义:含有新活性物质的药品为创新药品。2016 年欧洲药品管理局通过《活性物质化学指南》对新活性物质做了更为明确的界定[14-15]。由于创新药品市场价格非常高,2014 年欧洲药品管理局(European Medicines Agency, EMA)开展了适应性途径计划。在创新药品制造商、医保预算和卫生技术评估机构间寻求平衡,共同寻找可持续的创新药品支付方式和价格,提高患者创新药品的可及性。创新药品管理准入协议(Managed Entry Agreements, MEAs)就是其中的重要手段,在药品的实际临床收益尚不确定的情况下(如药物有效性、成本效益、预算影响等),管理准入协议是提高患者的医保内创新药品可及性的多种

基金项目:上海市科学技术委员会"省域尺度下长三角区域医疗服务价格空间格局及关联机制研究"(项目编号:21ZR1458800)。
第一作者:石瑛,女,研究实习员,上海市卫生和健康发展研究中心(上海市医学科学技术情报研究所)卫生技术评估研究部项目管理员。
通讯作者:王海银,男,副研究员,上海市卫生和健康发展研究中心(上海市医学科学技术情报研究所)卫生技术评估研究部主任。
作者单位:上海市卫生和健康发展研究中心(上海市医学科学技术情报研究所)(石瑛、丛鹏萱、谢春艳、王美凤、王海银)。
本文已发表于《卫生经济研究》2023 年 3 月第 40 卷第 3 期。

医保支付形式的支付协议包[16]。

表 1　28 个欧洲国家管理准入协议实施情况

	未 实 施	实 施
国家	芬兰、挪威、丹麦、俄罗斯、斯洛伐克、阿尔巴尼亚	瑞典、爱沙尼亚、拉脱维亚、立陶宛、波兰、捷克、匈牙利、德国、英国、荷兰、比利时、法国、罗马尼亚、保加利亚、塞尔维亚、斯洛文尼亚、克罗地亚、波黑、意大利、马耳他、西班牙、葡萄牙
数量	6 个(21.43%)	22 个(78.57%)

二、现状

(一)管理准入协议

欧洲管理准入协议包括与创新药品医保财政预算和绩效的各种具体协议。由于欧洲国家不同的选择倾向,在实践过程中,欧洲创新药品管理准入协议形成了两种代表性类型,一种是基于医保财政预算的协议,另一类是基于创新药品绩效的协议。前者更侧重控制成本,对健康结果相关数据分析简单,但它的特点是创新药品进入医保的速度更快;后者更重视健康结果,在实际操作中的卫生技术评估过程可能要耗费更多的研究成本,增加准入过程成本,减慢创新药品进入医保的速度。但两类协议的最终目的都是降低药品价格、限制高价值药物的预算影响、解决药物成本效益方面的不确定性,监控临床药物实践中的使用情况、提高患者创新药品可及性以及控制成本效益(图 1)。

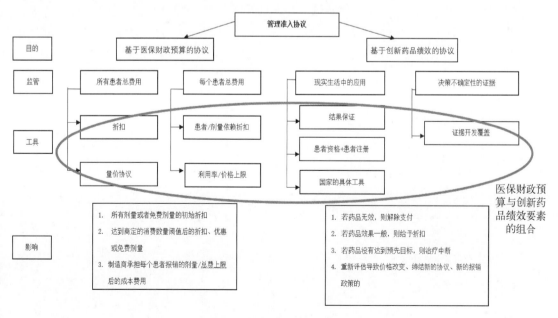

图 1　创新药品管理准入协议

（二）协议覆盖面

在 28 个欧洲国家中,22 个国家采管理准入协议的方式在医保中引入创新药品,占 28 个国家中的 78.57%；未实施的国家有 6 个,占 28 个国家的 21.43%,其分别为挪威、丹麦、斯洛伐克、芬兰、俄罗斯、阿尔巴尼亚(表1)。

（三）协议配套法律

实施管理准入协议的 22 个欧洲国家中,有 17 个国家(77.27%)有配套法律,其中有 10 个(45.45%)国家有重新立法,7 个国家(31.82%)有政策依据,其中法律配套中侧重增加药物可及性的最多,有 8 个国家(36.36%),其次是减轻成本效益的不确定性有 7 个国家(31.82%)。仅有荷兰的法律配套涉及药品的有效性,明确要求医疗保健福利计划与基于证据的有条件支付(coverage with evidence development,CED)决策相关(表2)。

表 2　欧洲 17 国管理准入协议具体法律配套情况

区　域	国　家	配套法律的侧重点				
		药品有效性	减轻成本效益的不确定性	控制财政预算影响	报销政策及可持续性	增加药物可及性
东欧	爱沙尼亚		√			
	拉脱维亚		√			
	立陶宛		√	√		√
中欧	波兰			√	√	√
	捷克			√		√
	匈牙利		√	√		
西欧	荷兰	√	√			
	比利时				√	
	法国				√	
南欧	罗马尼亚		√		√	
	保加利亚		√		√	
	塞尔维亚					√
	斯洛文尼亚		√			
	克罗地亚					√
	波黑			√		√

续 表

区 域	国 家	配套法律的侧重点				
		药品有效性	减轻成本效益的不确定性	控制财政预算影响	报销政策及可持续性	增加药物可及性
南欧	意大利					√
	葡萄牙				√	√
共 计		1	8	5	6	8

（四）协议持续时间

在已经检索到的 12 个欧洲国家管理准入协议中发现,持续时间在 3 年左右的国家最多,有 6 个国家,占 12 个国家的 50%,分别为波兰、立陶宛、塞尔维亚、斯洛文尼亚、克罗地亚、捷克;其次是协议持续时间在 1 年的有 3 个国家,占 12 个国家的 25%,为波黑、保加利亚、罗马尼亚;协议持续时间在 1~2 年的有 2 个国家,约占 12 个国家的 16.67%,为爱沙尼亚、匈牙利。同时,也存在自行议定协议时间的情况,如,拉脱维亚协议持续时间以合同为准(图 2)。

协议到期后,创新药品企业需要和政府再次协商。但大多为续签协议,也有签署新的协议情况或者没有达成新协议而导致取消准入资格的情况,如罗马尼亚、保加利亚等。

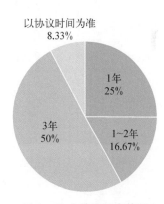

图 2　12 个欧洲国家管理准入协议持续时间

（五）协议使用偏好

在实施管理准入协议的 22 个欧洲国家中,采用基于医保财政预算的管理准入协议的欧洲国家最多,为 20 个国家,占欧洲各国采纳管理准入协议的国家的 91%,可见基于医保财政预算的管理准入协议是欧洲最常见的协议大类。22 个国家共采取了 72 种协议,从管理准入协议细类而言,其中采用量价协议的国家数量最多(16 国),其次是采用还款协议的国家(11 国)和采用折扣协议的国家(9 国),这可能与基于医保财政预算的协议操作方便有关[17]。

采用了基于创新药品绩效的管理准入协议的国家有 16 个,占比 73%。从管理准入协议细类而言,采用证据开发覆盖协议的国家(6 国)少于采纳按结果付款协议的国家(10 国)。22 个欧洲国家创新药品管理准入协议种类汇总详见图 3。

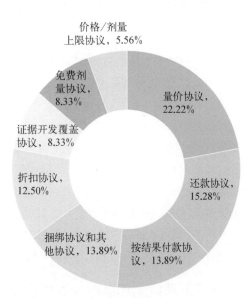

图 3　22 个欧洲国家创新药品管理准入协议种类汇总图

从欧洲各国国家层面而言,目前使用管理准入协议种类最全的是克罗地亚和匈牙利两国,其有 6 种管理准入协议;其次是波兰和斯洛文尼亚,有 5 种管理准入协议。其中斯洛文尼亚 5 种为基于医保财政预算的管理准入协议。比利时、塞尔维亚、立陶宛也均为基于医保财政预算的管理准入协议,而瑞典和荷兰只有基于创新药品绩效的管理准入协议。22 个欧洲国家采用管理准入协议大类汇总情况见图 4。

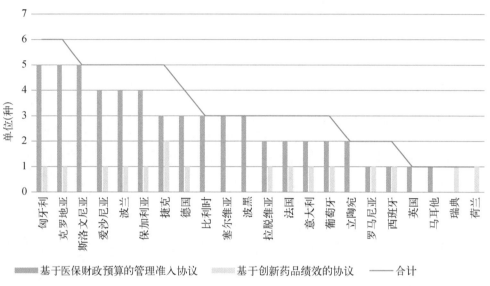

图 4　22 个欧洲国家采用管理准入协议大类汇总情况

三、欧洲管理准入协议的特点、优点与不足

(一) 欧洲管理准入协议的特点

从欧洲管理准入协议覆盖面、配套法律而言,欧洲管理准入协议应用广泛,发展相对成熟。从使用偏好而言,使用基于医保财政预算的管理准入协议的国家多于使用基于创新药品绩效的管理准入协议的国家,这与澳大利亚[18]、英国[19]及我国[20]管理准入协议的使用情况类似,主要原因是基于医保财政预算的管理准入协议准入时间快、操作简单、实施成本低[21]。表明基于创新药品绩效的管理准入协议不是所有国家的优选策略,也不是所有的创新药品都适合基于绩效的管理准入协议,也反映了基于绩效的管理准入协议的操作复杂性。基于绩效的管理准入协议的缺点主要在于开展患者跟踪困难、退款通知的操作性困难、缺乏财务激励机制,由于基于绩效的管理准入协议执行困难,意大利 2006~2012 年基于绩效的某些协议只收到了 67% 的预期退款[22-24]。另外,欧洲管理准入协议一般持续时间为 3 年,这与魏靖哲等[25]的研究相似,管理准入协议时间在 3 年内可以控制无关性风险因素。

(二) 欧洲管理准入协议优点与不足

欧洲管理准入协议可以帮助解决创新药品因药效不确定性导致的难以纳入医保支付的问

题,加快创新药品的引入,提高患者对创新药品的可及性。对政府而言,根据管理准入协议的类型及其目标,可以更好地控制预算影响,提高成本效益,并改善药品的使用和获取。例如,基于医保预算考虑,可以通过折扣协议、量价协议等管理准入协议控制医保支付预算。又如,基于创新药品药效考虑,可以通过按结果付款协议、证据开发覆盖协议等保证医保支付结果。对企业而言,管理准入协议使制造商扩大了创新药品纳入医保的机会,有利于创新药品的推广。设定机密有效价格,打破了外部参考定价的链接,同时也收集了临床数据,减少药品实际价值的不确定性。对患者而言,提高了临床收益不确定的昂贵创新药品纳入医保的可能性,提高了患者对创新药品的可及性。

管理准入协议还处于发展完善之中。对政府而言,管理准入协议需要增加时间和财务、管理等成本,如协商时间、患者反应监测、数据收集和注册系统开发等;基于创新药品绩效的管理准入协议政府实施难度较大,尤其是在需要评估临床证据的情况下,需要依靠社会专业评价机构开展。对企业而言,鉴于对没有疗效的患者退款、折扣和收集临床数据困难等原因,管理准入协议使企业利润空间受到压制。对患者而言,获得管理准入协议的药物信息渠道有限,特别是类似需要临床结果证明。由于患者不了解患者跟踪协议,其实是变相降低了患者对创新药品的可及性。

欧盟对管理准入协议保持谨慎态度。欧盟 2018 年在《高成本创新药物的创新支付模型》(*Innovative payment models for high-cost innovative medicines*)[16]一书中指出,管理准入协议仅应在引进创新药品过程中,卫生技术评估对创新药品的临床效果、成本预算的担忧,导致延迟创新药品的引进时,才可以使用管理准入协议。

四、经验与启示

(一)构建相应的法律配套框架

中国国家医保局于 2020 年 7 月发布《基本医疗保险用药管理暂行办法》(国家医疗保障局令第 1 号),明确了创新药品的准入支付流程,但是其中关于创新药品法律法规的细则有待完善。

而欧洲国家药品法律制度健全,法律法规体系完备,针对创新药品的法律法案有不少国家涉及。我国创新药品的法律法规可以参考欧洲,基于促进创新药高质量发展的原则,进行完整的细化阐述,起到指导性的作用。例如,企业申报阶段的参照药品选择与核价机制细则、专家评审环节的专家选择机制细则、公示回顾机制细则等,从而完善创新药品医保准入支付法律法规,减轻成本效益的不确定性,增加患者药物可及性。

(二)积极探索创新药品管理准入协议机制

目前我国建立了由医保主导的创新药品谈判准入机制,通过企业申报、专家评审、谈判准入确定支付标准,在谈判前专家基于药品价值与医保基金承受能力测算形成谈判底价,若谈判成功则采取管理准入协议中的折扣价格保密协议。其优点是对医保基金影响较小,缺点是较低的支付标准容易导致谈判失败,降低患者创新药品的可及性;过低的价格不利于创新药企业良性发展,减少企业药品创新研发的积极性。

鉴于欧洲各国经验,我国可以参考欧洲各国,探索适合我国的医保支付的创新药品管理准入机制。通过药品的临床疗效证据、药物经济学评价以及预算影响等多个维度,选择单一的或组合使用的药品管理准入协议方式,加快创新药品的准入速度,提高患者的可及性,控制创新药对医保基金影响,同时增加企业创新积极性。

(三) 引入真实世界数据助力医保决策,完善医保目录动态调整机制

随着药品创新技术的日益进步,利用真实世界研究辅助药品研发,有效助力医保决策。中国国家药监局已于 2020 年 1 月正式发布《真实世界证据支持药物研发与审评的指导原则(试行)》,也表明我国对真实世界数据的关注。

我国可参考欧洲,在创新药品谈判准入后,协议期限可延长至三年,并设创新药品目录动态调整的机制,通过引入真实世界数据,构建数据库,对创新药品临床患者使用效果进行持续追踪评估,保留证据覆盖的连续性,进行全疗程、全方位的临床数据评估,在协议到期后,对于效果好的药品予以续签沿用,对于效果一般的创新药品予以降价谈判,对于效果较差的创新药品不予以续签。

--------- 参 考 文 献 ---------

[1] The World Bank. Albania - health system improvement project. https://documents. worldbank. org/en/ publication/documents-reports/documentdetail/822301468009009546/albania-health-system-improvement- project[2021 - 10 - 17].

[2] Savedoff W D, Gottret P. Governing mandatory health insurance:learning from experience. Washington DC:The World Bank, 2008.

[3] 安顺. 欧盟医保模式在比较中创新. 中国医疗保险,2009,(4):62 - 64.

[4] 陈晓棠. 俄罗斯强制医疗保险制度构建的法律依据和实践经验. 医学与法学,2019,11(6): 13 - 17.

[5] 蔡华伟. 部分国家医疗状况概览. 中国医疗保险,2012,(04):25.

[6] 石文伟. 中英两国医疗模式比较. 医学与哲学,2012,33(12):49 - 50.

[7] 谢戎彬. 塞尔维亚医疗改革新举措(综述). http://www. people. com. cn/GB/channel2/18/ 20000809/179050. html[2021 - 10 - 16].

[8] 尤川梅,姚岚. 斯洛文尼亚卫生体制改革概况. 中国社会医学杂志,2009,26(5):289 - 290.

[9] 赵世超,王欣,卢颖,等. 苏东地区国家卫生改革综述. 中国卫生事业管理,2013,30(9): 648 - 651.

[10] 周森. 克罗地亚卫生筹资改革. 国外医学(卫生经济分册),2008,25(3):107 - 111.

[11] 克罗地亚健康保险基金. https://www. hzzo. hr/en/nacionalna-kontaktna-tocka-ncp/en-health- insurance-in-the-republic-of-croatia/[2021 - 10 - 15].

[12] 毛燕娜,王小万. 中东欧转型国家卫生筹资改革经验与启示. 国外医学(卫生经济分册),2012, 29(2):49 - 54.

[13] The Council of the European Communities. Council Regulation(EEC) No 2309/93 of 22 July 1993 laying down Community procedures for the authorization and supervision of medicinal products for

human and veterinary use and establishing a European Agency for the Evaluation of Medicinal Products. https://eur-lex. europa. eu/legal-content/EN/TXT/? uri = CELEX%3A31993R2309[2021 - 10 - 17].

[14] 欧洲药品管理局. https://ec. europa. eu/health/sites/health/files/files/eudralex/vol-6/vol6a_chap1_en. pdf[2021 - 10 - 15].

[15] Committee for Medicinal Products for Human Use (CHMP). Guideline on the chemistry of active substances. https://www. ema. europa. eu/en/documents/scientific-guideline/guideline-chemistry-active-substances_en. pdf[2021 - 10 - 17].

[16] EXPH, Barry M M. EXPH Innovative payment models for high-cost innovative medicines. https:// health. ec. europa. eu/system/files/2019-11/opinion_innovative_medicines_en_0. pdf[2021 - 10 - 17].

[17] Bouvy J C, Claudine S, Sarah G. Managed Entry Agreements for Pharmaceuticals in the Context of Adaptive Pathways in Europe. Frontiers in Pharmacology, 2018, 9: 280.

[18] 林振平. 澳大利亚药品管理准入协议. 国外医学·卫生经济分册, 2015, 32(2): 49 - 55.

[19] 李伟, 施慧, 丁锦希, 等. 英国癌症药物基金的疗效风险分担协议分析. 中国新药杂志, 2021, 30(17): 1559 - 1564.

[20] 王颖香, 陈磊, 徐怀伏. 药品管理准入协议应用的国际经验及对我国的启示. 中国药房, 2022, 33(11): 1295 - 1299.

[21] 汤静琪, 张晓. 澳大利亚高值药物管理准入政策及对我国的启示. 中国新药杂志, 2021, 30(12): 1073 - 1078.

[22] Carlson J J, Gries K S, Yeung K, et al. Current status and trends in performance-based risk-sharing arrangements between healthcare payers and medical product manufacturers. Applied Health Economics and Health Policy, 2014, 12(3): 231 - 238.

[23] Carlson J J, Sullivan S D, Garrison L P, et al. Linking payment to health outcomes: A taxonomy and examination of performance-based reimbursement schemes between healthcare payers and manufacturers. Health Policy, 2010, 96(3): 179 - 190.

[24] Navarria A, Drago V, Gozzo L, et al. Do the current performance-based schemes in Italy really work? "Success fee": a novel measure for cost-containment of drug expenditure. Value in Health the Journal of the International Society for Pharmacoeconomics & Outcomes Research, 2015, 18(1): 131 - 136.

[25] 魏靖哲, 蒋蓉, 孙圆圆, 等. 意大利创新药物条件准入协议政策分析及对我国的启示. 中国新药杂志, 2019, 28(4): 385 - 389.

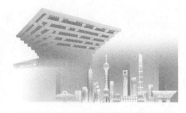

第八章

中医药发展

中医药传承创新发展是新时代中国特色社会主义事业的重要内容，是中华民族伟大复兴的大事。推进中医药现代化是国家对中医药传承创新发展的部署要求，也是落实党的二十大报告提出的中国式现代化建设的任务和举措之一，已成为国家和行业共识。本章从中医药现代化推进战略思考整体层面入手，从健康服务、科技创新、教育、产业、文化传播、治理体系和治理能力等方面提出推动中医药现代化的战略策略。继而从中西医结合学科发展、海派中医进社区、国家中医药综合改革示范区构建中药饮片溯源体系、中医临床数据标准体系构建等各个角度，探讨中医药传承创新发展之路。本章总结归纳出我国中西医结合学科发展领域的共 14 个主要问题，并确认其中关键问题，从而提出有针对性的建议；通过多种方法探索目前海派中医进社区的现状和问题，并提出 6 方面意见建议；对目前国家中医药综合改革示范区相关省市在中药材和中药饮片溯源方面开展的工作及问题进行研究，重点讨论上海市国家中医药综合改革示范区在中药饮片溯源方面开展的实践及面临的问题，并提出相关政策建议；从中医临床基本信息、临床诊断、临床干预和临床评价四个方面进行分类整理，规范中医临床数据标准处理，促进中医药信息化与标准化双向融合，以期为中医智慧化、智能化建设提供标准支撑。

中医药现代化推进战略思考

苏锦英 袁 敏 张亭立 王春艳 陈 璐 苏钢强

【导读】 推动中医药现代化发展是习近平总书记对中医药工作的部署和要求,对于国家,能够实现更好地服务于国家现代化建设、服务于国家社会经济的发展、服务于健康中国建设;对于行业,能够加快推动行业提质增效、实现高质量创新发展;对于群众,能够更好地服务人民群众生命健康、提高人民群众感受度。文章围绕中医药行业贯彻落实党中央、国务院决策部署,立足新发展阶段,完整、准确、全面贯彻新发展理念,从中医药现代化的概念与内涵、中医药现代化的战略路径、战略评价维度等方面展开论述,最终从健康服务、科技创新、教育、产业、文化传播、治理体系和治理能力等方面提出推动中医药现代化的战略策略。

中医药传承创新发展是新时代中国特色社会主义事业的重要内容,是中华民族伟大复兴的大事[1]。进入新发展阶段,党的二十大报告提出"以中国式现代化全面推进中华民族伟大复兴";指出要"促进中医药传承创新发展"。推进中医药现代化是国家对中医药传承创新发展的部署要求,也是落实党的二十大报告提出的中国式现代化建设的任务和举措之一,已成为国家和行业共识,对于国家,能够实现更好地服务于国家现代化建设、服务于国家社会经济的发展、服务于健康中国建设;对于行业,能够加快推动行业提质增效、实现高质量创新发展;对于群众,能够更好地服务人民群众生命健康、提高人民群众感受度。

本文围绕贯彻落实党中央、国务院决策部署,立足新发展阶段,完整、准确、全面贯彻新发展理念,着力构建新发展格局,从中医药现代化的概念与内涵、中医药现代化的战略路径、战略评价维度等方面展开论述,提出推动中医药现代化的战略策略。

一、中医药现代化的概念与内涵

要解读"中医药现代化",首先要理解"现代化"和"中国式现代化"的内涵。

基金项目:国家中医药管理局委托项目"中医药现代化战略研究"(项目编号: GZY - FJS - 2022 - 012)。
第一作者:苏锦英,女,上海中医药大学发展规划处(学科建设办公室)副处长。
通讯作者:苏钢强,女,国家中医药管理局规划财务司原司长。
作者单位:上海中医药大学(苏锦英、袁敏、张亭立、陈璐),上海市中医文献馆(王春艳),国家中医药管理局(苏钢强)。

（一）"现代化"的概念

"现代"与"现代化"溯源。"现代"（modern）一词，起源于16世纪，来自拉丁语的词根modo，意思是"当下、现在"。伴随着英国工业革命的发生，"现代化"（modernize，modernization）一词开始出现并被广泛应用。

根据《玛丽安韦氏大词典》（*Merriam-Webster's Collegiate Dictionary*）的定义，"现代化"（modernization）具有两个基本词义：① the act of modernizing，指实现现代化的行为和过程，就是成为现代的和满足现代需要的行为和过程；② the state of being modernized，指现代化实现之后，一种可以满足现代需要、具有现代特点的状态。

北京大学教授、当代中国现代化理论与比较现代化进程研究的主要开创者罗荣渠先生在《现代化新论：世界与中国的现代化进程》[2]中将"现代化"的含义归纳为四种过程：一是指近代资本主义兴起后，经济上落后的国家在经济和技术上，通过技术革命赶上世界先进水平的历史过程；二是经济落后国家实现工业化的进程；三是指自然科学革命以来人类急剧变动的过程；四是指生活方式、价值观和心理态度的改变过程。

（二）"中医药现代化"的概念

1. 相关研究著作观点

《中医现代化科技发展战略研究》[3]提出：中医现代化是按照中医自身发展规律，满足时代发展的需求，充分利用现代科学技术，继承和发扬优势和特色，使中医学从理论到实践都产生新的变革与升华，成为具有当代科技水平的医学理论体系的发展过程。

《中药现代化二十年（1996—2015）》[4]提出：中药现代化是指将传统中药的优势特色与现代科学技术相结合，诠释、继承和发扬传统中药的理论和实践，改造和提升中药的现代研究、开发、生产、管理和应用，以适应社会需求并推动社会发展的过程。

《中医药现代化发展战略研究》[5]提出：中医药现代化就是传统中医药学与现代科学技术相结合的过程。

2. 专家观点

中国工程院院士王永炎[6]提出中医药现代化发展过程，可概括为继承、验证、质疑、创新四个阶段，应从传统开始，走出传统，取其精华，弃其糟粕；并且与现代科学技术相互融合，迈向现代中医的新的里程。中国科学院院士陈可冀[7]提出实现中医药现代化的重要评估指标之一，是应用现代科学包括现代医学和中医药学的理论和方法传承、发展、创新以提高中医药的临床疗效并为我国及国际医药学界所共同接受。国医大师孙光荣[8]提出，围绕"中医药传承与现代化"的主题，坚守"坚持中西医并重，传承发展中医药事业"初心，坚守中医临床思维和中医临床的真正疗效，传承中医药经典理论原则和中医名家以及各个流派的学术经验，普及中医药文化和中医养生知识技术，创新"理、法、方、药"。其余行业内学者意见，例如，广州中医药大学许学猛教授[9]认为中医现代化的本质就是"中医现代科学化"，是一个实践和持续发展的过程，其指导思想是现代科学思想，研究对象是中医；南京中医药大学吴承玉教授[10]认为中医药现代化的根本标志不是与现代科学的融合程度，而是满足社会需求的程度。

3. 本文观点

综上，本文认为，从广义来说，中医药现代化是指传承精华守正创新，与时俱进，不断适应现代社会发展，增进人民群众健康福祉的过程。从狭义而言，中医药现代化是一个适应现代社会发展需求，尊重中医药规律，不断地用最先进的发展理念、发展方式、体系制度推动并实现健康服务、科技创新、教育、产业、文化传播、治理体系和治理能力各领域高质量协调发展，满足人民群众健康需求。

二、中医药现代化的战略分析

中医药现代化发展，大致分为四个战略阶段：一是萌芽阶段（1996 以前）：从理论上进行了研究探讨，但还未开始实质性探索；二是试点阶段（1996~2005 年）：以中医药科技现代化为切入点，进行探索和示范；三是整体布局、局部突破阶段（2006~2020 年）对中医、中药进行整体布局，通过项目实施，争取局部有所突破；四是全面推进阶段（2020 年以后），到目前进入全面推进阶段。本文提出的阶段目标，与国家分两步走的战略安排时间阶段一致。在全面建设社会主义现代化国家的背景下，对新时代中医药现代化战略进行分析并做出判断和建议。

（一）把握中医药发展所处历史方位和社会主要矛盾变化

当前，社会主要矛盾已经转化为人民日益增长的美好生活需要和不平衡不充分的发展之间的矛盾，随着健康中国建设的推进，群众对健康有了更高需求。中医药现代化，需要紧跟时代步伐和人民需要，在实现高质量发展中，从政策制度上、科技创新上、服务模式上，激发和释放中医药多元功能和价值。还要针对社会主要矛盾，充分发挥中医药在治未病的作用，以新理念、新模式、新技术、新方法，全方位全周期保障人民健康，让人民群众享受到更多更优健康福祉。

（二）把握中医药守正创新，统筹推进健康服务、科技创新、教育、产业、文化传播、治理体系和治理能力现代化

依据国家发展中医药的规划部署，中医药发展必然是"并联式"的过程，统筹推进健康服务、科技创新、教育、产业、文化传播、治理体系和治理能力各方面现代化。在新的历史时期，制定中医药现代化战略，在尊重中医药规律的同时，要注重紧紧依靠改革为中医药传承创新发展提供持续动力。发挥改革的突破性和先导性作用，推动各项改革任务、制度建设向中医药高质量发展目标聚焦，向有利于优化中医药服务供给、增强人民群众获得感方向前进，促进中医药治理体系和治理能力现代化。

三、中医药现代化的战略路径

党提出的社会主义现代化的新时代新征程的建设总体要求和国家对中医药发展的要求是中医药现代化战略的根本遵循和依据。

(一) 战略思路

中医药不仅具有卫生健康属性,还具有科技、文化、经济、生态等多元价值。应以满足人民群众中医药健康需求为出发点和落脚点,以服务国家战略为根本,以"四个建立健全"为重点,以体制机制创新为突破口,坚持科技创新和治理现代化"双轮驱动",发挥中医药多元功能和价值,统筹推进健康服务、科技创新、教育、产业、文化传播、治理体系和治理能力等方面的现代化,聚焦中医药高质量发展目标,向有利于优化中医药服务供给、增强人民群众获得感方向前进,努力走出一条符合中医药特点和规律的治理新路子,为中医药传承创新发展提供持续动力,在中国式现代化的伟大征程中谱写新篇章,为建设健康中国、实现中华民族伟大复兴的中国梦贡献力量。

(二) 战略策略

通过科技创新和治理现代化"双轮驱动",科技赋能、治理护航、协调联动、统筹推进。一是以治理现代化为牵引,以"四个建立健全"为重点,以体制机制创新为突破口,构建系统完备、科学规范、运行有效的制度体系、管理体系、政策法规及标准体系,把国家的政策优势充分转化为中医药治理效能。二是以科技创新为驱动,将创新驱动发展作为中医药现代化的优先战略,依靠构建系统完备、科学规范的科技合作机制激发中医药的创新活力、提升创新效率,来支撑中医药的高质量发展,以产学研一体化创新模式及符合中医药特点的科研组织与评价体系构建良好创新生态,带动健康服务、人才队伍建设、产业发展、文化"双创"、治理体系和治理能力现代化全面创新。

(三) 推进路径

以中医药振兴发展重大工程深入实施为抓手,通过重点完善中医药服务体系、管理体制机制,以加强中医药科研和创新为关键,在重大工程的实施中,促进规划落实并激发中医药现代化发展的潜力和活力;通过中医药大数据体系建设,推动治理流程再造和模式优化,提高管理水平和服务效能。带动中医药现代化发展各项重点任务建设有序高效推进,走绿色、开放、可持续道路,为推动中医药现代化和健康中国建设提供不竭动力。

在具体建设任务上:

1. 推进中医药健康服务现代化

以满足人民群众看得上病、看好病,看病更舒心、服务更体贴的要求为目标,采用以大数据支撑政策制度改革,以智能化支撑人性化、便捷化、公平可及服务,以信息化支撑高效化、精细化管理的策略,形成整合型、智慧化,融预防保健、疾病治疗和康复于一体的中医药服务体系;创新智慧化服务模式,满足全民和全生命周期健康需要,为群众提供优质、高效、便捷的中医药健康服务。

2. 推进中医药科技创新现代化

以把科技成果充分应用到现代化建设为目标,采用构建开放创新生态、"举国体制"集中攻关、多学科、产学研用协同创新的策略,发挥中医药原创优势是科技创新基点,协同创新是中医药现代化的必由之路。中医药和现代科学技术深度融合,不断破解中医药整体观、生命观认识下的现代健康问题,取得从理论到实践的变革与升华,成为中医药高质量发展的强劲动力。

3. 推进中医药教育现代化

以培养特色人才,激发人才活力为目标,采用强化中医思维、构建人才格局、建机制、补短板的策略,围绕健康服务、科技创新、教育、产业、文化传播、治理体系和治理能力等现代化发展要求为国育才,不断塑造发展新动能新优势。以教育和人才培养理念、体系、制度、内容、方法、治理现代化,推动中医药人才培养体系、培养模式、人才结构与现代社会需求相适应,为中医药现代化发展需要提供坚强的人才支撑和智力保障。

4. 推进中医药产业现代

以保障质量,绿色可持续发展为目标,采用以道地化、生态化、品牌化推动中药材产业绿色发展,以数字化、智能化促进中医药工业智能升级,以制度化、标准化促进跨越式发展的策略,以科技驱动中药全产业链提质增效、保障质量,促进中药产业与中医药服务融合,促进中药一、二、三产业融合,形成绿色生态发展新局面。中药产业智能化水平迈上新台阶,绿色高效先进制造与生态环境保护良性互动。中医药健康服务业内涵更加丰富、结构更加合理,技术创新、产品创新、业态创新不断取得突破,对经济社会发展的贡献率进一步增强。

5. 推进中医药文化传播现代化

以讲好中医药故事,提升软实力,扩大影响力为目标,采用夯实文化研究基础、构建现代话语体系、融入现代生产生活的策略,树立个人是健康第一责任人的理念,用中医药健康文化为群众提供丰润的精神滋养。彰显中医药作为中华文明瑰宝的代表意义和传导功能,成为引导群众增强民族自信与文化自信的重要支撑[11]。

6. 推进中医药治理体系和治理能力现代化

以健全治理体系,提高治理能力为目标,采用依法行政、"立、改、健"、塑造"精兵强将"的策略,适应我国社会主要矛盾变化,统揽中医药事业、产业、科技、教育、文化发展,不断满足人民对美好生活新期待,通过对中医药法规、政策举措、管理体系、标准体系的建立健全,促进和保障中医药事业和产业的高效率运行和高质量发展。把国家的政策优势转化为中医药治理效能,使发展成果惠及全体人民。

参 考 文 献

[1] 中共中央,国务院.中共中央　国务院关于促进中医药传承创新发展的意见(2019 年第 31 号).2019.

[2] 罗荣渠.现代化新论:世界与中国的现代化进程.北京:北京大学出版社,1993:128.

[3] 中医现代化科技发展战略研究课题组.中医现代化科技发展战略研究.北京:学苑出版社,2003.

[4] 张伯礼,陈传宏.中药现代化二十年(1996—2015).上海:上海科学技术出版社,2016.

[5] 李振吉.中医药现代化发展战略研究.北京:人民卫生出版社,2009.

[6] 王永炎.继承　验证　质疑　创新——关于中医药现代化发展的思考.上海中医药杂志,2000(8):4-6.

[7] 陈可冀.推进中医药现代化和中西医结合事业//陈可冀,吕爱平.结合医学现状与发展趋势.北京:中国协和医科大学出版社,2006:2.

[8] 孙光荣.中医药传承与现代化:一心二守三传四新.中医药通报,2019,18(2):1-2.

［9］ 梁灿德,鲁海,刘文刚,等.浅析中医药现代化.河南中医,2011,31(10)：1113－1115.

［10］ 丁以艳,吴承玉.独树一帜　独善其身——中医药现代化发展思路探讨.江苏中医药,2010,42(1)：3－4.

［11］ 国家中医药管理局,中央宣传部,教育部,国家卫生健康委,国家广电总局.关于印发《中医药文化传播行动实施方案(2021—2025年)》的通知(国中医药办发〔2021〕3号).2021.

中西医结合学科发展
关键问题确认研究

陈 红 高 翔 岑 珏 王道珍

舒 静 晋 永 胡鸿毅 施建蓉

【导读】 中西医结合的学科建设工作是培养高层次中西医结合人才的基本载体,是推动中西医结合事业发展的基础工程,是实现和促进中西医结合学科持续、快速、稳定、健康发展的重要途径。文章通过文献综述、聚类分析等方法,总结归纳目前中西医结合学科发展的关键问题,并提出完善规范化培训标准、优化教学模式,以及加快中西医结合实践基地建设三方面的意见建议,以期助力中西医结合学科更快、更好发展。

《中共中央 国务院关于促进中医药传承创新发展的意见》提出,要坚持中西医并重、打造中西医相互补充协调发展的中国特色卫生健康发展模式。中西医结合是我国特有的一种医学模式,对中国乃至整个世界的卫生事业做出了重大贡献[1]。目前,中西医结合疗法在传染性及非传染性疾病中均显现出良好的适用性,如在此次新冠疫情中,中西医结合疗法有效提高了发热、咳嗽、乏力、胸闷、厌食症等症状的消失率,对轻型和重型新型冠状病毒感染患者均产生较好的疗效[2]。因此,中西医结合学科发展的重要性也得到了提升。截至目前,全国已有54所高校本科开设了中西医结合专业,其中有16所高校单独设立了中西医结合学院或院系[3]。在新的形势和新的环境下,中西医结合学科的发展已从"规模发展"向"质量提升"转变[4],转变过程中往往面临许多问题。准确地发现问题是更好解决问题的前提。本文在对与中西医结合学科发展有关的政策进行梳理的基础上,对近几年来公开发表的文献中出现的有关中西医结合学科发展存在的问题进行归纳总结,形成问题清单,运用政策问题确认程式确认中西医结合学科发展领域的关键问题,从而为中西医结合学科的内涵建设提出有针对性的建议。

基金项目:上海市进一步加快中医药传承创新发展三年行动计划项目"中西医结合住院医师规范化培训标准研究"[项目编号:ZY(2021-2023)-0601]、"中西医结合旗舰医院建设"[项目编号:ZY(2021-2023)-0205-04];全国中医药高等教育"十四五"规划2023年度教育科研课题"以'四新'建设统领推动'中医+''+中医'复合型中医药创新人才培养"(课题编号:ZD-23-04)。
第一作者:陈红,女,硕士研究生。
通讯作者:施建蓉,女,上海交通大学医学院党委副书记、纪委书记。
作者单位:上海交通大学医学院(陈红、高翔、施建蓉),上海市第六人民医院(岑珏、王道珍),上海中医药大学(舒静、晋永),上海市卫生健康委员会(胡鸿毅)。
本文已被《中华医学教育杂志》录用。

一、资料与方法

（一）资料来源

为分析中西医结合学科发展中存在的关键问题与不足,我们在 PubMed、中国知网、万方及中国生物医学文献数据库中以"中西医结合"为主题词进行检索,时限为 2023 年 3 月 1 日前,搜索出文献共 20.72 万篇,研究内容主要以中西医结合疾病治疗为主。以"中西医结合+学科发展/学科建设/教学"为主题词进行检索,搜索到文献 436 篇,主要包括中西医结合基础和中西医结合临床两方面的内容。将中西医结合学科建设作为主要研究内容,剔除明显不相关和重复的文献,最终得到研究文献 43 篇。总结发现,现有研究内容多为与其他专科联合的学科建设探讨及重点学科建设的思考,而尚未有研究对中西医结合学科发展的关键问题进行明确界定。

（二）方法与步骤

1. 政策梳理

系统搜索收集近年来中西医结合学科建设的政策文件,对发布年份、相关部委及其中的具体内容进行整理总结,明确国家和地区对中西医结合学科建设的政策导向和要求。

2. 问题系统构建

建立文献评阅库,系统评阅国内外涉及中西医结合学科发展的研究文献,运用比较研究、内容分析的方法,罗列中西医结合学科发展存在的问题,形成问题清单,并对各个问题的具体表现及影响进行精确界定。为了更清楚地展示问题系统的结构,遵循"卫生系统宏观模型"中的"子模—概念—指标"框架对问题进行分类[5]。

3. 关键问题确认

依据政策问题确认程式[6]的思路、步骤,综合运用德尔菲法(Delphi method)和层次分析法,明确中西医结合学科发展各问题的重要程度指数和严重程度指数,综合判断明确关键问题。针对得到的关键问题,组织中西医结合领域相关专家开展意向论证,明确接受程度,确保理论研究结果与实践的一致性。

（1）问题重要性:重要性指数主要被用来确定问题的主次关系,表示某个社会问题对领域目标的影响和作用的大小[7]。重要性的判别方式是与同类其他问题进行比较,判断该特定问题的影响力。本文邀请 6 名从事医院管理或高校行政工作,具有副高级及以上职称,且对中西医结合学科发展、课程建设等有一定了解的专家,按照"9 分度评分法",对问题进行重要性比较评分,并运用层次分析法对重要性进行排序。

（2）问题严重性:严重性指数是衡量一个问题在社会上受关注的程度,数值越大说明该问题越需要被决策者所重视。本文从问题严重性认可程度和假定问题不解决对卫生系统的破坏程度两个方面计算严重性指数大小。问题 i 的严重程度指数 $S_i = \sum (d_i \times e_i)$,其中 d_i 为问题 i 的严重性认可程度,e_i 为问题 i 不解决对卫生系统造成的破坏程度。考虑到可比性,对严重性指数进行归一化处理[8],即 $S_i / \sum_{j=1}^{14} S_j$,根据数值大小对严重性进行排序。

二、结果

(一)政策文件梳理

中西医结合作为中、西医学的交叉领域,具有鲜明的研究方向和独特的方法体系。《"十四五"中医药发展规划》实施以来,国家已采取一系列措施来促进中西医结合事业的发展,对中西医结合医学的发展起了极大的推动作用[9]。同时,国家和社会各界也越来越重视中西医结合的学科建设工作,包含中西医结合学科发展内容的政策文件陆续发布,对中西医结合专业的归类、执业范围等进行了明确规定。2021年,国家卫生健康委等三部委联合发布《关于进一步加强综合医院中医药工作推动中西医协同发展的意见》,强调要组织开展高层次中西医结合人才培养,加强中医药继续教育与技能培训,推进中西医结合诊疗服务在医院主要临床科室的全覆盖。

(二)文献边界分析

文献边界分析法是一种通过绘制积累频度分布图,显示已达到研究问题边界的方法。首先对文献情况绘制发表年份分布图。由图可知,2002~2008年发文数量呈现快速上升趋势,2008年达到一个发文小高峰,发表文章达30篇,这可能与全国中西医结合管理学术会议的召开有关。随后2009~2015年间呈现缓慢下降趋势,2016年以后又呈现缓慢上升趋势,具体情况见图1。

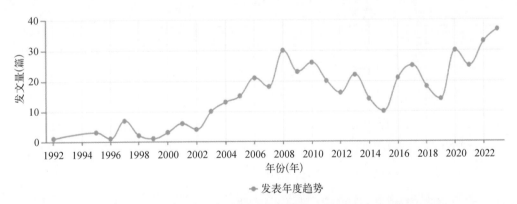

图1 我国中西医结合学科发展相关文献发表时间分布图

逐篇阅读本文检索的43篇文献,收集整理提及的问题,并描绘问题饱和曲线。当曲线持平时,说明问题收集基本饱和,基本涵盖所有问题类别。如图2所示,在评阅文献至11篇时,提取出的问题数量达到了最大值,并且在此后的评阅过程中没有发生改变。根据边界分析法,我们认为问题收集已经较为完全。

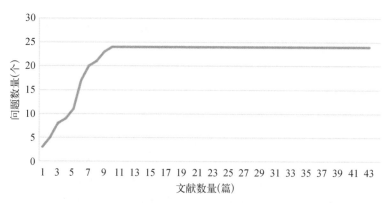

图 2　我国中西医结合学科发展问题的评阅饱和曲线

对收集到的问题进行深入分析与凝练,得到中西医结合学科发展领域现存的 14 个主要问题,并根据"子模—概念—指标"框架[6],将凝练出的问题与各子模一一对应,最终形成我国中西医结合学科发展的问题系统,具体见表 1。

表 1　我国中西医结合学科发展的问题清单

序号	问 题 描 述	概 念	维 度	子 模
1	中西医结合临床一体化师资缺乏问题	人力	资源	
2	针对中西医结合专业的规范化培训标准缺失	计划与评价机制		
3	中西医结合执业医师考试规范化程度不足	计划与评价机制		
4	中西医结合教学体系不够科学,教学模式不够成熟,中西医结合教育仍缺乏渗透和交融	教学体系	组织	结构
5	课程结构不合理	教学体系		
6	中西医结合专业学制无法满足人才培养要求	教学体系		
7	中西医结合发展政策支持缺乏	政策工具使用		
8	中西医结合的理论体系不完善	管理层次	行政	
9	中西医结合医师准入管理不科学	管理层次		
10	专业学位培养与规范化培训过程未体现学科特色	可及性	过程	
11	中西医结合后期临床教学体系不完整,中西医结合实践基地不足	利用		
12	科研成果转化率相对较低	目标与成效	效果	结果
13	中西医结合的概念和性质目前还缺少学术界与社会的广泛关注与认同	技术与知识	社会文化	外部子模
14	未形成国家级的中西医结合研究平台	直接影响	政治	

（三）问题优先顺序明确

1. 四类问题的优先顺序

通常根据重要性以及严重性指数来判断某一领域问题解决的优先顺序,问题可分为重要且严重、重要但不严重、严重但不重要、既不严重也不重要四类。运用 K 均值聚类(K-means clustering)对 14 个问题进行分析,分析结果详见表 2。

表 2　基于 K 均值聚类的问题系统最终判别区间

判定维度	聚 类 区 间		统 计 指 标	
	类别 1	类别 2	F	P
重要性	0.134 4	0.036 4	55.414	<0.001
严重性	0.088 9	0.027 6	22.245	<0.001

根据上述聚类分析结果:重要的问题:2、4、7、3、5、10;不重要的问题:6、8、9、1、12、11、13、14;严重的问题:2、7、14、12、10;不严重的问题:6、8、5、9、1、11、4、13、3。

将问题归入对应象限,具体见图 3。

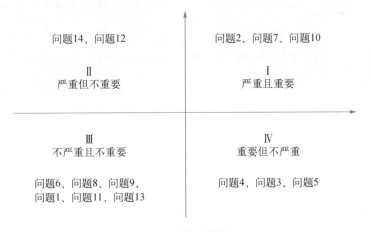

图 3　聚类分析图

2. 四类问题的优先解决度

我们使用加权算术平均法来计算优先解决度,计算公式为 $R_i = I_i W_i + S_i W_s$。其中 W_i 和 W_s 为重要性指数和严重性指数的权重,选用区别被评价对象的能力相对较强的变异系数法进行计算。根据公式可得,重要性指数(I_i)和严重性指数(S_i)的权重分别为 0.601 1 和 0.398 9。依据上述方法计算各个问题的优先解决指数并进行排序,详见表 3。

表3　中西医结合学科发展问题的重要性、严重性和优先解决情况排序

编号	问 题 描 述	重要性		严重性		优先解决	
		I_i	排序	S_i	排序	R_i	排序
2	针对中西医结合专业的规范化培训标准缺失	0.157 8	1	0.142 8	1	0.151 8	1
4	中西医结合教学体系不够科学,教学模式不够成熟,中西医结合教育仍缺乏渗透和交融	0.131 1	3	0.098 5	2	0.118 1	2
11	中西医结合后期临床教学体系不完整,中西医结合实践基地不足	0.153 3	2	0.045 5	12	0.110 4	3
5	课程结构不合理	0.105 2	5	0.078 2	8	0.094 4	4
10	专业学位培养与规范化培训过程未体现学科特色	0.081 1	6	0.084 4	5	0.082 4	5
3	中西医结合执业医师考试规范化程度不足	0.124 5	4	0.000 4	14	0.075 0	6
6	中西医结合专业学制无法满足人才培养要求	0.065 7	7	0.081 3	6	0.071 9	7
8	中西医结合的理论体系不完善	0.045 7	8	0.080 5	7	0.059 6	8
9	中西医结合医师准入管理不科学	0.041 6	9	0.077 0	9	0.055 7	9
12	科研成果转化率相对较低	0.022 5	11	0.085 3	4	0.047 6	10
1	中西医结合临床一体化师资缺乏问题	0.031 1	10	0.066 5	10	0.045 2	11
14	未形成国家级的中西医结合研究平台	0.010 5	14	0.094 9	3	0.044 2	12
7	中西医结合发展政策支持缺乏	0.018 3	12	0.051 5	11	0.031 5	13
13	中西医结合的概念和性质目前还缺少学术界与社会的广泛关注与认同	0.011 5	13	0.013 1	13	0.012 2	14

(四)关键问题确认

通过对中西医结合学科发展存在的关键问题进行优先排序得出,"问题2:针对中西医结合专业的规范化培训标准缺失""问题4:中西医结合教学体系不够科学,教学模式不够成熟,中西医结合教育仍缺乏渗透和交融"和"问题11:中西医结合后期临床教学体系不完整,中西医结合实践基地不足"属于当前中西医结合学科发展的关键瓶颈问题,其中问题2为中西医结合学科发展的焦点问题。

1. 针对中西医结合专业的规范化培训标准缺失

与中医或临床专业的规范化培训相比,中西医结合临床医学专业的规范化培训起步较晚。由于卫生行政部门没有出台中西医结合住院医师的培养标准细则,我国的中西医结合住院医师培训工作长期处于不规范的状态,不利于优质人才的筛选,因此,亟须制定符合我国国情且具体完善的针对中西医结合住院医师规范化培训标准。另外,我国虽然出台了《临床医学专业学位临床能力考核办法》等文件,但对如何开展中西医结合规培考核并没有明确规定,导致很多医院只能采用与中医专业相似的方式进行考核,从而丧失了设置中西医结合专业规培的初衷。从整体发展上看,保障中西医结合学科发展的制度还不完善,中西医结合相关的管理内容散落在各个卫

生、中医药等法规和规章制度之中,并不能充分地反映出中西医结合学科发展的规律和特点,与中西医结合学科的发展需求不相匹配。

2. 中西医结合教学体系不够科学,教学模式不够成熟,中西医结合教育仍缺乏渗透和交融

教学模式的科学性和合理性将直接关系到教学的质量。目前,国内高校多采用"两个基础,一个临床"的教学模式,即中医学和西医学这两门学科的基础课程分开授课,而临床课程合并在一块进行授课。但受到现实因素影响,一些院校对这种教学模式的应用还存在着许多问题。在教学模式方面,中西医两套课程的结合还不够完善,尚未形成一套成熟、科学的教学模式。在课程设置方面,各大高校普遍比较重视基础课程的教学,而对临床课程缺少关注,这就造成学生仅仅掌握理论知识,而临床实践能力薄弱的状况。在教学实践方面,中西医结合教学的实现过程往往仅在中医、西医或者中药学、西医药学下面,未达到"一个临床"的要求。总的来说,我国目前的中西医结合教育很大程度上仍然还是中医的只讲中医,西医的只讲西医,中西医之间仅仅是一种形式上的联系,而没有进行相互的渗透与融合。

3. 中西医结合后期临床教学体系不完整,中西医结合实践基地不足

前期调查研究发现,全国仅有32%的医学高等院校设置了专门的中西医结合医院作为实习基地,其余未设置中西医实习基地的院校在对学生实践能力的培养方面亟须大力改进[10]。而部分设置了中西医结合实践基地的院校也存在招生规模过大,学生数量过多,导致无法保证为所有学生提供时间环境的困境,以及现有的中西医结合实践基地以中医医院为主,学生难以进入西医科室接受系统的学习和培训。此外,为了减少临床医患纠纷,许多医院不愿意招收缺少经验的实习生,造成学生的实习场所比较紧张,最终导致学生的实习机会减少,难以提高临床实践能力。综上,中西医结合后期临床教学体系不完整,导致该专业的学生在进入临床实践时面临着多种问题。

(五) 专家论证

本文组织医院管理及中西医结合领域相关专家对形成的关键问题开展意向论证以明确接受程度,确保理论研究结果与实践的一致性。

采用5级李克特量表进行统计,结果见表4。对"针对中西医结合专业的规范化培训标准缺失",相关专家的认同率达到89%以上;对目前"中西医结合体系模式不够科学,教学模式不够成熟,中西医结合教育仍缺乏渗透和交融"及"中西医结合后期临床教学体系不完整,中西医结合实践基地不足"的问题,相关专家的认同率分别为82.2%和84.8%。结果表明专家对关键问题的确认结果均表示较高程度的认可。

表 4　关键问题的意向论证表

关　键　问　题	专家认同率(%)
针对中西医结合专业的规范化培训标准缺失	89.5
中西医结合教学体系不够科学,教学模式不够成熟,中西医结合教育仍缺乏渗透和交融	82.2
中西医结合后期临床教学体系不完整,中西医结合实践基地不足	84.8

三、讨论

通过分析国内相关领域的学术论文,本文确认了中西医结合学科发展的 3 个关键问题,可归纳为规范化培训标准、教学模式及实践基地三方面的问题。

(一)完善规范化培训标准,提升规培水平

医学职业要求从事者具备扎实的医学理论知识、较强的临床实践能力以及良好的沟通表达能力,能独立承担本专业相关疾病的诊治工作。开展规范化培训是提升教育水平,培养高素质中西医结合人才的重要组成部分;也是为学生提供机会将学到的理论知识应用于临床,提高分析问题、解决问题能力的重要环节。制定统一规范的规培标准已经成为完善住院医师培训模式、提高住院医师业务能力的迫切需要。但目前我国的中西医结合规范化培训标准建设工作仍处于起步阶段,需积极推进标准的建设工作,提高中西医结合规范化培训的质量与水平。标准应当对培训的对象、目标、原则、时限、内容、方式方法等做出具体的规定,打破目前规培框架的无序状态,对学科进行科学合理的定位。客观、高效的考核制度能持续激励学生主动学习以强化其临床技能,是确保规范化培训顺利进行的重要环节,因此,标准中应当包含一套完善的考核制度,保证规培质量。调查发现,一些高校在中西医结合专业的教学内容设置上与中医学专业差异不大,因此,标准中制定时应当对培训内容及课程进行明确的规定,要围绕中西医结合的培养目标来设计,加强中西医结合基础理论及临床课的学习。

(二)优化教学模式,加强中西医结合教育的渗透和交融

中西医结合并非简单地将中医与西医结合在一起,而是融合中西医之长并运用于实际,旨在提高临床疗效的基础上,推动中西医结合医学的理论向更深层次发展。在中西医结合专业的课程体系中,应增加中西医结合专业课的比重,并编制更适用的教科书。此外,由于目前国内许多院校采用的是先基础、后临床、再实习的模式,学生在学习过程中存在着基础与临床知识脱节的问题,因此,亟须优化课程设置和教学模式。建议将基础与临床融合学习,促进理论与实践的渗透和交融。有研究弥补了当前在中西医教育方面的研究不足,通过大样本、多中心的数据,发现大部分人希望中医与西医课程能够同时开设,且培养方案中中医与西医科目的最佳匹配比例是 5∶5 或 4∶6,理论课与实践课课时的最佳匹配比例是 1∶1,这样更有利于学生掌握所学的知识[11]。

(三)加快中西医结合实践基地的建设

进入 21 世纪以来,我国多所院校开始了对中西医结合规范化培训模式的探索[12-13]。规范化培训开展的原则是在充分掌握中、西医理论知识的基础上,注重临床思维能力以及应用技能的培养,从而满足临床的实际需要;培训考核方式建议采用"1+1+1"培训方案,即第一阶段对本专业的基本知识及与其他学科的交叉联系点进行全面的了解,第二阶段进入相关科室开展轮转学习,培养独立的临床思维能力,第三阶段为跟师学习,进一步加强临床技能和分析能力。随着培训模

式的不断探索,临床实践也被不断提及,其重要性不言而喻。为提升中西医结合专业学生的临床实践能力,各大院校应该加大对临床教学基地的建设力度,可以与实力较强的医院展开合作,将其纳入本校的实践教学基地,并将合作医院的医生引入实践基地,帮助提高学生的实践水平;也可以选择自主建设一个实践基地如临床技能实验中心等,安排学生定期到基地进行临床模拟学习,为学生创造一个有利的实践环境,持续提高其综合技能。

参 考 文 献

[1] 中共中央　国务院.关于促进中医药传承创新发展的意见.北京:人民出版社,2019.

[2] Liu M, Gao Y, Yuan Y, et al. Efficacy and safety of integrated traditional Chinese and western medicine for corona virus disease 2019 (COVID‐19):a systematic review and meta-analysis. Pharmacol Res,2020,158:104896.

[3] 刘勇,宫晓洋,高玉玲.中西医结合专业卓越人才培养策略.中国中医药现代远程教育,2022,20(15):164‐166.

[4] 徐建云,戚端.新时代中西医结合学科建设探讨.中医药管理杂志,2022,30(14):243‐244.

[5] 宫一菁.家庭医生服务绩效评价研究.上海:上海工程技术大学,2019.

[6] 郝模.卫生政策学.北京:人民卫生出版社,2013.

[7] 李春芳.农村合作医疗面临的问题界定与消除焦点问题所需的若干技术研究.上海:复旦大学,2005.

[8] 闫萍,张建华,李爱娇,等.医患关系存在问题的严重性研究.中国医学伦理学,2018,31(5):597‐600.

[9] 原茵,王瑾源,赵舒武,等.医学专家谈中西医结合发展——何清湖教授访谈录.天津中医药大学学报,2021,40(5):545‐548.

[10] 杨强.关于中西医结合医学教学工作存在的问题分析及对策探讨.现代职业教育,2021,(20):228‐229.

[11] 李鲲,荆志伟,戴娇娇,等.中西医结合医学专业人才培养模式及课程体系现状研究.中国中西医结合杂志,2022,42(4):477‐481.

[12] 马建昕,毛兵,郭佳.中西医结合住院医师的规范化培训.新疆中医药,2009,27(1):70‐72.

[13] 倪婧妍.中西医结合人才培养体系探索与实践.现代医院管理,2017,15(5):55‐58.

上海市推进海派中医进社区
现状调研与政策建议

王春艳　高围溦　李华章　程慧琴　颜　彦

【导读】　自"海派中医"这一概念提出至今已有15年,上海通过政策引导、流派传承工程建设、海派中医文化传播、加强海派中医学术研究等持续推动海派中医研究热潮。本课题通过专家座谈会、个别问卷访谈、网络问卷调研、典型案例分析、设计项目方案等方法,以掌握目前海派中医进社区的现状和问题,并提出提供强化政策配套、聚焦重点领域、以项目为抓手、强化激励保障、推进流派进社区、持续探索实践等六方面意见建议。

一、研究意义

将中医药优质资源向社区覆盖推进被提到越来越重要的位置,上海市人民政府办公厅印发的《进一步提升本市社区卫生服务能力的实施方案》明确"社区成为中医服务主阵地。到2025年,中医特色专病(专科)服务实现社区卫生服务中心全覆盖,社区卫生服务站和村卫生室中医药服务能力明显提升,社区中医药特色优势进一步发挥"。而"海派中医"作为上海中医药工作的亮点,也持续受到各界高度关注。《上海市卫生健康发展"十四五"规划》强调"推进中医药流派融入社区健康服务,鼓励在社区建设中医特色专病专科,提升社区中医药服务水平"。本课题研究旨在进一步挖掘海派中医的特色优势,为提升基层中医药综合服务能力、推进海派中医优质资源提质扩容、实现基层中医药服务全覆盖、推动中医药人力和技术资源向基层流动提供借鉴和思路。

二、"海派中医"概念内涵

"海派文化"承载了上海厚重独有的历史风貌和精神特质,海纳百川、兼容并蓄、开放创新、追求卓越、吸纳新知的精神内核在历史长河中一脉相承[1]。"海派中医"是其在中医药领域的具体反映,故必然涵盖"海派"的共性特征[2]。"海派中医"是一个特指概念,是指在上海特定的地

基金项目:2021年度上海市卫生健康委员会政策研究课题(定向类)"推进海派中医进社区的思路研究"(课题编号:2021HP20)。
第一作者:王春艳,女,主任医师。
作者单位:上海市中医文献馆(王春艳、高围溦),上海市光明中医医院(李华章),上海市大桥社区卫生服务中心(程慧琴),上海中医药大学(颜彦)。

理环境和政治、经济、文化背景影响下逐渐形成,以上海本土以及来自全国各地的名医群体、流派群体为代表,具有海派文化特征的,在传统与创新、包容与竞争、中医与西医的碰撞、抗争、交融中发展形成的上海地域性中医医学派别[3]。他既保存自身传统特色,又具极大包容性,不断变化创新,成为我国近代中医学史上具有相当影响力的一枝奇葩[4]。海派中医这一博大的地域文明宝库有待进一步挖掘,越来越多的人意识到海派中医积淀着丰富的历史文化底蕴[5]。尤其是在向社区推广海派中医上,首先要考虑其实用性、可及性、感受度,内容包括具有鲜明上海地域特色的名家名流学术思想、临床经验、诊疗技术、一技之长、中医药文化产品、治未病服务、中医药健康管理、人文关怀等[6]。这些医疗财富,如何通过临床一线医疗人员造福广大百姓值得研究。

三、对推进海派中医进社区的现状认知

课题组组织了对 341 位上海大众和 488 位上海中医药工作者的无记名网络问卷调研。具体如下:

(一) 大众对"海派中医"的认知度调研

1. 大众对"海派中医"的整体认知度偏低

大众对"海派中医"和"海派中医流派"的知晓度普遍不高。在具体流派上,对石氏伤科的知晓程度最高。对上海中医专家知晓度也偏低,一般仅知道 1~5 位中医专家,且认为社区提供简单的中医药服务数量基本达到大众预期,但质量上不如人意,普遍认为社区中医师临床水平亟待提升。最感兴趣的社区中医药诊疗项目是针灸理疗、养生保健、内服汤药、推拿正骨、综合外治疗法,排在最后的才是中医流派各类特色诊疗技术,说明对具有"海派中医"特色的诊疗服务项目的认知严重不足。

2. 大众对"海派中医"进社区的重要性有高度共识

在对"海派中医"进社区的重要性认知上,大众普遍认为重要或非常重要,非常愿意接受有关特色化的诊疗服务,具有高度共识和热烈期待。

3. 大众认为街道居委会组织的相关活动是有效推进路径

在助推"海派中医"进社区路径上,对由街道、居委会组织相关活动具有很高期望值。普遍建议通过街道、社区开展流派的专家介绍、义诊咨询、诊疗讲座、特色疗法推介等。

4. 建议专家到基层坐诊及开展"师带徒"

大众认为通过二、三级中医专家的社区师带徒、组织基层名中医带教社区医师、上级医疗机构派专家在基层定期坐诊、开展海派中医特色技术基层培训都是有效推进海派中医进社区的手段。

5. 大众对"海派中医"特色化服务最感兴趣

大众认为医生能够提供具有"海派中医"特色的社区常见病、慢性病的一技之长、适宜技术等服务,是最容易提高患者获得感的举措,远高于其他各选项。

(二) 中医界对"海派中医"进社区的现状及认知调研

1. 中医界对"海派中医"了解度显著提升

上海中医界对"海派中医"了解程度明显提升,对具体流派了解程度最高的为石氏伤科,其

次如陆氏针灸、蔡氏妇科等。多数中医药工作者认为上海民众对于"海派中医"了解甚少，说明当前在推进举措和效果方面还不尽理想。

2. 医务人员与大众在对提供特色服务上的重要性认知高度一致

医务人员普遍认为老百姓最愿意到社区选择常见病、多发病和慢性病的中医针灸、推拿、拔罐、敷贴、刮痧、理疗等特色诊疗服务和常见病、多发病和慢性病的汤药、中成药等的诊疗服务。认为改善硬件条件和空间布局、加强具有"海派中医"特色的人文关怀也能提升患者感受度。

3. 医务人员对推进"海派中医"进社区的重要性具有高度共识

医务人员普遍认为推进"海派中医"的意义重要或非常重要。

4. 医务人员认为推进"海派中医"进社区在于落实各项保障措施

医务人员认为影响推进效果的瓶颈主要是机构保障医务人员学习时间和精力、带教基层医生的优质专家资源、绩效考核和薪酬制度等激励措施、宏观政策支持力度和保障措施等4个方面。认为推进海派中医进社区的关键环节在于政府部门专项项目资助、所在单位的有效制度保障、持续调动社区医生积极性。

5. 医务人员对推进"海派中医"进社区的重点举措有共识

医务人员普遍认为，可重点推进的优质资源主要在特色诊疗技术、流派传承团队及传承人下基层、名家名流的学术思想和用药经验的培训应用。在推进海派中医进社区的方式上，多数建议组织各类师带徒项目、推进海派中医流派团队和骨干人才到社区提供诊疗服务、由知名中医专家到社区建立工作室培养基层医生、组织临床疗效显著的适宜技术培训项目。绝大多数认为共同助推海派中医进社区的机构在街道和居委会，其次是政府部门官方宣传平台和公共设施投放公益广告等。

（三）课题组研究分析

1. 推进"海派中医"进社区是长久之计

上海大众对"海派中医""海派中医流派"等的认知现状并不理想，到社区接受中医药诊疗服务的动机还不强烈，如何引导患者在常见病、慢性病治疗上就近接受具有"海派中医"特色的适宜诊疗服务将是长期的努力目标，需要持之以恒。

2. 大众和医务人员对其重要性、实施路径、重点举措有高度共识

大众和行业人员对推进海派中医进社区的重要性和需求度都高度一致，希望尽快通过资源共享平台推进海派中医优势资源尤其是针灸推拿、正骨、理疗等"海派中医"的特色化诊疗项目进社区；大众和行业人员普遍认为通过推进二、三级医疗机构专家师带徒、流派传承基层人才培养项目、基层名中医工作室建设、流派一技之长或诊疗技术集中培训等能较好推进海派中医进社区；一致认为需要通过街道、居委会等平台加大对海派中医诊疗技术、专家、专病专科、治未病宣传，专家的定期义诊、坐诊、咨询、讲座能提升海派中医影响力。

3. 加强人文关怀，给予老年人、慢性病患群体更多关注

大众认为医务人员需要加强人文关怀，对社区老年群体、慢性病患者群体给予更多关注，通过家庭病床、家庭养老、社区养老、康复养老等模式创新，将海派中医治未病、养生、诊疗、康复等理念和方法融入其中，让"海派中医"走进千家万户。

四、政策建议意见

课题组在问卷调研基础上,还分多批组织本市科研院所、大学和各级医院中医专家、政府机构及文化传媒等人员 20 余人进行了座谈访谈、书面访谈,综合各方意见及课题组研究分析,提出以下建议意见:

(一)强化政策配套,注重针对性、科学性

"海派中医"是一个特定的地理和时空概念,对"海派中医"的定义和对其价值的正确认识有利于更好地传承发展"海派中医"。政府部门在推进"海派中医"进社区时,要确保配套政策的针对性、规范性、可及性,要有利于服务范围和临床疗效的扩展及提升,让老百姓在家门口能真正得到方便可及高品质的特色化服务。另外,政策措施要得到有效执行需要强有力的组织机构、工作团队,制定细致的工作指标和切中老百姓痛点的实用"海派中医"特色化服务项目。

(二)聚焦重点领域,强化优势性、普及性

"海派中医"的流派学术经验、特色诊疗技术、名医家传验方、院内制剂等都是临床的优质资源;海派中医特色的治未病服务、海派中医"海纳百川,有容乃大"的文化特质都是优势所在。其中"海派中医"特色文化的社区培育可以为进社区提供良好社会环境;"海派中医"特色中医健康科普教育可以针对上海百姓的健康热点、难点、痛点来设计宣传,而"海派中医"各流派的特色诊疗技术包括特色验方等能不断满足居民的实际需求。

(三)以项目为抓手,强调安全性、便捷性

一是提供全方位服务应确保安全有效、方便快捷,可以通过专家工作站(室)、人才双聘、社区师带徒、专科(流派)联盟、"名医名方名技"入社区、社区中医特色诊疗服务品牌建设、医联体建设、院内制剂的医联体内应用、专病专科门诊建设等模式推动安全可靠的中医适宜技术在社区的长效机制建设。二是不断提高需求方满意度,围绕社区居民特点和需求开展适宜技术培训,不搞"千人一面"的中医服务,结合社区实际,组织面向基层的各类名医、流派传承人才培养项目,以便于掌握、疗效可靠、安全方便为原则,组织海派中医特色的诊疗技术、适宜技术、治未病服务包等推广培训。

(四)强化激励保障,提升基层参与度、认知度

在基层开展海派中医推广,离不开基层的活力和动力支撑,要从专业发展、技术职称、薪资待遇、人文关怀等多方面建立有力的激励机制去鼓励基层工作人员安心、舒心和放心地扎根基层。同时,组织名老中医深入社区开展送学上门活动,让基层医生足不出户就能广拜名师、学中医绝技,进而为老百姓提供高品质的健康服务;还要通过各类宣传途径加大典型事迹、典型人物的挖掘,营造扎根基层、奉献社会的良好舆论环境,确保基层中医队伍的稳定,保证基层中医药持久发展的生机活力。

（五）推进流派进社区，促进品牌化、长效化

在既往流派基地建设及诊疗中心建设基础上，以流派人文历史、当代领军人才、传承创新团队、专科专病门诊、流派人物访谈、历史文物故事等丰富题材，以身份标识、科普产品、公众号、特色课程、网络视频、流派专栏等为路径手段，积极打造流派特色服务品牌。如市卫生健康委（中医药管理局）围绕"海派中医"名科走进家门口的工作目标，从海派中医专科（专病）中择优在每个区建至少一个国家或市重点基地，即"一区一品牌"建设，形成区域品牌效应，就是打造流派品牌的创新性尝试。2021年开展的上海市社区中医特色诊疗服务品牌遴选确定的如虹口区曲阳路街道社区卫生服务中心"陆氏针灸治疗压力性尿失禁"、长宁区华阳街道社区卫生服务中心"海派中医特色疗法防治腰椎间盘突出症"等20个社区中医特色诊疗服务品牌就是典型的品牌打造方式。

（六）持续探索实践，注重引导性、创新性

推进海派中医进社区需要政府助推和政策层面上的部分突破，尤其在人才培养、技术培训上需要专项支持和资金投入，同时争取医保部门确定合理中医诊疗收费标准和放开医联体建设机构内共享有品牌效应的院内制剂，让患者就近享受到二、三级医疗机构口碑好、疗效好的名医、名流、院内制剂、特色技术，提升患者获得感。另外，要吸引鼓励社会各方力量参与，加大产学研机制建设，通过推进防治康一体化加快海派中医发展。建议政府部门以项目实施为先导和抓手，通过立项资助充分调动各方积极性，探索实践3~5年后形成可供复制的有效模式，实现积极推进海派中医进社区的自发良性循环。

参 考 文 献

［1］上海市中医文献馆.海派中医之光.上海：上海科学技术出版社，2014：99.

［2］上海市中医文献馆.海派中医之光.上海：上海科学技术出版社，2014：197-198.

［3］吴鸿洲、方松春.海派中医学术流派精粹.上海：上海交通大学出版社，2008：7.

［4］张仁.海派中医带来的借鉴与思考.中国中医药报，2010-03-12（3）.

［5］崇为伟，张洪雷，王小丁，等.海派中医药文化软实力建设刍议.时珍国医国药，2017，28（7）：1782-1785.

［6］徐美琴，周华，胡义扬.海派中医的传承与创新的研究与思考//中华中医药学会学术年会，2013：6.

"十四五"时期上海市国家中医药综合改革示范区构建中药饮片溯源体系实践与思考

王　瑾　刘　华　金春林　孙　帆　刘　力　王文辉

【导读】　中药材及中药饮片溯源一直是我国中医药事业发展的热点和重点。文章将分别从以下几个方面进行论述：首先，介绍中药材及中药饮片溯源的重要性及目前国家中医药综合改革示范区相关省市在中药材和中药饮片溯源方面开展的问题；其次，探讨上海作为国家中医药综合改革示范区在中药饮片溯源方面开展的实践及面临的问题；最后，提出可行性强、科学、规范的中药材及中药饮片溯源政策建议。文章旨在为推动整个中药材及中药饮片溯源体系建设，确保人们用上更加安全、有效、优质的中药饮片，为政府部门及中药饮片生产和经营企业提供理论指导和参考依据。

中药的质量保障是传统中医药传承和创新发展的基础[1]，是关系国计民生的战略性资源。中药安全和质量对于整个中医药行业发展有着决定性的影响，建立完善的中药材溯源体系是一项重要工作。2021年12月，国家中医药管理局会同国家发展改革委、国家卫生健康委、工业和信息化部（以下简称"工信部"）、国家药监局等部门，联合批复同意上海、浙江、江西、山东、湖南、广东、四川7个省市作为首批建设国家中医药综合改革示范区。随着"十四五"时期全面开启，国家中医药综合改革示范区建设成为国家关注的重点，相关省市已积极开展中药材和中药饮片溯源体系建设。但建设过程中面临很多问题，如中药材产业链上资金链断裂、缺乏标准化管理、中药材种植环境不规范、溯源技术应用存在高成本等。中药行业本身是一个复杂庞大的体系，建立和完善该体系是一个巨大的挑战。上海不是传统的中药材主产区，但是中医医疗、中药创新、信息建设等资源相对丰富。上海从自身特点出发，作为国家中医药综合改革示范区，探索打造中药材溯源体系建设这一重要工程。本文针对上海中药饮片溯源体系建设现状与存在问题进行探讨，并提出解决策略和建议。该研究对于推进中国中药材和中药饮片溯源体系建设、提升中医药产业可持续发展具有借鉴意义。

第一作者：王瑾，女，助理研究员。

通讯作者：王文辉，男，主治医师。

作者单位：上海市卫生和健康发展研究中心（上海市医学科学技术情报研究所）（王瑾、金春林），上海市卫生健康委员会（刘华、王文辉），上海市中药行业协会（孙帆），上海市中医质控中心（刘力）。

一、中药材和中药饮片溯源体系建设的必要性

近年来,政府对中医药行业的支持力度不断加大,促进了中医药高质量发展。同时,随着消费者健康意识的提高和对传统文化的重视,中医药行业也呈现出了全面发展的趋势。中药材是中医药行业的重要组成部分,其质量直接影响着中药制品的功效和安全性[2]。

(一)相关政策法规引导、相关政府部门支持

为了推进中药材溯源体系建设,国家出台了一系列政策法规。2012 年,商务部和财政部下发《关于开展中药材流通追溯体系建设试点的通知》,在河北保定市、安徽亳州市、四川成都市和广西玉林市开展中药材流通追溯体系建设试点。2017 年,商务部、工信部、公安部、农业部、药监局等七部门联合印发《关于推进重要产品信息化追溯体系建设的指导意见》,将药品追溯纳入重点工作。2018 年,国家药监局下发《关于药品信息化追溯体系建设的指导意见》,提出药品生产、流通和使用全过程来源可查、去向可追的工作目标。2019 年 10 月中共中央、国务院发布《关于促进中医药传承创新和发展的意见》特别强调要探索建立中药材、中药饮片、中成药生产流通使用全过程的追溯体系,用 5 年的时间逐步实现中药重点品种来源可查、去向可追,责任可究。同年修订的《中华人民共和国药品管理法》将建立中药饮片追溯体系作为中药饮片生产企业履行的相关义务。2020 年 12 月国家药监局制定《促进中药传承创新发展的实施意见》,要求稳步推进中药生产企业建立药品追溯体系。2022 年 3 月,国务院办公厅印发《"十四五"中医药发展规划的通知》指出要研究推进中药材、中药饮片信息化追溯体系建设,强化多部门协同监管。

(二)中医药服务数字化转型,全面追溯中药质量

中医药服务数字化转型,智能化助力中药现代化。随着数字技术的不断发展,中医药服务数字化转型正在逐步加快[3]。数字化转型的加快不仅提高了中医药服务的效率,还为实现中药材溯源体系建设打下基础。

全面追溯中药质量,保障安全有效。完整的溯源体系不仅能遏制中药制假掺假等现象的发生,能从源头开始管控中药制作流程,最大限度地利用自然资源,确保疗效优化。全链追溯体系还可以查看各环节检测报告,快速排除质量问题,并升级中药的质量标准和治疗效果。我们应该认识到全面追溯中药质量的重要性,并积极推进相关领域的改革和提升。

总之,为了让广大人民群众吃到放心、安全、高质量的中药材和中药饮片,必须建立更加完整、更加科学化的中药材和中药饮片溯源体系。

二、上海市中药饮片溯源实践

(一)政策推动

2020 年,上海市卫生健康委、上海市中医药管理局以及上海市药监局联合发布《上海市中

药饮片服务质量提升工程实施意见》，其中重点任务之一是建设中药饮片质量追溯体系。此举旨在推动中药饮片生产企业建立全程可查询的中药饮片质量追溯体系，逐步实现上海市临床常用中药饮片来源可查，去向可追的目标，并为社会公众提供信息查询服务。2021 年，《上海市中医药条例》也鼓励药品生产企业、中药材和中药饮片的经营者、医疗机构、行业协会建立信息化追溯体系。同时，该条例还要求通过建立饮片质量分级评价和完善相关采购政策，促进中药饮片优质优价。这些措施为中药饮片溯源工作提供了法规保障，市卫生健康委、市医疗保障委、市商务委等部门协同推进质量监管、支付政策及流通管理三方面的发展。2021 年 12 月，上海获批成为 7 个国家中医药综合改革示范区建设单位之一，市卫生健康委明确提出上海的示范区建设聚焦中医药传承发展的核心问题和关键环节，在标准化方面强化中药质量监管这一支撑，并通过实施中药饮片质量追溯体系建设工程等推动溯源工作的开展。2022 年 6 月，上海市人民政府办公厅印发《关于全面加强药品监管能力建设的实施意见》，明确执行国家标准，实行药品编码管理，建设药品（疫苗）追溯平台，并开展中药饮片全流程追溯试点。

（二）上海中药饮片溯源两批试点概况

上海市在中药饮片全流程追溯临床应用方面逐步开展了一系列有益的探索。自 2022 年 2 月起，市卫生健康委、市中医药管理局、市药监局、市医保局、市商务委共同发布《关于开展本市中药饮片全流程追溯临床应用试点工作的通知》，充分发挥行业协会、质控组织作用，选取了 5 家医院、8 家药企和 11 个溯源饮片为试点对象。首批试点取得了显著成果，五家医院的采购额总计约为 10.1 亿元，其中溯源饮片的采购额约为 1.2 亿元，占比 12.4%。同时，在盲检过程中，溯源饮片的质量提升符合率超过 98%，这表明溯源饮片的高质量和可靠性。以此成功经验为基础，2023 年 5 月，市卫生健康委再次联合下发《关于进一步推进本市中药饮片全流程追溯临床应用试点工作的通知》，启动了第二批溯源饮片品种临床应用试点工作。将试点范围扩大到 35 家医院、16 家中药饮片生产和经营企业，并增加了 12 个品种。第二批试点涵盖了综合性医院、中医院、中西医结合医院和专科医院。在未来，试点计划将逐步扩大到临床常用中药饮片品种上，进一步推动溯源饮片体系建设。

（三）具体实践

一是制定统一标准。在上海地区，"溯源饮片"这一术语独具特色，其要求指药材来源、种植（养殖）加工和生产质量可追溯，与《中国药典》及《上海市中药饮片炮制规范》相比，溯源饮片对质量和炮制有着更为严格的要求，要求药材产自道地或主产区（限定产地范围），并符合"三无一全"标准：无硫黄熏蒸、无公害、无黄曲霉素超标，同时药材全程可追溯。除此之外，其药材规格等级提高，且经过多批检测以确保不含重金属和农残（包括五氯硝基苯），其饮片外观性状均匀规整且药屑、杂质含量≤1%。以丹参为例，普通饮片丹参与溯源饮片丹参在产地要求、药材和饮片性状，以及药材和饮片检测等方面要求不同（见表 1）。这些措施在保证饮片质量和安全的同时也提高了中药产业的信誉度。

表1　丹参质量标准比对表

	普 通 饮 片	溯 源 饮 片
产地要求	无	道地产区或主产区
药材性状	根数条、根茎粗短、有分支及须根；直径 0.3~1 cm	单根，无根茎无分支及须根，最小端直径 0.4 cm以上
药材检测	无五氯硝基苯要求	五氯硝基苯
饮片性状	类圆形、椭圆形或不规则形的切片，直径 0.2~1.5 cm	类圆形、椭圆形的切片，直径0.4~1 cm，切片平整
饮片检测	无药屑要求、含量测定要求	药屑≤1%；含量测定

二是规范相关主体。针对医疗机构、中药饮片生产和经营企业扩大试点名单、规范申请流程和申请标准并进行行业备案，由上海中药行业协会公示并统一进行工作指导。市卫生健康委、市中医药管理局等部门负责对相关医疗机构使用溯源饮片进行临床应用管理和指导。上海市医保局支持溯源饮片的优质优价。

三是控制溯源质量。为保证溯源饮片产品质量，上海中药行业协会联合上海市中医质控中心中药药事质控组对溯源重点品种、重点中药饮片生产和经营企业实施抽样盲检、全流程飞行检查，并委托第三方检验机构对中药饮片质量提升进行检测。

四是创新信息管理。运用区块链技术启用溯源信息管理平台，推动试点中药饮片生产企业100%完成平台对接并上传二维码展示信息，不断推进试点与中药饮片经营企业对接的进展情况。在信息系统建设方面探索方案、制定建设标准、进行节点管控和扫码查询等工作。

五是建立供应机制和保障措施。供应机制方面依托第三方检验机构进行溯源饮片质量提升检测，对普通饮片和溯源饮片价格采取分级管理，溯源饮片价格采取优质优价。医院不同时存在某一品种的溯源饮片和普通饮片2种规格，确保诊疗秩序平稳。保障措施方面，相关部门协作制定一系列建设标准，包括药材备案、饮片赋码、数据校验、预警提示、统计分析、溯源信息电脑端查询和二维码端查询。

六是包装与标识进行区别。溯源饮片产品外包装和中包装标示溯源二维码及溯源饮片专用商标等信息，而直接接触饮片的小包装标示"溯源饮片"字样，以便消费者快速识别该产品，通过扫描包装上的二维码可查询从原料生产到临床应用的全流程质量信息。

上海市中药饮片溯源实施路径见图1。

三、上海市中药饮片溯源体系存在问题

（一）中药饮片溯源供应体系不稳定

由于地理环境和气候条件的限制，上海目前只有西红花和地龙两个本地品种可供应，大部分中药材品种主要依赖外省市采购或合作种植基地建设，一定程度上制约了上海中药产业进一步发展。中药饮片供应受到如季节、气候、人工耕作、灾害、人为炒作等诸多因素影响，若不能有效

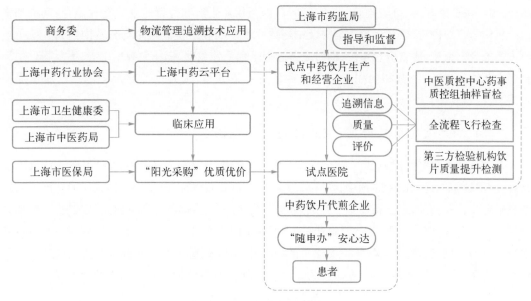

图1　上海市中药饮片溯源实施路径

调节供需平衡,将会导致中药材成本升高,价格上涨,进而影响上海中药行业的长远稳定发展[4]。目前的试点溯源品种推进前均进行了供需双方的摸底确认,随着溯源品种和试点单位的逐步扩大,稳定供应问题将逐步显现。

(二)前端中药材和中药饮片溯源体系不完善

中药材和中药饮片产业涉及复杂的生产链,包括采摘、干燥、加工、包装和销售等环节。因此,中药材前端溯源管理仍缺乏国家层面的统一标准。上海目前虽然建立了溯源饮片的标准,但饮片质量提升、前端追溯等方面仍有待进一步完善。政府搭建框架,提供政策支持,中药饮片生产和经营企业负责主体责任在各地的中药材溯源体系建设中虽然已经体现出最初成果,但该路径仍需要进一步加强和深入。

(三)中药材和中药饮片溯源有效监管困难

中药材溯源体系涉及多个环节,全国各地第三方中药饮片生产和经营企业采用自己制定的编码规则来进行溯源,缺少统一的编码和标识,并且各系统间互相不兼容,不能交换数据,难以实现信息互通共享。其次,追溯成本过高,中药材追溯系统建设较为复杂,并且因环境信息采集设备、追溯系统软硬件、二维码打印设备、扫描设备等方面需要投入较高的成本,这导致全国各地不少中药饮片生产和经营企业、相关使用主体参与缺少积极性[5],间接导致了全流程中药饮片溯源监管困难。

四、政策建议

(一)加强顶层设计、建立多部门联合机制

首先以促进中药材和中药饮片质量提升为目标,强化各部门协同,打通市医保局、市卫生健

康委、市中医药管理局、市药监局、市商务部门、中药饮片生产和经营企业等合作路径;其次加强医疗机构与行业协会,以及相关中药材及中药饮片生产和经营企业在中药材及中药饮片质量追溯方面的合作衔接,建立信息系统;同时完善管理平台上传数据,依托大数据中心,不断强化中药材及中药饮片生产、经营和使用全过程追溯信息互通共享,提升中药材及中药饮片质量保障水平。

(二)加大政府扶持力度,重点品质先行先试

一方面加大政府扶持力度。鉴于当下市场可追溯中药材和中药饮片的源头环节信息不完善,可运用政策工具,借鉴食品追溯等体系,通过制定溯源技术标准,形成全国统一的标准体系和信息平台[6];另一方面重点品种先行先试,分类分步实施,重点品种先行,确保稳定供货。可选择大宗药材、毒性药材、中药注射剂原料药材、市场抽检问题突出的药材先行先试,积累经验后再推广到其他药材;最后,院内药房供货要建立预警机制,确保不断货,信息追溯应与中药饮片生产和经营企业质量管理体系相结合,确保追溯饮片使用到位,同时医院进一步加强监管力度[7]。

(三)统一溯源标准,提升监管能力

参考食品溯源经验,建立可信的中药材和中药饮片全流程追溯路径,并应用多点溯源机制,从原产地中药材种源及种植环境到药材采收、药材加工、药材采购、入库管理等环节上链,以确保中药材和中药饮片全流程可信和可追溯。同时,加强行业诚信管理是重要工作之一[8],政府部门和行业协会要联动管理,定期组织抽查,探索建立自律、诚信告诫、流通管理等制度,确保监测范围覆盖中药材生产、中药材流通和中药饮片生产三个主要环节。积极探索应用于全市中药材和中药饮片商品编码、医院验收码和溯源二维码等多码合一的方案,并促使行业协会充分发挥监督职能和中药饮片生产和经营企业自律。最后,实现价格管理和质量控制需要进一步了解市场需求,并逐渐向前端释放[9],支持由市场引导调节价格。同时,强化有关医疗机构、中药饮片生产和经营企业的管理和服务,并推动溯源饮片临床应用试点。在此基础上,加强数据真实性和饮片品质的统一标准和把控。

---- 参 考 文 献 ----

[1] 宋常德.经营中药饮片的质量问题分析.健康大视野,2019(16):142.

[2] 刘建海,兰利军.中药材和中药饮片质量控制的现状和制约因素初探.临床医药文献电子杂志,2017,4(38):7493.

[3] 朱婷,胡心怡,闵欣怡,等.中药材溯源体系的现状评析.环球中医药,2023,16(3):395-406.

[4] 高静,廖萍,周坛树.上海中药材和中药饮片产业现状及推进策略.上海医药,2020,41(11):68-70.

[5] 王瑾,曹宜璠,王美凤.上海市中药材质量监管现状、问题和对策研究.卫生软科学,2022,36(4):64-67,78.

[6] 邓彬,国锦琳,华桦,等.基于全产业链标准整合的中药材质量保障与溯源系统.世界中医药,

2021,16(14): 2073 - 2076.

[7] 李灿,曲建博,周跃华.中药材信息化追溯体系建设的现状与思考.中国现代中药,2020,22(9):
1419 - 1422.

[8] 许金凤.中药材DNA条形码鉴定平台及种植加工溯源系统的构建.杭州:浙江理工大学,2022.

[9] 张辰露,梁宗锁,冯自立,等.我国中药材溯源体系建设进展与启示.中国药房,2015,26(16):4.

中医临床数据标准体系构建研究与思考

王 勇 田双桂 徐燎宇

【导读】 中医临床数据标准体系构建是中医智慧医疗的基础工程,是中医临床知识工程建设的标准依据,也是中医临床数据结构化与知识关联方法学研究的标准支撑。文章从中医临床基本信息、临床诊断、临床干预和临床评价四个方面对中医临床数据标准进行分类整理;明确定义收集对象与需求,研究设计规范化的中医临床数据标准体系表,规范中医临床数据处理流程,将数据转化为知识,促进中医药信息化与标准化双向融合,以期为中医智慧化、智能化建设提供标准支撑。

一、中医药标准化发展的政策概况

中医药标准化是实现中医药现代化的先决条件,是中医药特色和优势的载体,随着中医药的传承创新与发展,中医药标准化发展的内在需求也不断增加,通过标准化,能从中医药的科学属性、学术思想、理论体系、防治原则、技术方法等层面更好地进行规范,因此,随着社会对中医药服务需求的不断增加,对中医药标准化建设也提出了更多的内在需求和要求,中医药标准化发展成为必然趋势。

国家出台一系列政策支持中医药标准化建设,国务院印发的《中医药发展战略规划纲要(2016—2030 年)》将"完善中医药标准体系"作为中医药中长期发展的保障措施。《中华人民共和国国民经济和社会发展第十三个五年规划纲要》其中一项中医药工作任务要求要"加快中药标准化建设",《中华人民共和国中医药法》第五十条将"加强中医药标准体系建设""推动建立中医药国际标准体系"等的颁布实施作为保障措施。《关于促进中医药传承创新发展的意见》提出要"推动中医中药国际标准制定""做好中药发展规划、标准制定、质量管理等工作"。国家中医药管理局编制了《中医药发展"十三五"规划》,其中"标准"一词贯穿全文,共出现 59 次,该规划提出要进一步完善中医药标准体系。2023 年 5 月 8 日,国家中医药管理局审议通过《中医药团体标准管理办法》,推动中医药标准高质量发展,规范、引导和监督中医药团体标准化工作。管理办法中明确了中医药团体标准的制定步骤、中医药团体标准公开、中医药团体标准转化、鼓励内容

基金项目:中国中医药信息学会中医药智库分会中医药决策咨询课题"中医临床数据标准体系构建研究"(课题编号:ZYZK202105)。
第一作者:王勇,男,上海市中医文献馆高级工程师、中国中医药信息学会中医药智库分会理事。
共同第一作者:田双桂,女,湖北中医药大学信息工程学院助理研究员、中国中医药信息学会中医药智库分会理事。
通讯作者:徐燎宇,男,上海市中医文献馆主任医师、中国中医药信息学会中医药智库分会副会长。
作者单位:上海市中医文献馆、中国中医药信息学会中医药智库分会(王勇、徐燎宇),湖北中医药大学、中国中医药信息学会中医药智库分会(田双桂)。

及强制要求内容等。各项政策措施的出台为中医药标准化更好发展提供了政策支撑和法律保障,中医药的标准化已经成为促进中医药事业现代化发展的重要保障措施之一。

二、国内中医临床数据标准研究

(一)中医药标准体系的分类框架研究

在中医药标准体系的分类框架研究中,邓文萍等学者基于标准体系表编制研究任务,结合国家标准体系构建有关要求,设计出以中医技术标准为核心,包括基础、技术、管理、工作四个大类的中医药标准体系,并编制中医药标准体系明细表[1]。齐桂等学者研究中医药标准体系的子体系——中医临床护理标准体系,采用性质分类法和功能分类法,设计了四层中医临床护理标准体系框架[2]。

(二)中医药信息化标准体系研究

目前国内对中医药信息化标准体系的研究较多[3],2013年,《中医药信息标准体系表(试行)》由国家中医药管理局颁布,对中医药信息标准体系的结构、分类、编制方法等进行规定并编制标准明细表。肖勇等学者介绍构建中医药信息标准体系,在落实深化医药卫生体制改革任务,扩大中医药信息标准影响范围,推广中医药研究成果,提高中医药大数据治理能力,规范中医药信息化建设等方面有深刻战略意义[4]。舒亚玲等学者阐述建立中医药信息标准体系的重要性,并提出要建立中医主管部门、医疗机构等的统计标准和数据标准体系,推进中医药数据采集、处理等各业务相关的技术标准和基础标准的编制和应用[5]。常凯学者提出从信息技术维、业务应用维和项目管理维构建中医药信息标准体系框架,制定层次结构图,并在体系表中收录应予制定的312项信息标准目录[6]。许吉等学者按照科学的方法对中医药信息基础标准从业务领域、信息化要素及层级三个维度进行归类,从而全面收录管理基础标准[7]。在卫生信息领域,王松、朱佳卿等学者也分别提出了卫生信息标准的分类框架[8]。在中医临床信息标准体系的研究中,李海燕、崔蒙等学者参照ISO/TC 215健康信息标准框架和标准分类,选取中医医院构建概念模型,提出包括三个"特异度水平"和四个"视觉"维度的中医临床信息标准体系[9]。

(三)中医药数据中心建设标准研究

2015年国家中医药管理局下达了"中医药部门公共卫生服务补助资金——101项中医药信息标准研究与制定专项"。2019年,第一批57项中医药信息团体标准由中国中医药信息学会发布,包括《省级中医药数据中心工作规范》《省级中医药数据中心建设指南》等[10];2020年,发布第二批包括《中医医院经济管理绩效考评信息数据源目录》等36项中医药信息团体标准[11];2023年,发布第三批包括《中医药科学数据汇交技术管理规范》等12项团体标准。参研单位包括多家中医药院校、医院和科研机构。

(四)中医名词术语标准编制研究

术语标准是数据标准中的基础标准,是中医临床数据共享所遵照的统一"语言",同时也是分类与代码标准制定的参照和依据。1997 年,由朱文锋等学者负责起草的涵盖中医临床常见疾病、治法、证候的《中医临床诊疗术语》发布。2020 年,国家中医药管理局、国家卫生健康委发布《中医临床诊疗术语》(修订版)。为规范中医基础名词及内外妇儿等多科专有名词,全国科学技术名词审定委员会依次审定发布三册《中医药学名词》。2006 年 5 月,《中医基础理论术语》发布,包含 1 600 余条中医基础理论术语。2006 年和 2008 年,《腧穴名称与定位》和《耳穴名称与定位》相继发布,两项标准分别规定腧穴及耳穴的名称和定位。2013 年 12 月,由北京中医药大学刘清国、赵吉平等学者负责起草的《针灸学通用术语》发布,收录针灸术语 1 204 条,涵盖基础术语、经络、腧穴、实验针灸、针灸治疗和刺法灸法等。

(五)中医分类与代码标准编制研究

分类与代码标准是数据标准体系中的重要内容。随着临床医学的发展,人们对疾病的认识和分类逐渐深化,1995 年 7 月发布了我国第一个中医疾病分类国家标准《中医病证分类与代码》,在世界卫生组织将传统医学疾病分类纳入《国际疾病分类》(ICD)时成为主要标准依据,并在世界卫生组织颁布的《国际疾病分类》(第 11 次修订本)(ICD－11)中纳入了传统医学病证分类与代码内容。2020 年《中医病证分类与代码》(修订版)发布。2002 年,《全国主要产品分类与代码 第 1 部分:可运输产品》发布,其中包含中药分类与代码。2016 年,国家卫生健康委发布由刘爱民等学者负责起草的《疾病分类与代码》标准。

(六)中医数据元标准编制研究

近几年,在顶层规划指引下,中医数据元标准编制工作从启动到完结。2019 年 3 月发布的中医药信息团体标准中,包括按照原卫生部发布的《卫生信息数据元标准化规则》等相关文件给出的规则起草,结合中医药领域数据元特性编写的中医药信息数据元标准,涵盖中医药信息、基层医疗卫生机构中医诊疗区(中医馆)健康信息平台信息、中医医院护理管理信息、中医医院资源管理信息、中医药综合统计信息等多项数据元标准,湖北中医药大学、海南省中医院、中国中医科学院中医药数据中心等多家科研机构的学者参与标准编制研究。马红敏等学者在研究比较中医药信息与卫生信息数据元的关系后,思考归纳了中医药信息数据元编制的步骤、方法和分类体系[12]。徐倩、熊振芳等学者梳理归纳在中医药信息团体标准制修订项目中有 39 个涉及基本数据集、数据元目录的标准项目,包含 18 041 个数据元,并基于先行研究工作,提出标准化工作中的常见问题及解决方法[13]。张小红、林玲等学者通过现场调研等方法提取 703 条中医临床护理信息数据元,促进中医护理信息化发展[14]。2020 年 10 月,中国中医药信息学会发布第二批中医药信息团体标准共 36 项,涵盖中医医院经济管理绩效考评信息、中医临床路径信息、中医医院医疗质量控制信息、中医医院协同办公信息等多项数据元标准。

(七)中医数据集标准编制研究

广安门医院等单位的杨睿等学者在《电子病历基本数据集》的基础上,依据《中医电子病历基本规范(试行)》等相关标准,以中医电子病历的实际需求为主起草了团体标准《中医电子病历基本数据集》,并于 2019 年 3 月发布,对中医电子病历基本数据集的数据集元数据属性和数据元属性作出规定,是中医医院电子病历系统软件设计和中医医院实施电子病历系统的依据。同期发布的中医数据集标准共 13 项,包括推拿科、骨伤科、针灸科电子病历基本数据集、中医临床护理信息基本数据集等[15]。2020 年 10 月,发布 7 项中医数据集标准,包括外科(疮疡血管外科)、皮肤科、急诊科、心血管科电子病历基本数据集、医技检查项目信息基本数据、临床药事管理信息基本数据集。

三、中医临床数据标准体系构建

(一)标准体系表梳理

遵照 GB/T 13016-2018《标准体系构建原则和要求》等相关文件的要求,编制中医临床数据标准体系表,包含基础标准明细表、技术标准明细表、管理标准明细表和工作标准明细表及其下属类目明细表,体系表中涵盖标准的体系表编号、标准号、标准名称、实施日期及标准原文。标准体系表分类明细见表 1。

表 1　中医临床数据标准体系表分类明细

类目名称	标准二级明细	标准三级明细
J　基础标准类	J.1　标准化通则类标准明细表	
	J.2　名词术语类标准明细表	J.2.1　基本名词术语类标准明细表
		J.2.2　临床名词术语类标准明细表
		J.2.3　其他名词术语类标准明细表
	J.3　分类与代码类标准明细表	J.3.1　基本分类与代码类准明细表
		J.3.2　临床分类与代码类准明细表
		J.3.3　其他分类与代码类准明细表
	J.4　计量单位类标准明细表	
	J.5　图标模型类标准明细表	
	J.6　其他基础标准类标准明细表	
S　技术标准类	S.1　数据资源类标准明细表	S.1.1　元数据类标准明细表
		S.1.2　数据元类标准明细表
		S.1.3　数据集类标准明细表
		S.1.4　数据库类标准明细表
		S.1.5　数据结构类标准明细表
		S.1.6　信息模型类标准明细表

续 表

类目名称	标准二级明细		标准三级明细
	S.2 应用系统类标准明细表	S.2.1	系统功能规范类标准明细表
		S.2.2	系统接口类标准明细表
		S.2.3	调用管理技术类标准明细表
	S.3 数据处理类标准明细表	S.3.1	数据处理流程规范类标准明细表
		S.3.2	数据获取技术规范类标准明细表
S 技术标准类		S.3.3	数据存储技术规范类标准明细表
		S.3.4	数据预处理技术规范类标准明细表
		S.3.5	数据分析技术规范类标准明细表
		S.3.6	数据可视化技术规范类标准明细表
	S.4 其他技术标准类标准明细表		
	G.1 数据管理与服务类标准明细表		
G 管理标准类	G.2 数据安全与隐私保护类标准明细表	G.2.1	通用数据安全与隐私保护类标准明细表
		G.2.2	专用数据安全与隐私保护类标准明细表
Z 工作标准类	Z.1 招标事务类标准明细表		

(二) 标准体系分类统计

截至 2022 年,中医临床数据标准体系表共收录标准 342 项,其中基础标准类标准共 100 项,技术标准类标准 228 项,管理标准类标准共 12 项,工作标准类标准 2 项。按类目名称、标准二级分类和标准三级分类统计结果见表 2。

表 2 中医临床数据标准体系标准分类统计表

类目名称	标准二级分类	标准三级分类	数量(项)	占本类(%)	占总数(%)
	标准化通则类		6	6.00	1.75
	名词术语类	基本名词术语类	7	7.00	2.05
		临床名词术语类	20	20.00	5.85
基础标准类		其他名词术语类	9	9.00	2.63
	分类与代码类	基本分类与代码类	19	19.00	5.56
		临床分类与代码类	24	24.00	7.02
		其他分类与代码类	5	5.00	1.46

续　表

类目名称	标准二级分类	标准三级分类	数量(项)	占本类(%)	占总数(%)
基础标准类	计量单位类		10	10.00	2.92
	图标模型类		0	0.00	0.00
	其他基础标准类		0	0.00	0.00
技术标准类	数据资源类	元数据类	2	0.88	0.58
		数据元类	55	24.12	16.08
		数据集类	114	50.00	33.33
		数据库类	2	0.88	0.58
		数据结构类	2	0.88	0.58
		信息模型类	11	4.82	3.22
	应用系统类	系统功能规范类	33	14.47	9.65
		系统接口类	3	1.32	0.88
		调用管理技术类	0	0.00	0.00
	数据处理类	数据处理流程规范类	1	0.44	0.29
		数据获取技术规范类	0	0.00	0.00
		数据存储技术规范类	1	0.44	0.29
		数据预处理技术规范类	1	0.44	0.29
		数据分析技术规范类	3	1.32	0.88
		数据可视化技术规范类	0	0.00	0.00
	其他技术标准类		0	0.00	0.00
管理标准类	数据管理与服务类		3	25.00	0.88
	数据安全与隐私保护类	通用数据安全与隐私保护类	7	58.33	2.05
		专用数据安全与隐私保护类	2	16.67	0.58
工作标准类	招标事务类		2	100.00	0.58

四、中医临床数据标准体系构建存在的问题

在中医药标准化领域,标准体系的制定非常重要,对中医药标准制修订工作起指导和管理作用。中医临床数据标准体系的建立是推动中医临床数据标准应用的基础,是相关标准制修订的参考依据[16]。近年来,学者对中医药、中医药信息、中医临床信息领域的标准体系等方面研究较为深入。多个学术团体研究出包括基础、技术、管理、工作四大类的中医药标准体系及包括三个

"特异度水平"和四个"视觉"维度的中医临床信息标准体系。通过查阅相关文献资料,了解中医临床数据标准制修订工作及相关学术研究,发现在标准制定、推广、实施、应用阶段及标准体系中标准的数量、内容方面仍存在一些问题。

1. 顶层设计薄弱,标准体系缺失

国家对深化医药卫生体制改革提出更高的要求,领域内不断加强对标准体系的重视程度,为适应中医药事业发展的需要,国家陆续出台多项规范性文件指导标准体系的构建与发展。近年来,领域内学者积极研究标准体系,包含中医药、中医药信息、中医临床信息、中医临床护理等多个专业领域,体系内容不断完善,研究成果不断丰富。但在中医临床数据标准体系的研究和制定中,缺乏合理、全面的顶层规划,呈现出标准体系缺失现象,无规范性标准框架来引领和指导中医临床数据标准化工作。通过收集整理相关标准发现,我国已发布多项中医临床分类与代码标准,特别是中国中医药信息学会于2019年和2020年发布的中医舌诊、脉诊、临床基本症状等信息分类与代码标准,在中医临床、教学、科学研究中均发挥着重要作用。但对于非药物治疗信息分类与代码研究尚少,标准缺失。数据集标准内容不完整,目前已发布的临床医疗数据集标准涵盖推拿科、骨伤科、针灸科、护理科等,仍缺乏对妇科、内科、儿科、肛肠科等数据集标准的研究制定。数据元标准也存在较大研究空白,仍不能满足多范围、多层次处理中医临床数据的需要。要解决这一系列问题,亟须加强顶层设计,制定标准体系,将已制定、在研、拟制修订的中医临床数据标准纳入"体系表",从而立项并指导标准制修订工作。

2. 质量有待提升,缺乏有机联系

研究中收集整理的标准来自多个主管单位,由于统筹规划力度薄弱,造成标准间配套性差,尚未形成有机联系的标准共同体,内容存在交叉重叠,缺失遗漏,标准覆盖度低等问题。在选取数据标准运用时,无法确定参考对象,不能完全发挥标准的作用。已发布的标准在有机联系性、内容完整性及用语规范性上仍有不足,导致后期标准制修订工作量大。

3. 应用推广局限,价值有待发掘

目前,我国已颁布实施一系列中医临床数据标准,用于指导中医临床、教学、科研等工作,同时,我国积极参与制定相关国际标准,为中医药走向世界提供标准支撑,并取得较好的效果。但标准的推广、培训力度较薄弱,对中医临床数据标准的宣传不到位,医院信息化职工、医药信息技术公司员工对标准的认识尚浅,对数据标准的编码结构、内涵等理解度较差,在数据处理、系统设计过程中易造成数据冗余、共享困难等问题。科研人员多集中于研究制定数据标准,对于数据标准在中医临床中的应用及发挥标准在数据治理中的深层价值关注度低,研究较少。

五、中医临床数据标准体系构建措施建议

1. 加强顶层设计,编制中医临床数据标准体系表

针对中医临床数据标准缺失等问题,要计划开展标准的制修订工作。中医临床数据标准体系表就是从该领域的顶层设计出发,综合现有标准,从行业发展考量所编制而来。将已制定、在研、拟制修订的中医临床数据标准纳入体系表,并加强中医临床数据标准体系表的应用,指导标准的制修订工作。中医药行业相关管理部门也要提升顶层规划能力,注重引导学会、科研院所、

医疗机构等积极参与标准的制修订工作,激发活力,查缺补漏,促进行业内标准的完善与优化。

2. 提高技术能力,制定高质量中医临床数据标准

集聚高校、医院、社会组织等产学研用资源,壮大标准化人才队伍,提高标准化研究质量和编制水平。同时建立中医临床数据管理与应用领域标准化人才智库,为开展中医临床数据规范化、结构化、知识化,以及中医临床隐性知识显性化,为实现知识的完整表达提供技术和智力支撑。

3. 强化宣贯推广,应用中医临床数据标准

中医临床的数据大部分是以自然语言录入、非结构化形式存储,给数据特征提取和语义分析造成不便,需结合已发布的标准及医疗、教学、科研需求,构建中医临床数据标准体系,加强标准的应用,规范数据采集和数据处理流程。同时要发挥学会、技术组织和领域专家等作用,加大标准化宣贯工作力度,多渠道宣传政策文件、典型案例和突出成就,开展共性、基础性标准咨询、培训和服务,普及知识宣传理念,扩大标准社会影响力,筑牢标准广泛实施基础。

参 考 文 献

[1] 邓文萍,常凯,王茂,等.中医药标准体系表编制依据和方法.医学信息学杂志,2011,32(11): 40-43,62.

[2] 齐桂,万长秀,彭芳,等.中医临床护理标准体系框架构建的思路与方法.时珍国医国药,2014,25(4): 981-982.

[3] 桑宇慧.中医临床数据标准体系及其应用研究.武汉:湖北中医药大学,2022.

[4] 肖勇,田双桂,常凯,等.中医药信息标准体系建设的思考//中国中医药信息研究会.第四届中国中医药信息大会论文集,2017: 4.

[5] 舒亚玲,沈绍武,肖勇,等.我国中医药信息标准化建设现状及其思考.医学信息学杂志,2018,39(7): 46-49,65.

[6] 常凯.中医药信息化标准体系构建研究.武汉:湖北中医药大学,2012.

[7] 许吉,施毅,袁敏,等.中医药信息基础标准框架构建探索.中国中医药信息杂志,2016,23(2): 8-10.

[8] 王松,朱佳卿.中医药信息标准体系建设现状、问题与对策//中国中医药信息研究会.第五届中国中医药信息大会——大数据标准化与智慧中医药论文集,2018: 8.

[9] 李海燕,崔蒙.中医临床信息标准体系框架的构建研究.中国数字医学,2012,7(7): 43-45.

[10] 中国中医药信息学会.中国中医药信息学会发布《(中医药信息化常用术语)》等57项团体标准公告.中信标准[2019]001号.2019.

[11] 中国中医药信息学会.关于中国中医药信息学会36项中医药信息团体标准公式的通知.中信会标字[2020]001号.2020.

[12] 马红敏,常凯,孙静,等.中医药信息数据元标准编制思路与方法.医学信息学杂志,2014,35(7): 46-49.

[13] 徐倩,熊振芳,毛树松,等.中医药领域信息数据元标准化与规范化工作研究.医学信息学杂志,2017,38(9): 56-60.

［14］张小红,林玲,万长秀,等.中医临床护理信息数据元研究.护理学杂志,2014,29(19）:23-26.

［15］刘洋,李海燕,贾李蓉,等.GB/T 38327-2019《健康信息学中医药数据集分类》国家标准适用性评价研究.中国中医药图书情报杂志,2021,45(1）:7-12.

［16］张柯欣,石岩,曲超.中医临床术语标准数据库的设计研究.大众标准化,2019(8):27-29.

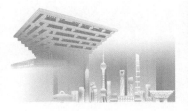

第九章

筹资与保障

卫生筹资与保障在医疗卫生系统中占有举足轻重的地位。合理的筹资机制是卫生健康和医疗保障事业稳健可持续发展的基础。本章主要围绕上海市卫生总费用核算、中医优势病种付费、健康保险市场发展、中医支付方式改革等重点专题开展研究：介绍 2022 年上海市卫生总费用核算情况，为政府调整和制定卫生政策提供重要依据；介绍中医优势病种按疗效价值付费的制度设计与试点成效，梳理中医优势病种按疗效价值付费的探索与思考；在深入分析我国商业健康保险市场发展痛点的基础上，提出针对我国商业健康保险的发展策略；分析中医优势病种住院费用结构变动情况，为完善中医特色医保支付方式改革提供参考依据；提出中医支付方式改革建议，为构建具有中医药特色的医保管理框架、促进中医药与医保协同发展提供科学依据。

2022年上海市卫生总费用核算研究

侯晓慧　朱碧帆　李　芬　覃淑珺　王力男　金春林

【导读】 2022年上海市卫生总费用(来源法)总量为4 005.29亿元,占上海市生产总值(gross domestic product,GDP)的8.97%,人均卫生总费用为16 177.17元。从筹资结构来看,社会卫生支出、政府卫生支出及个人卫生支出占卫生总费用比重分别为51.43%、34.67%及13.90%。同期卫生总费用(机构法)总量为3 393.84亿元,其中医院占比达66.07%,其次为基层医疗卫生机构,占比为13.00%,卫生行政和医疗保险管理机构费用占比为7.01%,公共卫生机构费用占比为5.57%,药品及其他医用品零售机构费用占比为5.13%,其他卫生机构费用占比为3.22%。2022年受新冠疫情影响,卫生总费用增速较快,个人现金卫生支出出现大幅下降;社会卫生筹资占比最高,保障效率持续提升;但费用机构分配欠合理,基层医疗卫生、公共卫生机构占比偏低。应关注卫生筹资可持续性,加强监测预警;拓宽筹资渠道,完善多层次医疗保障体系;优化投入机制,加大对公共卫生机构的投入;做实分级诊疗,推进医疗服务体系高质量发展。

卫生费用核算是国民经济核算的一个组成部分,不仅是反映一个国家、地区卫生事业发展水平的重要宏观经济信息,同时为政府调整和制定卫生政策提供重要依据。上海市开展卫生费用核算至今,已积累了2001~2022年22年的核算结果。

一、卫生筹资来源

我国的卫生费用筹资来源一般采用三分法进行划分,即分为政府卫生支出、社会卫生支出和个人现金卫生支出三个部分组成[1];而国际上则通常采用二分法,即卫生总费用的筹资来源由广义政府卫生支出和私人卫生支出两部分组成。本文分别采用三分法和二分法对上海市2001~2022年间的卫生费用核算结果进行分析。

(一)筹资总量和结构(国内口径)

2022年上海市(来源法)卫生总费用(Shanghai total expenditure of health,STEH)达到

第一作者:侯晓慧,女,研究实习员。
通讯作者:金春林,男,研究员,上海市卫生和健康发展研究中心(上海市医学科学技术情报研究所)主任。
作者单位:上海市卫生健康发展研究中心(上海市医学科学技术情报研究所)(侯晓慧、朱碧帆、覃淑珺、王力男、金春林),上海市卫生健康委员会财务管理事务中心(李芬)。

4 005.29 亿元,占 GDP 比重为 8.97%(图 1)。2001~2022 年卫生总费用年均增长率(以实际值计算,下同)达 13.01%,高于同期 GDP 年均增长率(8.52%)。2022 年人均卫生总费用为 16 177.17 元,较上年增加 2 814.39 元(表 1)。

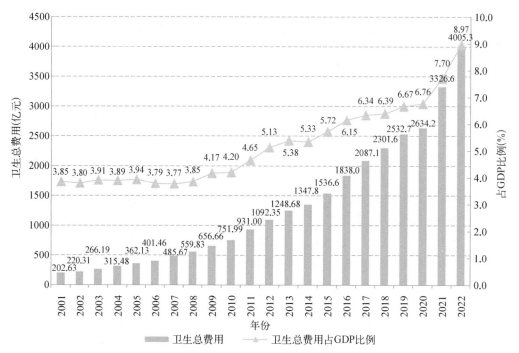

图 1 2001~2022 年上海市卫生总费用及其占 GDP 比例

表 1 2001~2022 年上海市卫生总费用(来源法)时间序列表

年份	上海市生产总值(GDP)		卫生总费用(STEH)		卫生总费用占 GDP 比例(%)	人均卫生总费用(元)
	名义值	增长速度(以实际值计算)	名义值	增长速度(以实际值计算)		
2001	5 257.66	—	202.63	—	3.85	1 214.57
2002	5 795.02	11.39	220.31	9.88	3.80	1 286.13
2003	6 804.04	12.31	266.19	15.57	3.91	1 507.44
2004	8 101.55	13.30	315.48	12.77	3.89	1 719.26
2005	9 197.13	11.50	362.13	12.74	3.94	1 915.77
2006	10 598.86	12.80	401.46	8.51	3.79	2 043.98
2007	12 878.68	15.20	485.67	14.70	3.77	2 353.53
2008	14 536.90	9.70	559.83	12.02	3.85	2 615.23
2009	15 742.44	8.40	656.66	17.41	4.17	2 970.94
2010	17 915.41	10.20	751.99	10.89	4.20	3 265.74

年份	上海市生产总值（GDP）		卫生总费用（STEH）		卫生总费用占 GDP 比例（%）	人均卫生总费用（元）
	名义值	增长速度（以实际值计算）	名义值	增长速度（以实际值计算）		
2011	20 009.68	8.30	931.00	20.05	4.65	3 952.40
2012	21 305.59	7.50	1 092.35	18.46	5.13	4 554.30
2013	23 204.12	7.90	1 248.68	13.25	5.38	5 099.92
2014	25 269.75	7.10	1 347.80	6.15	5.33	5 463.18
2015	26 887.02	7.00	1 536.60	14.65	5.72	6 252.47
2016	29 887.02	6.90	1 838.00	15.03	6.15	7 449.23
2017	32 925.01	7.00	2 087.09	10.29	6.34	8 462.51
2018	36 011.82	6.80	2 301.60	7.68	6.39	9 297.91
2019	37 987.55	6.00	2 532.68	10.58	6.67	10 206.90
2020	38 963.30	1.70	2634.22	3.13	6.76	10 586.18
2021	43 214.85	8.10	3 326.57	23.08	7.70	13 362.78
2022	44 652.80	−0.20	4 005.29	16.30	8.97	16 177.17

注：① 上海市生产总值和上海市卫生总费用（来源法）各年增长速度按可比价格计算；② 根据 2020 年第七次人口普查数据更新人口数据；③ 从 2013 年起，国家统计局开展了城乡一体化住户收支与生活状况调查，2013 年及以后数据来源于此项调查，与 2013 年前的分城镇和农村住户调查的调查范围、调查方法、指标口径有所不同；④ 2020 年第四次全国经济普查后，对 2018 年及以前年度的 GDP 历史数据进行了系统修订。

从筹资结构来看，2022 年政府卫生支出为 1 388.49 亿元，占卫生总费用比重为 34.67%；社会卫生支出达到 2 059.78 亿元，占卫生总费用的比重最高，达 51.43%；个人现金卫生支出（out-of-pocket payment，OOP）占比则为 13.90%（图 2）。2001~2022 年，上海市卫生总费用及三个筹资渠道均保持持续增长（图 3）。

2022 年上海市卫生总费用中政府卫生支出达 1 388.49 元，其占财政支出的比重为 14.78%，高出 2021 年 6.35%；占 GDP 的比重为 3.11%，高出 2021 年 1.44%（图 4）。在政府卫生支出中，主要包括医疗卫生服务支出和医疗保障支出，分别为 1 106.41 亿元、222.28 亿元，占比分别为 79.68%、16.01%。

2022 年上海市卫生总费用中社会卫生支出达 2 059.78 亿元。其中，社会医疗保障支出（1 667.78 亿元）占比最高，为 80.97%；其次为商业健康保险费（352.00 亿元），占比为 17.09%（图 5）。从基本医疗保险收入情况来看，2022 年上海市城镇职工医保基金收入（含生育险）为 1729.44 亿元；城乡居民医保基金收入 100.87 亿元。

2022 年上海市卫生总费用中居民个人现金卫生支出（OOP）达 557.02 亿元，占卫生总费用比重为 13.90%，同比 2021 年（18.17%）有降低。2001~2022 年 OOP 占卫生总费用的比例略有波动，总体呈下降趋势，2022 年较 2001 年减少 15.18 个百分点（图 2）。

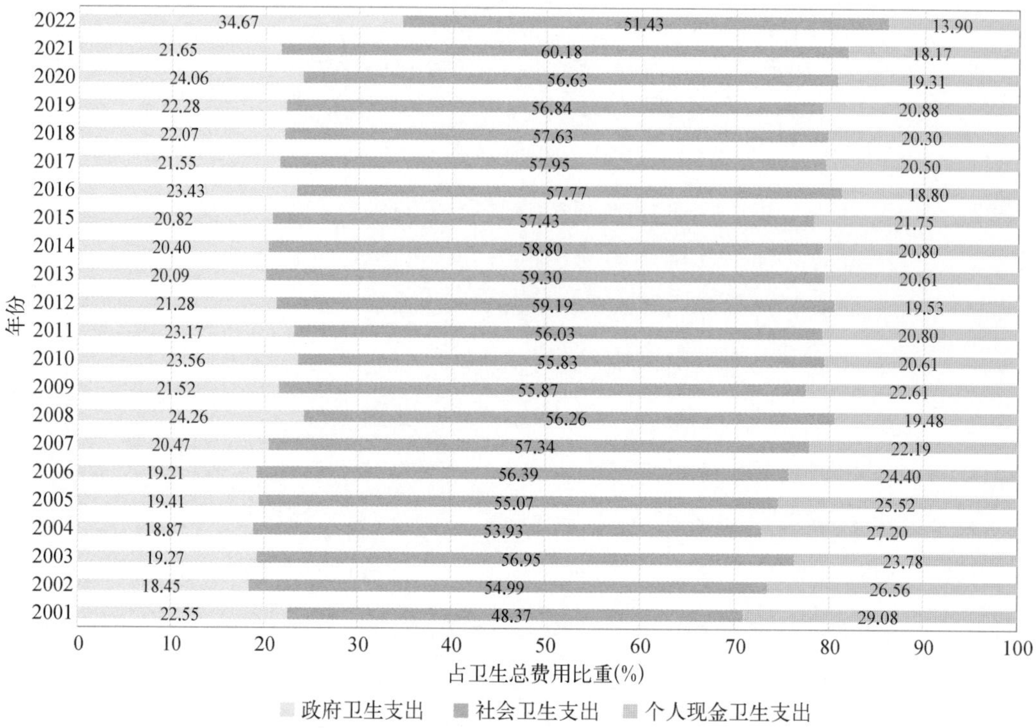

年份	政府卫生支出	社会卫生支出	个人现金卫生支出
2022	34.67	51.43	13.90
2021	21.65	60.18	18.17
2020	24.06	56.63	19.31
2019	22.28	56.84	20.88
2018	22.07	57.63	20.30
2017	21.55	57.95	20.50
2016	23.43	57.77	18.80
2015	20.82	57.43	21.75
2014	20.40	58.80	20.80
2013	20.09	59.30	20.61
2012	21.28	59.19	19.53
2011	23.17	56.03	20.80
2010	23.56	55.83	20.61
2009	21.52	55.87	22.61
2008	24.26	56.26	19.48
2007	20.47	57.34	22.19
2006	19.21	56.39	24.40
2005	19.41	55.07	25.52
2004	18.87	53.93	27.20
2003	19.27	56.95	23.78
2002	18.45	54.99	26.56
2001	22.55	48.37	29.08

占卫生总费用比重(%)

■政府卫生支出　■社会卫生支出　■个人现金卫生支出

图 2　2001~2022 年上海市卫生总费用筹资结构(国内口径)

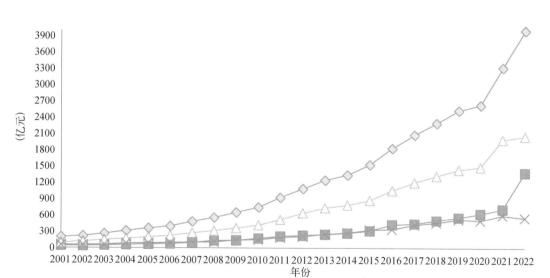

图 3　2001~2022 年上海市卫生总费用及各筹资渠道增长趋势

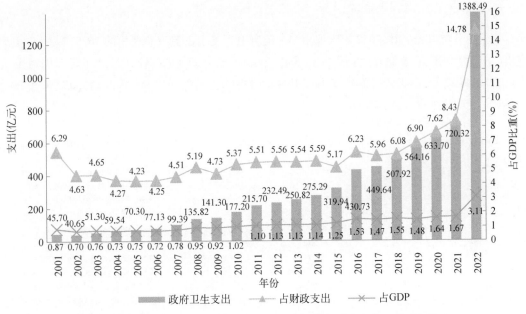

图 4　2001~2022 年上海市政府卫生支出及其占财政支出、GDP 比例

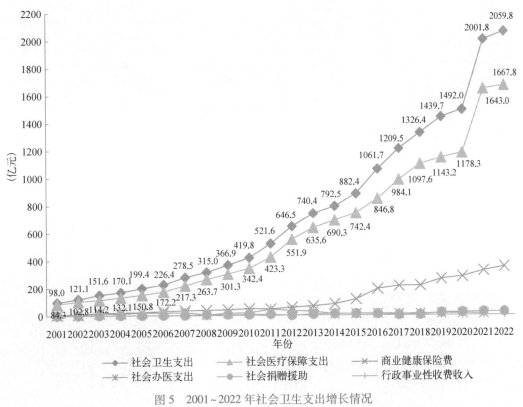

图 5　2001~2022 年社会卫生支出增长情况

（二）筹资结构（国际口径）

从国际分类口径来看，2022 年上海市广义政府卫生支出占卫生总费用的 76.91%，私人卫生支出（主要为 OOP、商业健康保险费、企业办医支出）占比为 23.09%，较 2021 年下降 5.01 个百分点。2001~2022 年，广义政府卫生支出占卫生总费用的比例呈现出"S"形波动，2022 年较 2001 年增长了 10.67 个百分点（图 6）。

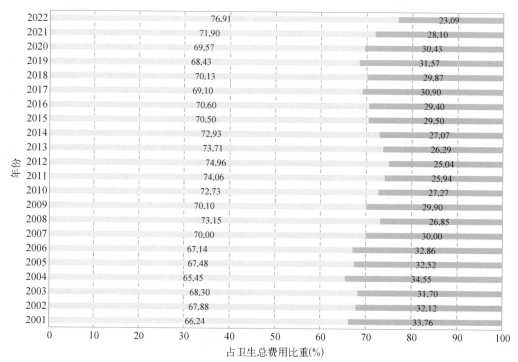

图 6　2001~2022 年上海市卫生总费用筹资构成（二分法）

二、卫生费用机构分配

（一）分配总量

2022 年，上海市卫生总费用（机构法）总额为 3 393.84 亿元，较 2021 年上升了 321.70 亿元。其中，流向医院的卫生费用为 2 242.47 亿元，占比达 66.07%；基层医疗卫生机构费用达 441.21 亿元，占比为 13.00%；公共卫生机构费用为 189.17 亿元，占比为 5.57%（图 7）。

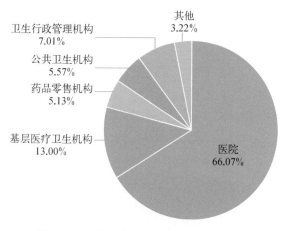

图 7　2022 年上海市卫生总费用（机构法）

（二）分配流向

2001～2022 年，上海市卫生总费用（机构法）流向医院的费用占比最高，22 年来始终保持在 62% 以上，其次为基层医疗卫生机构。2015 年流向医院的费用占比达到最高值 71.84%，2022 年较 2021 年下降了 4.18 个百分点；基层医疗机构费用占比较上年下降了 1.12 个百分点。公共卫生机构费用占比总体上呈现先下降后上升的趋势，2022 年较 2021 年升高了 1.88 个百分点（图 8）。

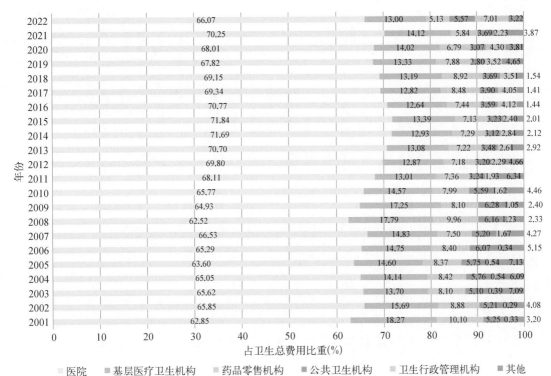

图 8　2001～2022 年上海市卫生总费用机构分布

2011 年起，在沪部队医院数据纳入机构法卫生总费用中

三、来源法与机构法差异

2001～2022 年通过来源法和机构法分别计算的上海市卫生总费用总体呈上升趋势，其差值（机构法−来源法）先缓慢上升后快速下降。2020 年及以前，基于机构法核算的卫生总费用高于来源法核算卫生总费用；2021 年及以后，基于机构法核算的卫生总费用低于来源法。2022 年，该差值达到了 −611.45 亿元，即卫生筹资总额高于医疗机构费用 611.45 亿元（图 9）。造成来源法和机构法核算结果差异的原因包括：① 外省来沪就医患者的医疗费用计入机构法核算结果中，而无法在来源法结果中体现[2]；2020 年以来，本市外来就医服务量大幅下降[3]，造成机构

核算结果增幅放缓;② 受新冠疫情的影响,近年来政府加大了对公共卫生的投入,造成来源法核算结果较以往快速增长[4];③ 医保基金结余部分计入来源法核算结果,而无法体现在机构法核算结果中;④ 来源法中 OOP 可能存在被低估的情况[2]。

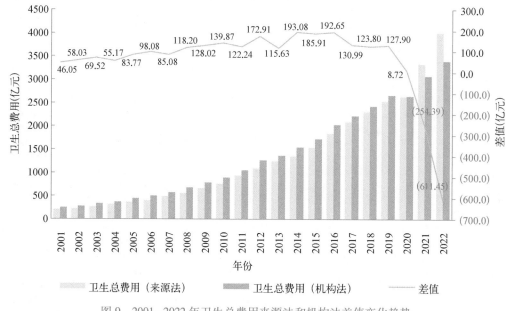

图 9 2001~2022 年卫生总费用来源法和机构法差值变化趋势

差值=卫生总费用(机构法)-卫生总费用(来源法)

四、主要特点

(一)卫生总费用增速较快,政府对卫生事业投入力度持续增加

2001~2022 年上海市卫生总费用占 GDP 的比例呈逐渐上升的趋势(图 1),体现了个人、政府、社会对卫生健康的重视。当前,上海市卫生总费用占 GDP 比例已达到 8.97%,与经济合作与发展组织(Organization for Economic Co-operation and Development,OECD)国家的平均水平(9.2%)差距逐渐缩小[5]。2014 年以来,卫生总费用增速始终高于同期 GDP 增速,2022 年卫生总费用较上一年增长 16.30%(按实际值计算)。

总体上,政府卫生支出占财政支出的比例稳定上升(图 4),表明政府对卫生领域的关注和投入持续增加。受新冠疫情影响,2020 年以来政府卫生支出增幅较大。2022 年政府卫生支出达到 1 388.49 亿元,较去年相比增加 668.20 亿元,其中突发公共卫生事件应急处理费用达到 512 亿。此外,政府投入的结构和方向不断优化。对公共卫生、医疗机构的投入力度加大,同时对中医、专科疾病防治院等公益性较强的医疗机构实行倾斜投入政策。

(二)社会卫生筹资占比最高,多举措缓解医保资金沉淀压力

2022 年上海市社会卫生支出占卫生总费用比重最高。在社会医疗保障筹资方面,上海市自

2016 年起逐步下调职工基本医疗保险缴费比例;2020 年疫情期间针对单位缴纳部分实行减半征收;2022 年进一步下调地方附加医疗保险费的缴费比例,单位缴纳比例下调至 10%。在商业健康保险方面,2017 年 1 月 1 日起,上海市职工医保参保人员可使用本人医保个人账户中的历年结余资金,购买相关商业医保产品。2021 年上海市推出城市定制型商业补充医疗保险"沪惠保",可以使用个人账户中的历年结余资金为自己和家人购买。此外,2021 年上海发布了《健全上海市职工基本医疗保险门诊共济保障机制实施办法》(沪府办规〔2021〕18 号),推动建立门诊共济制度,通过减少个人账户资金计入标准,活化医保资金使用,提升保障效率。同时,规定个人账户可用于支付参保人员及其配偶、父母、子女在定点医疗机构以及定点零售药店发生的自负医疗费用。多个因素叠加缓解医保资金沉淀压力、提升医保基金支付效率。

(三) 个人现金卫生支出出现大幅下降,均衡多方筹资责任

新医改以来,上海市个人现金卫生支出占卫生总费用比重逐步降低,近年来维持在较低水平,2022 年(13.91%)出现较大降幅的原因包括:① 2020 年新冠疫情暴发后,政府卫生支出所占份额突增,尤其是 2022 对突发公共卫生事件应急处理费用投入达到 512.06 亿元,较上年(23.54 亿元)增长 20 倍,主要用于方舱建设、核酸检测及相关人员费用[6];② 受疫情防控措施、居民就诊习惯改变等影响,2022 年全市医疗机构门急诊人次、出院人数分别同比下降 14.84%、19.39%[7]。鉴于新冠肺炎疫情对医疗服务体系产生的长远影响,需持续监测个人卫生支出占比,均衡好个人、社会、政府三方的筹资责任。

(四) 基层医疗卫生机构、公共卫生机构占比偏低,资源配置格局未见显著改善

从上海市卫生费用机构分配来看,2022 年基层医疗卫生机构、公共卫生机构费用占比分别为 13.00%、5.57%,较 2001 年分别下降了 5.27、0.30 个百分点,"重医轻防"的医疗卫生资源配置格局未显著改善。在居民自由就诊的现实情况下,趋高就医的趋势短期内难以逆转。2021 年 3 月 2 日,上海市人民政府印发《关于本市"十四五"加快推进新城规划建设工作的实施意见》,提出嘉定、青浦、松江、奉贤、南汇等 5 个新城将加快市级优质医疗资源向新城扩容下沉,由 5 家知名综合性三甲医院通过分院建设,加强新城医疗资源配置。随着全市优质医疗资源不断扩容,未来一段时间内医院将持续成为机构费用的主要流向,分级诊疗政策在卫生费用的机构分配上还未体现成效,仍需加大对基层医疗机构、公共卫生机构的投入力度。

五、政策建议

(一) 关注卫生筹资可持续性,加强监测预警

整体上,我国卫生总费用的增长速度显著高于 GDP 的增速。全国及部分主要城市经济增长速度出现下降趋势但医疗费用仍不断攀升。尤其是 2020 年以来,GDP 增长明显波动,而新冠疫情防控相关支出大幅增加推动了卫生费用保持较高速度增长[8]。OECD 国家的预测数据同样表明,大部分国家卫生费用占 GDP 比重在 2020 年以后出现提升,从 2019 年的 9.0% 增加至 2022 年

的9.2%[9]。随着我国经济进入高质量发展新常态,GDP增速放缓,政府财力及社保资金筹集能力在未来面临较大的下行压力。2022年,上海市65岁及以上人口占比为28.2%[10],随之而来的慢病高发是卫生费用增长的强劲驱动力。因此,须关注卫生筹资可持续性,建立"早期预警系统"实时监测卫生费用[11];加强对卫生费用变化趋势的动态把握,充分衡量费用发展偏离政策目标的可能性和程度,识别可节省空间,及时推出修正措施。在此基础上对已经或者可能出现的风险进行监测预警,以便及时做出筹资政策调整,采取有效调控措施。

(二) 拓宽筹资渠道,完善多层次医疗保障体系

尽管我国已经具备了多层次保障体系的基本框架,但补充保障制度的市场规模依旧十分有限。例如,美国的医疗慈善捐赠总量是我国的近24倍,反映我国医疗慈善组织的资金募集能力还有待提升[12]。在加大政府卫生投入的同时,可借鉴其他国家经验,拓展多元卫生筹资渠道。加快发展商业健康保险,逐步提高商保赔付支出占保费收入比重,提高保险赔付支出占卫生总费用比重;鼓励社会组织、企业等组织投入卫生,以医疗保障或直接提供服务的形式为居民健康提供一定程度的风险保护;完善社会慈善捐赠等第三次分配政策制度,充分发挥税收对社会捐赠的激励作用,通过免税、税前扣除等政策鼓励组织和个人捐资用于卫生健康,提高民间医疗公益捐赠的积极性[13]。

(三) 优化投入机制,加大对公共卫生机构的投入

根据《关于完善重大疫情防控体制机制健全公共卫生应急管理体系的若干意见》和《"健康上海"2030规划纲要》等文件要求,本市须进一步优化医疗卫生资源投入结构,健全公共卫生服务体系,加大对健康促进、预防保健等方面的投入[14]。一方面,加强公共卫生队伍建设,健全执业人员培养、准入、使用、待遇保障、考核评价和激励机制,提升基层公共卫生人员能力和素养;另一方面,优化财政投入结构,对公共卫生机构的投入由项目支出为主转向人员支出为主,扩大内部分配,提升公共卫生人员待遇水平[14]。

与此同时,推动公共卫生服务与医疗服务高效协同、无缝衔接。探索医防融合机制,为患者提供从预防、治疗到康复护理的全过程服务。针对各项公共卫生服务项目,疾控机构应当研究适用的绩效评价指标,对于应当完成的服务内容和标准进行规定。可从预算资金的响应速度、服务效率的提升情况、预算执行情况、公共卫生服务水平提升情况、居民健康水平提升情况,以及满意度情况等维度来开展绩效评价[15]。分析区域内发病率、患病率、治愈率、生存率的变化,并将考核结果作为公共卫生经费支付的重要依据。

(四) 做实分级诊疗,推进医疗服务体系高质量发展

受新冠疫情影响,近三年本市的卫生总费用与往年情况的可比性并不强。但医疗服务机构间费用变化的差异也为我们提供了分析医疗卫生服务体系的新契机。上海市2008年便在全国率先试点分级诊疗,卫生总费用中流向基层医疗服务机构的比例呈现先降后升的趋势,但增幅仍较小(图8)。卫生统计公报数据显示,2022年全市医疗机构服务量较2020年显著下降,大型医疗机构占较高比例的外省市就医患者大幅减少。研究显示,疫情后期大型公立医院在业务恢复的过程中表现出了一定的"虹吸效应"[3]。全市三级医院门急诊服务量占比从2020年的39.23%提升至

2022 年的 47.33%。总体而言,近年来三级医院诊疗量占比持续上升,基层医疗机构恰恰相反。

相较于一、二级医疗机构,三级医院借助其学科能力优势具有更强的造血恢复能力,应当警惕大型医院借助新一轮优质资源扩容,开展外延性扩张,给医疗服务供给侧带来不利影响;应当充分关注基层医疗机构运行,加大政策扶持力度,在明确医疗机构职能定位的基础上,切实推进分级诊疗制度,扭转当前不合理的医疗资源配置格局,实现基层医疗机构医生的价值,推动本市医疗服务体系的高质量发展[16]。

参 考 文 献

[1] 张毓辉,陶四海,赵郁馨.国内外政府卫生支出口径的异同及结果分析.中国卫生经济,2006,(3):10-12.

[2] 金春林,王力男,李芬.上海市卫生总费用来源法与机构法核算结果差异原因分析.中国卫生经济,2013,(8):14-16.

[3] 王力男,陈雯,谢之辉,等.上海市外来就医现状及对医疗服务体系的影响分析.中国卫生经济,2012,31(12):42-45.

[4] Chen Y, Wang L, Cui X, et al. COVID-19 as an opportunity to reveal the impact of large hospital expansion on the healthcare delivery system: evidence from Shanghai, China. Ann Transl Med.,2021,9(16):1297.

[5] OECD. Health at a Glance 2023: OECD Indicators. https://doi.org/10.1787/7a7afb35-en[2023-11-07].

[6] 中华人民共和国国务院新闻办公室.上海举行新型冠状病毒感染肺炎防控工作发布会(第四十七场). http://www. scio. gov. cn/gxzt/dtzt/2020/jgkylflkxxgkqmjs/dfxwfbh_21016/shsxwfbh/202208/t20220802_288114.html[2022-11-03].

[7] 上海市卫生健康统计中心.上海市医疗卫生服务年度报告(2022 年)//上海卫生健康政策研究年度报告(2022).北京:科学发出版社,2023.

[8] 李岩,张毓辉,万泉,等.我国卫生总费用回顾与展望.中国卫生经济,2022,41(6):9-11,18.

[9] OECD. Fiscal sustainability of health systems: bridging health and finance perspectives. https://doi.org/10.1787/9789264233386-en[2015-09-24].

[10] 上海市老龄事业发展促进中心.上海市老年人口和老年事业监测统计信息. https://wsjkw. sh. gov. cn/cmsres/f3/f3f44a902de2471f 8928518a6609cda6/475616f197a5d60b700e20494a5648ed. pdf[2023-04-12].

[11] 倪伟犇,张轩霆,曹继文.我国医疗卫生事业投入研究——基于公共财政视角.中国集体经济,2020,(28):24-27.

[12] 余小豆,袁涛.多层次医疗保障的国际比较与启示.中国医疗保险,2019,(3):68-72.

[13] 李岩,张毓辉,万泉,等.2020 年中国卫生总费用核算结果与分析.卫生经济研究,2022,39(01):2-6.

[14] 迟福林.以人民健康至上的理念推进公共卫生治理体系变革.行政管理改革.2020,(4):4-12.

[15] 陈晓丽,严非,付朝伟,等.上海市 M 区公共卫生项目绩效考核评价体系探讨.中国初级卫生保健,2022,36(10):12-14.

[16] 杨耀宇,付梦媛.分级诊疗的制度效果评估.统计与决策,2019,35(23):105-108.

上海市中医优势病种按疗效价值付费的制度设计与试点成效

刘　华　吕大伟　管红叶　周林青　王瑞欣　陈雅静　应晓华

【导读】　中医药服务是我国医疗体系的重要组成部分,为充分发挥中医药防病治病的独特优势和作用、探索更合理的医疗保险支付政策以支持中医药服务的发展,上海市于2022年积极开展中医优势病种按疗效价值付费改革。文章从优势病种遴选、试点范围确定、支付标准制定、考核评价设计四个方面,对改革的制度设计进行了梳理,以期为中医优势病种按疗效价值付费方式的推广提供经验参考,并对改革前后试点医疗机构在中医优势病种收治、中医药服务提供、服务质量、费用等方面的短期改变进行探究。结果显示,试点后中医药服务的利用量有所增加,服务效率有所提高,中医优势病种住院患者的疾病经济负担有所减轻,充分体现对中医药传承创新发展的支持促进作用。

一、上海市中医优势病种按疗效价值付费的改革背景

中医药在疾病诊疗中能发挥重要作用,国家历来要求中医医院要"姓中",中医医师应当以提供中医药服务为主,但在实践中受各方面因素影响,中医在临床诊疗也会出现中医药技术应用不足、特色优势体现不充分的情况。多项关于中医类医院的病种历史费用成本结构的分析发现[1-2],药品和耗材的费用占比远远高于体现技术劳务价值的诊断和治疗类费用,中医药服务的劳务价值得不到应有支付。究其原因,在于中医药服务的特殊性。传统上中医药治疗不需要依靠现代诊疗仪器、耗材,对复杂手术和昂贵药物的使用也相对较少,治疗项目普遍定价较低,使得其在过去按项目付费的支付方式中获得的补偿较低,难以反映中医医务人员辨证诊断、组方配穴、手法技术的人力成本及相应的疗效价值,也因为医疗收入低容易被医疗机构边缘化,得不到足够的资源支撑其传承发展[3-4],这在一定程度上制约了中医药特色及优势的发挥。

按疾病诊断相关分组(diagnosis-related groups,DRG)付费和按病种分值(diagnosis-intervention packet,DIP)付费方式与中医药服务不适配,难以很好地改善中医药服务的利用现状,中医支付改革相对滞后。一方面,中医药治疗疾病的手段多种多样,不同辨证对应的治疗方案各不相同,

---

第一作者:刘华,男,上海市卫生健康委员会中医药服务监督管理处处长。
作者单位:上海市卫生健康委员会(刘华、管红叶),上海市医疗保障局(吕大伟),复旦大学(周林青、王瑞欣、陈雅静、应晓华)。

且高度依赖中医师辨证知识和治疗专长,这使得中医药服务的支付基准额度较难确定[5];另一方面,对于已经实施 DRG/DIP 支付改革的中医医疗机构,出现了使用中医药特色医疗服务但进入西医保守组,难以得到合理补偿的问题[6-7],这进一步抑制了中医类医院对中医药服务的提供,此外也存在中医诊断不适用西医编码的挑战。因此,探索适用于中医药服务的医疗保险支付方式成为亟待解决的问题。

近年来国家有多项政策扶持中医药事业的发展[8],其中就包括充分发挥中医药防病治病的独特优势和作用、探索更合理的医疗保险支付政策以支持中医药服务的应用[9]。在此背景下,上海市积极探索中医优势病种付费方式改革。

二、上海市中医优势病种按疗效价值付费的制度设计

"价值医疗"(value-based healthcare)概念的提出为中医药服务支付制度的制定提供了理论依据。2022 年,上海市印发《关于开展中医优势病种按疗效价值付费试点工作的通知》(沪医保医管发〔2022〕33 号)[10],于 2022 年 9 月 1 日起正式实施中医优势病种按疗效价值付费试点,明确了中西医"同病同效同价"原则,探索以绩效评价为核心、引导中医价值医疗的医疗保险支付方式改革。

(一)优势病种遴选

由上海市中医主管部门牵头,经过多轮医疗机构和专家意见征询后,基于《中医病证分类与代码》(Classification and codes of diseases and ZHENG of traditional Chinese medicine,TCD)诊断,按照"优势突出、临床成熟、疗效确切、安全可控"的原则,在国家发布的中医优势病种基础上,结合上海实际和按疗效价值付费特点,分批遴选上海市适宜中医优势病种,首批确定 22 个包括中医内科、骨伤科以及综合治疗的优势病种,并结合中西医临床路径管理规范,设置了严格的出入组标准。

(二)试点范围确定

由上海市中医主管部门牵头,在征询医疗机构意见基础上,结合国家中医药综合改革示范区建设布局,考虑中医优势病种分布和各类医疗机构中医药服务特色,经综合评估后确定上海市22 家二级和三级中医、中西医结合医院为首批试点医疗机构,中医优势病种付费病例范围为上海市职工基本医疗保险参保人员在试点医疗机构住院所发生的适宜病例。后续视试点工作进展和成效,逐步扩大试点病种和试点机构范围。

(三)支付标准制定

以 DRG 病组为桥梁,将基于 TCD 诊断遴选出的中医优势病种,与病案首页中的 ICD(《国际疾病分类》)诊断建立起映射关系;按照"中西医同病同效同价"的原则,在上海市医疗保险总额预算管理框架下,不区分二、三级医院,参照 DRG/DIP 结算管理,以该优势病种所在 DRG/DIP 病组(以 ICD-10 编码)的支付标准为基准,合理确定病种支付标准,原则参照西医手术病组或内科

中重症病组,以最大程度鼓励支持中医优势病种诊疗服务;同时,以往年试点中医优势病种测算费用与二、三级中医医院例均费用的比值作为调整依据,实施病种支付标准动态调整,合理体现中医药技术劳务价值和医疗保险基金使用效率。

(四) 考核评价设计

由市卫生健康(中医)、医疗保障部门牵头,制定试点中医优势病种按疗效价值付费考核办法。基于多轮专家论证,综合考虑中医技术使用和疗效指标,确定各中医优势病种的按疗效价值考核指标,明确其内涵、评价规则、数据采集及价值支付办法,定期对试点机构予以考核,并在实施过程中不断完善。目前明确每个病种两类考核指标,一是 1~2 个中医药疗法使用率,比如中医药治疗例数占比、中医药费用占比达 50% 等,以体现以中医药服务为主的特点;二是根据病种自身特点设置 1 个疗效考核指标,比如临床有效率/三个月同诊断再入院率/再手术率等。

三、上海市中医优势病种按疗效价值付费的初步成效

为评估上海中医优势病种按疗效价值付费试点的初步效果,为中医药服务医疗保险支付制度的完善提供重要证据,研究收集了 2022 年全年 22 家中医机构 22 个中医优势病种城镇职工医疗保险患者的 22 599 条病案首页数据,以 2022 年 1~8 月为改革前,2022 年 9~12 月为改革后,观测改革后各项指标的变化量,进行组间差异比较,双侧检验水准 $\alpha = 0.05$,采用 Stata 17 软件进行统计学分析,分析结果如下。

(一) 中医药服务利用量

试点后,中医药服务利用量增加,表现为中医优势病种收治增加、以中医药治疗为主的病例占比增加、例均中医药治疗费变化不显著,而中医药治疗费用占比显著增加。

在改革后不论是总体还是各病种月均收治例数均有所增加。研究发现,相比改革前,总体上 22 个病种月均例数增加了 800 多例,达到改革前的 1.5 倍以上,近一半(10 个)的病种月均收治例数增幅超过了 100%。其中,混合痔作为改革前月均收治例数最多的中医优势病种,在改革后增加的月均例数也是最多的,增加近 300 例;丹毒尽管在改革前是月均收治例数最少的病种,但改革的效果显著,在改革后月均收治例数增幅最高,达到了改革前的 5 倍以上。

改革后 22 个病种以中医药治疗为主的病例占比由 18.3% 增加至 24.0%($P < 0.001$),其中一半以上病种的以中医药治疗为主的病例占比增加,少数病种占比减少。全市 22 个中医优势病种的例均中医药治疗费增加 63.19 元($P = 0.059$),其中一半以上的中医优势病种的例均中医药治疗费有所增长,但其中大部分增长不显著;少于一半的病种例均中医药治疗费降低,其中大部分显著降低;臁疮的例均中医药治疗费绝对值显著降低了 1 096.92 元,是所有病种中最高的。全市 22 个中医优势病种的中医药治疗费用占比由 30.5% 增加至 33.7%($P < 0.001$),其中大部分的中医优势病种的中医药治疗费用占比增长,且大部分增长显著;丹毒的中医药治疗费用占比增长绝对值最大,显著增长了 19.6%;腹痛的中医药治疗费用占比增幅最大,显著增长达改革前的 2.5 倍以上;以中医骨伤技术治疗为主的桡骨骨折和锁骨骨折的中医药治疗费用占比均有所增长,且

桡骨骨折的中医药治疗费用占比显著增长了9.2%（表1）。这些数据变化，充分说明了试点工作对支持中医药传承创新、推动中医特色专科专病发展提供了强大助力。

表1　试点医疗机构中医药服务提供的变化情况

指标	月均例数		以中医药治疗为主的病例占比			例均中医药治疗费			中医药治疗费用占比		
	改革前（例）	改革后（例）	改革前（%）	改革后（%）	P值	改革前（元）	改革后（元）	P值	改革前（%）	改革后（%）	P值
总体	1 591.13	2 467.50	18.30	24.00	<0.001	2 967.69	3 030.88	0.059	30.50	33.70	<0.001
肛痈	137.63	158.50	3.50	3.30	0.878	1 913.71	2 015.74	0.160	27.40	27.70	0.543
混合痔	872.75	1 166.00	2.40	1.30	<0.001	2 612.35	2 470.56	<0.001	21.70	21.10	0.001
桡骨骨折	6.75	15.75	3.70	14.30	0.051	777.62	1 571.71	<0.001	6.60	15.80	0.017
锁骨骨折	5.00	12.00	2.50	4.20	0.672	570.99	1 104.35	0.049	4.00	6.70	0.330
脱疽	22.00	50.50	15.30	11.40	0.259	5 846.49	5 105.84	0.030	31.50	30.10	0.409
臁疮	22.63	38.00	16.00	29.60	0.003	5 751.03	4 654.11	0.008	35.00	41.40	0.002
丹毒	2.25	11.75	16.70	36.20	0.131	1 263.04	3 066.47	0.001	26.90	46.50	0.001
休息痢	4.13	12.25	0	0	—	820.20	1 207.39	0.154	18.60	15.20	0.268
腹痛	14.38	17.25	0	2.90	0.067	175.87	323.64	0.057	2.40	6.10	0.010
泄泻病	20.25	31.25	4.90	0.80	0.046	173.20	328.92	0.008	6.30	4.70	0.381
心水病	4.00	6.75	15.60	25.90	0.336	2 033.94	2 044.44	0.984	27.10	35.70	0.133
慢性肾衰	35.00	85.25	76.80	80.10	0.323	4 961.72	4 520.24	0.040	61.30	64.70	0.030
热淋	45.00	48.75	22.80	29.70	0.071	1 349.76	1 623.23	0.070	30.50	37.00	0.002
劳淋	21.00	26.00	56.00	45.20	0.085	3 402.64	3 099.37	0.373	53.20	48.50	0.139
腰痹	160.38	337.50	68.10	66.40	0.339	4 926.41	4 549.83	0.001	56.90	56.40	0.615
颈椎病	61.88	129.25	73.50	77.20	0.179	4 574.73	4 748.03	0.526	61.00	63.70	0.082
膝痹	69.25	131.50	45.80	47.50	0.581	4 433.83	4 440.39	0.977	42.00	44.30	0.249
漏肩风	43.88	61.50	12.00	23.60	<0.001	2 143.23	1 974.87	0.294	34.20	36.70	0.107
消渴	26.13	93.75	25.40	37.60	0.003	2 845.16	2 476.59	0.028	39.20	43.10	0.007
风温病	5.25	10.25	0	0	—	3 323.22	4 656.48	0.193	12.60	14.30	0.409
蛇串疮	6.75	8.50	70.40	35.30	0.001	1 701.03	1 367.54	0.093	56.50	46.40	0.017
盆腔炎	4.88	15.25	74.40	82.00	0.367	1 662.10	2 238.18	0.024	72.30	75.40	0.528

（二）中医优势病种的服务效率

试点后,中医优势病种的服务效率改善,表现为平均住院日、例均费用显著下降。

就全市水平而言,平均住院日由改革前的 7.64 天显著降低至 6.92 天,缩短了 0.72 天(P< 0.001)。一半的病种平均住院日减少了 1 天以上,1/3 的病种平均住院日显著减少;少部分病种平均住院日有所增加,但基本变化不显著。其中,改革后劳淋平均住院日减少最多,显著缩短了 4.15 天;改革前平均住院日最高的脱疽和风温病均有所下降。

总体上,例均费用由试点前的 17 038.74 元显著降低至 16 527.58 元,减少了 511.16 元(P = 0.011)。在病种层面,12 个中医优势病种的例均费用有所降低,其中 5 个病种有统计学显著性,降幅最高的臁疮和心水病,例均费用下降约 20%;此外,脱疽、颈椎病、消渴、混合痔、慢性肾衰的例均费用均有所降低,且在 10% 水平上显著。10 个病种的例均费用增加,但均不显著(表 2)。

表 2 试点后中医优势病种各医疗服务指标的变化情况

指标	例 均 费 用			例均自付费用			平 均 住 院 日			出 院 好 转 率		
	改革前（元）	改革后（元）	P 值	改革前（元）	改革后（元）	P 值	改革前（天）	改革后（天）	P 值	改革前（%）	改革后（%）	P 值
总体	17 038.74	16 527.58	0.011	3 353.26	2 923.53	0.001	7.64	6.92	<0.001	99.10	99.20	0.267
肛痈	10 083.89	10 643.08	0.092	2 312.03	1 808.37	0.019	4.81	4.04	0.003	99.80	99.80	0.908
混合痔	16 673.68	15 530.91	<0.001	2 508.31	2 198.07	0.001	6.58	5.40	<0.001	99.20	99.30	0.650
桡骨骨折	33 826.52	34 672.25	0.773	14 054.99	12 757.91	0.681	7.80	7.94	0.866	100.00	100.00	—
锁骨骨折	34 600.76	33 380.20	0.686	18 257.41	10 674.37	0.056	10.34	6.92	0.059	97.50	97.90	0.898
脱疽	31 115.95	27 293.71	0.093	4 350.77	2 677.78	0.072	15.16	12.28	0.011	99.40	100.00	0.285
臁疮	24 901.42	19 970.01	<0.001	1 765.79	2 458.13	0.149	14.41	11.28	0.005	98.90	100.00	0.195
丹毒	9 940.50	13 259.17	0.062	1 964.71	2 482.32	0.704	7.75	8.83	0.400	94.40	99.00	0.107
休息痢	11 658.19	13 209.61	0.386	1 349.50	2 876.88	0.158	5.71	5.82	0.930	100.00	100.00	—
腹痛	9 342.91	10 201.44	0.372	2 150.40	2 833.77	0.519	1.76	2.26	0.247	99.10	100.00	0.440
泄泻病	10 239.12	10 768.49	0.477	2 165.18	1 793.71	0.524	2.39	2.18	0.693	99.40	100.00	0.381
心水病	19 239.03	14 854.73	0.321	6 100.27	4 214.62	0.410	8.78	7.67	0.449	100.00	88.90	0.054
慢性肾衰	17 211.62	16 157.70	0.042	2 981.04	2 640.95	0.511	8.91	8.37	0.157	99.60	99.10	0.419
热淋	10 750.78	11 932.37	0.098	1 720.18	1 395.26	0.466	8.31	8.00	0.581	98.90	99.50	0.477
劳淋	15 361.58	14 774.25	0.466	1 340.41	2 423.58	0.068	13.77	9.62	<0.001	98.20	99.00	0.585
腰痹	16 277.69	15 437.38	0.125	3 161.85	3 138.47	0.950	10.57	9.01	<0.001	99.50	99.20	0.266

续 表

指标	例 均 费 用			例均自付费用			平 均 住 院 日			出 院 好 转 率		
	改革前（元）	改革后（元）	P值	改革前（元）	改革后（元）	P值	改革前（天）	改革后（天）	P值	改革前（%）	改革后（%）	P值
颈椎病	18 734.58	15 511.09	0.018	3 979.88	2 858.61	0.104	9.88	9.49	0.336	99.40	99.80	0.296
膝痹	38 441.34	35 489.77	0.273	18 780.39	11 766.29	0.001	13.91	12.39	0.014	99.50	99.60	0.697
漏肩风	8 571.46	9 359.22	0.224	1 524.52	1 695.91	0.572	2.63	3.68	0.004	99.70	99.60	0.801
消渴	16 586.29	15 117.96	0.002	2 083.10	898.69	<0.001	11.23	8.12	<0.001	99.00	100.00	0.065
风温病	52 678.24	54 922.71	0.815	9 179.16	10 016.71	0.898	15.17	11.95	0.265	28.60	51.20	0.035
蛇串疮	10 853.11	9 938.41	0.184	322.82	406.36	0.439	10.56	8.97	0.093	100.00	100.00	—
盆腔炎	6 744.77	6 963.01	0.761	2 105.81	2 352.04	0.771	7.90	7.85	0.950	94.90	100.00	0.075

（三）中医优势病种住院患者的疾病经济负担

试点后,中医优势病种住院患者经济负担减轻,表现为例均自付费用显著下降。

就全市水平而言,例均自付费用由试点前的 3 353.26 元显著降低至 2 923.53 元,减少了 429.72 元($P=0.001$)。在病种层面,改革后 13 个病种的例均自付费用有所减少,其中 4 个病种有统计学显著性;9 个病种的例均自付费用增加,但均不显著。改革前例均自付费用最高的膝痹和锁骨骨折,改革后降幅最大,其中膝痹的例均自付费用显著下降了 7 014.09 元($P=0.001$),锁骨骨折下降了 7 583.04 元($P=0.056$);混合痔和肛痈的例均自付费用也均显著降低,分别下降 310.24 元($P=0.001$)和 503.66 元($P=0.019$)（表2）。这些数据充分彰显了中医药在疾病治疗中的费用优势,也进一步体现出支付方式改革对中医诊疗方式的正向激励,让更多医务人员主动创新,不断优化诊疗手段,降低医疗费用支出。

（四）中医优势病种的临床效果

按疗效价值付费对中医药是一次利好,更是一次刀刃向内的改革,倒逼医院和医生比学赶超。治疗的最终目的是让患者康复,用疗效说话。试点后,医疗质量无显著改变,多数病种的出院好转率维持在原有较高水平。

就全市水平而言,出院好转率由99.1%增加至99.2%,但不具有统计学显著性。大部分病种出院好转率有所提升,少数病种出院好转率有所下降;除个别病种外,多数病种的出院好转率始终接近于100%,变化不显著。病种层面上,风温病的出院好转率显著改善,由改革前的28.6%增加至51.2%,相对上涨79.3%($P=0.035$);丹毒和盆腔炎的出院好转率均改善至100%,两者绝对值分别增加了5.6%和5.1%;此外,仅4个病种的出院好转率降低,但均不显著。整体上医疗服务质量没有明显改变,这可能与研究的观察周期短有关,且观察指标较为单一,该结果有待纳入更多结局指标后进一步跟进观测（表2）。

四、总结与展望

上海市中医优势病种按疗效价值付费改革明确了中医优势病种的遴选标准,合理确定试点范围和支付标准,并在预付制的大框架下,通过设计提供中医药服务的相关考核指标,引导医院在治疗中医优势病种上充分发挥中医药技术的优势,在减少不必要的医疗资源消耗的同时也充分保证中医药服务的劳务价值得到应有支付。

从改革成效来看,试点后中医药服务的利用量有所增加,服务效率有所提高,优势病种住院患者的疾病经济负担有所减轻,可见上海市中医优势病种按疗效价值付费改革能够让试点医院对标最好的水平,补齐自己的短板,促进学科之间的相互学习与相互发展,发挥中医药特色优势,提升中医药内涵发展能力,体现中医价值医疗的目标导向。希望未来进一步广泛发挥该项政策对中医药事业发展的积极作用,助力中医药服务发挥特色优势,保障人民群众健康服务需要。

参 考 文 献

[1] 杨永生,肖梦熊,陈珞珈,等.以桡骨远端骨折为中医优势病种的历史成本费用结构分析.中国卫生经济,2020,39(12):66-68.

[2] 杨嘉麟,杨巍,钟力炜,等.综合医院和中医类医院日间手术病种住院费用及结构的对比分析.华西医学,2023,38(02):1-6.

[3] 刘同心,张加奇,周良荣.基于价值医疗理论的中医医疗服务定价现状与思考.卫生经济研究,2022,39(8):68-72.

[4] 黄晓,朱丽云,梁力中,等.探索建立适合中医药发展的医保支付体系.医疗视点,2022,(5):98-101.

[5] 国家中医药管理局.95个中医优势病种的中医临床路径和中医诊疗方案(2018年版).2019.

[6] 彭美华,朱旭林,肖蕾,等.DRG支付背景下中医药传承创新发展的困境与对策研究.中医药管理杂志,2022,30(13):3-6.

[7] 张弘,丁科,谢俊明,等."疗效价值付费"下的中医优势病种DRG付费方案探索.卫生经济研究,2021,38(12):75-79.

[8] 国家医疗保障局,国家中医药管理局.国家医疗保障局　国家中医药管理局关于医保支持中医药传承创新发展的指导意见(医保函〔2021〕229号).2021.

[9] 焦莹.习近平对中医药工作作出重要指示. http://china.cnr.cn/news/20191026/t20191026_524832856.shtml[2023-10-26].

[10] 上海医疗保障局.关于开展中医优势病种按疗效价值付费试点工作的通知(沪医保医管发〔2022〕33号).2022.

上海市中医优势病种按疗效
价值付费探索与思考

吕大伟　陈　多　管红叶　刘　华　许　宏　李　芬

【导读】　为有效激励医疗机构发挥中医药特色优势,进一步提高医保基金使用绩效,促进中医类机构经济良性运行,上海市医疗保障会同卫生健康(中医)部门在国家医疗保障局指导下,深入推进多元复合式支付方式改革,遵循中西医"同病同效同价"思路,通过大数据测算及广泛论证,提出了中医优势病种按疗效价值付费试点方案,确立了以"优势突出、临床成熟、疗效确切、安全可控"为标准的 22 个中医优势病种,初步制定了基于中医价值导向的支付标准,探索建立了临床考核的标准化评估机制。

近年来,随着中医药服务能力提升工程的持续推进和中医适宜技术的开发推广,我国中医药服务供给能力和优质服务的可及性显著提升。同时,DRG(按疾病诊断相关分组)/DIP(大数据病种分值)支付改革的不断深化,在减轻参保患者医疗费用负担、提高医保基金的使用效率方面产生了积极影响。然而中医药服务整体观、辨证施治的诊疗思想与西医分属不同体系,使得基于传统西医理论体系形成的病种支付改革在应用到中医药领域的过程中存在"水土不服",不能充分体现中医特色和价值。为此,本文梳理了中医打包付费面临的难点,提出了上海基于中西医"同病同效同价"思路的实践探索,以期为我国不同地区开展支持中医药服务发展的医保支付提供参考。

一、中医医疗服务在医保支付面临的难点

第一,中西医的病种分类标准尚不能合理对应。当前西医实行的 DRG/DIP 分组是基于国际统一的 ICD 疾病及手术操作分类编码标准。近年来,国家卫生健康(中医)主管部门加强病案管理,明确要求医疗机构病案书写统一使用 ICD - 9、ICD - 10,中医病证诊断编码统一使用《中医病证分类与代码》(TCD)。且为做好 TCD 和 ICD 的进一步衔接,2020 年又在 1995 年版 TCD 基础上

基金项目:中国中医药信息学会中医药智库分会 2021 年度中医药决策项目"中医医疗服务项目的医保支付研究"(项目编号:ZYZK202103)。
第一作者:吕大伟,男,上海市医疗保障局医药服务管理处副处长。
通讯作者:李芬,女,上海市卫生健康委员会财务管理事务中心主任。
作者单位:上海市医疗保障局(吕大伟、许宏),上海市卫生和健康发展研究中心(上海市医学科学技术情报研究所)(陈多),上海市中医药管理局(管红叶、刘华),上海市卫生健康委员会财务管理事务中心(李芬)。
本文已发表于《中国医疗保险工作刊》2022 年第 12 期。

进行了修订更新,完善中医疾病、中医证候相关的术语和分类体系等内容。但由于中医与西医对疾病的表述存在较大差异[1],一个中医疾病编码可包含多个西医编码,而西医一个疾病编码也可细分为不同中医证型[2]。因此,中医推广按病种付费的最大难点是中、西医诊断的相互对应。且中医辨证论治的个体差异化诊疗模式相较于西医规范化、标准化的疾病分组,在诊疗费用合理估算上也存在更多不确定性[3]。

第二,中西医的"证"与"病"理解表述相异较大。中医认为"证同治亦同,证异治亦异",即同一疾病可包含几种不同的证,不同的疾病也可在病程中出现相同的证,因此在临床治疗中往往存在"同病异治"及"异病同治"[4-5];西医的"症"则一般指"症状",是患者主观感觉上的异常与不适,由医生通过体格检查发现[6]。因此,实现中西医症状、体征术语统一规范是一项系统工程,须开展多学科协同研究。

第三,基于中医诊疗服务的打包付费具有复杂性和特殊性。中医认为,疾病的发生、发展与转归受多方面因素的影响,如时令气候、地理环境、体质强弱、年龄大小等[7],故而诊疗、用药均讲究"天人合一"的"个体化诊疗",其处方须根据人体内环境和自然外环境不断调整,较难形成标准化治疗方案。且治疗方案的个体化差异使治疗费用因人而异,从而让中医的诊治措施难以通过规范化、标准化的体系将疾病分成若干种主要诊断类型和独立组。因此,在中医医疗服务中执行按病种打包付费相较于西医有更大的挑战[8]。

第四,打包付费标准是基于现行收费体系中医价格与价值偏离程度较大的背景而推出的标准。中医医疗服务过程中使用现代大型设备少,主要依靠医务人员的专业知识和实践经验,强调流派学术传承,部分较高风险性的服务项目尤其考验个人手法技术、需多年实践经验的积累,技术含量高。中医服务以人力成本为主,当前以实际物耗成本等为价格主要依据的定价模式使中医服务的技术劳务价值较难完整体现,如微针针刺项目需根据不同部位施用不同针法,包括舌针、腹针、手针等,对专业水平的要求及相应风险各不相同,而医疗服务定价时多以人次作为计价单位,在一定程度上降低了医生向患者提供中医药服务或部分高技术含量中医适宜技术的意愿,从而未能完全发挥中医优势。

为支持中医药传承创新及高质量发展,鼓励医疗机构发挥中医药特色优势,上海自2021年起逐步探索符合中医药特点的医保支付方式,经多方联合研究后提出对中医优势病种按疗效价值付费的方案,通过中西医同病同效同价思路,合理确定支付标准,实施动态优化调整,开展疗效价值评价,从而充分发挥医保支付作为引导和调节中医药医疗服务供需方行为的重要政策工具,以及对中医药传承创新发展的支持促进作用。

二、上海市中医优势病种按疗效价值付费的思路与做法

2022年7月,上海市医疗保障局和市卫生健康委联合印发了《关于开展中医优势病种按疗效价值付费试点工作的通知》(沪医保医管发〔2022〕33号),通过选取"优势突出、临床成熟、疗效确切、安全可控"的中医优势病种,在确保疗效前提下,采用"中西医同病同效同价"的原则,对具有同等治疗效果的中医服务,按西医同病组付费标准予以支付,从而体现中医服务的合理价值、增加医务人员中医服务积极性。此次改革在以往探索经验基础上创新性地提出

了每个病种的疗效价值评价指标,更好地落实了同病同效同价原则,也体现了医保基金价值购买导向。

(一)遴选中医优势病种

遴选优势病种是中医按疗效价值付费的关键,通过多轮由上海市各级中医医院(含中西医结合医院,下同)临床专家共同参与的分专业专题小组讨论及专家咨询调研,最终确定了中医单病种的筛选原则。

一是中医优势突出。中医优势病种是指与西医相比较,在促进患者由疾病状态向健康状态转化过程中,中医在疗效上具一定优势的病种[9],或是西医暂无好的治法或疗效,而中医能治者;或是中医相较于西医在副作用上更有利于患者健康;或是中医与西医治疗效果趋同,但在某环节显示出有利作用[10]。

二是以常见病、多发病为主,兼顾复杂疑难疾病。高发病率的疾病纳入单病种付费可覆盖到更多的人群,扩大社会效益,使更多的患者能够接受到适宜的中医药服务。足够的病例数也能够让病种标准费用测算的可靠性得到保证。兼顾体现上海中医临床专科特色和优势的疑难杂症,如休息痢(西医诊断为溃疡性结肠炎)、风温病(西医诊断为脓毒血症)等。

三是临床成熟、疗效确切。对于临床治疗方法稳定成熟、治疗处置差别小的疾病,在实施治疗过程中较易控制病情;明确的疗效价值评价指标使病种费用分布趋于稳定,离散程度较小,有利于后续对治疗质量的进一步监管。

四是中西医均诊断明确且相互对应。在临床诊疗过程中,采用中医保守治疗与西医手术治疗费用差距极大。为更好地落实同病同效同价原则,中、西医诊断相互对应是确定中医付费标准、推广中医按疗效价值付费的前提条件。

基于上述四个原则,上海市经研究确定了首批包括"肛痈病"等在内的22个中医优势病种开展按疗效价值付费试点,并标化了病种配套质控管理路径,匹配了中西医诊断标准(含编码),以及明确了中医主要治疗技术(表1)。

表1 上海市22个中医优势病种名单

中医优势病种名称	TCD编码	对应西医病种名称	ICD-10编码	中医主要治疗技术
肛痈病	A08.03.04	肛周脓肿	K61.001	中医肛肠技术治疗为主
混合痔	A08.03.01.03	混合痔	K64.811	中医肛肠技术治疗为主
休息痢	A01.03.19.05	溃疡性结肠炎,中度	K51.902	中医内科治疗为主
		溃疡性结肠炎,重度	K51.903	
		溃疡性全结肠炎,中度	K51.002	
		溃疡性全结肠炎,重度	K51.003	
		溃疡性直肠乙状结肠炎,中度	K51.302	
		溃疡性直肠乙状结肠炎,重度	K51.303	

中医优势病种名称	TCD 编码	对应西医病种名称	ICD-10 编码	中医主要治疗技术
腹痛	A17.36	克罗恩病	K50.900	中医内科治疗为主
		小肠克罗恩病	K50.000	
		十二指肠克罗恩病	K50.000x005	
		空肠克罗恩病	K50.001	
		大肠和小肠克罗恩病	K50.800x001	
		回肠克罗恩病	K50.002	
		结肠克罗恩病	K50.102	
泄泻病	A04.03.07	克罗恩病	K50.900	中医内科治疗为主
		小肠克罗恩病	K50.000	
		十二指肠克罗恩病	K50.000x005	
		空肠克罗恩病	K50.001	
		大肠和小肠克罗恩病	K50.800x001	
		回肠克罗恩病	K50.002	
		结肠克罗恩病	K50.102	
腰痹	A07.06.17	腰椎间盘突出	M51.202	中医综合治疗
		腰椎间盘脱出伴坐骨神经痛	M51.101+G55.1	
颈椎病	A03.06.04.05	神经根型颈椎病	M47.201	中医综合治疗
		混合型颈椎病	M47.802	
膝痹	A07.06.19	多关节炎	M13.000	中医综合治疗
		单关节炎	M13.100	
		关节炎	M13.900	
		膝关节病	M17.900	
		膝关节退行性病变	M17.900x002	
		双侧膝关节骨性关节病	M17.900x003	
		单侧膝关节骨性关节病	M17.900x004	
漏肩风	A03.06.04.03	粘连性肩关节囊炎	M75.000	中医综合治疗
		冻结肩	M75.000x001	
		肩关节粘连	M24.802	
桡骨骨折	A03.06.01.07	桡骨远端骨折	S52.500x001	中医骨伤技术治疗为主
		科雷骨折	S52.500x011	
		史密斯骨折	S52.500x022	
		屈曲型桡骨下端骨折	S52.501	
		伸直型桡骨下端骨折	S52.502	

中医优势病种名称	TCD 编码	对应西医病种名称	ICD-10 编码	中医主要治疗技术
锁骨骨折	A03.06.01.03	锁骨骨折	S42.000	中医骨伤技术治疗为主
		锁骨干骨折	S42.000x021	
心水病	A04.01.08	扩张型心肌病	I42.001	中医内科治疗为主
慢性肾衰	A04.05.13.02	慢性肾脏病 4 期	N18.400	中医内科治疗为主
消渴（消渴病痹症）	A06.09	2 型糖尿病性周围神经病	E11.401+G63.2	中医内科治疗为主
风温病	A01.03.03	脓毒症	A41.900	中医综合治疗
		脓毒性休克	R57.200	
		内毒素血症	A41.900x004	
		D 组链球菌和肠球菌疾病作为其他章节疾病分类的原因	A40.200	
		肺炎链球菌性脓毒症	A40.300	
		链球菌性脓毒症	A40.900	
		金黄色葡萄球菌性脓毒症	A41.000	
		表皮葡萄球菌脓毒症	A41.100x002	
		凝固酶阴性葡萄球菌脓毒症	A41.101	
		葡萄球菌性脓毒症	A41.200	
		流感嗜血杆菌性脓毒症	A41.300	
		厌氧菌性脓毒症	A41.400	
		革兰阴性杆菌脓毒症	A41.500x083	
		粘球杆菌脓毒症	A41.500x087	
		大肠杆菌脓毒症	A41.501	
		铜绿假单胞菌脓毒症	A41.502	
		克雷伯杆菌脓毒症	A41.503	
		阴沟肠杆菌脓毒症	A41.504	
		变形杆菌脓毒症	A41.505	
		不动杆菌属性脓毒症	A41.506	
		肠球菌性脓毒症	A41.507	
		JK 组棒状杆菌脓毒症	A41.508x002	
		真菌脓毒症	A41.804	
		革兰阳性菌脓毒症	A41.805	
脱疽	A08.02.14	2 型糖尿病性足坏疽	E11.500x044	中医外治技术治疗为主
臁疮	A08.02.12	下肢静脉曲张伴有溃疡	I83.000	中医外治技术治疗为主
		大隐静脉曲张伴有溃疡	I83.001	

续　表

中医优势病种名称	TCD 编码	对应西医病种名称	ICD - 10 编码	中医主要治疗技术
丹毒	A08.01.56	急性下肢淋巴管炎	L03.102	中医外治技术治疗为主
蛇串疮	A08.01.02	不全性带状疱疹	B02.900x002	中医综合治疗
		带状疱疹	B02.900x001	
		顿挫性带状疱疹	B02.900x003	
盆腔炎	A09.02.07.03	慢性女性盆腔炎	N73.101	中医综合治疗
热淋	A04.05.01.02	泌尿道感染	N39.000	中医内科治疗为主
劳淋	A04.05.01.05	泌尿道感染	N39.000	中医内科治疗为主

(二) 基于病效同价,合理制定支付标准

在总额预算管理框架下,基于"中西医同病同效同价"思路,不区分医院级别,以试点病种所在 DRG 相关病组的支付标准为基准,无论患者在接受中医诊疗过程中的实际费用为多少(即从入院到最终达到临床治愈标准出院的整个诊疗过程中所发生的全部医疗费用),医保部门原则上参照西医手术病组或内科中重症病组的同类病种付费标准对提供服务的医疗机构予以支付,并以中医医院例均费用为基准,对支付标准实行适度封顶,病种支付标准也根据 DRG 支付标准变化实施动态调整。从而鼓励支持中医优势病种诊疗服务的开展,合理体现中医药技术劳务价值,并确保医保基金安全合理使用。

对于上海市选定的 22 个中医优势病种,肛痈病等部分病种 2021 年实际例均费用明显低于校正后的 DRG 病种支付标准(图 1),消渴等部分病种校正后的支付标准明显高于校正前(图 2)。由此可知,新的付费标准更好地反映了中医治疗病种的实际费用情况,对医疗机构开展中医治疗有正向激励作用,体现了医保基金价值购买导向。

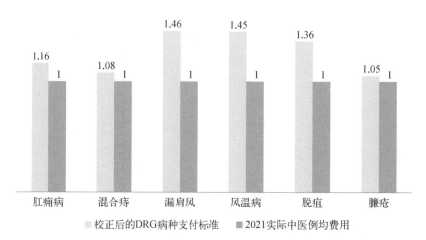

图 1　2021 年上海市部分中医优势病种实际例均费用与校正后支付标准比值关系

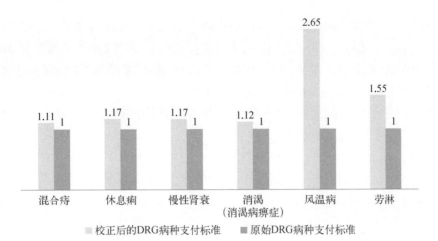

图 2　2021 年上海市部分中医优势病种校正前后支付标准比值关系

（三）体现价值导向，建立疗效考评机制

为夯实中西医治疗同病同效的付费基础，发挥支付方式对中医价值医疗的导向作用，上海建立了疗效价值考评机制，明确了每个试点病种按疗效价值考核的指标内涵、考核规则、数据采集及价值支付办法。考核指标主要包括了中医特色服务覆盖和疗效价值评价两大类指标。中医特色服务覆盖指标，包括中医外科手术率、中医综合治疗率、中医非药物治疗率、中医骨伤技术使用率、中药饮片处方比等[11-12]，具体的评价指标如下（表2）

表 2　2021 年上海市中医优势病种中医治疗覆盖指标及考核规则

评 价 指 标	适 用 病 种	考 核 规 则
中医外科手术率	肛痈病、混合痔	≥90%为达标
中医综合治疗率	休息痢、腹痛、泄泻病、心水病、消渴	≥90%为达标
	风温病	≥80%为达标
	蛇串疮	≥75%为达标
中医骨伤技术使用率	腰痹、颈椎病、膝痹、漏肩风	≥80%为达标
中药饮片处方比	慢性肾衰	≥90%为达标
	热淋、劳淋	≥80%为达标
中医外治操作使用率	脱疽、臁疮、丹毒	≥80%为达标
以中医为主治疗的出院患者比例	消渴	三级中医院≥10%为达标；三级中西医结合医院及二级中医、中西医结合医院≥5%为达标
中医非药物治疗率	盆腔炎	≥80%为达标
经直肠中药滴入治疗使用率		≥90%为达标

以膝痹为例,其中医特色服务指标为中医骨伤技术使用率,它的计算方式为采用中医骨伤技术治疗的病例数在全部病例数的占比,其中,中医骨伤技术治疗病例指该病例在住院期间至少应接受包括骨伤手法、推拿手法、针刺技术、灸法、中药饮片、熏洗、敷贴等 3 种以上治疗技术,其考核规则为中医骨伤技术使用率≥80%为达标。

中医疗效价值评价指标,主要包含 1/3/6/12 个月内同一诊断再次手术率、6 个月临床缓解率、14 天内死亡率等[13],具体评价指标见表 3。

以肛痈病为例,其中医疗效价值评价指标 3 个月内同一诊断再次手术率,即自本次中医优势病种出院结算之日起算 3 个月内,在本市同一主诊断再次入院并发生手术率需≤10%为达标,而 6 个月内再次手术率≤15%为激励指标。需要注意的是,若病例数平均少于 10 例/月则不纳入绩效评价。

表 3　2021 年上海市中医优势病种疗效价值评价指标及考核规则

中医优势病种	评价指标	考核规则
臁疮	1 个月内同一诊断再次手术率	≤30%为达标
桡骨骨折、锁骨骨折	1 个月内同一诊断再次手术率	≤30%为达标,≤10%为激励指标
肛痈病	3 个月内同一诊断再次手术率	≤10%为达标
	6 个月内同一诊断再次手术率	≤15%为激励指标
混合痔	3 个月内同一诊断再次手术率	≤0.5%为达标
	6 个月内同一诊断再次手术率	≤1%为激励指标
腰痹、颈椎病、膝痹、漏肩风	3 个月内同一诊断再次手术率	≤30%为达标
脱疽	1 个月内同一诊断再入院率	Wagner 1~2 级患者≤40%为达标;Wagner 3 级患者≤70%为达标;Wagner 4~5 级患者≤90%为达标
丹毒、劳淋、热淋、心水病	3 个月内同一诊断再入院率	≤25%为达标
蛇串疮	3 个月内同一诊断再入院率	≤30%为达标
盆腔炎	1 年内同一诊断再入院次数	≤4 次为达标
休息痢、腹痛、泄泻病	6 个月临床缓解率	≥40%为达标
心水病	利尿剂减停率	≥70%为达标
慢性肾衰	6 个月内肾脏替代治疗占比	≤5%为达标
风温病	14 天内死亡率	≤30%为达标
	MRSA 检出率	≤40%为达标
	产 ESBL 大肠杆菌检出率	≤50%为达标
	鲍曼不动杆菌耐药率	≤90%为达标

为强化中西医治疗同病同效的付费基础,上海市拟对中医优势病种同步开展绩效考核,对符合达标指标要求的全额支付费用;对未达到指标要求,适度调减支付标准;对达到激励指标要求的,适度调增支付标准。基于此,不仅患者、医院、基金三方实现共赢,且将有效调动中医医务人员的积极性。

三、实施和进一步完善支付的政策建议

上海市在中医疗效价值付费上做了积极有益的探索,确定了中医优势病种的遴选标准,制定了基于病效同价的支付原则,建立了清晰的绩效考核机制。推进该项工作,需要同步推进临床管理规范、信息化建设,并加强评估和监管。

第一,应尽早明确临床管理规范。为防止实施中医疗效价值付费后可能出现的低指征入院、医疗服务质量下降等问题,应加快推进各疗效价值付费病种的临床路径,以此确定相应的准入标准,包括中医和西医诊断标准、收入院标准、住院基本治疗路径、住院天数、出院疗效判定标准等,使诊疗项目、手术材料、术式、住院天数等方面的管理达到标准化或同质化。该临床路径管理规范应在中医医疗机构严格执行,并在实施过程中不断完善。

第二,应尽快完善信息化建设。加快中医院信息管理系统建设,将病案管理纳入信息化、数字化管理,以便自动化收集完整数据;及时分析,提高中医按疗效价值付费的管理效率,为监测管理提供依据;加强中医住院病案首页质控,相关项目信息填写完整,准确真实反映住院期间中医诊疗信息;规范医疗机构上传中医病证诊断编码和西医疾病诊断编码工作,做好中医优势病种的信息填报。

第三,应进一步加强评估监管。通过建立更加公开透明的协商谈判和沟通反馈渠道,加强对医院及医务人员的培训引导,有效提升医保治理能力和治理现代化水平;继续坚持三医联动,配合卫健部门加强医疗服务质量监管,做好与公立医院绩效考核联动,形成管理合力;强化内部质量控制和数据监测,扩大中医优势病种付费改革患者受益面,促进中医高质量发展。

参 考 文 献

[1] 魏佳,夏淑洁,陈锦明,等.论中医"症"描述的准确性与规范化.天津中医药,2020,37(5):535-539.

[2] 田峰,谢雁鸣.中医医疗机构实施DRGs付费制初探.中国医院,2009,13(11):16-18.

[3] 许吉,施毅,袁敏,等.中医术语国家标准比较研究.时珍国医国药,2015,26(9):2294-2295.

[4] 邹莹,郭勇,杨维泓.从证候规范化探讨中医发展.浙江中西医结合杂志,2014,(3):216-219,222.

[5] 田峰,谢雁鸣.中医医疗机构实施DRGs付费制初探.中国医院,2009,13(11):16-18.

[6] 刘蕊.数据挖掘视角下按病种付费的循证定价系统构建研究——上海某综合性医院案例研究.上海:第二军医大学,2018.

[7] 陈志强,创新辨证论治发展现代中医学——对现代中医学辨证论治体系的再思考.中国中西医结合杂志,2013,31(1):104-106.

[8] 梁茂新,王雪峰,董丹.中医辨证规范所要解决的基本问题.世界科学技术,2005,7(3):18-23.

［9］ 刘应科,孙光荣.中医优势病种的认识及发展建议.湖南中医药大学学报,2022,42(3)：498 -
503.

［10］ 张弘,丁科,谢俊明,等."疗效价值付费"下的中医优势病种 DRG 付费方案探索.卫生经济研究,
2021,38(12)：75 - 76,79.

［11］ 郭然,赵琪,郭婧,等.我国 38 家三级中医医院改善医疗服务的第三方评估.中国研究型医院,
2020,7(1)：61 - 66,179 - 185.

［12］ 胡学军,周青青,林旋龄,等.基于循证医学及德尔菲法的中医特色与优势评价体系的构建.中医
药管理杂志,2017,25(24)：1 - 7.

［13］ 李祖兰,周戈耀,梅玉虹,等.临床医生视角下中医优势病种支付方式改革现状及可行性研究.中
国药房,2022,33(14)：1671 - 1676.

我国健康保险市场发展
现状及发展策略研究

于　莹　刘悦文　杜学礼

【导读】　文章从我国商业健康保险市场的发展现状入手,在深入分析市场发展痛点的基础上,结合健康险市场结构变化、科学技术发展趋势、健康险客户需求变化、服务体系整合等现状及痛点,从市场发展特征、跨产业资源整合、健康险产品供需矛盾新特点、发挥市场基础作用四个方面,提出了针对我国商业健康保险的发展策略研究,旨在为我国商业健康保险的可持续发展提供参考。

经过多年的高速发展和探索实践,我国健康保险发展进入了深度转型阶段,在产业链整合的背景下规划和发展商业健康保险,做优做强健康产业,增加商业保险供给,强化国有经济在健康养老领域的有效供给,促进健康与养老、旅游、互联网、健康休闲、食品等产业融合发展,壮大健康新业态,以新模式推动健康保险促进国民经济健康发展已迫在眉睫。

一、我国健康保险市场的发展现状及痛点

(一)保费收入稳定增长,但增速放缓、持续乏力

近年来,我国商业健康险市场保费收入持续增长。根据中国保险行业协会发布的《2022 年度商业健康保险经营分析数据报告》数据显示,2022 年我国商业健康险全年共实现保费收入 8 653 亿元,较上年同期增加 206 亿元,市场规模持续扩大[1]。这一方面得益于社会经济的发展和广大民众的健康意识显著提高,越来越多的人愿意购买商业健康险来保障自身健康,另一方面国家相关政策的鼓励与支持,推动了商业健康险市场的蓬勃发展,此外也离不开商业健康保险公司的不断创新和服务质量提升[2]。但数据显示 2022 年的健康险保费增速,同比仅增长 2.4%,延续了自 2020 年开始的大幅放缓趋势,相较高峰时期 2019 年 32% 的同比增速,近乎断崖式下跌,甚至相对于 2021 年的 3.4% 都有进一步下滑。相比之下,财产险公司的健康险保费收入依旧坚挺,整体增速高于人身险公司,增速分布也更为分散,中位数为 14.5%。

第一作者:于莹,女,研究员,上海健康医学院党委副书记。
作者单位:上海健康医学院(于莹、刘悦文、杜学礼)。

(二)商业健康险客户需求呈现明显差异化、个性化

随着客户需求的不断变化,越来越多的客户开始注重健康险产品的个性化,希望根据自己的需求和身体状况,灵活选择适合自己的商业健康险产品。从目前市场上的健康险产品来看,现阶段仍以疾病保险业务为主,医疗保险、护理保险等为辅,健康险产品的设计缺乏吸引力。目前,占市场主导地位的长期重疾险市场接近饱和,重疾险在过去两年间覆盖近 2 亿人口,在 14 亿人口中收入 3 000 元以上的人口占比为 16.4%,意味着有支付能力的客户几乎都转化成了重疾险的客户。此外,在保险公司对医疗机构缺乏控费能力的情况下,医疗机构倾向于使用较昂贵的药品、费用较高的设备和超出合理范围的治疗手段,这不仅诱导了商业健康险客户的潜在需求,使得客户更加愿意追求差异化、个性化的保障,同时也将增加保险公司的赔付支出,甚至导致了部分健康险产品存在停售的情况[3-4]。

(三)商业健康险服务体系日趋完善但仍需加强顶层设计

为了提高服务质量,商业健康险公司持续不断地在优化完善服务体系,包括售前咨询、售中服务、售后跟踪等环节,为客户提供全方位的服务支持。同时,商业健康险公司也在努力地加强与医疗机构的合作,为客户提供更加便捷的健康服务。但由于健康险保障期限较长,当前距离健康信息互联互通、实时共享还存在一定的壁垒,导致商业健康险在发展过程中存在信息对接不畅的情况,也使得保险公司缺乏对被保险人身体健康状况的跟踪机制,无法充分发挥商业健康险对基本医疗保险的补充作用[5]。目前治疗重大疾病的平均预期费用已经超过 10 万元,感冒的医疗成本也基本在百元以上,这对于已经投保重大疾病险和住院手术费用险的消费者而言,其实际保额远不足以支付重大疾病的支出。被保险人的健康状况发生变化,可能会增加保险公司的赔付风险。

(四)商业健康险科技应用的创新速度在提升

随着科技不断发展,商业健康险的科技创新与应用也在加速进行,例如人工智能、大数据、区块链等新技术正在改变商业健康险的业务模式和产品设计创新能力,如健康风险评估、理赔处理等。这不仅提高了险企的工作效率和服务质量,也能帮助险企更好地理解客户需求、开发出更多更加符合市场需求的健康险产品,定价难、管控难、结算难等问题也得到了一定缓解。但从商业健康险的增长结构看,健康险新单保费增长持续乏力,2022 年人身险公司长期险新业务呈现较为严重的萎缩态势,新单原保费收入大幅下降,同比降幅超过 25%;短期险保费收入基本与 2021 年持平,同比微幅下降 0.2%。意味着商业健康险企业要充分利用现代技术优势,积极推动健康产业链上下游企业融合发展,前瞻性地布局基于可穿戴设备及体征数据的健康互动保险计划,加速转型破局发展,为健康险带来新的增长点。此外,在科技与健康保险深度融合的过程中,也要关注隐私数据保护不当、利用科技加深销售误导等不足。

综上,我国健康保险市场发展痛点主要来自赔付风险、产品吸引力不足以及健康信息对接不畅等方面。迫切需要保险公司、医疗机构、健管机构和消费者共同努力,通过加强风险控制、推动医疗成本控制、提升产品吸引力、加强市场对接等方式,来促进健康保险市场的高质量发展。

二、推动健康保险市场发展策略研究

(一) 关注健康险市场发展特征的变化

近两年重疾险新单保费出现大幅下降,健康险承压明显。2021 年的重疾险新单创历史高点,但重疾险的长期增长趋势出现逆转。2022 年长期重疾险的新单业务继 2021 年出现负增长后继续大幅萎缩,新单原保费收入同比下降约 50%,对长期重疾险保费收入的贡献率也从 2021 年的 15% 腰斩至 7.5%。虽然续期保费保持增长(增速近 5%),但受新单业务的影响,长期重疾险保费收入同比下降约 4%。此外,代理人的数量在 2019 年接近 1 000 万后急转直下,保险销售职业相较于其他新兴业态(比如快递业、物流业等新兴机会)的吸引力大幅度降低,代理人脱退率高,代理人"红利"时代基本结束。同时,80 后、90 后,甚至 00 后开始登上保险消费者的舞台,他们的消费习惯出现根本变化[6]。惠民保市场加速扩展,对传统市场产生明显替代,并且新推出的惠民保类产品持续迭代优化,普遍对保障整体进行了扩展,同时提升了保费水平,部分缺乏数据基础、低价竞争的商业健康险产品正逐步被淘汰。

(二) 关注跨产业资源整合提速,健康管理品牌化趋势更为明显

目前,各大险企均进一步从战略高度加大对健康产业的投资合作力度,对健康服务进行跨界整合。例如中国平安保险(集团)股份有限公司合作运营深圳龙华区综合医疗,参与方正集团重组,通过医疗领域的协作,进一步深化医疗健康战略布局。他们发布了"平安臻颐年"康养品牌及首个高端产品系列"颐年城",推出"五臻"标准,包括核心区域、终身管家、顶级标准、专属医疗、尊贵人生服务体验。中国太平洋保险(集团)股份有限公司加速推进大健康战略落地,加快构建"保险+大养老""保险+大健康服务"服务体系,尝试组建卫生服务团队,布局康复工程,设立太平医疗健康股权投资基金和大健康产业股权投资基金。除此之外,其他大型、中小型险企也在加快推动大健康资源整合上均有布局。

(三) 关注健康险产品供需不匹配矛盾

健康险产品存在多种供需不匹配矛盾。一是险种发展不平衡。目前商业健康保险市场上疾病险、医疗险分别占 3 亿总保费的 65%、33%,失能险和护理险保费合计仅占 2%。二是针对高收入、健康人群的定制化保障,以及针对中低收入、带病体、老年人、儿童、灵活就业等人群医保之外的补充保障相对不足。例如目前市场上的商业健康保险产品主要是面向 60 岁以下健康人群,其中重疾险被保险人中 50 岁以上的群体占比 90% 以上,医疗险支持 65 岁以上老年人投保的产品不到 5%[7-8]。三是健康保险与医保的"合作"有待深入。受各地医保治理理念不同以及经办成本的收支较难等因素制约,商业保险机构在基本医保经办管理的参与度较低。在医疗合作方面,我国基本医保基金作为医疗费用最主要的支付来源,在支持体系中占据绝对的话语权,而由于商业健康保险与医疗机构风险共担、互利共赢的合作机制尚未建立,很难对医疗行为进行有效监控和干预,支付作用也发挥有限[9]。

（四）关注利用市场机制提升群众的医疗保障水平

一方面,健康保险将成为基本医保的重要经办方。通过发展大病保险、长护险等业务,发挥精准定价、风险监控等专业优势,实现政府与市场两种资源的有机结合,提升国家医保体系的运行效率和服务质量[10]。另一方面,健康保险应成为补充保障的主要提供方,通过发展医疗、疾病、护理、失能等保险业务弥补基本医保的保障缺口,满足民众更高层次的健康保障需求。健康保险市场深度转型发展的机遇,也将推动保险业专业运营水平的持续提升,借助云计算、大数据等新技术,提供更加精准化的服务,面向 80 后、90 后新生代消费群体,进一步扩大保障覆盖面,与基本医保合力,提高医疗费用报销比例,用活家庭账户红利,解决因病返贫、因病致贫的风险和深层次问题。

总的来说,我国商业健康险市场保持着稳步的增长势头和良好的发展态势,但也面临巨大的挑战和压力。商业健康险公司要准确识别局势,不断创新和提升服务来满足客户需求、应对市场变化,政府部门也要加强顶层设计,推动基本医疗保险和商业健康保险的错位发展,确保商业健康险市场的可持续健康发展。

参 考 文 献

［1］中国保险行业协会,健康保险专业委员会.2022 年度商业健康保险经营分析数据报告.2023.

［2］黄心一.我国商业健康险供给侧市场结构及其对市场发展的影响研究.成都:西南财经大学,2023.

［3］许芮梅.浅谈商业健康保险事业的发展走向.商业观察,2022,(25):17－19,25.

［4］朱佳.商业健康保险现状及发展策略研究.产业创新研究,2022,(11):123－125.

［5］胡鹏.数字科技浪潮下健康保险发展问题研究.上海立信会计金融学院学报,2022,34(4):31－41.

［6］易琳.人口结构对商业健康险需求的影响研究——以上海为例.长春:吉林财经大学,2023.

［7］李明肖.商业健康保险产品现状、发展制约因素及建议——以北京地区为例.保险理论与实践,2023,(8):8－19.

［8］黄今.商业健康险与基本医疗险互补及有效衔接研究.合肥:安徽中医药大学,2023.

［9］王倩,张军.金融科技赋能商业健康险数字化风控问题研究.金融科技时代,2023,31(7):20－23,31.

［10］汪瑾.商业健康险发展面临的机遇、挑战以及对策.上海立信会计金融学院学报,2018,(1):111－120.

上海市中医优势病种住院
费用结构变动分析

王丽丽　　王新峰　　荆丽梅　　张惠文　　管红叶　　刘　华

【导读】　全面深化医保支付方式改革背景下,上海市积极探索符合中医药服务特点的定价和补偿机制,试点对中医优势病种实施按疗效价值付费,提高医保基金使用绩效,更好地满足人民群众对中医药服务的需求。文章收集上海市开展试点的 22 家中医、中西医结合医院 2022 年 1 月至 2023 年 3 月的中医病案首页数据,遴选 22 个中医优势病种为主要病情入院治疗的住院患者,以按疗效价值付费实施时间 2022 年 9 月 1 日为分界,运用结构变动度分析法分析改革前后住院费用变化相关情况,为完善中医特色医保支付方式改革提供参考依据。

一、引言

中医药事业是我国医药卫生体系的特色和优势,国家高度重视发挥医保对促进中医药传承创新发展的作用。传统的按项目付费无法体现中医在治疗成本方面的优势,将中医纳入 DRG 支付管理又面临缺少中医诊断标准和特色治疗方式的问题,这都一定程度上可能导致医疗机构为了获得发展而减少中医治疗手段的使用[1]。为了促进传统中医学科的传承和创新,建立适合中医特点的医保支付方式、激励医疗机构合理使用中医治疗技术和方法显得尤为关键。在此背景下,2017 年国务院办公厅发布《关于进一步深化基本医疗保险支付方式改革的指导意见》(国办发〔2017〕55 号),提出要全面推行以按病种付费为主的多元复合式医保支付方式,探索与中医药服务特点相匹配的支付方式,对中医医保支付提出了要求。2019 年中共中央、国务院发布《关于促进中医药传承创新发展的意见》,指出分批遴选中医优势明显、治疗路径清晰、费用明确的病种实施按病种付费。在全面深化医保支付方式改革的背景下,2021 年国家医疗保障局、国家中医药管理局联合发布《关于医保支持中医药传承创新发展的指导意见》医保函〔2021〕229 号,进一步提出探索实施中医病种按病种分值付费,遴选中医病种,合理确定分值,实施动态调整,优先将国家发布的中医优势病种纳入按病种付费范围。为贯彻落实宏观政策要求,充分发挥医保支付方式改革对本市中

基金项目:首都医科大学国家医疗保障研究院开放性课题"中医优势病种及支付方式研究"(课题编号:YB2023B08);上海市卫生经济学会科研项目"上海市中医支付方式改革现况与效果评价研究"(项目编号:HXZZ09)。
第一作者:王丽丽,女,公共卫生硕士。
通讯作者:荆丽梅,女,研究员。
作者单位:上海中医药大学(王丽丽、王新峰、张惠文),上海交通大学(荆丽梅),上海市卫生健康委员会(管红叶、刘华)。

医药传承创新发展的支持促进作用,上海市医疗保障局于 2022 年 7 月发布《关于开展中医优势病种按疗效价值付费试点工作的通知》(沪医保医管发〔2022〕33 号),探索开展中医优势病种按疗效价值付费,坚持中西医同病同效同价原则,确定本市 22 家二、三级中医、中西医结合医院为首批试点医疗机构,对"肛痈"等 22 个中医优势病种开展按疗效价值付费试点,并于 2022 年 9 月 1 日正式实施。但自中医优势病种按疗效价值付费改革以来,典型病种的费用变动情况和效果如何尚未见系统研究。本研究基于此开展研究设计,运用结构变动度分析改革前后患者次均住院费用的结构变动情况,为进一步完善中医特色医保支付方式改革相关政策提供参考。

二、研究对象与方法

(一)研究对象

本研究收集全市开展中医优势病种按疗效价值付费试点前后,即 2022 年 1 月至 2023 年 3 月的住院患者中医病案首页信息,遴选参与改革试点的 22 家中医、中西医结合医院中以 22 个中医优势病种为主要病情入院治疗的患者数据,以试点的 22 个病种中医疾病编码为筛选标准,中医病案首页数据中的"主病疾病编码"作为唯一筛选指标来选择病例,最终纳入 18 001 例病例。参考 2011 年版《住院病案首页》将住院费用分为 5 类:① 治疗类,包括临床物理治疗费、麻醉费、手术费等;② 中医类,即中医治疗费;③ 中药类,包括中成药费、中草药费;④ 西药类,即西药费;⑤ 其他费用,即在前面四种费用之外的费用。

(二)研究和分析方法

为了解改革前后住院费用结构变化情况,将 2022 年 1 月至 2023 年 3 月的住院费用分为 4 个阶段,2022 年 1 月至 2022 年 4 月为 A 阶段,2022 年 5 月至 2022 年 8 月为 B 阶段,2022 年 9 月至 2022 年 12 月为 C 阶段,2023 年 1 月至 2023 年 3 月为 D 阶段,其中 A、B 阶段为改革前,C、D 阶段为改革后。应用 SPSS 25.0 软件进行统计学分析,采用结构变动度分析法分析住院费用变化情况,采用结构变动值(value of structure variation,VSV)反映该期间各明细费用构成比变动的程度和方向,采用结构变动度(degree of structure variation,DSV)体现该时期住院费用内部各结构的综合变化情况,采用结构变动贡献率(contribution rate of structure variation,CSV)反映各组成成分 VSV 的绝对值在 DSV 中所占比重[2]。

1. 结构变动值(VSV)

VSV 是指患者住院费用的构成比在某一时间段的期末值与期初值之差。VSV 绝对值越大,则说明期间费用的结构变动程度越大,反之则越小。当 VSV>0 时,表明某单项费用占医疗总费用的比重较期初增加,反之减少。计算公式为:

$$VSV = Xi_1 - Xi_0$$

式中,i 为费用项目序列号,0 为期初,1 为期末,其中 Xi_0 表示期初第 i 项费用占总费用构成比,Xi_1 表示期末第 i 项费用占总费用构成比。当 VSV>0 时,表示该项目的费用构成比为正向变动,即该项目的构成比增加;反之则为负向变动,即表示该项目的费用构成比减少。

2. 结构变动度(DSV)

DSV 是患者住院费用各部分构成比变化值绝对值之和,反映费用内部各结构在该期间的综合变化情况。计算公式为:

$$DSV = \sum |Xi_1 - Xi_0|$$

式中,i 为费用项目序列号。DSV 值在 0%~100% 间波动,DSV 值越大,表示比较期间内事物的结构变动程度越大。

3. 结构变动贡献率(CSV)

CSV 是指患者各单项费用某一时期结构变动值的绝对值在结构变动度中所占比值,表明各单项费用构成比对总体结构变动影响程度的大小。计算公式为:

$$CSV = |VSV| / DSV \times 100\%$$

三、主要研究结果

(一)住院费用总体结构分析

结果显示,2022 年 1 月至 2023 年 3 月间,患者次均住院费用从 A 阶段的 19 339.11 元降至 D 阶段的 14 610.52 元,总体呈较为明显的下降趋势,提示按疗效价值付费改革在费用控制方面产生了一定成效。从不同类费用构成来看,改革后中医类费用占比呈波动上升趋势,从 A 阶段的 9.94% 上升到 D 阶段的 10.15%;中药类、西药类费用占比呈逐渐上升趋势,其中中药类费用占比上升幅度较大;治疗类、其他费用占比呈下降趋势。但改革前后除其他费用外,占比最高的仍然为西药类费用,其次是治疗类和中医类,中药类占比最低,详见表 1。

表 1　2022 年 1 月至 2023 年 3 月上海市中医优势病种次均住院费用结构分布

费用类别	改 革 前				改 革 后			
	A(2022.1~2022.4)		B(2022.5~2022.8)		C(2022.9~2022.12)		D(2023.1~2023.3)	
	金额(元)	构成比(%)	金额(元)	构成比(%)	金额(元)	构成比(%)	金额(元)	构成比(%)
总费用	19 339.11	100.00	18 356.73	100.00	17 843.61	100.00	14 610.52	100.00
中医类	1 921.80	9.94	1 903.84	10.37	1 928.04	10.80	1 483.51	10.15
治疗类	2 457.14	12.71	2 294.41	12.50	2 158.65	12.10	1 544.14	10.57
中药类	1 373.18	7.10	1 362.32	7.42	1 341.56	7.52	1 308.97	8.96
西药类	2 559.32	13.23	2 617.15	14.26	2 551.71	14.30	21 90.63	14.99
其他费用	11 027.67	57.02	10 179.01	55.45	9 863.65	55.28	8 083.27	55.33

(二)住院费用 VSV 及 DSV 分析

从结构变动值(VSV)和结构变动度(DSV)来看,2022 年 1 月至 2023 年 3 月,中医优势病种住院费用总 DSV 达到 7.67%。其中改后之后的 C~D 阶段的 DSV 最大,为 4.36%;B~C 阶段的 DSV 最小,为 1.15%。总体来看,中药类、西药类一直呈现正向变动,治疗类一直呈现负向变动,其他费用整体呈现负向变动,中医类整体表现为正向变动。A~D 阶段治疗类 VSV 绝对值最大,负向变动 2.14%;其次是中药类,正向变动 1.86%,西药类、中医类分别正向变动 1.76%、0.22%,详见表 2。

表 2　2022 年 1 月至 2023 年 3 月上海市中医优势病种住院费用结构变动度分析(单位:%)

费用类别	A~B		B~C		C~D		A~D	
	VSV	CSV	VSV	CSV	VSV	CSV	VSV	CSV
中医类	0.43	12.20	0.43	37.78	-0.65	14.94	0.22	2.82
治疗类	-0.21	5.81	-0.40	34.95	-1.53	35.06	-2.14	27.86
中药类	0.32	9.02	0.10	8.45	1.44	33.04	1.86	24.23
西药类	1.02	28.78	0.04	3.77	0.69	15.89	1.76	22.94
其他费用	-1.57	44.19	-0.17	15.05	0.05	1.07	-1.70	22.14
DSV	3.56		1.15		4.36		7.67	

注:VSV 为结构变动值,DSV 为结构变动度,CSV 为结构变动贡献率;2022 年 9 月开始实施按疗效价值付费。

(三)住院费用 CSV 分析

从结构变动贡献率(CSV)来看,A~B 阶段试点中医优势病种 CSV 位于前 3 位的是其他费用、西药类、中医类,B~C 阶段是中医类、治疗类、其他费用,C~D 阶段是治疗类、中药类、西药类。改革前后总体而言,A~D 阶段 CSV 排在前 3 位的是治疗类、中药类、西药类,是引起费用结构变动的主要费用类别,CSV 分别为 27.86%、24.23%、22.94%,累计 CSV 为 75.03%,详见表 2。

四、讨论与发展建议

(一)按疗效价值付费改革初期效果较为明显

研究结果表明,中医优势病种按疗效价值付费改革前后,患者次均住院费用呈下降趋势,从 A 阶段的 19 339.11 元降至 D 阶段的 14 610.52 元,费用降低了 24.45%,提示按疗效价值付费改革初期在费用控制方面产生了较为明显的成效。中医作为中华民族流传千年的治疗手段,在某些疾病或阶段有其独特的优势,但由于中医的特殊性,此前一直未能纳入医保改革的浪潮中,也一定程度上阻碍了中医的推广与发展。临床用药是医生治疗行为最直接的体现之一,费用结构间接反映了医生的治疗行为[3]。中医服务在试点中医医疗机构的占比不断增加,中医优势病种住院费用中的中医类与中药类累计占比从改革前 A 阶段的 17.04% 升高到改革后 D 阶段的 19.11%,证明其疗效和价值正在被挖掘和生产。从 VSV 的结果来看,中医类(A~D 的 VSV 为

0.22%)、中药类(A~D 的 VSV 为 1.86%)费用呈现正向变动,表明按疗效价值付费后医生更多地使用中医药技术,有利于缓解在中医医院就诊而治疗手段却以西医治疗为主的局面,通过政策导向鼓励中医医疗机构发挥中医药特色优势,推动中医特色专科专病可持续发展,充分发挥医保支付方式改革对本市中医药传承创新发展的支持促进作用,更好地满足人民群众对中医药服务的需求。

(二)改革对住院费用结构优化起导向作用

按疗效价值付费改革前后,中医优势病种住院费用总 DSV 达到 7.67%,CSV 排在前 3 位的是治疗类(27.86%)、中药类(24.23%)、西药类(22.94%),累计 CSV 达到 75.03%,是引起费用结构变动的主要费用类别。其中治疗类呈负向变动,中药类和西药类呈正向变动,说明中医优势病种住院费用结构发生了改变。研究中医优势病种按疗效价值付费试点医院住院费用结构变动度,对于了解医院现状,加强医院内部控制,实现粗放式管理向精细化管理转变提供了重要的参考依据。研究结果表明,药品费用(中药类、西药类)占比一直呈上升趋势,从改革前 A 阶段的 20.33%上升到改革后 D 阶段的 23.95%,说明还需持续加强对药品费用的控制力度。在按疗效价值付费改革过程中,要充分发挥医保对医疗服务行为和费用的调控引导与监督制约作用,最终建立以成本和收入结构变化为基础的价格动态调整机制,破除"以药"补医机制,并通过降低药品耗材费用和加强成本控制等来转变公立医院补偿机制[4]。

(三)医务人员技术劳务价值仍有待提高

治疗类、中医类和中药类费用可体现医务人员劳动力技术价值[5],从费用的变化趋势来看,实施中医优势病种支付改革后体现医生劳动力价值的费用占比略有降低,从 29.75%降低到 29.68%。从 VSV 和 CSV 的结果来看,治疗类费用(A~D 的 VSV 为−2.14%,CSV 为 27.86%)和中药类费用(A~D 的 VSV 为 1.86%,CSV 为 24.23%)对费用结构的变化都有较大的贡献,不同的是治疗类费用是负向变动而中药类费用为正向变动。2022 年 7 月,《国家医疗保障局办公室关于进一步做好医疗服务价格管理工作的通知》(医保办发〔2022〕16 号)提出,要突出体现对技术劳务价值的支持力度。因此,一方面,医院应结合自身管理现状,探索与按疗效价值付费相适应的薪酬制度,以充分体现医务人员的知识、技术和劳务价值,提高医务人员的工作积极性;另一方面,政府相关管理部门可以通过合理提高体现医务人员技术劳动价值的服务项目价格、降低大型医疗设备检查价格以及对部分医用耗材的限价等举措,进一步优化医疗费用结构,提升医务人员的待遇水平,使其获得更高的职业满足感。

参 考 文 献

[1] 于森,宋琦,杨燕绥,等.中医按病种分值医保付费政策效果分析及经验总结.中国卫生政策研究,2023,16(5):34−40.

[2] 周苑,周典,田帝,等.基于倾向值匹配的日间手术控费效果分析.中华医院管理杂志,2022,38(2):110−114.

［3］杨柳,王东云,于丽华,等.实施 DRG 收付费改革对住院费用的影响.中国卫生经济,2020,39(8):68-70.

［4］王添,张彩林,伍利香,等.DIP 改革对骨质疏松症患者住院费用影响研究.中国医院管理,2023,43(10):37-41.

［5］李璐,梁力中,林艳伟,等.基于倾向值匹配的 DIP 实施前后医生诊疗行为分析:以慢性病为例.中华医院管理杂志,2023,39(3):195-200.

我国中医支付方式改革
进展与发展建议

张诗文　王丽丽　荆丽梅　张小雨　王静蓉

【导读】　在全国统筹推进疾病诊断相关分组(DRG)/按病种分值(DIP)付费方式改革背景下,各地不断探索中医支付方式改革,主体可归为三类:一是中医优势病种付费,二是结合中医病证特点单独创立中医 DRG 分组,三是结合中医药服务特点设置中医院差异化调节系数。各类支付方式存在适用范围不同,也都存在一定的局限性,如何更好发挥中医特色、体现中医优势,探索普遍适用的中医支付方式成为亟待解决的政策问题。文章应用文献评阅和政策分析方法,在综述支付改革国内研究进展的基础上,系统梳理国内典型地区中医药与医保支付改革相关政策和实践经验,提出中医支付方式改革建议,为构建具有中医药特色的医保管理框架,促进中医药与医保协同发展提供科学依据。

一、引言

医保支付方式改革是优化医疗资源配置,规范医疗服务行为的重要手段[1]。在全国统筹推进 DRG/DIP 付费方式改革背景下,各地不断探索各类中医支付方式,大体归为三类:一是中医优势病种付费,遴选部分中医优势病种按照同病、同治、同效、同价的基本原则付费[2],突出中医"简、便、验、廉"优势,这一付费方式易于理解、便于操作,是多数试点地区的普遍选择。二是结合中医病证特点单独设立中医 DRG 分组,如江苏南京新增 51 个特色 DRG 中医病组[3],按照定额标准支付。三是结合中医药服务特点设置中医院差异化调节系数,如浙江杭州设置与"中治率"挂钩的"中医政策系数",对达到考核指标值的中医院全病种进行激励[4]。各类支付方式均有其适用范围和局限性,如何更好地发挥中医特色、体现中医优势,探索普遍适用的中医支付方式成为亟待解决的政策问题。因此,本文通过综述支付改革国内研究进展,梳理典型地区中医药与医保支付改革相关政策,形成中医特色支付方式改革实施的建议,为构建具有中医药特色的医保管理框架,提升中医药现代化治理能力,促进中医与医保协同发展提供决策参考和科学依据。

基金项目:首都医科大学国家医疗保障研究院开放性课题"中医优势病种及支付方式研究"(课题编号:YB2023B08)。
第一作者:张诗文,女,在读研究生。
通讯作者:荆丽梅,女,研究员。
作者单位:上海中医药大学(张诗文、王丽丽、张小雨、王静蓉),上海交通大学(荆丽梅)。

二、我国中医支付方式改革进展

（一）研究进展

以中医药、医保支付方式、中医优势病种、DRG、DIP、中医支付改革等关键词,系统检索中国知网(CNKI)、万方、维普等数据库的中文文献,分析国内医保支付方式改革的研究重点与热点。中医药历史悠久,凭借独特的理论和临床经验,形成一批具有较好的中医治疗效果的优势病种。近年来国内学者对中医支付方式改革的研究逐步聚焦于中医优势病种及支付方式的定性和定量研究。

1. 定性研究

改革可行性方面,李祖兰等[5]采用简单随机抽样法在贵州省中医优势病种改革试点医院抽取临床医生进行面对面问卷调查,研究结果发现改革后患者的再入院率、次均住院费用、平均住院日均有所减少,证明改革具有一定可行性。改革实施路径方面,刘黎明等[6]梳理当前中医按病种付费的研究现状,提出中医医疗机构费用结构有待优化、中医疾病诊断和操作编码有待完善、中医病种付费标准难以确定等问题。曹人元等[7]提出实施按病种付费应明晰中西医诊断编码对应关系,加强中医临床路径管理及监测评价,增强中西医疗效量化标准的可比性等建议。宋桂杭等[8]在 DRG/DIP 政策框架范围内探索中医药按病种支付的范围、标准和方式,提出明确中医优势病种内涵和外延、明确适合中医优势病种遴选评价标准、明确医保支付的病种范围与支付方式等建议。改革实施效果方面,廖藏宜等[9]总结柳州市优势病种按疗效价值付费的改革经验,发现改革面临符合条件的中医病种太少,并提出加大挖掘整理传承中医特色优势治疗方法的力度、完善按疗效价值付费病种的选择、准入、管理及疗效评估等标准、制定中医病种按疗效价值付费考核评价办法及绩效支付办法、开展中医优势病种单病种质量管理等建议。

2. 定量研究

效果分析方面,黄成凤等[10]选取 6 个病种的患者作为研究对象,从医疗质量、成本和患者体验三个维度对柳州市中医优势病种按疗效价值付费的政策效果进行探讨,结果发现柳州市中医优势病种按疗效价值付费政策具有低成本、高疗效和体验好的特点,但也存在住院时间过长、可选病种十分有限等问题。费用分析方面,李家伟等[11]对中、西医治疗费用进行比较,通过投入产出分析提示中医药治疗的经济价值。蔡淑慧等[12]利用 Apriori 算法对 DIP 支付方式下中医优势病种住院患者相关数据进行关联挖掘,结果发现 DIP 付费与中医优势病种结合良好,符合医、保、患三方利益,但也存在不同医保类型的患者获得感差距较大的问题。卫生经济学评价方面,刘同心[13]利用卫生经济学评价方法,表明实施中医临床路径有明显经济效果优势。季聪华等[14]进行若干中医优势病种的卫生经济学评价,揭示中医在某些病种治疗中的优势。楚天舒等[15]通过投入产出分析中医药治疗的经济价值,结果发现不同类型疾病因临床路径规范性、疾病诊断分组精细度以及病案首页填写质量等方面的差异,实际控费效果存在差异。

（二）政策梳理

以"中医优势病种"和"中医支付方式改革"为关键词,系统检索全国试点地区医保局、卫生健康委等官方网站,检索时限为 2015 - 01 - 01 至 2023 - 10 - 01,获取中医优势病种及支付方式改革相关政策文件。纳入标准:① 中医优势病种及支付方式改革相关政策文件;② 文体为通知、意见等正式、规范的政策文件;③ 发文机关为省、市层面。排除标准:① 文件中仅出现关键词,但无实质性内容;② 各类新闻报道等。由两名研究人员对政策文件筛选,有争议地讨论后确定,最终纳入 16 份政策文件。

共计检索梳理上海、重庆、福建、山东、河北、湖南、浙江、广东、山西、辽宁、江苏、贵州、河南、安徽、广西柳州共 15 个地区的试点文件、主要做法和存在问题,详见表 1。改革方案主要有三类,一是扩展按病种收费范围,如重庆、福建、广东、贵州、安徽、山西、辽宁;二是实行单病种付费,如河北;三是实行按疗效价值付费,如上海、江苏、河南。其他地区以多种支付方式并行,如山东在 22 个住院病种按病种付费基础上,要求已实行 DRG 付费的市提高中医优势病种权重(点数)或调整系数;湖南在 10 个病种实施按病种付费基础上,将 19 个中医优势病种纳入按疗效价值付费范围;浙江创新性实行门诊总额预算管理下的"结余留用、超支分担"激励约束机制,对开展门诊费用按人头包干结合门诊病例分组(ambulatory patient groups,APG)付费的,实行区域总额预算;广西柳州分别对 32 个和 17 个中医优势病种实行按病种点数付费和按疗效价值付费。详见表 1。

表 1 典型试点地区政策文件、主要做法及存在问题梳理

序号	试点地区	政 策 文 件	试点范围及主要做法	存 在 问 题
1	河南	《河南省医疗保障局河南省卫生健康委员会关于开展中医优势病种按疗效价值付费试点工作的通知》豫医保办〔2023〕44 号	具有开展中医药住院治疗服务资质的二级以上定点医疗机构实施,9 个中医病种按疗效价值付费	试点病种范围局限,优势病种目录实施动态调整
2	江苏	《南通市医疗保障局关于开展中医优势住院病种按疗效价值点数法付费试点工作的通知》通医保发〔2023〕19 号	11 个中医优势病种,9 家二、三级中医、中西医结合医院,对以住院方式治疗的病例实行按疗效价值点数法付费	中医优势住院病种不设低倍率病例和差异系数
3	湖南	《关于在区域 DRG 付费中开展中医优势病种按疗效价值付费的通知(试行)》湘医保发〔2023〕31 号	第一批按疗效价值付费纳入混合痔等肛肠类中医优势病种 3 个、锁骨骨折等骨科类中医优势病种 19 个,按疗效价值付费	① 分类复杂致部分病例不纳入单病种;② 单病种费用测算精准度问题;③ 财政投入不足,缺少规范的疗效标准,推行困难;④ 中医特色指标考核占比下降,丧失中医药特色
4	湖南	《关于实施面瘫病等 10 个中医优势病种按病种收付费管理试点工作的通知》湘医保发〔2022〕5 号	18 家中医医院,4 个门诊单病种,6 个住院单病种,按病种付费	分区域实施,实施 DIP 付费地区不统一按规定执行
5	山西	《山西省卫生健康委员会 山西省医疗保障局关于公布山西省首批中医优势病种目录的通知》晋卫中医药函〔2022〕44 号	20 个中医优势病种实行按病种付费	—

序号	试点地区	政 策 文 件	试点范围及主要做法	存 在 问 题
6	上海	《关于开展中医优势病种按疗效价值付费试点工作的通知》沪医保医管发〔2022〕33号	22家中医、中西医结合医院,22个住院病种,按疗效价值付费	① 试点病种范围局限,部分病种病例少,费用差异大;② 编码与病种对应尚存问题;③ 部分试点病种更适合门诊;④ 内科病种存在支付不足
7	浙江	《浙江省医疗保障局等四部门关于完善中医药医保支付政策的通知》浙医保联发〔2022〕20号	门诊按人头包干结合APG点数付费;住院设置DRG中医激励系数	① 临床医生与病案管理填写意见冲突,收费支付存在差异;② 内科等操作为主科室亏损较多;③ 部分病种系数存在问题,中医医院整体亏损
8	广西柳州	《关于开展医保DRG付费综合改革下适合中医药特点付费试点工作的通知》柳医保发〔2022〕16号	32个中医优势病种按病种点数法付费,17个病种实行按疗效价值付费	① 中医效果判定标准存在争议;② 按疗效价值付费补偿标准缺乏论证
9	广东	《广东省医疗保障局印发〈广东省医疗保障局关于开展医保支付改革促进中医药传承创新发展的指导意见〉的通知》粤医保发〔2021〕43号	169个中医优势住院病种和56个中医日间治疗病种,实施按病种分值付费	① 医院层面从"定额管理"到"病种管理"转变困难;② 按病种分值付费特点不鲜明
10	福建	《福建省医疗保障局 福建省卫生健康委员会关于省属公立医院第五批按病种收付费有关问题的通知》闽医保〔2020〕85号	公布省属公立医院第五批病种收费标准表(44个)	—
11	山东	《关于重新公布驻济省(部)属公立医疗机构按病种收费有关问题的通知》鲁医保发〔2019〕106号	22个住院病种按病种付费,已实行DRG付费的市提高中医优势病种权重(点数)或调整系数	—
12	贵州	《贵州省医疗保障局 贵州省卫生健康委 贵州省中医药管理局关于印发贵州省中医药适宜技术和优势病种支付方式改革试点工作实施方案的通知》	选取遵义为试点城市,遴选13个中医药适宜技术门诊病种实行按病种付费,遴选5个中医优势病种实行住院按病种支付	—
13	辽宁	《关于开展城镇基本医疗保险按病种付费工作的指导意见》辽人社〔2017〕206号	10个中医优势病种实现按病种付费	—
14	河北	《河北省中医药管理局等四部门关于印发河北省中医优势病种收付费方式改革试点工作方案的通知》冀中医药〔2017〕65号	5个试点城市,6个试点医院,7个中医优势病种实行单病种付费	—
15	重庆	《重庆市物价局 重庆市卫生和计划生育委员会 重庆市人力资源和社会保障局关于完善和扩大按病种收费的通知》渝价规〔2017〕7号	按病种收费范围纳入2个中医病种(锁骨骨折、桡骨远端骨折)	—

序号	试点地区	政　策　文　件	试点范围及主要做法	存　在　问　题
16	安徽	《关于印发安徽省中医药适宜技术和优势病种支付方式改革试点工作实施方案的通知》卫办秘〔2016〕212号	13项中医药适宜技术对应15个门诊病种纳入门诊报销,10个中医住院优势病种按病种付费,40个医共体试点县的中医院为试点医院	① 按病种付费只能在即时结报医院开展,对非即时结报医院住院费用缺乏有效约束,易形成"控费空白";② 医保预算包干基金有一定结余,但因医共体考核指标与基层实际尚有距离,导致结余资金未予分配;③ 医共体牵头医院的能力有限

进一步梳理试点地区中医优势病种支付改革相关文献资料发现,当前改革存在的问题主要包括试点病种范围局限、编码与病种不对应、临床医生病案填写存在意见冲突、中医特色指标下降、"定额管理"到"病种管理"转变困难、费用测算不准确、付费特点不明显、结余资金未予再分配、补偿和疗效标准缺乏论证等方面。

三、问题讨论与发展建议

(一)优势病种改革范围相对狭窄,建议扩大覆盖面并区分服务类型

病种选择是中医优势病种改革关键性的第一步。目前,大部分试点地区存在优势病种改革覆盖范围相对狭窄,受惠患者数量相当有限的通病。为使改革更具有实际意义,应结合临床实际情况和临床医师的反馈,对中医优势病种病种数和待遇享受次数进行合理调整和扩充[16]。一些病种在中医治疗方面表现出色,应确保这些病种确实适合纳入中医的治疗范畴,并且其疗效得到明确验证。同时,病种选择不应过于局限于常见病、多发病,也应包括疑难杂症等特殊情况。此外,不同病种适合的服务类型也不同,需要区分门诊与住院优势病种。目前大多试点优势病种主要为住院病种,在改革过程中必须详细考虑这一问题,适当地增加门诊优势病种,以便更全面地覆盖中医治疗领域,更好地满足患者需求。

(二)中医病种管理不规范,需进一步完善编码和代码操作

中医支付改革正处于初期阶段,中医病种尚未形成规范化管理模式,李祖兰等[17]发现中医病案填写相关知识培训不足、缺乏统一的中医病案首页模板、中医疾病编码管理混乱、中医合并症与并发症较多的复杂性疾病诊断不准确等,对疾病分组和支付方式的确定产生一定影响。另外,中西医编码尚未实现衔接一致,阻碍了中医院改革工作的进展[18],尤其是中医院病历首页出现中西医双诊断和双编码、病种上由于中医慢病和并发症多导致合并编码的情况出现。因此,亟需形成一套中医病种管理范式,建立中医疾病编码体系和优势病种病案首页模板,持续完善编码和代码操作规范[19],积极倾听临床医生和病案专家的意见,加强中医病种编码、中西医编码对应关系的规范化和精细化管理。

（三）中医绩效考核激励措施不足，建议对短期政策性亏损补偿的同时落实价格调整政策

上海、浙江等地在改革初期发现内科等操作为主科室亏损较多且内科病种存在支付不足，且目前改革尚未与医院绩效考核和激励制度有机结合，医务人员正向激励机制缺失，影响工作积极性。从根本上说，政策性亏损的产生是行政命令决定市场价格的必然结果，解决政策性亏损的根本手段是建立能够反映服务成本和体现医疗服务劳动价值的价格政策[20]。建议对短期政策性亏损进行补偿，例如对亏损较多的科室提供适当激励，鼓励医生积极支持参与改革。从长期来看，通过成本控制和价格调整完善中医支付定价机制，试点医院要注重充分发挥财务报表和成本监测信息，加强中医优势病种的临床疗效和成本效益评估，促使形成以价值为导向的中医绩效考核方案，以此强化与医保部门的沟通，形成及时修正调整价格的协商机制。

（四）费用测算精准度有待提高，要更科学合理地制定试点病种收费标准

医保费用数据测算是确保病种付费标准合理性和公平性的关键步骤。根据医院的收治病种结构对病种效果进行评价，有助于节约医保基金、减轻患者的医疗负担、为医疗机构的发展留出空间，从而实现政府、患者和医疗机构的利益平衡[21]。部分试点地区实施按病种付费时以当地医院前三年的单病种平均费用为标准来结算，这类测算方式对医疗行为规范的医院和严格按物价标准收费的医院有失公平[22]。现有的费用测算方式包括经典增量法、历史费用推演法[21]、成本测算等方法[23]，应合理把握不同病种的结算费用与费用结构测算盈亏点，以及时调整试点病种结构。此外，单病种费用测算精准度也有待提高，今后应与医保部门进行紧密合作以提升测算结果与现实数据的拟合度，进而获得精准度较高的测算数据，更科学、合理地制定病种收费标准。

----------------------------- 参 考 文 献 -----------------------------

［1］刘桔铭，罗开富，许奕华.医共体下的总额打包支付方式改革.中国社会保障，2020，(8)：86-87.

［2］宋桂杭，刘志新，杨仁前.DRG/DIP付费下开展中医优势病种的政策思考.中国医疗保险，2023，(7)：23-29.

［3］南京市医疗保障局.关于印发《南京市基本医疗保险按疾病诊断相关分组(DRG)点数法付费办法》的通知.http://ybj.nanjing.gov.cn/gkml/202201/t20220105_3252697.html[2023-10-31].

［4］浙江省医疗保障局.浙江省医疗保障局关于支持中医药传承创新发展的实施意见.https://www.zj.gov.cn/art/2021/11/24/art_1229530766_2376451.html[2023-10-31].

［5］李祖兰，周戈耀，梅玉虹，等.临床医生视角下中医优势病种支付方式改革现状及可行性研究.中国药房，2022，33(14)：1671-1676.

［6］刘黎明，宣天惠，满晓玮，等.中医按病种付费实施路径探讨.中国医疗保险，2023，(3)：72-77.

［7］曹人元，曹庄，马勇，等.中医按病种支付研究与思考.中国医疗保险，2022，(9)：20-22.

［8］宋桂杭，刘志新，杨仁前.DRG/DIP付费下开展中医优势病种的政策思考.中国医疗保险，2023，(7)：23-29.

［9］廖藏宜，秦纪华，蓝志成.中医优势病种按疗效价值付费的柳州经验.卫生经济研究，2023，

40(6)：61－63,67.

［10］黄成凤,申丽君,杨燕绥.价值导向型医保付费政策效果探讨——基于柳州市中医优势病种的实证分析.卫生经济研究,2022,39(5)：37－41.

［11］李家伟,张璐莹,王峦,等.中医与西医门诊治疗同病种费用的经济学评价.中国卫生资源,2013,16(5)：317－319.

［12］蔡淑慧,徐明珍,杜飒,等.中医优势病种DIP付费对公立中医院运营的影响.中国医疗保险,2022,(12)：78－81.

［13］刘同心."循证+价值医疗"视角下中医优势病种的卫生经济学研究.长沙：湖南中医药大学,2022.

［14］李聪华,倪淑红,曹毅,等.基于病案首页资料的中医药治疗优势疾病卫生经济学评价.中医药管理杂志,2014,22(12)：1984－1986.

［15］楚天舒,王丽丽,许艺帆,等.基于间断时间序列分析的中医和西医医院同类疾病住院费用差异研究.中国循证医学杂志,2023,23(3)：279－285.

［16］刘黎明,杨雨润,宣天惠,等.中医药医保支付方式改革相关政策梳理及分析.中国医药导报,2023,20(12)：185－189.

［17］李祖兰,周戈耀,毛佳,等.贵州省中医优势病种支付方式改革推行的影响因素研究.卫生经济研究,2023,40(10)：61－65.

［18］马忠凯,栾瑞,肖平,等.中医医院重点科室DRG疾病编码常见问题探讨.中国卫生经济,2020,39(12)：93－95.

［19］李静,张晓琴,陈友娴.南京市DRG点数法付费在中医院管理中的实践及思考.卫生软科学,2022,36(9)：6－10.

［20］苏子涵,程薇,李诗麒,等.基于项目成本的公立医院政策性亏损财政精准补偿方案初探.中国医院管理,2023,43(8)：10－14.

［21］张挥武,赵大仁,沈海.中医优势病种费用分析及医保支付定额标准测算的实证研究——以四川省骨科医院为例.卫生软科学,2021,35(10)：70－73.

［22］曾乔林,袁一菡,曾子芮.按病种付费标准的测算方法探索——以急性单纯性阑尾炎付费标准测算为例.中国医疗保险,2017,(2)：49－52.

［23］胡斌.DRGs下医疗服务成本测算的实践与思考.消费导刊,2020,(7)：285－286.

附　　录

附录一　上海市医疗卫生服务年度报告(2023 年)
上海市卫生健康统计中心

一、卫生资源

(一) 医疗卫生机构数

2023 年,全市各级各类医疗卫生机构总数达 6 531 所(含部队医院),比上年同期新增 110 所。其中:医院 480 所,新增 25 所;基层医疗卫生机构 5 796 所,新增 69 所;专业公共卫生机构 104 所,新增 3 所;其他卫生机构 151 所,新增 13 所。

医院中,公立医院 169 所,其中三级医院 57 所(市属三级 36 所、区属三级 21 所),二级医院 95 所,一级医院 9 所,未评级医院 8 所。民营医院 311 所,其中二级医院 1 所,一级医院 1 所,未评级医院 309 所。

基层医疗卫生机构中,社区卫生服务中心 248 所,减少 1 所;社区卫生服务站 842 所,减少 2 所;门诊部 1 499 所,新增 69 所;诊所、卫生所、医务室和护理站 1 987 所,新增 23 所;村卫生室 1 118 所,减少 24 所。

专业公共卫生机构中,疾病预防控制中心 19 所,卫生监督机构 17 所,妇幼保健机构 19 所,专科疾病防治机构 15 所,急救中心(站)12 所,采供血机构 8 所,健康教育机构 6 所,计划生育服务指导中心 8 所。

详见表 1。

表 1　医疗卫生机构数(单位:所)

机构类别	机构数	
	2023 年	2022 年
总计	6 531	6 421
按类别分	—	—
医院	480	455
公立医院	169	168

机 构 类 别	机 构 数	
	2023 年	2022 年
三级医院	57	55
市属三级	36	34
区属三级	21	21
二级医院	95	94
一级医院	9	9
未评级医院	8	10
民营医院	311	287
二级医院	1	1
一级医院	1	—
未评级医院	309	286
基层医疗卫生机构	5 796	5 727
社区卫生服务中心(站)	1 192	1 191
其中：社区卫生服务中心	248	249
门诊部	1 499	1 430
诊所、卫生所、医务室、护理站	1 987	1 964
村卫生室	1 118	1 142
专业公共卫生机构	104	101
疾病预防控制中心	19	19
卫生监督所(中心)	17	17
妇幼保健机构	19	19
专科疾病防治机构	15	15
急救中心(站)	12	12
采供血机构	8	7
健康教育机构	6	5
计划生育服务指导中心	8	7
其他卫生机构	151	138
按性质分(不含内设机构)	—	—
公立医疗机构	2 518	2 540
民营医疗机构	2 963	2 838

注：① 医疗机构不含内设机构,下同;② 其他卫生机构指疗养院、卫生监督检验所(站)、医学科学研究机构、医学教育机构、临床检验中心、其他卫生事业机构等,下同。③ 2023 年 6 月起市属三级医院中新增上海市养志康复医院、上海市老年医学中心。

（二）床位数

2023 年,全市医疗卫生机构实有床位 18.32 万张,其中:医院 16.52 万张(占 90.18%),基层医疗卫生机构 1.58 万张(占 8.62%),专业公共卫生机构 0.13 万张(占 0.73%),其他机构 0.09 万张(占 0.47%)。

医院中,公立医院 11.17 万张,占全市总床位的 60.99%。其中三级医院 7.04 万张:市属三级 5.12 万张、区属三级 1.92 万张;二级医院 3.79 万张。

民营医院 5.35 万张,其中二级医院 0.03 万张。

按 2022 年末全市常住人口 2 475.89 万人计算,每千人口医疗卫生机构床位 7.40 张。

详见表 2。

表 2 医疗卫生机构实有床位数

机 构 类 别	实 有 床 位 数	
	2023 年	2022 年
总计(万张)	18.32	17.36
按类别分	—	—
医院	16.52	15.65
公立医院	11.17	10.87
三级医院	7.04	6.73
市属三级	5.12	4.87
区属三级	1.92	1.86
二级医院	3.79	3.72
一级医院	0.22	0.24
未评级医院	0.12	0.18
民营医院	5.35	4.78
二级医院	0.03	0.03
一级医院	0.01	—
未评级医院	5.31	4.75
基层医疗卫生机构	1.58	1.49
社区卫生服务中心	1.58	1.49
专业公共卫生机构	0.13	0.13
妇幼保健机构	0.11	0.11
专科疾病防治机构	0.02	0.02

机 构 类 别	实 有 床 位 数	
	2023 年	2022 年
其他卫生机构	0.09	0.09
按性质分(不含内设机构)	—	—
公立医疗机构	12.87	12.48
民营医疗机构	5.37	4.79
每千人口医疗卫生机构床位(张)	7.40	6.98

注：① 其他卫生机构指疗养院、临床检验中心、卫生监督检验所(站)、医学科学研究机构、医学教育机构、临床检验中心、其他卫生事业机构等,下同。

(三) 卫生人员数

2023 年末,全市卫生人员总数 31.11 万人,比上年新增 1.03 万人。

卫生人员中,卫生技术人员 25.64 万人,占卫生人员总数的 82.41%;其他技术人员 1.42 万人,管理人员 1.36 万人,工勤技能人员 2.69 万人,分别占卫生人员总数的 4.56%、4.39%、8.64%。

卫生技术人员中,执业(助理)医师 9.23 万人(含全科医生 1.18 万人),其中:中医类执业(助理)医师 1.23 万人,公共卫生类执业(助理)医师 0.43 万人;注册护士 11.63 万人。

按 2022 年末全市常住人口 2 475.89 万人计算,每千人口执业(助理)医师 3.73 人,每千人口注册护士 4.70 人。

详见表 3。

表 3　卫生人员情况

指　　标	2023 年	2022 年
卫生人员总数(万人)	31.11	30.08
卫生技术人员	25.64	24.62
其中:执业(助理)医师	9.23	8.89
内:中医类别	1.23	1.16
公共卫生类别	0.43	0.40
全科医生	1.18	1.12
注册护士	11.63	11.13
药师(士)	1.21	1.18
内:中药师(士)	0.21	0.21
技师(士)	2.18	1.95

续 表

指 标	2023 年	2022 年
其他技术人员	1.42	1.42
管理人员	1.36	1.34
工勤技能人员	2.69	2.70
每千人口执业(助理)医师数(人)	3.73	3.58
每万人口全科医师数(人)	4.75	4.51
每千人口注册护士数(人)	4.70	4.47

注:① 卫生技术人员中包含同时承担临床或监督工作的管理人员。

从卫生人员机构分布看,医院 20.84 万人(占卫生人员总数的 66.97%),基层医疗卫生机构 8.21 万人(占 26.38%),专业公共卫生机构 1.51 万人(占 4.84%)。

详见表 4、表 5。

表 4 各医疗卫生机构卫生人员情况(单位:万人)

机 构 类 别	卫 生 人 员 数		卫生技术人员数	
	2023 年	2022 年	2023 年	2022 年
总计	31.11	30.08	25.64	24.62
医院	20.84	19.89	17.76	16.88
公立医院	17.02	16.54	14.93	14.45
三级医院	12.52	12.02	11.02	10.54
市属三级	9.10	8.70	8.00	7.63
区属三级	3.42	3.32	3.02	2.91
二级医院	4.33	4.23	3.77	3.66
一级医院	0.11	0.12	0.09	0.10
未评级医院	0.06	0.18	0.05	0.15
民营医院	3.82	3.35	2.83	2.43
二级医院	0.04	0.04	0.03	0.03
一级医院	0.01	—	0.005	—
未评级医院	3.77	3.31	2.79	2.40
基层医疗卫生机构	8.21	8.19	6.56	6.46
社区卫生服务中心	3.98	3.83	3.52	3.36

机 构 类 别	卫 生 人 员 数		卫 生 技 术 人 员 数	
	2023 年	2022 年	2023 年	2022 年
门诊部	2.50	2.47	2.16	2.13
诊所、卫生所、医务室、护理站	1.70	1.74	0.85	0.82
村卫生室	0.03	0.15	0.03	0.15
专业公共卫生机构	1.51	1.46	1.03	1.00
疾病预防控制中心	0.36	0.34	0.30	0.27
卫生监督所(中心)	0.14	0.14	0.11	0.12
妇幼保健机构	0.28	0.28	0.25	0.25
专科疾病防治机构	0.17	0.17	0.14	0.14
急救中心	0.43	0.42	0.16	0.16
采供血机构	0.08	0.07	0.06	0.05
健康教育机构	0.03	0.03	0.009	0.008
计划生育服务指导中心	0.01	0.01	0.001	0.001
其他卫生机构	0.55	0.54	0.29	0.28

表 5　各医疗卫生机构执业(助理)医师及注册护士人员情况(单位: 万人)

机 构 类 别	执业(助理)医师		注 册 护 士	
	2023 年	2022 年	2023 年	2022 年
总计	9.23	8.89	11.63	11.13
医院	5.80	5.51	8.71	8.28
公立医院	4.98	4.77	7.30	7.08
三级医院	3.71	3.50	5.38	5.19
市属三级	2.65	2.48	3.91	3.75
区属三级	1.06	1.02	1.47	1.44
二级医院	1.24	1.21	1.84	1.78
一级医院	0.02	0.02	0.04	0.05
未评级医院	0.01	0.04	0.04	0.06
民营医院	0.82	0.74	1.41	1.20
二级医院	0.01	0.01	0.01	0.01

续　表

机 构 类 别	执业（助理）医师		注 册 护 士	
	2023 年	2022 年	2023 年	2022 年
一级医院	0.002	—	0.002	—
未评级医院	0.81	0.73	1.39	1.19
基层医疗卫生机构	2.93	2.92	2.65	2.58
社区卫生服务中心	1.50	1.43	1.29	1.27
专业公共卫生机构	0.43	0.41	0.23	0.22
妇幼保健机构	0.10	0.10	0.11	0.11
专科疾病防治机构	0.07	0.07	0.05	0.05
其他卫生机构	0.06	0.05	0.04	0.05

二、医疗服务

（一）医疗服务量

1. 门急诊服务

2023 年，门急诊人次 25 673.24 万人次，同比上升 16.91%。急诊患者 2 087.62 万人，占门急诊总量的 8.13%，同比上升 44.73%。

医院中，公立医院门急诊服务量为 15 608.75 万人次，同比上升 11.71%。三级医院 12 344.35 万人次，同比上升 13.16%；其中市属三级 9 079.31 万人次，同比上升 18.91%，区属三级 3 265.04 万人次，同比下降 0.25%。二级医院 3 246.21 万人次，同比上升 7.70%。

民营医院门急诊服务量为 1 420.77 万人次，同比上升 6.45%。其中二级医院 31.54 万人次，同比下降 5.04%。

社区卫生服务中心门急诊服务量为 7 132.59 万人次，同比上升 28.62%，占全市门急诊总量的 27.78%。详见表 6。

表 6　门急诊服务

机 构 类 别	2023 年（万人次）	构成比（%）	2022 年（万人次）	构成比（%）	同比±（%）
总计	25 673.24	100.00	21 959.68	100.00	16.91
医院	17 029.52	66.33	15 307.23	69.71	11.25
公立医院	15 608.75	60.80	13 972.58	63.63	11.71
三级医院	12 344.35	48.08	10 908.64	49.68	13.16

续　表

机构类别	2023年（万人次）	构成比（%）	2022年（万人次）	构成比（%）	同比±（%）
市属三级	9 079.31	35.36	7 635.26	34.77	18.91
区属三级	3 265.04	12.72	3 273.38	14.91	−0.25
二级医院	3 246.21	12.64	3 014.08	13.73	7.70
一级医院	7.58	0.03	11.58	0.05	−34.58
未评级医院	10.61	0.04	38.28	0.17	−72.29
民营医院	1 420.77	5.53	1 334.65	6.08	6.45
二级医院	31.54	0.12	33.22	0.15	−5.04
一级医院	2.32	0.01	—	—	—
未评级医院	1 386.91	5.40	1 301.43	5.93	6.57
社区卫生服务中心	7 132.59	27.78	5 545.35	25.25	28.62
门诊部	1 112.18	4.33	789.70	3.60	40.84
妇幼保健机构	151.66	0.59	143.15	0.65	5.94
专科疾病防治机构	246.93	0.96	174.04	0.79	41.88
其他	0.36	0.00	0.21	0.00	71.71

2. 出院人数

2023年，全市医疗机构出院人数564.22万人，同比上升47.25%。

出院总人数中，医院543.04万人（占96.24%），社区卫生服务中心5.20万人（占0.92%），妇幼保健机构5.38万人（占0.95%），专科疾病防治机构0.0021万人，其他卫生机构10.60万人。

医院中，公立医院出院人数为503.83万人，占出院总人数的89.30%，同比上升46.45%。三级医院出院413.20万人，同比上升44.99%；其中市属三级出院317.54万人，同比上升45.70%，区属三级出院95.66万人，同比上升42.66%。二级医院出院89.98万人，同比上升55.25%。

民营医院出院39.21万人，占出院总人数的6.95%，同比上升53.82%。其中二级医院出院0.90万人，同比上升68.04%。

详见表7。

表7　出院服务情况

机构类别	2023年（万人）	构成比（%）	2022年（万人）	构成比（%）	同比±（%）
总计	564.22	100.00	383.18	100.00	47.25
医院	543.04	96.24	369.51	96.43	46.96
公立医院	503.83	89.30	344.02	89.78	46.45

续　表

机 构 类 别	2023年（万人）	构成比（%）	2022年（万人）	构成比（%）	同比±（%）
三级医院	413.20	73.23	284.99	74.37	44.99
市属三级	317.54	56.28	217.93	56.87	45.70
区属三级	95.66	16.96	67.06	17.50	42.66
二级医院	89.98	15.95	57.96	15.13	55.25
一级医院	0.43	0.08	0.50	0.13	-12.65
未评级医院	0.22	0.04	0.57	0.15	-63.33
民营医院	39.21	6.95	25.49	6.65	53.82
二级医院	0.90	0.16	0.54	0.14	68.04
一级医院	0.01	0.00	—	—	—
未评级医院	38.30	6.79	24.95	6.51	53.49
社区卫生服务中心	5.20	0.92	2.67	0.70	95.14
妇幼保健机构	5.38	0.95	5.11	1.33	5.38
专科疾病防治机构	0.0021	0.0004	0.001	0.0003	75.00
其他	10.60	1.88	5.89	1.54	79.93

3. 手术服务量（住院患者手术和介入治疗人数）

2023年，全市医疗机构手术量为214.56万人，同比上升49.19%。

医院中，公立医院手术人数为191.02万人，占全市手术人数的89.03%，同比上升51.09%。三级医院167.11万人，同比上升50.70%；其中市属三级137.70万人，同比上升58.26%；区属三级29.41万人，同比上升23.15%。二级医院23.91万人，同比上升53.96%。

民营医院手术人数19.63万人，占全市手术人数的9.15%，同比上升46.90%。其中二级医院手术人数0.22万人，同比下降28.27%。

详见表8。

表8　手术服务量

机 构 类 别	2023年（万人）	构成比（%）	2022年（万人）	构成比（%）	同比±（%）
总计	214.56	100.00	143.81	100.00	49.19
医院	210.65	98.18	139.79	97.21	50.69
公立医院	191.02	89.03	126.43	87.91	51.09
三级医院	167.11	77.89	110.89	77.11	50.70

机 构 类 别	2023 年(万人)	构成比(%)	2022 年(万人)	构成比(%)	同比±(%)
市属三级	137.70	64.18	87.01	60.50	58.26
区属三级	29.41	13.71	23.88	16.61	23.15
二级医院	23.91	11.15	15.53	10.80	53.96
未评级医院	0.00	0.00	0.01	0.01	−100.00
民营医院	19.63	9.15	13.36	9.29	46.90
二级医院	0.22	0.10	0.31	0.22	−28.27
未评级医院	19.41	9.04	13.05	9.07	48.69
妇幼保健机构	3.91	1.82	4.02	2.79	−2.79

4. 各区医疗服务情况

本市 16 个区的门急诊人次数、出院人数与上年同期相比均上升。

详见表 9、表 10。

表 9　各区医疗机构医疗服务情况

行政区划	门 急 诊 人 次			出 院 人 数		
	2023 年 (万人次)	2022 年 (万人次)	同比± (%)	2023 年 (万人)	2022 年 (万人)	同比± (%)
黄浦区	3 082.10	2 611.28	18.03	88.92	64.26	38.38
徐汇区	3 333.94	2 762.31	20.69	100.92	65.59	53.86
长宁区	856.08	823.43	3.96	21.43	14.77	45.08
静安区	2 498.44	2 062.24	21.15	72.18	47.93	50.60
普陀区	1 345.18	1 193.98	12.66	27.15	18.20	49.14
虹口区	1 463.98	1 327.38	10.29	36.43	23.12	57.56
杨浦区	1 671.27	1 488.72	12.26	50.09	34.32	45.95
闵行区	1 706.69	1 423.94	19.86	22.07	14.42	53.02
宝山区	1 165.24	1 027.22	13.44	16.99	12.13	40.00
嘉定区	1 100.87	959.47	14.74	20.48	13.11	56.22
浦东新区	3 836.53	3 072.91	24.85	56.21	37.42	50.21
金山区	760.85	740.37	2.77	13.38	10.94	22.29

续　表

行政区划	门急诊人次			出院人数		
	2023年（万人次）	2022年（万人次）	同比±（%）	2023年（万人）	2022年（万人）	同比±（%）
松江区	820.18	720.56	13.83	10.45	6.93	50.86
青浦区	751.65	644.39	16.64	9.31	6.70	38.88
奉贤区	792.62	630.90	25.63	10.11	7.10	42.43
崇明区	487.62	470.59	3.62	8.12	6.24	30.19

表 10　按执业点分布各区医疗机构医疗服务情况

行政区划	门急诊人次			出院人数		
	2023年（万人次）	2022年（万人次）	同比±（%）	2023年（万人）	2022年（万人）	同比±（%）
黄浦区	1 920.35	1 580.39	21.51	46.58	32.45	43.54
徐汇区	3 020.09	2 561.68	17.89	82.77	55.79	48.35
长宁区	945.09	882.34	7.11	23.11	16.21	42.62
静安区	2 103.72	1 733.27	21.37	58.03	37.08	56.48
普陀区	1 245.70	1 129.92	10.25	25.44	17.05	49.17
虹口区	1 244.20	1 109.40	12.15	30.74	20.58	49.32
杨浦区	1 750.71	1 553.25	12.71	58.46	38.32	52.54
闵行区	2 084.95	1 713.16	21.70	35.08	22.91	53.12
宝山区	1 401.85	1 183.34	18.47	26.83	18.36	46.14
嘉定区	1 234.86	1 076.48	14.71	22.13	14.82	49.34
浦东新区	4 857.73	3 994.20	21.62	96.10	67.36	42.67
金山区	736.56	718.14	2.57	12.75	10.36	23.04
松江区	1 064.25	972.04	9.49	16.79	11.61	44.55
青浦区	751.65	644.39	16.64	9.31	6.70	38.88
奉贤区	823.93	637.12	29.32	12.00	7.33	63.76
崇明区	487.62	470.59	3.62	8.12	6.24	30.19

注：市属三级医院总院及其分支机构医疗业务量按各执业地点分别报送。

（二）医师工作负荷

2023 年，全市医疗机构医师日均担负诊疗 11.47 人次，日均担负住院床日 1.71 天。

医院中，公立医院日均担负诊疗 12.59 人次，日均担负住院床日 2.12 天。三级医院医师日均担负诊疗 13.37 人次，日均担负住院床日 1.84 天；其中市属三级日均担负诊疗 13.79 人次，日均担负住院床日 1.86 天；区属三级日均担负诊疗 12.30 人次，日均担负住院床日 1.77 天。二级医院日均担负诊疗 10.55 人次，日均担负住院床日 2.81 天。

民营医院日均担负诊疗 7.07 人次，日均担负住院床日 4.87 天。其中二级医院日均担负诊疗 10.05 人次，日均担负住院床日 1.65 天。

社区卫生服务中心医师日均担负诊疗 19.31 人次，日均担负住院床日 0.71 天。

详见表 11。

表 11　医师日均担负工作量

机 构 类 别	日均担负诊疗（人次）		日均担负住院（床日）	
	2023 年	2022 年	2023 年	2022 年
总计	11.47	10.39	1.71	1.44
按类别分	—	—	—	—
医院	11.81	11.21	2.51	2.14
公立医院	12.59	11.78	2.12	1.76
三级医院	13.37	12.51	1.84	1.50
市属三级	13.79	12.33	1.86	1.53
区属三级	12.30	12.94	1.77	1.41
二级医院	10.55	10.16	2.81	2.35
一级医院	1.70	2.34	8.46	8.41
未评级医院	3.33	3.55	8.49	3.31
民营医院	7.07	7.51	4.87	4.60
二级医院	10.05	11.31	1.65	1.76
一级医院	5.43	—	1.42	—
未评级医院	7.03	7.45	4.93	4.65
社区卫生服务中心	19.31	15.78	0.71	0.65
按性质分	—	—	—	—
公立医疗机构	14.05	12.70	1.75	1.45
民营医疗机构	5.35	4.78	2.01	1.80

（三）护理人员配置

2023 年，全市医疗机构床护比为 1∶0.63，医护比 1∶1.26。

医院中，公立医院床护比 1∶0.65，医护比 1∶1.46。三级医院床护比 1∶0.77，医护比 1∶1.45；其中市属三级床护比 1∶0.76，医护比 1∶1.48；区属三级床护比 1∶0.77，担负医护比 1∶1.38。二级医院床护比 1∶0.49，医护比 1∶1.49。

民营医院床护比 1∶0.26，医护比 1∶1.72。其中二级医院床护比 1∶0.55，医护比 1∶1.14。

社区卫生服务中心床护比 1∶0.82，医护比 1∶0.86。

详见表 12。

表 12　护理人员配置情况

机构类别	床护比		医护比	
	2023 年	2022 年	2023 年	2022 年
总计	1∶0.63	1∶0.64	1∶1.26	1∶1.25
按类别分	—	—	—	—
医院	1∶0.53	1∶0.53	1∶1.50	1∶1.50
公立医院	1∶0.65	1∶0.65	1∶1.46	1∶1.48
三级医院	1∶0.77	1∶0.77	1∶1.45	1∶1.48
市属三级	1∶0.76	1∶0.77	1∶1.48	1∶1.51
区属三级	1∶0.77	1∶0.77	1∶1.38	1∶1.42
二级医院	1∶0.49	1∶0.48	1∶1.49	1∶1.47
一级医院	1∶0.20	1∶0.19	1∶2.14	1∶2.08
未评级医院	1∶0.22	1∶0.34	1∶2.21	1∶1.41
民营医院	1∶0.26	1∶0.25	1∶1.72	1∶1.62
二级医院	1∶0.55	1∶0.54	1∶1.14	1∶1.21
一级医院	1∶0.25	—	1∶1.24	—
未评级医院	1∶0.26	1∶0.25	1∶1.73	1∶1.63
社区卫生服务中心	1∶0.82	1∶0.85	1∶0.86	1∶0.89
按性质分	—	—	—	—
公立医疗机构	1∶0.68	1∶0.68	1∶1.31	1∶1.32
民营医疗机构	1∶0.48	1∶0.49	1∶1.30	1∶1.23

（四）病床使用情况

1. 病床使用总体情况

（1）病床使用率

2023 年，全市医疗机构病床使用率为 88.74%，比上年增加 11.70%。

医院中，公立医院病床使用率 95.82%，比上年增加 17.16%。三级医院病床使用率 98.82%，比上年增加 19.60%；其中市属三级病床使用率 98.40%，比上年增加 18.82%；区属三级病床使用率 99.91%，比上年增加 21.60%。二级医院病床使用率 92.10%，比上年增加 14.46%。

民营医院病床使用率 78.85%，比上年增加 0.25%。其中二级医院病床使用率 78.53%，比上年减少 0.17%。

社区卫生服务中心病床使用率 74.26%，比上年增加 10.25%。

详见表 13。

表 13　病床使用率（单位：%）

机 构 类 别	2023 年	2022 年	同比±
总计	88.74	77.04	11.70
按类别分	—	—	—
医院	90.48	78.64	11.84
公立医院	95.82	78.66	17.16
三级医院	98.82	79.22	19.60
市属三级	98.40	79.58	18.82
区属三级	99.91	78.31	21.60
二级医院	92.10	77.64	14.46
一级医院	71.45	72.14	-0.69
未评级医院	89.33	88.92	0.41
民营医院	78.85	78.60	0.25
二级医院	78.53	78.70	-0.17
一级医院	51.63	—	—
未评级医院	78.88	78.60	0.28
社区卫生服务中心	74.26	64.01	10.25
按性质分	—	—	—
公立医疗机构	93.02	76.75	16.27
民营医疗机构	78.85	78.63	0.22

（2）出院者平均住院日

2023 年,全市医疗机构出院者平均住院日 11.55 天,比上年减少 6.21 天。

医院中,公立医院平均住院日 9.65 天,比上年减少 3.53 天。三级医院平均住院日 6.13 天,比上年减少 0.72 天;其中市属三级平均住院日 5.79 天,比上年减少 0.76 天;区属三级平均住院日 7.25 天,比上年减少 0.55 天。二级医院平均住院日 24.82 天,比上年减少 16.95 天。

民营医院平均住院日 31.09 天,比上年减少 33.60 天。其中二级医院平均住院日 8.94 天,比上年减少 4.97 天。

社区卫生服务中心出院者平均住院日为 76.58 天,比上年减少 144.46 天。

详见表 14。

表 14　出院者平均住院日(单位: 天)

机 构 类 别	2023 年	2022 年	同比±
总计	11.55	17.76	−6.21
按类别分	—	—	—
医院	11.19	16.73	−5.54
公立医院	9.65	13.18	−3.53
三级医院	6.13	6.85	−0.72
市属三级	5.79	6.55	−0.76
区属三级	7.25	7.80	−0.55
二级医院	24.82	41.77	−16.95
一级医院	131.47	190.52	−59.05
未评级医院	174.23	115.52	58.71
民营医院	31.09	64.69	−33.60
二级医院	8.94	13.91	−4.97
一级医院	63.57	—	—
未评级医院	31.60	65.78	−34.18
社区卫生服务中心	76.58	221.04	−144.46
按性质分	—	—	—
公立医疗机构	10.27	14.63	−4.36
民营医疗机构	31.14	64.55	−33.41

2. 二、三级医院病床使用情况

三级综合医院中,病床使用率最高为 116.55%,最低为 77.96%。平均住院日中最高为 10.25

天,最低为 5.01 天。

三级中医(中西医)医院中,病床使用率最高为 117.83%,最低为 97.33%。平均住院日中最高为 8.82 天,最低为 5.14 天。

详见表 15、表 16、表 17。

表 15　三级综合医院病床使用情况

顺位	机 构 名 称	病床使用率(%)	出院者平均住院日(天)
1	上海市第一人民医院	116.55	5.43
2	上海市第十人民医院	115.22	5.22
3	上海市同济医院	111.98	6.49
4	上海市闵行区中心医院	110.33	6.27
5	上海市第六人民医院	110.12	5.97
6	上海市浦东新区公利医院	109.45	7.72
7	上海市徐汇区中心医院	105.75	7.71
8	上海市普陀区中心医院	104.03	7.70
9	上海交通大学医学院附属仁济医院	102.93	5.25
10	上海健康医学院附属崇明医院	102.60	8.11
11	上海市东方医院	101.91	6.32
12	上海交通大学医学院附属第九人民医院	101.49	5.01
13	上海市松江区中心医院	100.85	6.36
14	海军军医大学第一附属医院	99.99	5.98
15	上海交通大学医学院附属瑞金医院	98.95	7.04
16	上海市浦东医院	98.79	7.66
17	复旦大学附属中山医院	97.83	5.10
18	上海市杨浦区中心医院	97.61	8.91
19	复旦大学附属金山医院	97.26	6.68
20	上海市同仁医院	96.46	6.67
21	上海市奉贤区中心医院	96.17	6.99
22	上海市浦东新区人民医院	95.10	7.87
23	复旦大学附属中山医院青浦分院	94.80	7.23
24	上海市第五人民医院	94.64	7.57

续　表

顺位	机　构　名　称	病床使用率(%)	出院者平均住院日(天)
25	上海市浦东新区周浦医院	93.64	7.11
26	海军军医大学第二附属医院	93.34	5.69
27	华东医院	92.85	10.25
28	复旦大学附属华山医院	91.31	6.12
29	上海市静安区中心医院	85.89	9.14
30	上海交通大学医学院附属新华医院	84.96	5.73
31	上海市老年医学中心	77.96	6.36

表 16　三级中医(中西医)医院病床使用情况

顺位	机　构　名　称	病床使用率(%)	出院者平均住院日(天)
1	上海中医药大学附属龙华医院	117.83	6.94
2	上海中医药大学附属岳阳中西医结合医院	115.07	6.69
3	上海市第七人民医院	111.11	8.77
4	上海市中医医院	108.43	5.90
5	上海市中西医结合医院	104.28	8.82
6	上海中医药大学附属曙光医院	103.15	5.14
7	上海市宝山区中西医结合医院	99.43	5.99
8	上海市光华中西医结合医院	97.33	5.91

表 17　三级专科医院病床使用情况

顺位	机　构　名　称	病床使用率(%)	出院者平均住院日(天)
1	上海市养志康复医院	117.13	30.31
2	上海市精神卫生中心	114.75	101.13
3	上海交通大学医学院附属上海儿童医学中心	107.23	5.71
4	复旦大学附属儿科医院	107.09	6.16
5	上海市肺科医院	99.70	3.63
6	上海市第一妇婴保健院	93.73	4.22
7	复旦大学附属妇产科医院	89.99	3.32

顺位	机 构 名 称	病床使用率(%)	出院者平均住院日(天)
8	上海市皮肤病医院	88.64	13.95
9	复旦大学附属肿瘤医院	87.55	4.28
10	上海市儿童医院	85.91	4.40
11	中国福利会国际和平妇幼保健院	82.76	3.59
12	上海市胸科医院	82.50	3.06
13	复旦大学附属眼耳鼻喉科医院	78.84	2.77
14	海军军医大学第三附属医院	75.06	7.60
15	上海市公共卫生临床中心	67.28	7.99
16	上海市眼病防治中心	46.34	1.00
17	上海市口腔医院	35.46	2.53
18	同济大学附属口腔医院	30.41	3.50

二级综合医院中,病床使用率最高为121.16%,最低为36.22%。平均住院日中最高为56.84天,最低为5.56天。

二级中医(中西医)医院中,病床使用率最高为104.28%,最低为72.95%。平均住院日中最高为40.80天,最低为6.89天。

详见表18、表19。

表18　二级综合医院病床使用情况

顺位	机 构 名 称	病床使用率(%)	出院者平均住院日(天)
1	上海沪东医院	121.16	12.26
2	上海市第八人民医院	115.99	8.92
3	上海市宝山区罗店医院	115.86	8.29
4	上海市徐汇区大华医院	115.77	9.64
5	上海市嘉定区中心医院	111.90	8.17
6	上海市奉贤区奉城医院	104.30	6.03
7	上海电力医院	103.56	9.06
8	上海市浦东新区浦南医院	102.40	7.29
9	上海市静安区闸北中心医院	100.79	8.69

续　表

顺位	机　构　名　称	病床使用率(%)	出院者平均住院日(天)
10	上海市嘉定区安亭医院	99.37	8.16
11	上海市浦东新区老年医院	97.51	56.84
12	上海市杨浦区市东医院	96.89	8.30
13	上海市嘉定区南翔医院	96.84	8.62
14	上海市第四人民医院	96.64	7.18
15	上海市松江区泗泾医院	96.59	7.23
16	上海航道医院	94.59	38.09
17	上海市普陀区利群医院	93.77	9.58
18	上海市宝山区仁和医院	93.35	8.73
19	上海长航医院	93.14	8.04
20	上海交通大学医学院附属瑞金医院卢湾分院	93.10	6.86
21	上海市宝山区吴淞中心医院	92.29	7.63
22	上海市静安区北站医院	92.13	12.35
23	上海市宝山区大场医院	91.96	5.56
24	上海市普陀区人民医院	90.76	10.01
25	上海交通大学医学院附属第九人民医院黄浦分院	90.26	8.80
26	上海市静安区市北医院	89.61	9.34
27	上海中冶医院	89.40	13.12
28	上海市第十人民医院崇明分院	87.93	8.49
29	上海市第六人民医院金山分院	87.44	8.71
30	上海市虹口区江湾医院	85.97	15.05
31	上海市杨浦区控江医院	85.57	9.87
32	上海市公惠医院	83.07	36.47
33	上海建工医院	82.74	9.91
34	上海市青浦区朱家角人民医院	82.13	10.30
35	上海市松江区九亭医院	80.54	7.38
36	民航上海医院	79.38	9.52
37	上海曲阳医院	78.53	8.94

顺位	机　构　名　称	病床使用率(%)	出院者平均住院日(天)
38	中国人民解放军海军特色医学中心	75.29	8.87
39	上海市金山区亭林医院	74.31	5.86
40	上海邮电医院	71.25	15.61
41	上海市监狱总医院	69.11	56.80
42	上海四一一医院	68.97	8.22
43	上海市崇明区第三人民医院	67.96	9.09
44	中国人民解放军海军第九〇五医院	65.61	10.77
45	上海市嘉定区江桥医院	60.16	6.49
46	中国人民武装警察部队上海市总队医院	37.53	13.39
47	上海交通大学医学院附属新华医院长兴分院	36.22	6.08

表 19　二级中医(中西医)医院病床使用情况

顺位	机　构　名　称	病床使用率(%)	出院者平均住院日(天)
1	上海市长宁区天山中医医院	104.28	14.21
2	上海市杨浦区中医医院	95.05	10.57
3	上海市嘉定区中医医院	91.78	6.89
4	上海市松江区方塔中医医院	89.95	7.95
5	上海市闵行区中西医结合医院	83.71	9.69
6	上海市静安区中医医院	83.43	12.19
7	上海市浦东新区中医医院	82.81	14.12
8	上海市浦东新区光明中医医院	82.63	7.02
9	上海市金山区中西医结合医院	82.08	9.24
10	上海市普陀区中医医院	81.99	18.75
11	上海市黄浦区香山中医医院	76.96	10.46
12	上海市奉贤区中医医院	75.89	8.82
13	上海市黄浦区中西医结合医院	75.67	40.80
14	上海市青浦区中医医院	72.95	10.28

三、医药费用

（一）医药总费用

2023年，全市医疗机构门诊医药总费用1 305.04亿元，较上年同期增长35.06%。其中：医院947.69亿元，较上年同期增长35.64%；社区195.27亿元，较上年同期增长28.70%。

住院患者医药总费用1 377.82亿元，较上年同期增长42.83%。其中：医院1 358.43亿元，较上年同期增长42.99%；社区12.12亿元，较上年同期增长39.17%。详见表20。

表20　医药总费用情况

机 构 类 别	门诊医药总费用			住院医药总费用		
	2023年（亿元）	2022年（亿元）	同比±（%）	2023年（亿元）	2022年（亿元）	同比±（%）
总计	1 305.04	966.25	35.06	1 377.82	964.65	42.83
按类别分	—	—	—	—	—	—
医院	947.69	698.66	35.64	1 358.43	950.01	42.99
公立医院	828.01	612.32	35.23	1 192.63	831.54	43.43
三级医院	692.19	507.69	36.34	1 004.20	703.88	42.67
市属三级	547.85	392.91	39.44	807.74	559.34	44.41
区属三级	144.34	114.78	25.75	196.46	144.54	35.92
二级医院	135.18	103.69	30.37	182.52	121.23	50.55
一级医院	0.16	0.15	3.55	3.74	3.17	17.97
未评级医院	0.48	0.79	−38.93	2.17	3.26	−33.28
民营医院	119.68	86.34	38.62	165.80	118.47	39.95
二级医院	2.03	1.72	17.98	1.86	1.30	42.92
一级医院	0.11	—	—	0.08	—	—
未评级医院	117.54	84.62	38.91	163.86	117.17	39.85
社区卫生服务中心	195.27	151.72	28.70	12.12	8.71	39.17
按性质分	—	—	—	—	—	—
公立医疗机构	1 043.77	779.80	33.85	1 209.32	844.54	43.19
民营医疗机构	261.25	186.44	40.13	165.95	118.63	39.89

（二）门急诊患者次均医药费用

1. 门急诊患者次均医药费用

2023年医疗机构门急诊患者次均医药费用508.33元，较上年同期增长15.53%；药占比为

43.74%,较上年同期减少 2.17%。

医院中,公立医院门急诊均次费用为 530.48 元,较上年同期增长 21.05%;药占比 41.92%,较上年同期减少 1.62%。三级医院门急诊均次费用为 560.74 元,较上年同期增长 20.49%。其中市属三级门急诊均次费用为 603.41 元,较上年同期增长 17.26%;区属三级门急诊均次费用为 442.08 元,较上年同期增长 26.07%。二级医院门急诊均次费用为 416.41 元,较上年同期增长 21.05%。

民营医院门急诊均次费用为 842.35 元,较上年同期增长 30.21%;药占比 29.98%,较上年同期减少 3.82%。其中二级医院门急诊均次费用为 644.17 元,较上年同期增长 24.24%。

社区卫生服务中心门急诊患者次均医药费用 273.77 元,较上年同期增长 0.06%;药占比 77.72%,较上年同期减少 2.91%。

详见表 21。

表 21　医药总费用情况

机 构 类 别	门急诊患者次均医药费用			门急诊药占比(%)		
	2023 年（元）	2022 年（元）	同比±（%）	2023 年	2022 年	同比±
总计	508.33	440.01	15.53	43.74	45.91	-2.17
按类别分	—	—	—	—	—	—
医院	556.50	456.42	21.93	40.42	42.34	-1.92
公立医院	530.48	438.23	21.05	41.92	43.54	-1.62
三级医院	560.74	465.40	20.49	40.94	42.73	-1.79
市属三级	603.41	514.60	17.26	40.66	42.87	-2.21
区属三级	442.08	350.66	26.07	42.02	42.25	-0.23
二级医院	416.41	344.01	21.05	46.97	47.66	-0.69
一级医院	210.31	132.87	58.28	69.16	69.13	0.03
未评级医院	450.64	204.46	120.40	28.87	21.09	7.78
民营医院	842.35	646.90	30.21	29.98	33.80	-3.82
二级医院	644.17	518.48	24.24	55.02	52.79	2.23
一级医院	475.14	—	—	61.73	—	—
未评级医院	847.47	650.18	30.34	29.52	33.41	-3.89
社区卫生服务中心	273.77	273.60	0.06	77.72	80.63	-2.91
按性质分	—	—	—	—	—	—
公立医疗机构	450.87	393.02	14.72	48.02	50.10	-2.08
民营医疗机构	1 035.53	880.22	17.64	26.66	28.40	-1.74

2. 各区门急诊患者次均医药费用情况

2023 年各区门急诊患者次均费用及药费普遍增长。药占比最高 62.26%,最低 33.51%。详见表 22、表 23、表 24。

表 22　各区门急诊患者次均医药费用情况

行政区划	次均医药费用			次 均 药 费			药占比 (%)
	2023 年 (元)	2022 年 (元)	同比± (%)	2023 年 (元)	2022 年 (元)	同比± (%)	
黄浦区	719.13	600.92	19.67	255.60	218.85	16.79	35.54
徐汇区	672.17	600.28	11.98	261.88	254.29	2.98	38.96
长宁区	680.50	540.93	25.80	228.03	190.55	19.67	33.51
静安区	547.38	487.76	12.22	210.52	194.01	8.51	38.46
普陀区	429.55	365.84	17.41	217.11	192.55	12.76	50.54
虹口区	491.86	419.16	17.34	246.16	215.56	14.20	50.05
杨浦区	523.36	439.39	19.11	275.89	245.25	12.49	52.72
闵行区	437.13	371.83	17.56	190.32	161.38	17.93	43.54
宝山区	344.50	285.76	20.56	191.85	171.17	12.08	55.69
嘉定区	374.70	336.28	11.43	176.72	166.74	5.99	47.16
浦东新区	448.89	404.24	11.05	216.93	206.39	5.11	48.33
金山区	317.80	276.73	14.84	165.04	145.17	13.69	51.93
松江区	312.01	278.58	12.00	166.47	139.59	19.26	53.35
青浦区	383.46	320.08	19.80	200.35	191.49	4.63	52.25
奉贤区	315.79	313.37	0.77	164.47	169.02	-2.69	52.08
崇明区	311.46	295.59	5.37	193.91	183.51	5.67	62.26

表 23　各区公立医院门急诊患者次均医药费用情况

行政区划	次均医药费用			次 均 药 费			药占比 (%)
	2023 年 (元)	2022 年 (元)	同比± (%)	2023 年 (元)	2022 年 (元)	同比± (%)	
黄浦区	665.12	540.15	23.14	242.60	203.30	19.33	36.48
徐汇区	640.35	569.59	12.42	269.87	258.78	4.29	42.14
长宁区	508.66	350.38	45.17	214.95	151.55	41.83	42.26

行政区划	次均医药费用			次　均　药　费			药占比(%)
	2023 年(元)	2022 年(元)	同比±(%)	2023 年(元)	2022 年(元)	同比±(%)	
静安区	536.25	465.18	15.28	216.92	195.85	10.76	40.45
普陀区	430.86	363.43	18.55	204.85	177.16	15.63	47.55
虹口区	511.12	416.86	22.61	250.57	207.73	20.62	49.02
杨浦区	548.57	431.72	27.07	271.86	224.58	21.05	49.56
闵行区	398.43	301.88	31.98	149.07	115.01	29.61	37.41
宝山区	433.33	320.56	35.18	194.80	153.01	27.31	44.95
嘉定区	399.85	327.92	21.94	153.67	125.36	22.58	38.43
浦东新区	444.21	376.51	17.98	191.16	160.20	19.33	43.03
金山区	416.75	338.63	23.07	183.25	143.10	28.06	43.97
松江区	383.67	337.68	13.62	152.63	122.58	24.51	39.78
青浦区	409.84	319.08	28.44	188.42	161.25	16.85	45.97
奉贤区	399.44	385.61	3.59	167.03	177.43	−5.86	41.82
崇明区	409.54	381.78	7.27	175.25	161.91	8.24	42.79

表 24　各区社区卫生服务中心门急诊患者次均医药费用情况

行政区划	次均医药费用			次　均　药　费			药占比(%)
	2023 年(元)	2022 年(元)	同比±(%)	2023 年(元)	2022 年(元)	同比±(%)	
黄浦区	365.70	349.83	4.54	285.71	293.05	−2.50	78.13
徐汇区	310.03	308.29	0.56	246.76	254.51	−3.05	79.59
长宁区	367.25	371.40	−1.12	257.28	270.36	−4.84	70.05
静安区	269.73	248.54	8.53	197.25	199.33	−1.04	73.13
普陀区	336.47	300.31	12.04	252.62	234.72	7.63	75.08
虹口区	294.74	298.56	−1.28	223.96	228.00	−1.77	75.98
杨浦区	324.13	342.44	−5.35	264.46	286.49	−7.69	81.59
闵行区	297.77	288.85	3.09	203.50	196.24	3.70	68.34
宝山区	258.43	239.29	8.00	193.54	192.86	0.35	74.89

续　表

行政区划	次均医药费用			次均药费			药占比（%）
	2023年（元）	2022年（元）	同比±（%）	2023年（元）	2022年（元）	同比±（%）	
嘉定区	282.73	287.74	-1.74	228.18	246.01	-7.25	80.70
浦东新区	269.79	287.92	-6.30	212.84	236.62	-10.05	78.89
金山区	154.73	156.47	-1.11	135.11	138.19	-2.23	87.32
松江区	227.17	205.98	10.29	191.54	168.60	13.61	84.32
青浦区	240.92	269.72	-10.68	203.27	236.81	-14.16	84.37
奉贤区	205.20	236.27	-13.15	165.97	198.59	-16.43	80.88
崇明区	222.45	214.86	3.53	202.90	197.48	2.74	91.21

3. 二、三级医院及社区门急诊患者次均医药费用

三级综合医院中，门急诊患者次均医药费用最高813.00元，最低为344.28元。门急诊药占比最高56.68%，最低为19.66%。

三级中医（中西医）医院中，门急诊患者次均医药费用最高为633.43元；最低为462.26元；门急诊药占比（不含中药饮片收入）最高为33.36%，最低为13.33%。

详见表25、表26、表27。

表25　三级综合医院门急诊患者次均费用情况

顺　位	机　构　名　称	费用（元）	药占比（%）
1	上海交通大学医学院附属瑞金医院	813.00	40.37
2	上海交通大学医学院附属第九人民医院	714.82	19.66
3	复旦大学附属中山医院	687.17	34.12
4	华东医院	635.74	46.89
5	海军军医大学第一附属医院	627.35	56.68
6	上海交通大学医学院附属仁济医院	620.14	32.04
7	上海市第一人民医院	558.31	38.81
8	上海市东方医院	554.80	37.85
9	复旦大学附属华山医院	539.45	40.28
10	上海市徐汇区中心医院	524.09	38.99
11	上海交通大学医学院附属新华医院	503.79	39.45

顺 位	机 构 名 称	费用(元)	药占比(%)
12	上海市第十人民医院	499.38	38.38
13	上海市同仁医院	491.37	40.08
14	上海市普陀区中心医院	490.54	53.54
15	上海市同济医院	489.10	48.10
16	上海市第六人民医院	477.83	36.01
17	海军军医大学第二附属医院	472.31	52.73
18	上海市杨浦区中心医院	462.04	44.22
19	上海市浦东新区人民医院	448.33	43.50
20	上海健康医学院附属崇明医院	446.24	42.58
21	复旦大学附属中山医院青浦分院	422.40	40.06
22	上海市浦东医院	422.30	41.95
23	上海市浦东新区周浦医院	417.62	38.90
24	上海市松江区中心医院	416.19	38.74
25	上海市浦东新区公利医院	403.47	41.83
26	上海市静安区中心医院	392.18	45.22
27	上海市闵行区中心医院	385.31	36.60
28	上海市老年医学中心	383.70	46.01
29	上海市奉贤区中心医院	374.60	33.76
30	复旦大学附属金山医院	354.68	36.71
31	上海市第五人民医院	344.28	36.13

表 26　三级中医(中西医)医院门急诊患者次均费用情况

顺 位	单 位 名 称	费用(元)	药占比(%)
1	上海中医药大学附属曙光医院	633.43	25.70
2	上海市光华中西医结合医院	586.08	32.79
3	上海市中医医院	578.17	13.33
4	上海中医药大学附属龙华医院	509.09	15.96
5	上海市中西医结合医院	501.67	26.85

顺位	单位名称	费用(元)	药占比(%)
6	上海中医药大学附属岳阳中西医结合医院	500.90	20.20
7	上海市宝山区中西医结合医院	496.20	31.65
8	上海市第七人民医院	462.26	33.36

注：药占比不含中药饮片收入。

表 27　三级专科医院门急诊患者次均费用情况

顺位	单位名称	费用(元)	药占比(%)
1	复旦大学附属肿瘤医院	1 623.84	43.81
2	上海市养志康复医院	892.41	11.19
3	上海市公共卫生临床中心	820.88	54.48
4	上海市胸科医院	783.30	50.66
5	上海市第一妇婴保健院	718.99	13.11
6	上海市肺科医院	681.20	54.73
7	复旦大学附属妇产科医院	657.84	20.61
8	同济大学附属口腔医院	654.61	1.10
9	上海市口腔医院	629.28	0.66
10	复旦大学附属眼耳鼻喉科医院	626.13	23.41
11	中国福利会国际和平妇幼保健院	577.62	20.58
12	复旦大学附属儿科医院	440.76	35.14
13	海军军医大学第三附属医院	440.19	28.06
14	上海市精神卫生中心	403.46	67.70
15	上海市皮肤病医院	403.18	31.80
16	上海交通大学医学院附属上海儿童医学中心	401.79	39.50
17	上海市眼病防治中心	376.93	23.64
18	上海市儿童医院	364.57	37.80

二级综合性医院中,门急诊患者次均医药费用最高达 1 146.59 元,最低为 243.60 元。药占比最高的为 74.64%,最低为 16.36%。

二级中医(中西医结合)医院中,门急诊患者次均医药费用最高为 668.72 元,最低为 341.80

元。药占比(不含中药饮片收入)最高为54.01%,最低为16.30%。

　　详见表28、表29。

表28　二级综合性医院门急诊患者次均费用情况

顺 位	单 位 名 称	费用(元)	药占比(%)
1	民航上海医院	1 146.59	16.36
2	上海市公惠医院	790.51	51.57
3	上海曲阳医院	644.17	55.02
4	上海沪东医院	607.43	39.63
5	上海四一一医院	586.58	52.85
6	上海交通大学医学院附属第九人民医院黄浦分院	540.98	51.49
7	上海市杨浦区市东医院	496.50	48.23
8	上海市宝山区吴淞中心医院	495.25	38.52
9	中国人民解放军海军特色医学中心	491.10	37.15
10	上海交通大学医学院附属瑞金医院卢湾分院	486.22	44.52
11	上海长航医院	463.00	28.43
12	上海市奉贤区奉城医院	462.40	39.63
13	中国人民武装警察部队上海市总队医院	460.13	42.17
14	上海市静安区北站医院	456.66	44.30
15	上海市宝山区大场医院	455.83	32.66
16	上海市第四人民医院	448.71	42.20
17	上海中冶医院	444.37	36.50
18	上海市嘉定区中心医院	440.72	33.39
19	上海市静安区闸北中心医院	437.04	44.27
20	上海市普陀区人民医院	437.03	51.36
21	上海航道医院	431.19	42.34
22	上海建工医院	426.39	49.22
23	上海市静安区市北医院	418.58	40.74
24	上海市第八人民医院	417.36	41.42
25	上海邮电医院	412.65	55.83

续　表

顺　位	单　位　名　称	费用(元)	药占比(%)
26	上海市杨浦区控江医院	406.93	54.10
27	上海市浦东新区浦南医院	399.32	48.79
28	上海交通大学医学院附属新华医院长兴分院	397.72	33.25
29	上海市嘉定区江桥医院	394.50	36.75
30	上海市徐汇区大华医院	381.88	46.40
31	上海市普陀区利群医院	378.14	47.21
32	上海市嘉定区南翔医院	372.44	38.37
33	上海市宝山区仁和医院	371.90	40.74
34	上海市第十人民医院崇明分院	366.46	40.23
35	上海市青浦区朱家角人民医院	363.82	53.81
36	上海市嘉定区安亭医院	359.38	35.23
37	上海市第六人民医院金山分院	357.26	35.34
38	上海市虹口区江湾医院	347.66	51.88
39	上海市崇明区第三人民医院	340.52	56.23
40	上海市金山区亭林医院	337.99	42.90
41	上海市宝山区罗店医院	334.09	43.10
42	中国人民解放军海军第九〇五医院	330.65	27.21
43	上海市松江区泗泾医院	329.19	34.14
44	上海电力医院	324.78	53.08
45	上海市松江区九亭医院	320.23	40.89
46	上海市浦东新区老年医院	273.58	74.64
47	上海市监狱总医院	243.60	27.73

表 29　二级中医(中西医)医院门急诊患者次均费用情况

顺　位	单　位　名　称	费用(元)	药占比(%)
1	上海市黄浦区香山中医医院	668.72	28.46
2	上海市静安区中医医院	563.91	16.30
3	上海市杨浦区中医医院	561.53	19.25

顺　位	单 位 名 称	费用（元）	药占比（%）
4	上海市长宁区天山中医医院	488.08	54.01
5	上海市黄浦区中西医结合医院	479.51	36.27
6	上海市青浦区中医医院	417.01	32.19
7	上海市普陀区中医医院	413.21	31.70
8	上海市奉贤区中医医院	396.74	33.80
9	上海市浦东新区光明中医医院	396.16	33.83
10	上海市浦东新区中医医院	395.30	23.35
11	上海市闵行区中西医结合医院	386.92	30.57
12	上海市嘉定区中医医院	380.55	25.67
13	上海市松江区方塔中医医院	347.78	30.80
14	上海市金山区中西医结合医院	341.80	23.47

注：药占比不含中药饮片收入。

社区卫生服务中心中，门急诊患者次均医药费用最高为425.42元，最低为120.01元。药占比最高的为97.25%，最低为59.25%。

详见表30、表31。

表30　社区门急诊患者次均费用情况（顺位前十）

顺位前十	单 位 名 称	费用（元）	药占比（%）
1	上海市虹口区北外滩街道社区卫生服务中心	425.42	80.65
2	上海市杨浦区平凉社区卫生服务中心	417.96	82.78
3	上海市黄浦区老西门街道社区卫生服务中心	417.54	78.62
4	上海市普陀区桃浦镇社区卫生服务中心	413.55	72.89
5	上海市黄浦区豫园街道社区卫生服务中心	407.72	82.08
6	上海市普陀区长寿街道社区卫生服务中心	401.24	76.79
7	上海市长宁区华阳街道社区卫生服务中心	400.33	68.99
8	上海市黄浦区瑞金二路街道社区卫生服务中心	399.00	81.58
9	上海市长宁区虹桥街道社区卫生服务中心	398.21	60.72
10	上海市长宁区北新泾街道社区卫生服务中心	392.39	73.49

表 31　社区门急诊患者次均费用情况（末位前十）

末位前十	单 位 名 称	费用(元)	药占比(%)
1	上海市金山区枫泾镇社区卫生服务中心	120.01	92.77
2	上海市金山区漕泾镇社区卫生服务中心	131.62	79.97
3	上海市金山区亭林镇社区卫生服务中心	136.46	87.16
4	上海市金山区吕巷镇社区卫生服务中心	144.61	85.41
5	上海市金山区张堰镇社区卫生服务中心	149.08	85.71
6	上海市金山区朱泾社区卫生服务中心	155.08	88.49
7	上海市浦东新区老港社区卫生服务中心	161.58	74.27
8	上海市奉贤区四团镇社区卫生服务中心	161.80	84.27
9	上海市松江区石湖荡镇社区卫生服务中心	162.70	84.14
10	上海市金山区廊下镇社区卫生服务中心	163.54	90.50

（三）出院患者人均医药费用

1. 出院患者人均医药费用

2023 年出院患者人均医药费用 24 071.42 元,较上年同期下降 8.61%。出院患者日均医药费用 2 084.28 元,较上年同期增长 40.50%。出院药占比为 22.78%,较上年同期减少 0.16%。

医院中,公立医院出院患者人均医药费用 23 535.94 元,较上年同期下降 5.25%。三级医院出院患者人均医药费用 23 937.45 元,较上年同期下降 2.22%;其中市属三级出院患者人均医药费用 24 981.64 元,较上年同期下降 1.98%;区属三级出院患者人均医药费用 20 471.50 元,较上年同期下降 3.49%。二级医院出院患者人均医药费用 21 237.44 元,较上年同期下降 17.22%。

民营医院出院患者人均医药费用 39 208.30 元,较上年同期下降 26.51%。其中二级医院出院患者人均医药费用 20 916.86 元,较上年同期下降 13.48%。

社区卫生服务中心出院患者人均医药费用 22 177.38 元,较上年同期下降 52.62%。

详见表 32、表 33。

表 32　出院患者医药费用情况

机 构 类 别	出院患者人均费用			出院患者日均费用		
	2023 年 (元)	2022 年 (元)	同比± (%)	2023 年 (元)	2022 年 (元)	同比± (%)
总计	24 071.42	26 339.34	-8.61	2 084.28	1 483.46	40.50
按类别分	—	—	—	—	—	—

机 构 类 别	出院患者人均费用			出院患者日均费用		
	2023 年（元）	2022 年（元）	同比±（%）	2023 年（元）	2022 年（元）	同比±（%）
医院	24 667.55	26 806.39	−7.98	2 203.66	1 602.20	37.54
公立医院	23 535.94	24 839.42	−5.25	2 440.02	1 884.97	29.45
三级医院	23 937.45	24 481.42	−2.22	3 905.80	3 575.90	9.23
市属三级	24 981.64	25 487.34	−1.98	4 314.52	3 890.12	10.91
区属三级	20 471.50	21 212.12	−3.49	2 822.70	2 718.44	3.84
二级医院	21 237.44	25 655.71	−17.22	855.60	614.23	39.30
一级医院	82 984.64	87 531.49	−5.19	631.20	459.43	37.39
未评级医院	94 873.30	65 640.43	44.53	544.52	568.21	−4.17
民营医院	39 208.30	53 353.43	−26.51	1 261.28	824.78	52.92
二级医院	20 916.86	24 176.15	−13.48	2 339.42	1 737.66	34.63
一级医院	53 154.69	—	—	836.19	—	—
未评级医院	39 635.40	53 980.03	−26.57	1 254.29	820.64	52.84
社区卫生服务中心	22 177.38	46 807.49	−52.62	289.59	211.76	36.75
按性质分	—					
公立医疗机构	23 364.18	24 766.59	−5.66	2 275.12	1 692.41	34.43
民营医疗机构	39 188.93	53 249.55	−26.41	1 258.38	824.96	52.54

表 33 出院患者药费情况

机 构 类 别	出院患者人均药费			药占比（%）		
	2023 年（元）	2022 年（元）	同比±（%）	2023 年	2022 年	同比±
总计	5 483.83	6 041.51	−9.23	22.78	22.94	−0.16
按类别分	—	—	—	—	—	—
医院	5 623.29	6 154.25	−8.63	22.80	22.96	−0.16
公立医院	5 273.49	5 688.95	−7.30	22.41	22.90	−0.49
三级医院	5 223.71	5 651.24	−7.57	21.82	23.08	−1.26
市属三级	5 239.59	5 659.22	−7.41	20.97	22.20	−1.23
区属三级	5 171.01	5 625.34	−8.08	25.26	26.52	−1.26

续　表

机 构 类 别	出院患者人均药费			药占比（%）		
	2023 年（元）	2022 年（元）	同比±（%）	2023 年	2022 年	同比±
二级医院	5 420.70	5 734.80	−5.48	25.52	22.35	3.17
一级医院	13 444.97	15 527.38	−13.41	16.20	17.74	−1.54
未评级医院	23 113.46	11 229.28	105.83	24.36	17.11	7.25
民营医院	10 118.05	12 434.12	−18.63	25.81	23.31	2.50
二级医院	9 680.00	8 361.06	15.77	46.28	34.58	11.70
一级医院	7 161.36	—	—	13.47	—	—
未评级医院	10 128.97	12 521.60	−19.11	25.56	23.20	2.36
社区卫生服务中心	6 656.43	13 277.45	−49.87	30.01	28.37	1.64
按性质分	—	—	—	—	—	—
公立医疗机构	5 243.16	5 679.47	−7.68	22.44	22.93	−0.49
民营医疗机构	10 108.31	12 406.28	−18.52	25.79	23.30	2.49

2. 各区出院患者人均医药费用情况

2023 年各区的出院患者人均费用除长宁区外，与上年同期相比均下降，日均费用除长宁、闵行、嘉定、崇明区外各区均上升。

详见表 34、表 35、表 36。

表 34　各区出院患者次均医药费用情况

行政区划	出院患者人均费用（元）			出院患者日均费用			药占比（%）
	2023 年（元）	2022 年（元）	同比±（%）	2023 年（元）	2022 年（元）	同比±（%）	
黄浦区	25 508.19	26 244.19	−2.80	4 133.34	2 807.05	47.25	22.23
徐汇区	26 239.74	28 102.14	−6.63	4 058.75	2 571.40	57.84	21.00
长宁区	22 450.53	21 641.18	3.74	1 568.30	1 627.02	−3.61	21.28
静安区	21 112.97	22 508.26	−6.20	1 915.60	1 610.13	18.97	21.97
普陀区	23 012.60	26 031.05	−11.60	2 256.87	1 488.84	51.59	24.39
虹口区	23 351.06	27 346.36	−14.61	2 693.26	1 566.61	71.92	23.44
杨浦区	26 385.57	27 797.21	−5.08	2 782.29	2 362.54	17.77	20.91
闵行区	28 412.96	32 891.70	−13.62	708.92	853.81	−16.97	24.08

行政区划	出院患者人均费用(元)			出院患者日均费用			药占比(%)
	2023 年(元)	2022 年(元)	同比±(%)	2023 年(元)	2022 年(元)	同比±(%)	
宝山区	21 711.88	27 545.97	−21.18	1 230.59	774.20	58.95	26.54
嘉定区	25 220.26	25 286.28	−0.26	1 003.31	1 331.34	−24.64	26.44
浦东新区	23 445.90	27 951.41	−16.12	1 823.59	1 045.48	74.43	24.29
金山区	18 566.63	20 873.71	−11.05	1 517.14	746.58	103.21	27.04
松江区	17 239.31	23 244.60	−25.84	1 287.83	503.28	155.89	18.06
青浦区	30 513.75	34 286.09	−11.00	1 680.38	819.62	105.02	25.30
奉贤区	18 870.85	27 011.93	−30.14	1 244.56	708.39	75.69	28.19
崇明区	15 985.19	17 257.86	−7.37	1 330.42	1 340.02	−0.72	29.20

表 35　各区公立医院出院患者费用情况

行政区划	出院患者人均费用			出院患者日均费用			药占比(%)
	2023 年(元)	2022 年(元)	同比±(%)	2023 年(元)	2022 年(元)	同比±(%)	
黄浦区	25 383.74	26 071.34	−2.64	4 261.66	2 973.22	43.33	22.31
徐汇区	25 715.25	27 243.71	−5.61	4 260.34	2 780.19	53.24	20.94
长宁区	23 059.83	21 817.81	5.69	1 738.42	1 984.07	−12.38	23.76
静安区	24 537.74	24 504.13	0.14	1 952.40	1 729.61	12.88	21.61
普陀区	19 912.58	21 727.24	−8.35	2 611.63	1 675.75	55.85	22.22
虹口区	22 930.49	25 518.84	−10.14	3 149.19	2 245.42	40.25	22.33
杨浦区	25 679.41	26 460.15	−2.95	3 582.33	3 592.23	−0.28	20.99
闵行区	22 597.42	19 695.08	14.74	587.77	1 636.65	−64.09	22.08
宝山区	18 895.36	22 132.57	−14.63	1 996.09	1 151.50	73.35	28.48
嘉定区	22 721.36	23 191.00	−2.03	1 304.22	2 193.24	−40.53	26.12
浦东新区	22 306.64	26 366.20	−15.40	2 021.09	1 098.38	84.01	22.82
金山区	18 850.11	21 072.59	−10.55	1 919.65	796.15	141.12	27.66
松江区	17 229.29	21 562.25	−20.10	1 582.83	558.95	183.18	18.38

续　表

行政区划	出院患者人均费用			出院患者日均费用			药占比（%）
	2023 年（元）	2022 年（元）	同比±（%）	2023 年（元）	2022 年（元）	同比±（%）	
青浦区	17 406.00	20 889.82	−16.68	2 013.26	812.03	147.93	28.94
奉贤区	16 714.23	21 826.59	−23.42	1 621.09	985.79	64.45	27.42
崇明区	15 922.89	16 652.69	−4.38	1 851.25	1 888.83	−1.99	29.82

表 36　各区社区卫生服务中心（站）出院患者费用情况

行政区划	出院患者人均费用			出院患者日均费用			药占比（%）
	2023 年（元）	2022 年（元）	同比±（%）	2023 年（元）	2022 年（元）	同比±（%）	
黄浦区	40 934.09	77 930.40	−47.47	609.39	368.96	65.16	40.16
徐汇区	33 414.16	82 447.43	−59.47	367.13	249.12	47.37	38.52
长宁区	33 706.47	35 469.89	−4.97	555.28	512.57	8.33	26.76
静安区	39 001.03	59 914.68	−34.91	480.55	366.79	31.02	20.03
普陀区	53 345.04	122 776.42	−56.55	367.68	319.29	15.16	29.63
虹口区	33 446.14	53 748.42	−37.77	347.76	437.71	−20.55	14.64
杨浦区	38 824.69	55 330.01	−29.83	465.82	418.52	11.30	33.15
闵行区	21 817.92	30 609.88	−28.72	260.02	101.35	156.56	16.79
宝山区	23 700.92	34 421.65	−31.15	358.56	242.43	47.90	27.98
嘉定区	113 206.69	126 921.43	−10.81	164.15	169.02	−2.88	27.29
浦东新区	14 716.02	36 124.22	−59.26	243.93	181.01	34.76	36.35
金山区	7 905.37	11 957.93	−33.89	289.35	183.54	57.65	35.70
松江区	8 059.32	26 681.81	−69.79	285.09	147.60	93.15	23.17
青浦区	16 712.94	60 464.52	−72.36	138.23	107.61	28.45	23.67
奉贤区	11 213.08	54 299.01	−79.35	174.67	121.40	43.88	25.97
崇明区	6 456.81	16 949.62	−61.91	245.22	145.11	68.99	47.97

3. 二、三级医院出院患者人均医药费用

三级综合医院出院患者人均费用最高为 34 490.96 元,最低为 17 207.66 元;日均费用最高为 6 548.10 元,最低为 2 078.11 元;药占比最高为 39.62%,最低为 10.75%。

三级中医(中西医)医院出院患者人均费用最高为 22 757.19 元,最低为 15 649.41 元;日均费用最高为 3 383.78 元,最低为 2 003.88 元。药占比(不含中药饮片收入)最高为 31.02%,最低为 21.16%。

详见表 37、表 38、表 39。

表 37　三级综合医院出院患者费用情况

顺位	机　构　名　称	人均费用(元)	日均费用(元)	药占比(%)
1	海军军医大学第一附属医院	34 490.96	5 770.07	19.33
2	复旦大学附属中山医院	33 363.97	6 548.10	22.22
3	上海交通大学医学院附属瑞金医院	32 592.92	4 626.79	21.39
4	复旦大学附属华山医院	31 295.11	5 110.14	21.70
5	海军军医大学第二附属医院	30 357.45	5 335.31	22.41
6	上海市第六人民医院	30 097.70	5 040.35	10.75
7	上海市徐汇区中心医院	28 888.24	3 748.75	39.62
8	华东医院	27 644.83	2 697.20	27.98
9	上海市东方医院	26 381.88	4 174.34	19.69
10	上海交通大学医学院附属仁济医院	25 900.30	4 936.65	18.99
11	上海市第一人民医院	25 063.11	4 616.95	16.57
12	上海交通大学医学院附属新华医院	25 060.17	4 375.03	17.36
13	上海交通大学医学院附属第九人民医院	24 801.07	4 951.02	23.49
14	上海市同济医院	23 677.72	3 650.97	24.18
15	上海市老年医学中心	23 203.90	3 650.43	36.87
16	上海市第十人民医院	23 144.44	4 437.98	18.08
17	上海市同仁医院	21 771.94	3 263.70	21.06
18	上海市杨浦区中心医院	20 996.87	2 357.50	24.51
19	上海市浦东新区公利医院	20 800.13	2 695.05	24.61
20	上海市第五人民医院	20 216.63	2 670.11	19.87
21	上海市浦东医院	20 002.33	2 610.66	26.99
22	上海市普陀区中心医院	19 731.11	2 562.55	25.45
23	上海市浦东新区周浦医院	19 506.04	2 742.78	24.80
24	上海市静安区中心医院	18 988.60	2 078.11	25.76
25	复旦大学附属中山医院青浦分院	18 942.33	2 620.26	28.26

顺位	机　构　名　称	人均费用(元)	日均费用(元)	药占比(%)
26	上海市闵行区中心医院	18 111.01	2 890.00	23.29
27	上海市浦东新区人民医院	18 057.01	2 295.37	28.90
28	复旦大学附属金山医院	17 698.00	2 648.42	21.53
29	上海市奉贤区中心医院	17 623.73	2 521.09	27.03
30	上海健康医学院附属崇明医院	17 619.18	2 172.56	29.53
31	上海市松江区中心医院	17 207.66	2 705.19	20.56

表 38　三级中医(中西医)医院出院患者费用情况

顺位	机　构　名　称	人均费用(元)	日均费用(元)	药占比(%)
1	上海市第七人民医院	22 757.19	2 594.60	21.16
2	上海中医药大学附属岳阳中西医结合医院	18 364.86	2 743.84	26.94
3	上海市宝山区中西医结合医院	17 838.22	2 980.36	25.49
4	上海市中西医结合医院	17 678.77	2 003.88	29.03
5	上海中医药大学附属龙华医院	17 410.94	2 508.10	26.80
6	上海中医药大学附属曙光医院	17 387.37	3 383.78	26.08
7	上海市光华中西医结合医院	17 362.76	2 938.64	31.02
8	上海市中医医院	15 649.41	2 651.73	23.98

注：药占比不含中药饮片收入。

表 39　三级专科医院出院患者费用情况

顺位	机　构　名　称	人均费用(元)	日均费用(元)	药占比(%)
1	上海市精神卫生中心	64 681.20	639.57	5.48
2	上海市养志康复医院	43 225.72	1 425.98	8.86
3	上海市胸科医院	26 802.00	8 749.03	24.13
4	海军军医大学第三附属医院	25 832.29	3 400.47	31.28
5	上海交通大学医学院附属上海儿童医学中心	23 763.91	4 162.49	18.24
6	上海市公共卫生临床中心	22 070.53	2 762.57	40.19
7	复旦大学附属肿瘤医院	21 566.90	5 034.03	24.43

顺位	机　构　名　称	人均费用(元)	日均费用(元)	药占比(%)
8	上海市肺科医院	21 312.61	5 864.18	25.15
9	复旦大学附属儿科医院	18 349.96	2 979.67	14.54
10	复旦大学附属眼耳鼻喉科医院	14 889.04	5 371.74	11.34
11	上海市第一妇婴保健院	13 696.62	3 249.48	12.28
12	上海市儿童医院	13 322.55	3 029.17	12.71
13	复旦大学附属妇产科医院	13 173.98	3 964.65	17.62
14	同济大学附属口腔医院	12 861.00	3 672.23	10.29
15	上海市口腔医院	12 750.31	5 048.90	7.39
16	中国福利会国际和平妇幼保健院	10 999.65	3 063.33	16.14
17	上海市皮肤病医院	8 964.86	642.73	22.07
18	上海市眼病防治中心	7 516.65	7 516.65	3.63

二级综合性医院中,出院患者次均医药费用最高为 42 040.56 元,最低 7 952.36 元;日均费用最高为 3 760.23 元,最低为 214.32;药占比最高为 38.78%,最低为 13.07%。

二级中医(中西医结合)医院中,出院患者次均医药费用最高为 36 990.97 元,最低为 9 425.33元;日均费用最高为 2 084.06 元,最低为 773.13 元;药占比(不含中药饮片收入)最高为 50.09%,最低为 15.80%。

详见表 40、表 41。

表 40　二级综合医院出院患者费用情况

顺位	机　构　名　称	人均费用(元)	日均费用(元)	药占比(%)
1	上海市浦东新区老年医院	42 040.56	739.65	37.74
2	上海市公惠医院	31 950.62	876.00	26.45
3	上海航道医院	31 929.00	838.21	17.48
4	上海市第四人民医院	26 980.26	3 760.23	23.75
5	上海市静安区闸北中心医院	23 114.74	2 660.27	26.52
6	上海四一一医院	22 954.57	2 793.95	38.25
7	上海交通大学医学院附属瑞金医院卢湾分院	22 072.71	3 219.33	29.33
8	上海市第八人民医院	21 796.64	2 443.93	31.98
9	上海市宝山区仁和医院	21 758.07	2 491.97	27.82

续　表

顺位	机 构 名 称	人均费用(元)	日均费用(元)	药占比(%)
10	中国人民解放军海军特色医学中心	21 584.05	2 432.63	23.88
11	上海中冶医院	21 326.33	1 625.06	27.69
12	中国人民解放军海军第九〇五医院	21 274.92	1 975.92	28.91
13	中国人民武装警察部队上海市总队医院	21 067.21	1 573.31	29.11
14	上海曲阳医院	20 916.86	2 339.42	46.28
15	上海交通大学医学院附属第九人民医院黄浦分院	20 890.77	2 374.67	35.74
16	民航上海医院	20 384.27	2 140.50	30.82
17	上海市普陀区人民医院	20 137.71	2 011.26	19.11
18	上海市普陀区利群医院	19 819.18	2 069.80	25.34
19	上海市杨浦区市东医院	19 810.03	2 386.81	26.43
20	上海市静安区市北医院	19 737.99	2 113.66	24.68
21	上海市嘉定区中心医院	19 711.01	2 412.50	23.70
22	上海建工医院	19 266.49	1 943.29	25.20
23	上海市宝山区吴淞中心医院	18 976.04	2 486.51	30.81
24	上海电力医院	18 662.08	2 059.31	32.91
25	上海邮电医院	18 448.68	1 181.79	15.92
26	上海市嘉定区江桥医院	17 908.51	2 760.13	25.22
27	上海市第六人民医院金山分院	17 822.22	2 046.26	22.00
28	上海市虹口区江湾医院	17 406.60	1 156.94	30.31
29	上海市浦东新区浦南医院	16 293.39	2 234.21	23.60
30	上海沪东医院	16 083.76	1 311.84	24.29
31	上海市静安区北站医院	15 482.06	1 253.40	31.37
32	上海市第十人民医院崇明分院	15 207.68	1 791.47	29.28
33	上海市杨浦区控江医院	14 808.79	1 500.21	26.41
34	上海市徐汇区大华医院	14 623.43	1 517.61	31.07
35	上海市宝山区罗店医院	14 501.56	1 749.56	27.19
36	上海长航医院	14 202.38	1 766.47	35.63
37	上海市嘉定区南翔医院	13 857.78	1 607.57	24.79

顺位	机　构　名　称	人均费用(元)	日均费用(元)	药占比(%)
38	上海市奉贤区奉城医院	13 678.74	2 268.71	27.63
39	上海市宝山区大场医院	13 154.60	2 364.65	35.56
40	上海市松江区九亭医院	12 705.34	1 722.08	26.39
41	上海市金山区亭林医院	12 632.45	2 154.58	17.44
42	上海市监狱总医院	12 173.57	214.32	13.07
43	上海交通大学医学院附属新华医院长兴分院	12 139.12	1 997.82	24.68
44	上海市青浦区朱家角人民医院	11 606.84	1 126.98	33.81
45	上海市松江区泗泾医院	11 435.40	1 581.35	20.10
46	上海市嘉定区安亭医院	10 671.57	1 307.65	24.33
47	上海市崇明区第三人民医院	7 952.36	874.59	38.78

表 41　二级中医(中西医)医院出院患者费用情况

顺位	机　构　名　称	人均费用(元)	日均费用(元)	药占比(%)
1	上海市黄浦区中西医结合医院	36 990.97	906.60	50.09
2	上海市长宁区天山中医医院	18 299.97	1 287.90	21.74
3	上海市普陀区中医医院	17 980.40	959.08	23.65
4	上海市杨浦区中医医院	15 509.53	1 467.20	24.63
5	上海市闵行区中西医结合医院	14 780.14	1 525.99	15.80
6	上海市浦东新区光明中医医院	14 624.20	2 084.06	36.98
7	上海市浦东新区中医医院	12 879.71	912.29	32.17
8	上海市黄浦区香山中医医院	12 508.72	1 196.15	19.15
9	上海市嘉定区中医医院	11 436.91	1 660.10	23.79
10	上海市奉贤区中医医院	11 430.93	1 295.84	31.84
11	上海市青浦区中医医院	10 787.42	1 048.89	34.62
12	上海市金山区中西医结合医院	10 364.64	1 122.09	22.18
13	上海市松江区方塔中医医院	10 249.23	1 289.93	22.33
14	上海市静安区中医医院	9 425.33	773.13	32.12

注：药占比不含中药饮片收入。

附录二　2023 年度国家主要卫生健康政策文件一览表

序号	文 件 名 称	文 件 文 号	发 文 单 位	成文日期
1	国家医疗保障局办公室关于印发《新冠治疗药品价格形成指引(试行)》的通知	医保办发〔2023〕2 号	国家医疗保障局办公室	2023 年 1 月 6 日
2	国家医保局　财政部　国家卫生健康委　国家疾控局关于实施"乙类乙管"后优化新型冠状病毒感染患者治疗费用医疗保障相关政策的通知	医保发〔2023〕1 号	国家医保局、财政部、国家卫生健康委、国家疾控局	2023 年 1 月 6 日
3	国家医保局　人力资源社会保障部关于印发《国家基本医疗保险、工伤保险和生育保险药品目录(2022 年)》的通知	医保发〔2023〕5 号	国家医保局、人力资源社会保障部	2023 年 1 月 13 日
4	国家医疗保障局办公室关于进一步做好定点零售药店纳入门诊统筹管理的通知	医保办发〔2023〕4 号	国家医疗保障局办公室	2023 年 2 月 15 日
5	国家卫生健康委办公厅关于印发医疗质量控制中心管理规定的通知	国卫办医政发〔2023〕1 号	国家卫生健康委办公厅	2023 年 2 月 22 日
6	国家医疗保障局办公室关于做好 2023 年医药集中采购和价格管理工作的通知	医保办函〔2023〕13 号	国家医疗保障局办公室	2023 年 2 月 22 日
7	国家中医药管理局关于印发社区卫生服务中心　乡镇卫生院中医馆服务能力提升建设标准(试行)和社区卫生服务站村卫生室中医阁建设标准(试行)的通知	国中医药医政函〔2023〕29 号	国家中医药管理局	2023 年 2 月 27 日
8	国家卫生健康委办公厅关于印发国家三级公立医院绩效考核操作手册(2023 版)的通知	国卫办医政函〔2023〕49 号	国家卫生健康委办公厅	2023 年 2 月 27 日
9	国家医疗保障局办公室关于完善新冠治疗药品价格形成机制　实施分类管理的通知	医保办发〔2023〕8 号	国家医疗保障局办公室	2023 年 3 月 13 日
10	医疗保障基金飞行检查管理暂行办法	国家医疗保障局令第 6 号	国家医疗保障局	2023 年 3 月 13 日
11	中共中央办公厅　国务院办公厅印发《关于进一步完善医疗卫生服务体系的意见》		中共中央办公厅、国务院办公厅	2023 年 3 月 23 日

序号	文件名称	文件文号	发文单位	成文日期
12	关于组织开展 2022 年度紧密型县域医疗卫生共同体建设进展监测工作的通知	国卫办基层函〔2023〕89 号	国家卫生健康委办公厅、国家医保局办公室、国家中医药局综合司	2023 年 3 月 27 日
13	国家医保局　财政部　国家卫生健康委　国家疾控局关于进一步做好新冠患者医疗费用保障工作的通知	医保发〔2023〕11 号	国家医保局、财政部、国家卫生健康委、国家疾控局	2023 年 3 月 29 日
14	关于实施大学生乡村医生专项计划的通知	国卫基层发〔2023〕9 号	国家卫生健康委、中央编办、教育部、财政部、人力资源社会保障部	2023 年 4 月 15 日
15	国家医保局　最高人民检察院　公安部　财政部　国家卫生健康委关于开展医保领域打击欺诈骗保专项整治工作的通知	医保发〔2023〕15 号	国家医保局、最高人民检察院、公安部、财政部、国家卫生健康委	2023 年 4 月 21 日
16	国家卫生健康委办公厅关于进一步做好突发事件医疗应急工作的通知	国卫办医急函〔2023〕143 号	国家卫生健康委办公厅	2023 年 4 月 28 日
17	关于印发 2023 年纠正医药购销领域和医疗服务中不正之风工作要点的通知	国卫医急函〔2023〕75 号	国家卫生健康委、教育部、工业和信息化部、公安部、财政部、商务部、审计署、国务院国资委、国家税务总局、国家市场监管总局、国家医保局、国家中医药局、国家疾控局、国家药监局	2023 年 5 月 8 日
18	国家医保局办公室　教育部办公厅关于做好大学生参加基本医疗保险相关工作的通知	医保办发〔2023〕15 号	国家医保局办公室、教育部办公厅	2023 年 5 月 12 日
19	国家医疗保障局办公室关于实施医保服务十六项便民措施的通知	医保办发〔2023〕16 号	国家医疗保障局办公室	2023 年 5 月 25 日
20	国务院办公厅关于加强医疗保障基金使用常态化监管的实施意见	国办发〔2023〕17 号	国务院办公厅	2023 年 5 月 26 日
21	关于开展全面提升医疗质量行动（2023—2025 年）的通知	国卫医政发〔2023〕12 号	国家卫生健康委、国家中医药局	2023 年 5 月 26 日
22	关于印发进一步改善护理服务行动计划（2023—2025 年）的通知	国卫医政发〔2023〕16 号	国家卫生健康委、国家中医药局	2023 年 6 月 15 日
23	国家卫生健康委关于发布"十四五"大型医用设备配置规划的通知	国卫财务发〔2023〕18 号	国家卫生健康委	2023 年 6 月 21 日

续　表

序号	文 件 名 称	文 件 文 号	发 文 单 位	成文日期
24	国家中医药局综合司　国家卫生健康委办公厅关于印发社区卫生服务中心　乡镇卫生院中医馆服务能力提升建设标准和社区卫生服务站　村卫生室中医阁建设标准的通知	国中医药综医政发〔2023〕5号	国家中医药局综合司、国家卫生健康委办公厅	2023年7月3日
25	关于做好2023年基本公共卫生服务工作的通知	国卫基层发〔2023〕20号	国家卫生健康委、财政部、国家中医药局、国家疾控局	2023年7月6日
26	国家医保局　财政部　国家卫生健康委　国家中医药局关于开展2023年医疗保障基金飞行检查工作的通知	医保发〔2023〕22号	国家医保局、财政部、国家卫生健康委、国家中医药局	2023年7月14日
27	国家医疗保障局关于做好基本医疗保险医用耗材支付管理有关工作的通知	医保发〔2023〕23号	国家医疗保障局	2023年7月21日
28	关于印发深化医药卫生体制改革2023年下半年重点工作任务的通知	国卫体改发〔2023〕23号	国家卫生健康委、国家发展改革委、财政部、人力资源社会保障部、国家医保局、国家药监局	2023年7月21日
29	国家医保局　财政部　国家税务总局关于做好2023年城乡居民基本医疗保障工作的通知	医保发〔2023〕24号	国家医保局、财政部、国家税务总局	2023年7月26日
30	国家卫生健康委办公厅关于印发基层卫生健康便民惠民服务举措的通知	国卫办基层发〔2023〕7号	国家卫生健康委办公厅	2023年8月4日
31	社会保险经办条例	中华人民共和国国务院令第765号	中华人民共和国国务院	2023年8月16日
32	国家卫生健康委办公厅关于印发手术质量安全提升行动方案（2023—2025年）的通知	国卫办医政发〔2023〕10号	国家卫生健康委办公厅	2023年8月22日
33	关于进一步推进口腔医疗服务和保障管理工作的通知	国卫办医政发〔2023〕11号	国家卫生健康委办公厅、国家医保局办公室、金融监管总局办公厅、国家药监局综合司	2023年8月25日
34	国家医疗保障局关于进一步深入推进医疗保障基金智能审核和监控工作的通知	医保发〔2023〕25号	国家医疗保障局	2023年9月8日
35	国家卫生健康委办公厅关于印发患者安全专项行动方案（2023—2025年）的通知	国卫办医政发〔2023〕13号	国家卫生健康委办公厅	2023年9月27日
36	关于印发居家和社区医养结合服务指南（试行）的通知	国卫办老龄发〔2023〕18号	国家卫生健康委办公厅、国家中医药局综合司、国家疾控局综合司	2023年11月1日

序号	文件名称	文件文号	发文单位	成文日期
37	国家医疗保障局办公室关于加强和改进医药价格和招采信用评价工作的通知	医保办发〔2023〕23号	国家医保局办公室	2023年11月17日
38	国家卫生健康委办公厅关于印发乡镇卫生院服务能力评价指南（2023版）和社区卫生服务中心服务能力评价指南（2023版）的通知	国卫办基层函〔2023〕443号	国家卫生健康委办公厅	2023年11月29日
39	国家医保局　财政部关于印发《长期护理保险失能等级评估管理办法（试行）》的通知	医保发〔2023〕29号	国家医保局、财政部	2023年12月1日
40	关于印发《公立医院成本核算指导手册》的通知	国卫办财务函〔2023〕377号	国家卫生健康委办公厅、国家中医药局综合司、国家疾控局综合司	2023年12月5日
41	国家医保局　人力资源社会保障部关于印发《国家基本医疗保险、工伤保险和生育保险药品目录（2023年）》的通知	医保发〔2023〕30号	国家医保局、人力资源社会保障部	2023年12月7日
42	国家卫生健康委办公厅关于印发大型医院巡查工作方案（2023—2026年度）的通知	国卫办医急函〔2023〕453号	国家卫生健康委办公厅	2023年12月8日
43	关于印发《医院巡查工作管理办法（试行）》的通知	国卫医急发〔2023〕39号	国家卫生健康委、国家中医药局、国家疾控局	2023年12月14日

附录三　2023 年度上海市主要卫生健康政策文件一览表

序号	文 件 名 称	文 件 文 号	发 文 机 关	成文日期
1	关于做好老年照护统一需求评估机构行业管理有关事项的通知	沪卫老龄〔2023〕2 号	上海市卫生健康委员会、上海市民政局	2023 年 1 月
2	关于本市建立完善计划生育特殊家庭全方位帮扶保障制度的实施意见	沪卫人口〔2023〕2 号	上海市卫生健康委员会、上海市民政局、上海市财政局、上海市医疗保障局、上海市房屋管理局、上海市残疾人联合会	2023 年 1 月
3	关于进一步完善本市医疗救助对象相关待遇衔接工作的通知	沪医保待遇〔2023〕1 号	上海市医疗保障局	2023 年 1 月
4	关于本市实施"乙类乙管"后优化新型冠状病毒感染患者治疗费用医疗保障相关政策的通知	沪医保医管发〔2023〕1 号	上海市医疗保障局	2023 年 1 月
5	关于印发 2023 年上海市卫生健康工作要点的通知	沪卫发〔2023〕2 号	上海市卫生健康委员会	2023 年 2 月
6	关于印发 2023 年上海市爱国卫生和健康促进工作要点的通知	沪爱卫会〔2023〕3 号	上海市爱国卫生运动委员会	2023 年 2 月
7	关于印发《上海市母婴设施建设和管理办法》的通知	沪卫规〔2023〕1 号	上海市卫生健康委员会、上海市精神文明建设委员会办公室、上海市妇女儿童工作委员会办公室、上海市发展和改革委员会、上海市住房和城乡建设管理委员会、上海市商务委员会、上海市交通委员会、上海市文化和旅游局、上海市绿化和市容管理局、上海市体育局、上海市总工会、上海市妇女联合会、中国民用航空华东地区管理局、中国铁路上海局集团有限公司	2023 年 2 月
8	关于印发《上海市基本医疗保险、工伤保险和生育保险药品目录(2022 年)》的通知	沪医保医管发〔2023〕7 号	上海市医疗保障局、上海市人力资源和社会保障局、上海市卫生健康委员会、上海市药品监督管理局、上海市中医药管理局	2023 年 2 月
9	关于印发 2023 年上海市中医药工作要点的通知	沪中医药〔2023〕2 号	上海市中医药事业发展领导小组办公室	2023 年 3 月
10	关于印发《上海市关于加强新时代中医药人才工作的若干举措》的通知	沪卫中发〔2023〕4 号	上海市卫生健康委员会、上海市教育委员会、上海市人力资源和社会保障局、上海市中医药管理局	2023 年 3 月

序号	文件名称	文件文号	发文机关	成文日期
11	关于印发上海市基层中医药服务能力提升实施方案(2023—2025年)的通知	沪卫中管〔2023〕6号	上海市中医药管理局、上海市卫生健康委员会、上海市发展和改革委员会、上海市教育委员会、上海市财政局、上海市人力资源和社会保障局、上海市文化和旅游局、上海市医疗保障局、上海市药品监督管理局	2023年3月
12	关于印发2023年上海市老龄工作要点的通知	沪老龄办发〔2023〕2号	上海市老龄工作委员会办公室	2023年3月
13	关于印发2023年上海市基层卫生健康工作要点的通知	沪卫基层〔2023〕3号	上海市卫生健康委员会	2023年3月
14	关于印发2023年上海市妇幼健康工作要点的通知	沪卫妇幼〔2023〕13号	上海市卫生健康委员会	2023年3月
15	关于印发2023年上海市新城卫生健康工作要点的通知	沪卫规划〔2023〕1号	上海市卫生健康委员会	2023年3月
16	关于印发《关于深入推进本市健康促进医院建设的实施意见》的通知	沪卫健康〔2023〕6号	上海市卫生健康委员会	2023年3月
17	关于本市做好国家组织冠脉支架集中带量采购有关接续工作的通知	沪医保价采发〔2023〕6号	上海市医疗保障局、上海市卫生健康委员会、上海市药品监督管理局	2023年3月
18	关于规范调整本市口腔种植类医疗服务项目价格的通知	沪医保价采发〔2023〕10号	上海市医疗保障局、上海市卫生健康委员会	2023年3月
19	上海市人民政府办公厅关于印发《进一步提升本市社区卫生服务能力的实施方案》的通知	沪府办发〔2023〕7号	上海市人民政府办公厅	2023年4月
20	关于印发2023年上海市医政医管工作要点的通知	沪卫医〔2023〕32号	上海市卫生健康委员会	2023年4月
21	关于印发2023年上海市疾病预防控制工作要点的通知	沪卫疾控〔2023〕15号	上海市卫生健康委员会	2023年4月
22	关于做好本市口腔种植专用耗材价格治理有关工作的通知	沪医保价采发〔2023〕12号	上海市医疗保障局	2023年4月
23	关于进一步加强定点零售药店管理规范基本医疗保险用药服务的通知	沪医保规〔2023〕5号	上海市医疗保障局	2023年4月
24	上海市人民政府办公厅关于转发市卫生健康委等四部门制订的《上海市加强公共卫生体系建设三年行动计划(2023—2025年)》的通知	沪府办发〔2023〕9号	上海市人民政府办公厅	2023年5月

序号	文　件　名　称	文　件　文　号	发　文　机　关	成文日期
25	关于本市做好国家组织骨科脊柱类医用耗材集中带量采购和使用有关工作的通知	沪医保价采发〔2023〕14 号	上海市医疗保障局、上海市卫生健康委员会、上海市药品监督管理局	2023 年 5 月
26	关于本市试行开展医保医师违规行为记分管理的通知	沪医保规〔2023〕4 号	上海市医疗保障局、上海市卫生健康委员会	2023 年 5 月
27	关于本市基本医疗保险 2023 医保年度转换有关事项的通知	沪医保规〔2023〕6 号	上海市医疗保障局	2023 年 6 月
28	关于做好定点零售药店纳入门诊统筹管理的通知	沪医保医管发〔2023〕18 号	上海市医疗保障局、上海市卫生健康委员会、上海市药品监督管理局	2023 年 6 月
29	关于使用本市职工医保个人账户资金在定点零售药店购买医疗器械、医用耗材的通知	沪医保待遇发〔2023〕17 号	上海市医疗保障局、上海市药品监督管理局、上海市商务委员会	2023 年 6 月
30	关于印发《上海市公共场所卫生行政许可管理办法》的通知	沪卫规〔2023〕3 号	上海市卫生健康委员会	2023 年 7 月
31	关于印发《上海市改善就医感受提升患者体验主题活动实施方案（2023—2025 年）》的通知	沪卫医〔2023〕44 号	上海市卫生健康委员会、上海市中医药管理局、上海市卫生健康系统精神文明建设委员会	2023 年 7 月
32	关于印发上海市 2023 年纠正医药购销领域和医疗服务中不正之风工作要点的通知	沪卫医〔2023〕47 号	上海市卫生健康委员会、中共上海市教育卫生工作委员会、上海市经济和信息化委员会、上海市公安局、上海市财政局、上海市商务委员会、上海市审计局、上海市国有资产监督管理委员会、国家税务总局上海市税务局、上海市市场监督管理局、上海市医疗保障局、上海市药品监督管理局、上海市中医药管理局	2023 年 7 月
33	关于进一步规范本市家庭医生签约服务工作的通知	沪卫基层〔2023〕12 号	上海市卫生健康委员会	2023 年 7 月
34	关于印发《上海市全面提升医疗质量行动工作方案（2023—2025 年）》的通知	沪卫医〔2023〕49 号	上海市卫生健康委员会、上海市中医药管理局	2023 年 7 月
35	关于印发《上海市进一步改善护理服务行动计划（2023—2025 年）》的通知	沪卫医〔2023〕50 号	上海市卫生健康委员会	2023 年 7 月
36	关于印发《上海市医用耗材纳入医保支付范围的工作规范（试行）》的通知	沪医保医管发〔2023〕19 号	上海市医疗保障局	2023 年 7 月
37	关于印发《上海市进一步完善多元支付机制支持创新药械发展的若干措施》的通知	沪医保发〔2023〕2 号	上海市医疗保障局、上海市经济和信息化委员会、上海市科学技术委员会、上海市卫生健康委员会、上海市地方金融监督管理局、国家金融监督管理总局上海监管局、上海市大数据中心	2023 年 7 月

序号	文件名称	文件文号	发文机关	成文日期
38	关于本市做好第八批国家组织药品集中采购和使用有关工作的通知	沪医保价采发〔2023〕20号	上海市医疗保障局、上海市卫生健康委员会、上海市药品监督管理局	2023年7月
39	关于印发《关于进一步促进本市乡村医疗卫生体系健康发展的实施方案》的通知	沪卫基层〔2023〕14号	上海市卫生健康委员会、上海市农业农村委员会、中共上海市委机构编制委员会办公室、上海市发展和改革委员会、上海市规划和自然资源局、上海市教育委员会、上海市医疗保障局、上海市财政局、上海市人力资源和社会保障局、上海市中医药管理局	2023年8月
40	关于进一步加强社区药品配备保障的通知	沪卫药政〔2023〕3号	上海市卫生健康委员会、上海市医疗保障局	2023年8月
41	关于印发《上海市推进眼健康行动计划（2023—2025）实施方案》的通知	沪卫医〔2023〕68号	上海市卫生健康委员会	2023年9月
42	关于印发《本市医保进一步支持社区卫生服务能力提升的若干举措》的通知	沪医保医管发〔2023〕23号	上海市医疗保障局、上海市卫生健康委员会、上海市中医药管理局	2023年9月
43	关于开展本市基本医疗保险跨省异地购药直接结算试点工作的通知	沪医保医管发〔2023〕24号	上海市医疗保障局	2023年9月
44	关于基层用药参照甲类支付有关事项的通知	沪医保医管发〔2023〕26号	上海市医疗保障局	2023年9月
45	关于印发《上海市三级医院评审标准实施细则（2023年版）》的通知	沪卫医〔2023〕91号	上海市卫生健康委员会	2023年10月
46	关于印发《上海市基层卫生健康便民惠民服务举措》的通知	沪卫基层〔2023〕15号	上海市卫生健康委员会	2023年10月
47	关于本市做好省际联盟组织医用耗材（关节用骨水泥）集中带量采购与使用有关工作的通知	沪医保价采发〔2023〕27号	上海市医疗保障局、上海市卫生健康委员会、上海市药品监督管理局	2023年10月
48	上海市人民政府办公厅关于延长《上海市长期护理保险试点办法》有效期的通知	沪府办〔2023〕32号	上海市人民政府办公厅	2023年11月
49	关于印发《上海市医疗机构不良执业行为记分管理办法》的通知	沪卫规〔2023〕5号	上海市卫生健康委员会	2023年11月
50	关于进一步做好本市家庭病床服务工作的通知	沪卫基层〔2023〕17号	上海市卫生健康委员会、上海市民政局、上海市医疗保障局	2023年11月

序　号	文　件　名　称	文　件　文　号	发　文　机　关	成文日期
51	关于本市做好高值医用耗材（冠脉球囊类）集中带量采购有关接续工作的通知	沪医保价采发〔2023〕29号	上海市医疗保障局、上海市卫生健康委员会、上海市药品监督管理局	2023年11月
52	关于做好本市中成药带量采购中选结果执行有关工作的通知	沪医保价采发〔2023〕30号	上海市医疗保障局、上海市卫生健康委员会、上海市药品监督管理局	2023年11月
53	关于本市试行开展医保定点零售药店医保药师违规行为记分管理的通知	沪医保规〔2023〕8号	上海市医疗保障局、上海市药品监督管理局	2023年11月
54	上海市人民政府关于同意《上海市卫生健康设施专项规划（2024—2035年）》的批复	沪府〔2023〕66号	上海市人民政府	2023年12月
55	上海市人民政府办公厅关于延长《关于本市改革完善全科医生培养与使用激励机制的实施意见》有效期的通知	沪府办〔2023〕38号	上海市人民政府办公厅	2023年12月
56	关于本市做好全国中成药联盟采购中选结果执行有关工作的通知	沪医保价采发〔2023〕31号	上海市医疗保障局、上海市卫生健康委员会、上海市药品监督管理局	2023年12月
57	关于重申加快推动创新药械临床应用有关事项的通知	沪医保医管发〔2023〕33号	上海市医疗保障局、上海市卫生健康委员会	2023年12月
58	关于印发《上海市基本医疗保险、工伤保险和生育保险药品目录（2023年）》的通知	沪医保医管发〔2023〕40号	上海市医疗保障局、上海市人力资源和社会保障局、上海市卫生健康委员会、上海市药品监督管理局、上海市中医药管理局	2023年12月